ジェネラリストのための

外来初療・処置ガイド

編集　**田島知郎**　東海大学名誉教授

編集協力　**千野　修**　東海大学医学部付属東京病院准教授・外科診療部長
　　　　　田島厳吾　すわやまクリニック・院長

医学書院

ジェネラリストのための外来初療・処置ガイド

発　行　2016年2月15日　第1版第1刷©

編　集　田島知郎

発行者　株式会社　医学書院

　　　　代表取締役　金原　優

　　　　〒113-8719　東京都文京区本郷1-28-23

　　　　電話　03-3817-5600(社内案内)

印刷・製本　アイワード

序

　超高齢化の先頭を走っているわが国には，医療の望ましいあり方を世界に示す役割が課されている．しかしながら，臓器別診療のベースがいまだ強固であり，病院もオープンシステムで運営されていない状況にある．そのようななかで，特定領域の専門医でも開業すると病院診療にかかわらない，いわば"半専門医"になるなど，医師の力をフルに活用しきれないことが隘路になっている．理想の医療のあり方は，「いつ，どこで起こるかわからない急病や外傷に，できるだけ早く適切に対処してもらうことができ，そこ（あるいはその地域）で診療が完結すること」だが，このイメージから遠いのがわが国の現実だ．

　また医師の臨床の守備範囲の狭さも大きな問題である．現に首都東京でさえ，例えば異所性妊娠の破裂で適切な診療を受けられず命を失う例が何年かに一度はある．数年前には女医すら犠牲となる例さえあったのだ．若い女性の下腹部痛で命にかかわる疾患として，西欧先進国の医師であれば，診療科にかかわらず真っ先に脳裏に浮かぶのがこの病態である．こうした弱点がわが国の医療にあることをふまえて，臨床力を広げるために本書を役立たせてほしいと願っている．

　本書タイトルの枕詞「ジェネラリストのための」には，外科医よりも優れた胆嚢摘出術が行える者さえいた米国の GP（general practitioner）のイメージが残る一方で，わが国では内科系中心に養成されつつある総合診療医の姿をみて，私自身禁じ得ない微妙な思いがあり，その反映でもある．総合診療医については，中核病院での医師不足を補うだけでなく，開業医の半数を入れ替える，あるいは TPP の延長線上で米国と同様の守備範囲を備えたナースプラクティショナー制度導入などの論議にもつながってほしいと願っている．

　診療において，患者が診療室に入ってくる様子，あるいは医師が患者に近づきながら得られる情報は貴重である．それに基づいて最悪の事態，病態を想定して，最優先すべき行動が何であるか，次に何が起こりうるかまで想像を広げ，そのうえで病態を絞り込むことになるだろう．各臓器の解剖学的配置・形態，それぞれの生理機能を考え合わせつつ，五感を駆使して全身状態を把握する，といった緊張感を伴う診療姿勢は基本である．具体的には胸部の打・聴診，腹部で行う触・聴診の幅を，頸動脈，あるいは四肢血流のチェックにも広げる，また直腸診による Douglas 窩，男性での前立腺の触知，女性での内診，さらに眼底鏡，耳鏡なども駆使できる心構えや技術があればなお望ましい．余談ではあるが触診では，痛くないところから触り始めることがコツであろう．

　筆者諸氏が心を込めて執筆してくださったことに感謝しつつ，医療が患者目線のものになることを後押しするために，本書が広く活用され，役立ってほしいと願っている．

　2016 年 1 月　　　　　　　　　　　　　　　　　　　　　　　　　　　田島知郎

執筆者一覧 （執筆順）

田島　知郎　東海大学名誉教授

今戸　智恵　奥野総合法律事務所・弁護士

千野　修　東海大学医学部付属東京病院准教授・外科診療部長

西村三佐子　療道協会西山病院

若井慎二郎　東海大学救命救急医学

中川　儀英　東海大学准教授・救命救急医学

安心院純子　東海大学医学部付属八王子病院・麻酔科

石松　伸一　聖路加国際病院・救急部部長

瀧　健治　雪の聖母会　聖マリア病院・救急科主幹

志村信一郎　東海大学准教授・心臓血管外科学

上田　敏彦　東海大学教授・心臓血管外科学

髙木　繁治　秦野赤十字病院・病院長

古家美菜絵　横浜労災病院・内分泌・糖尿病センター

西川　哲男　横浜労災病院・院長

武山　直志　愛知医科大学教授・救命救急科

嶋津　岳士　大阪大学大学院教授・救急医学

鈴木幸一郎　川崎医療福祉大学特任教授・総合教育センター

高橋　治郎　川崎医科大学講師・救急医学

辻村　理司　神奈川県立精神医療センター依存症研究室

伊関　憲　福島県立医科大学教授・地域救急医療支援講座

大塚　洋幸　東海大学講師・救命救急医学

橋田　匡史　東海大学循環器内科学

田中　壽英　東京衛生病院顧問・内科・循環器

永井明日香　東海大学医学部付属東京病院呼吸器内科

海老原明典　東海大学医学部付属東京病院准教授・呼吸器内科

岸　泰宏　日本医科大学武蔵小杉病院病院教授・精神科

青木　弘道　東海大学講師・救命救急医学

猪口　貞樹　東海大学教授・救命救急医学

梅鉢梨真子　東海大学救命救急医学

河野　真二　東京慈恵会医科大学附属病院感染制御部

井上　潤一　山梨県立中央病院・救急科・総合診療感染症センター長

布施　明　済生会山形済生病院・外科部長

近藤　真澄　東海大学医学部付属東京病院糖尿病内科

山田　千積　東海大学講師・健康管理学

益田　律子　東海大学医学部付属八王子病院臨床教授・麻酔科

平川　均　東海大学医学部付属八王子病院准教授・小児外科

出村　愛　東海大学医学部付属東京病院循環器内科

山下　賀正　代々木山下医院・院長

長島　礼奈　東海大学医学部付属大磯病院放射線科

村尾　尚規　北海道大学形成外科

山本　有平　北海道大学教授・形成外科

田中　洋一　東海大学医学部付属東京病院講師・外科

酒井　成身　国際医療福祉大学三田病院教授・形成外科・美容外科

武智　晶彦　高島平中央総合病院消化器センター外科

種瀬　啓士　慶應義塾大学皮膚科学

黒川　一郎　明和病院・皮膚科部長・にきびセンター長

八田　尚人　富山県立中央病院・皮膚科部長

菅野　聖逸　菅野皮膚科・院長

小澤　明　東海大学名誉教授

間中　信也　間中病院・院長

枝松　秀雄　東邦大学教授・耳鼻咽喉科（大森病院）

龍　浩志　総合青山病院・脳・脊髄センター長

松前　光紀　東海大学教授・脳神経外科学

西野　健一　京都府立医科大学病院病院教授・形成外科

河合　憲司　東海大学教授・眼科学

長谷川　翠　東海大学医学部付属東京病院眼科

末野　利治	長崎眼科診療所・副院長	
赤松　　正	東海大学准教授・形成外科学	
小林めぐみ	東海大学形成外科学	
宮坂　宗男	東海大学教授・形成外科学	
飯田　政弘	東海大学教授・耳鼻咽喉科学	
油井　健宏	藤田保健衛生大学耳鼻咽喉科学	
内藤　健晴	藤田保健衛生大学教授・耳鼻咽喉科学	
和田　吉弘	東海大学医学部付属東京病院耳鼻咽喉科	
大木　幹文	北里大学メディカルセンター教授・耳鼻咽喉科	
志津木　健	苫小牧市立病院・耳鼻咽喉科部長	
井上　義治	横浜いずみ台病院診療部	
野添　悦郎	鹿児島大学准教授・口腔顎顔面外科学	
久保　耕一	エンパイア歯科・院長	
加瀬　康弘	埼玉医科大学教授・耳鼻咽喉科学	
鈴木　賢二	ヨナハ総合病院・院長	
平林　秀樹	獨協医科大学教授・耳鼻咽喉・頭頸部外科学	
久保田光博	山近記念総合病院・院長	
吉本　世一	国立がん研究センター中央病院・頭頸部腫瘍科科長	
向笠　浩司	伊藤病院・内科医長	
角田　隆俊	東海大学医学部付属八王子病院教授・腎内分泌代謝内科	
島田　英雄	東海大学医学部付属大磯病院教授・外科	
西　　隆之	東海大学医学部付属大磯病院准教授・外科	
千葉　一裕	防衛医科大学校教授・整形外科学	
松村　　昇	慶應義塾大学整形外科学	
中川　照彦	同愛記念病院・整形外科部長	
仲川　喜之	宇陀市立病院・院長	
吉原　　潔	黒河内病院整形外科	
小松　秀郎	慶應義塾大学スポーツ医学総合センター	
越智　健介	慶應義塾大学・整形外科学医長	
岩本　卓士	慶應義塾大学整形外科学	
坂野　裕昭	平塚共済病院・診療部長	
小林　由香	東海大学講師・整形外科学	
米澤　嘉朗	整形外科米澤病院・診療部長	
髙田　譲二	日鋼記念病院・外科主任科長	
三井　秀雄	東京都健康長寿医療センター外科	
石川　廣記	みなとみらいメディカルスクエア・院長	
金渕　一雄	東海大学医学部付属八王子病院准教授・心臓血管外科	
桑平　一郎	東海大学教授・付属東京病院呼吸器内科	
今村奈緒子	東海大学呼吸器外科学	
中川　知己	東海大学講師・呼吸器外科学	
岩﨑　正之	東海大学教授・呼吸器外科学	
儀賀　理暁	埼玉医科大学総合医療センター准教授・呼吸器外科	
青木　耕平	埼玉医科大学総合医療センター呼吸器外科	
本竹　秀光	沖縄県立中部病院・副院長（心臓血管外科）	
山崎　弘資	日本赤十字北海道看護大学教授・臨床医学	
南雲　正士	石川島記念病院・院長・心臓病センター長	
徳田　　裕	東海大学教授・乳腺・内分泌外科学	
鈴木　育宏	東海大学准教授・乳腺・内分泌外科学	
齋藤　雄紀	東海大学医学部付属八王子病院乳腺・内分泌外科	
田島　厳吾	すわやまクリニック・院長	
松嶋　成志	東海大学教授・消化器内科学・付属東京病院長	
渡邊　嘉行	総合川崎臨港病院・病院長	
安田　聖栄	東海大学教授・消化器外科学	
塩澤　宏和	東海大学講師・消化器内科学	
向井　正哉	東海大学医学部付属八王子病院教授・消化器外科学	
西﨑　泰弘	東海大学教授・健康管理学	
菊池　真大	東海大学客員准教授	
青木　久恵	東京都教職員互助会三楽病院・外科医長	
飛田　浩輔	池上総合病院・外科科長	
青木　　純	東海大学医学部付属東京病院消化器内科	
葉梨　智子	東海大学医学部付属東京病院講師・外科	
鶴田　雅士	慶應義塾大学外科学	
中村　知己	東海大学医学部付属大磯病院講師・外科	
近藤　泰理	東海大学客員教授	
高須　　博	北里大学診療准教授・皮膚科	
黒水　丈次	松島病院・大腸肛門病センター副院長	
貞廣莊太郎	東海大学教授・消化器外科学	
石津　和洋	寿康会病院外科	
前田耕太郎	藤田保健衛生大学教授・消化器外科	
小出　欣和	藤田保健衛生大学講師・消化器外科	
岡林　剛史	慶應義塾大学外科学	
長谷川博俊	慶應義塾大学准教授・外科学	
大谷　剛正	相模台病院・院長	
坂本いづみ	相模台病院・外科部長	

平田　雄紀	国際医療福祉大学三田病院外科・消化器センター	後藤　英隆	後藤整形外科・理事長
出口　倫明	国際医療福祉大学三田病院外科・消化器センター	中村　豊	東海大学体育学部教授
米澤　郁穂	順天堂大学准教授・整形外科学	谷口　敦夫	東京女子医科大学教授・膠原病リウマチ痛風センター
伊藤　孝	聖隷沼津病院・病院長	佐竹　美彦	日本医科大学整形外科学
川上　正能	東海大学医学部付属八王子病院泌尿器科	澤泉　卓哉	日本医科大学武蔵小杉病院病院教授・整形外科
松下　一男	東海大学客員教授	白井　滋子	白井皮膚科クリニック・院長
河村　好章	東海大学泌尿器科学	吉川　達也	筑波胃腸病院消化器科
星野　英章	東海大学泌尿器科学	小口　光昭	小口整形外科・医院長
古平喜一郎	こだいら泌尿器科・院長	山本　裕	山本醫院・院長
門田　晃一	あらき腎・泌尿器科クリニック・院長	夏目　淳	名古屋大学大学院教授・障害児(者)医療学寄附講座
大橋　正和	荻窪病院・泌尿器科部長		
荒川　創一	神戸大学特命教授・腎泌尿器科学	清島真理子	岐阜大学大学院教授・皮膚病態学
尾上　泰彦	宮本町中央診療所・院長	藤田　彩乃	藤田保健衛生大学病院小児科
堂園　涼子	インターナショナル　メディカル　クロッシング　オフィス・院長	八木　葉子	芝浦アイランド皮フ科・院長
		柳　清	聖路加国際病院・耳鼻咽喉科部長
藤井　亮太	金沢医科大学産婦人科学	上野　滋	東海大学教授・小児外科学
北井　啓勝	稲城市立病院顧問・産婦人科	藤本　隆夫	総合母子保健センター愛育病院・小児外科部長
小柴　寿人	松下記念病院・産婦人科副部長		
本山　敏彦	松下記念病院・産婦人科部長	益田　泰次	中国労災病院・関節整形外科部長
田島　博人	新百合ヶ丘総合病院・産婦人科／リプロダクションセンター科長	笹重　善朗	中国労災病院・整形外科部長
		東間　未来	茨城県立こども病院・小児外科副部長
大澤浩一郎	聖隷沼津病院・副院長	羽金　和彦	国立病院機構栃木医療センター・統括診療部長
辻　明宏	国立循環器病研究センター心臓血管内科		
中西　宣文	国立循環器病研究センター・肺高血圧先端医療学研究部長	森川　信行	原宿リハビリテーション病院
		迫田　晃子	聖路加国際病院小児外科
白杉　望	愛誠病院・下肢静脈瘤センター長	松藤　凡	聖路加国際病院・小児外科部長・小児総合医療センター長
出家　正隆	愛知医科大学主任教授・整形外科学		
分山　秀敏	三宿病院・整形外科医長	中野美和子	さいたま市立病院・小児外科部長
草山　毅	秦野赤十字病院・副院長	田島　雄介	田島外科・副院長
帖佐　悦男	宮崎大学教授・整形外科学	下村　哲史	東京都立小児総合医療センター・整形外科部長
山本　晴康	千葉・柏リハビリテーション病院・院長		

📖 目次

第 1 章	初療時の心構えと届出義務	1

初療医に求められる患者目線の診療姿勢 ………… 2
医師による届出義務と法的責務 ……………………… 4

チーム医療，患者・家族との連帯姿勢の確立 ……8
ヒューマンケアの視点から─今さら孟子？ ………9

第 2 章	救急医・総合医役も兼ねる外科の初療	11

心肺蘇生法の実際 ………………………………… 12
気道確保 …………………………………………… 14
輪状甲状靱帯切開・穿刺法 …………………… 16
中心静脈カテーテル挿入法 …………………… 17
ショック …………………………………………… 19
意識障害 …………………………………………… 21
痙攣 ………………………………………………… 23
副腎クリーゼ ……………………………………… 24
電解質異常 ………………………………………… 25
食中毒 ……………………………………………… 27
農薬服用 …………………………………………… 29
睡眠薬・覚醒剤・危険ドラッグ ……………… 32
胃洗浄法 …………………………………………… 34
急性アルコール中毒 …………………………… 35
高血圧状態 ………………………………………… 36

不整脈 ……………………………………………… 37
クループ症候群 ………………………………… 38
気管支喘息発作 ………………………………… 38
過換気症候群 …………………………………… 40
熱中症 ……………………………………………… 41
低体温 ……………………………………………… 41
熱傷 ………………………………………………… 42
気道熱傷と一酸化炭素中毒 …………………… 43
毒ガス中毒 ………………………………………… 44
溺水 ………………………………………………… 44
劇症型感染症 …………………………………… 45
クラッシュ症候群とコンパートメント症候群
……………………………………………………… 46
蜂窩織炎とガス壊疽 …………………………… 47

第 3 章	基礎疾患のある患者での初療時の留意点	49

糖尿病合併症のある患者における外科手術 …… 50
抗血栓薬服用中の患者 …………………………… 50
出血傾向のある患者と血友病患者 …………… 51
虚血性心疾患・不整脈のある患者 …………… 53

透析を受けている患者 …………………………… 54
副腎皮質ステロイド薬服用中の患者 ………… 55
骨粗鬆症のレベルとリスク判断 ……………… 56

ix

第4章　皮膚・軟部組織領域，創傷部　　59

挫創処置と縫合の基本手技 ……………… 60
広範囲剝皮創の処置 ……………………… 61
外来処置に使える皮弁術 ………………… 62
新鮮熱傷，化学損傷の局所療法 ………… 63
動物の咬傷，虫の刺傷 …………………… 64
皮膚の間葉系腫瘍 ………………………… 66
皮膚癌，悪性黒色腫 ……………………… 68

表皮嚢腫，皮様嚢腫 ……………………… 69
疣贅（いぼ），鶏眼・胼胝，
　ケロイド・肥厚性瘢痕 ………………… 70
接触皮膚炎 ………………………………… 73
帯状疱疹 …………………………………… 74
薬疹 ………………………………………… 74
蕁麻疹 ……………………………………… 76

第5章　頭部・顔面・眼・耳鼻・口咽喉領域　　79

頭痛 ………………………………………… 80
顔面神経麻痺 ……………………………… 82
三叉神経痛 ………………………………… 83
頭蓋骨骨折 ………………………………… 83
顔面外傷 …………………………………… 85
眼外傷，眼内異物，眼窩骨折 …………… 86
眼痛 ………………………………………… 90
麦粒腫，霰粒腫，結膜炎 ………………… 91
頰骨骨折 …………………………………… 92
鼻出血 ……………………………………… 93
鼻骨骨折 …………………………………… 95

耳痛 ………………………………………… 96
外耳道異物，外耳道損傷，鼓膜裂孔 …… 97
耳介の挫創・血腫 ……………………… 100
耳介・鼻翼・口唇・臍のピアストラブル … 100
顎関節脱臼，下顎骨骨折 ……………… 102
歯牙損傷 ………………………………… 104
唾液腺炎，唾石症 ……………………… 105
咽頭痛 …………………………………… 107
口唇・口腔内・舌の挫創 ……………… 107
異物症（異物誤嚥，下咽頭異物・魚骨異物）
　………………………………………… 109

第6章　頸部・頸椎領域　　111

頸部腫瘤・嚢胞・瘻 …………………… 112
頸部リンパ節腫脹 ……………………… 113
甲状腺病変，甲状腺クリーゼ，
　甲状腺機能低下症 …………………… 115

高カルシウム血症，テタニー ………… 116
頸部刺創 ………………………………… 118
頸椎の脱臼・骨折 ……………………… 119
外傷性頸部症候群 ……………………… 121

第7章　肩・上肢・手・指領域　　125

頸肩腕症候群，肩関節周囲炎（五十肩）… 126
鎖骨骨折 ………………………………… 126
肩鎖関節脱臼 …………………………… 128
外傷性肩関節脱臼 ……………………… 130
野球肩，野球肘，テニス肘 …………… 132
前腕骨下端骨折 ………………………… 133
舟状骨骨折，手関節捻挫 ……………… 134
中手骨骨折 ……………………………… 134

突き指，指骨骨節，手指の腱損傷 …… 135
手指の挫創，指末節部の切断創 ……… 137
ばね指，de Quervain 病 ……………… 138
Heberden 結節 ………………………… 140
ガングリオン …………………………… 140
指輪の除去 ……………………………… 142
トゲ，釣り針の刺入，異物の迷入 …… 143
爪剝離創・爪下血腫，爪甲周囲炎・瘭疽 … 145

第8章　胸部領域　149

胸背部痛の原因病態 ························· 150
呼吸困難 ································ 152
喀血 ································· 154
胸水 ································· 154
気胸，血胸 ······························ 156
心タンポナーデ ························· 157
胸部外傷 ································ 158
肋骨・胸骨骨折 ························· 160

骨粗鬆症性椎体骨折（胸・腰椎圧迫骨折）········ 161
気道内異物 ································ 163
胸郭出口症候群 ························· 164
Boerhaave 症候群 ························· 165
女性乳腺腫瘤 ························· 166
急性乳腺炎，乳腺膿瘍 ························· 167
腋窩リンパ節腫大 ························· 169
男性乳癌，女性化乳房症 ················· 170

第9章　腹部領域　173

腹痛 ································· 174
心窩部不快感 ························· 175
急性腹症，腹腔内出血 ················· 177
消化管閉塞 ································ 178
上部消化管出血，吐血 ················· 179
下部消化管出血，下血 ················· 181
黄疸 ································· 182
腹水 ································· 185

腹壁腫瘤 ································ 185
腹部腫瘤 ································ 187
腹部鈍性外傷・穿通性損傷 ················· 187
消化管異物 ································ 190
腹壁ヘルニア，内ヘルニア，閉鎖孔ヘルニア
································· 190
Sister Mary Joseph's nodule ················· 192
ストーマ異状 ························· 192

第10章　鼠径部・会陰部・直腸・肛門・腰部病変　195

鼠径リンパ節腫脹 ························· 196
鼠径部ヘルニア（鼠径ヘルニア・大腿ヘルニア）
································· 196
外陰 Paget 病 ························· 197
直腸脱，脱肛 ························· 198
直腸内異物 ································ 199
糞便充塞 ································ 201
直腸・肛門周囲膿瘍，痔瘻 ················· 201

痔核・嵌頓痔核，裂肛 ················· 203
化膿性汗腺炎 ························· 205
毛巣洞（瘻） ························· 206
尖圭コンジローマ ························· 207
褥瘡 ································· 208
腰痛，坐骨神経痛 ························· 209
腰ヘルニア ································ 210

第11章 泌尿器・外性器・産婦人科領域　213

無尿・腎不全，尿閉 ────────── 214
血尿，尿路結石 ──────────── 215
尿路外傷，尿道内異物 ─────── 216
陰嚢水腫 ──────────────── 217
精巣炎，精巣上体炎 ───────── 218
嵌頓包茎 ──────────────── 219
前立腺炎症候群 ──────────── 219
男性不妊症 ────────────── 221

性感染症 ──────────────── 222
月経困難症 ────────────── 225
Bartholin 腺嚢腫 ──────────── 226
卵巣出血（黄体の破裂），卵巣嚢腫茎捻転 ── 227
女性器出血 ────────────── 228
異所性妊娠，切迫流産，胞状奇胎 ── 230
正常分娩介助の概要 ───────── 231

第12章 下肢・膝・足関節・足・趾領域　235

下肢閉塞性動脈硬化症 ─────── 236
静脈血栓塞栓症（エコノミークラス症候群）── 237
下肢静脈瘤，下腿潰瘍 ─────── 239
膝関節内血腫・靱帯損傷 ────── 242
膝蓋骨骨折，半月板損傷，ジャンパー膝 ── 243
Baker 嚢腫 ─────────────── 245
アキレス腱損傷 ──────────── 246
足関節部の捻挫・骨折 ─────── 247
第5中足骨骨折 ─────────── 248

足部の疲労骨折 ──────────── 249
痛風 ─────────────────── 250
外反母趾 ──────────────── 251
胼胝，鶏眼 ────────────── 253
伏針 ─────────────────── 254
凍瘡，凍傷 ────────────── 255
趾骨骨折 ──────────────── 257
陥入爪，爪郭炎 ──────────── 258

第13章 乳幼児・小児疾患　261

熱性痙攣 ──────────────── 262
麻疹，水痘，風疹，突発性発疹，伝染性紅斑
　（リンゴ病）─────────── 263
手足口病，伝染性単核球症，溶連菌感染症
　（猩紅熱を中心に）──────── 265
伝染性軟属腫 ───────────── 267
鼻腔内異物 ────────────── 268
気道内異物・誤嚥 ───────── 269
鎖骨骨折 ──────────────── 270
上肢の骨折 ────────────── 272

肘内障 ───────────────── 274
消化管異物 ────────────── 275
肥厚性幽門狭窄症 ───────── 276
腸重積症，Hirschsprung 病 ─────── 278
臍炎，臍ヘルニア ───────── 281
鼠径ヘルニア，精巣水瘤（陰嚢水腫）── 284
停留精巣，精巣捻転 ───────── 285
肛門周囲膿瘍・痔瘻，裂肛 ───── 287
Perthes 病，Osgood-Schlatter 病 ──── 288

索引 ─────────────────── 291

第 **1** 章

初療時の心構えと届出義務

● 初療医に求められる患者目線の診療姿勢　　2
● 医師による届出義務と法的責務　　4
● チーム医療，患者・家族との連帯姿勢の確立　　8
● ヒューマンケアの視点から―今さら孟子？　　9

初療医に求められる患者目線の診療姿勢

わが国の医療の問題点

　医療の基本形は，「いつ，どこで起こるかわからない病気とけがへの適切な対応」にあるが，わが国では医療の仕組みが医学の進歩に遅れてガラパゴス化しているために，医療の効率が悪く，なかでも救急医療の不備が目立っている．例えば東京23区にある1万5,000弱の病院・診療所のなかで，2014年4月の時点で救急医療機関として登録されているのは234施設（主に病院）に過ぎないことからも，救急医療を担当する病院と医師の数が異常なほど少ないことがわかる．

　東京で2008年に起こった「妊婦受け入れ不能事件（妊婦たらい回し事件）」を思い返してみよう．人口あたりの脳神経外科医の養成数が米国の3.4倍である日本の，しかも病院が乱立する首都で，脳内出血の妊婦の受け入れに手間取ったのだ．救急が医療の一部であることを考えれば，医療と病院のあり方が不合理であることにより，医療全体の不備につながっていることは誰にもわかるだろう．

　筆者の大学の同級生で，米国で麻酔科を開業していたK氏が，ある大手企業の役員たちと懇意になって知った話がある．その会社では訪日させる派遣役員に，「日本で病院を受診しないこと，救急車を呼ばないこと」と助言する．過去に痛い目にあった事例が複数あったからで，韓国に行くか，時間に余裕があれば米国に帰国することを指示するという．また米国の大手旅行社のなかにも，これに準じた助言を旅行者にするところがあるらしい．

　では，国家的なプロジェクトとして整備された救急医療がうまく機能しないのはなぜなのだろうか．そもそも1階部分にあたる普段の医療の不備に手を加えずに，2階部分の救急医療だけがまともに整備されるはずはないだろう．案の定，救急医療の不足が続いている．その一方で，普段の医療の不備には，誰も目を向けない．「不合理な医療の仕組みを目立たなくさせるために，ダメな救急医療をスケープ・ゴートに仕立て上げる作戦を誰かが仕かけた」という嘘のようなストーリーもささやかれている．

　また，救急医療の体制についての論議と整備が，医療一般の問題から切り離されて別枠扱いされたために，救急部門が想定外の負荷までも抱える結果になっている．国民が「救急医療は普段の医療とは別物」と理解し，臨床医のほとんどが「救急医療は自分の仕事で

はない」と考えるようになったからで，このことによる医療全体への影響は計り知れない．この点については，不思議なことに誰も問題視しようとしない．

　もともとわが国では臨床の守備範囲が狭い医師が多く，急性期医療を苦手とする者も多い．そこへこうした考え方が浸透したために，救急部門への余計な負荷が増えたのである．さらに診療過剰と超高齢社会の進展も重くのしかかっている．例えば救急搬送される抗不安薬などの過量服用患者のしわ寄せにより，各地の救命救急センターでは，他の患者の収容に難渋する事態も起こっている．

　初療医として診療を担当する医師には，わが国の医療が「世界一」と誤解させられていることに気づき，以上のように医療不足が深刻化している事態にも目を配る視野の広さをもって，不足部分を少しでも補う役割を果たしてほしい．また，周囲にもこうした問題点について啓発してほしいと切に思っている．

初療医の心構え

　さて初療の場では，特に急患の場合，初療医が下す判断と初療の適・不適によって患者のその後の運命が大きく左右される．患者からすれば，急患の立場ではセカンド・オピニオンなどほとんど求められない状況である．患者の運命が委ねられている初療医の責務は極めて重く，何よりも患者目線に立ったアプローチが求められている．

　しかしながら，現状ではそれが徹底されていないのではないかと筆者は考えている．マスコミでも大きく取り上げられる医療事件の再発を防げないのは，医師による本音と建前との使い分けが習い性になって，患者目線を失っていることに本人が気づかなくなっているからではないだろうか．この問題の根源に踏み込まない限り，事態が改善されることにはならない．

　初療医の心構えとしては，**図1-1**に示すように，まず患者と医師とが対等の立場で向き合うことが基本である．こうした心構えに則ったうえで，患者が医師の専門性を，一方で医師が患者の自己決定権を，互いに尊重し合う関係を構築できれば，患者とその家族とのラポールも短時間で成立する．そうすることで適切な診療と望ましい経過につながるチャンスが高くなる．

　さて，実際の診療で正しい診断に近づくために最も大切なことは，患者の話を聞くことである．米国でしばしば引用される"listen to the patient, he (she) is telling you the diagnosis"という格言は，パソコン画面ばかりを見続けている医師もいる現在，以前にも増して重要なポイントになっている．口頭の受け答えだけからでなく，患者の身体が発している症状・徴候までも含めての金言と解釈するべきではなかろうか．

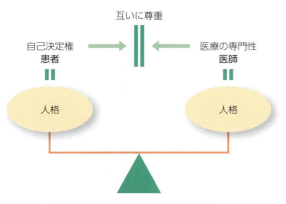

図1-1　医療における望ましい人間関係
患者と医師は対等な立場で向き合うことが基本である．この認識に則って患者が医師の専門性を，医師が患者の自己決定権を尊重し合うことがベースになる．

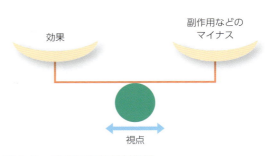

図1-2　診療行為の判断指標
診療行為は，効果と副作用などとのバランスで判断される．視点や立場の違い，あるいは諸状況によって影響されるのを認識しておくことが大切になる．

　診療において，第一印象は大切ではあるが，それに振り回されないようにも注意したい．初療時には症状・所見が出そろっていない場合も少なくなく，潜在しているかもしれない病態にも思いを馳せることが大切である．例えば致死的となることが少なくない急性大動脈解離でも，患者が痛みを訴えなかったり，あるいは胸部X線に異常所見が認められなかったりすることもあり，実際に救急外来で見逃される例もあるからだ．

　診療行為をするかしないかは，**図1-2**に示すように，効果に対して副作用などのマイナスがどの程度かを考慮したうえで判断されるが，視点の違い，あるいは立場の諸状況によっても大きく影響される．

　わが国での大きな問題は，この判断に医院・病院の経営の視点が加わってしまうことである．この原因になっているのが，わが国の医療に入り込んでいる「医師＝経営者」の構図だ．「必要最小限の診療でよくなりたい患者の権利と，自分の医院，あるいは雇用されている病院の収支勘定とを両天秤にかける状態（利益相反状態）に医師が置かれている」ことが問題で，どうしても後者が優先されがちである．この構図が過剰診療の温床になるとの認識は，諸外国で共有されていることである．介護，福祉，教育などの現場での「現場の担当者＝経営者」の構図にも相当し，現場で信頼感を構築するうえでは大きなマイナス要因となっている．現場担当者にこうした構図に基づいた行動を許したまま，良心に期待して，患者の権利を守るなどという幻想は捨て去るべきではなかろうか．

　「医師＝経営者」の構図による利益相反の問題と，医療機関によるレベル格差の問題には，私的中小病院が乱立していることに加えて病院がオープンシステムで運営されていないことが根源的な原因としてある．そ

こまで踏み込んで取り組まない限り，本当の意味での患者目線の医療を構築することにはならない．

　　　　　　　　　　＊

　以上のような問題をわが国が抱えていることを脳裏の片隅に置いたうえで，臨床医として，常に最善を尽くせるように，普段からさまざまな事態を想定して，腕に磨きをかけ，折をみてシミュレーションを繰り返すことに励んでほしい．一方で，患者側を啓発する努力も欠かせない．患者自身にも自分の健康状態について，「こうなったらこうしよう」，と考える習性を培って，受診する医療機関をあらかじめ考えておいてもらうことが大切だ．

　なお，わが国の医療が患者目線のものになっていないことの根源的な原因として，医療・医業の仕組みの問題が大きいことについての参考文献を，医療不備状況があるなかでの患者側の心構えについての解説とともに，参照されたい[1-4]．

参考文献
1）田島知郎：特集に寄せて，特集「外科医のアイデンティティーをより高める」．日外会誌105：315-319，2004
2）田島知郎：今月の論壇：医療崩壊の根源病巣を正視し，「脱"ガラパゴス化"」の必要性に目覚めよう．綜合臨牀59：2187-2190，2010
3）田島知郎：特別寄稿：日本外科学会への期待―医療崩壊を止めるリーダーシップ―．日外会誌112：433-436，2011
4）田島知郎：なぜ病院に「殺される」と言われても誰も反論しないのか？　青萠堂，2015

（田島知郎）

医師による届出義務と法的責務

● 医師法 21 条による警察への届出義務：「異状死」の届出

医師法 21 条は，「医師は，死体又は妊娠 4 月以上の死産児を検案して異状があると認めたときは，24 時間以内に所轄警察署に届け出なければならない」と規定し，異状死を検案した医師について，所轄警察署への届出義務を定めている．かかる届出義務に違反した場合には，50 万円以下の罰金が科せられる（医師法 33 条の 2）．

この医師法 21 条は，1906（明治 39）年に施行された旧医師法施行規則 9 条の規定「医師死体又ハ四箇月以上ノ死産児ヲ検案シ異常アリト認ムルトキハ二十四時間以内ニ所轄警察官署ニ届出ヘシ」と，「異常」と「異状」の違いこそあれ，ほぼ同じであることがわかる．すなわち，医師による異状死に関する届出義務自体は，明治時代から存在していたが，ほんの十数年前まで，実際にかかる届出義務違反が問われる例は極めて少なかった．

1999 年 2 月，東京都立広尾病院において，看護師が生理食塩水と消毒薬を取り間違えて患者に点滴を行ったため，患者を死亡させた事件（以下，都立広尾病院事件）が起こった．病院長が 24 時間以内に所轄警察署に異状死の届出をしなかったこと，死亡診断書の死因を，病死および自然死ではないのに，偽って作成したなどの理由で，医師法 21 条違反で逮捕・起訴（死亡診断書の死因を病死としたなどの理由による虚偽有印公文書作成罪などを含む）されたことを契機として，医師法 21 条に基づく届出義務も注目を浴びることとなった[*1]．

都立広尾病院事件は，横浜市立大学病院における患者取り違え事件の翌月に起こったこともあり，当時，相次ぐ医療事故としてマスコミにも大きく報道されたが，医療事故そのものより，病院による事実の隠蔽工作が問題となった．そして，この事件の医師法 21 条の異状死の届出義務をめぐる司法の判断は，後の医療界に大きな影響を与えることになる．

1. 医師法 21 条の立法趣旨

医師法 21 条の規定の趣旨は，死体または死産児については，殺人，傷害致死，死体損壊，堕胎などの犯罪の痕跡をとどめている場合があるため，犯罪の発見・捜査・証拠保全などを容易にするうえで，医師に司法警察に協力すべき義務を定めたものである[1], [*2]．本条以外の感染症法，食品衛生法，麻薬及び向精神薬取締法などにおいても，医師の業務に関連して法律上の届出義務が定められている．

2. 医師法 21 条の届出義務を負う医師の範囲

届出義務を負う者は，「死体を検案して異状があると認めた医師」である．この違反の罪は，身分犯であるため，医療機関の内部手続上，病院長などの管理者が届出の責任者として定められていた場合においても，死体を検案していない医師には法的な届出義務は生じない[*3]．しかし，他方で，現に死体を検案して異状があると認めた医師については，医療機関の内部手続でどのように定められていようと，当該死体について届出が行われなければ，医師法 21 条の義務違反を免れない．

また，複数の医師が死体を検案して異状があると認めた場合には，形式的にはすべての医師が各自に届出義務を負うことになる．しかし，1 人の医師さえ届出をすれば，異状死体などの存在が所轄警察署に認知されることになるため，医師法 21 条の立法趣旨に照らせば，当該医療機関の内部手続などに従い，検案した医師の責任者の 1 人が届出を行うことで足りるものと解される[2,3]．

3. 医師法 21 条の「所轄警察署」の意義

本条にいう「所轄警察署」は，死体などを検案した地の所轄警察署をいう[1]．したがって，初療において死体を検案し，異状を認めた医師は，当該死体を検案した自らの医療機関の所在する所轄警察署に届出をすることとなる．

[*1] さらには，2004 年 12 月の福島県立大野病院において，前置胎盤の診断で帝王切開手術を受けた患者が術中に癒着胎盤であると診断され，癒着した胎盤の剥離による止血を試みたものの出血が止まらず，その結果，女性が出血多量のために死亡したという事件について，かかる患者の死亡を異状死として届出をしなかったという理由で，同産婦人科医が医師法 21 条違反で逮捕・起訴（医療過誤による業務上過失致死罪を含む．裁判上は無罪が確定している）されたことにより，医師法 21 条の解釈および適用範囲を巡り，医療界において大きな議論が巻き起こることとなった．

[*2] 都立広尾病院事件の最高裁判決では，医師法 21 条の届出義務について，「本件届出義務は，警察官が犯罪捜査の端緒を得ることを容易にするほか，場合によっては，警察官が緊急に被害の拡大防止措置を講ずるなどして社会防衛を図ることを可能にするという役割をも担った行政手続上の義務と解される」と示している．

[*3] 現に死体を検案して異状を認識した医師でなくとも，都立広尾病院事件のように，病院長や指導医などが，現に死体を検案して異状を認識した医師と協議して届出をしないことを決めた場合には，検案した医師以外も，その態様により，医師法 21 条違反罪の共同正犯または教唆犯として処罰される可能性がある．

4. 医師法21条の「検案」の意義

「検案」とは，死体の表皮的観察から死因（異状）を認識することを目的とするために行われるものであるが，医師法21条の「検案」する死体に，診療中の患者を含むと解すべきか否かについては，従来から，消極説・積極説の両説が存在していた．

検案の意義について初めて正面から判断を示した都立広尾病院事件の最高裁判決は，「医師法21条にいう死体の『検案』とは，医師が死因などを判定するために死体の外表を検査することをいい，当該死体が自己の診察をしていた患者のものであるか否かを問わないと解するのが，相当である」として，診療中の患者が死亡した場合を含むことを明示している．

初療時，例えば交通事故による外傷で病院に搬送されてきた患者が，診療を実施する間もなく病院で死亡した場合[*4]，その死体を検案した医師には医師法に基づく届出義務がある．重症で搬送され，診療行為中に（交通事故による外傷を原因として）死亡した場合も，医師は届出義務を負うこととなる．

さらに，前述のケースにおいて，死因が交通事故による外傷ではなく，救命のために行った診療行為に医療過誤があり，それが原因で死亡したことが明らかであった場合はどうであろうか．この点については，「異状」の意義・解釈にかかわるため，次項にて後述する．

5. 医師法21条の「異状」の意義

死体の「異状」とは，単に死因についての病理学的な異状をいうのではなく，死体に関する法医学的異状をいう．判例上も，「死体自体から認識できる何等かの異常な症状乃至痕跡が存する場合だけでなく，死体が発見されたいきさつ，死体発見場所，状況，身許，性別等の諸般の事情を考慮して死体に関し異状を認めた場合を含む」[4]とされている．

したがって，死体の外表のみであれば異状がないように見える場合でも，そこに至る過程に「異状」を認める場合，例えば入院診療中の患者が病院を抜け出て所在不明となり，2日後に病院から離れた山中で死体となって発見された場合[4]や，死体の付近に薬物が残されていた場合[5]なども異状死としての届出義務があることになる．

ただ，具体的には個別の判断によらざるをえず，いかなる場合を指すのか，それ以上の詳細を定めた省令や具体的な基準を示した判例は存在しない．

6. 「異状死」と診療関連死を巡る議論

1994年5月，日本法医学会が，社会生活の多様化・複雑化に伴い「異状死」の解釈も広義でなければならないとの趣旨から，「異状死ガイドライン」において，異状死の範囲に1つの考え方を示した．異状死を類型化し，「基本的には，病気になり診療を受けつつ，診断されているその病気で死亡することが『ふつうの死』であり，これ以外は異状死とする」としつつ，具体的な一類型として，「診療行為に関連した予期しない死亡，およびその疑いがあるもの」を掲げ，「診療行為の過誤や過失の有無を問わない」旨を定めたのである．

この見解について，診療関連死をすべからく警察署への届出義務の対象とするものであって，すべての診療関連死が警察の捜査の対象とされる可能性があり，萎縮医療を促進させるとして，臨床医から強い反発が広がり，この見解に異議を唱える形で，複数の学会が，医療事故において過失が明らかでなければ届出義務はないとするなどの独自の見解を発表するに至った[*5]．

異状死ガイドラインに異を唱える見解には，医師法21条の届出をするとただちに刑事事件として立件され，警察の捜査が開始されるとの誤解があるものと思われるが，医師法21条は，医師に対してあくまで行政上の届出義務を定めたものであって，異状死の届け出をしても，死体に犯罪性がなければ，警察の捜査が入ることはないし，医療従事者が捜査の対象となると

[*4] どのような場合に届出義務を負うかは，『④「異状」の意義』項にもよるが，交通事故による外傷を死因とする場合など，明白な外因死である場合に届出義務を負うことについては争いがない．

[*5] 厚生労働省が発行する「死亡診断書（死体検案書）記入マニュアル」（平成10年度版から平成26年度版まで）のなかで，『「法医学的異状」については，日本法医学会が定めている「異状死ガイドライン」等も参考にしてください』との注記を記載し，さらには，2000年に制定したリスクマネジメントマニュアル作成指針の医療過誤が発生した場合の警察への届出を定める項目（第7 医療事故発生時の対応　5 警察への届出の項目）において，注記で医師法21条を記載していたことから，厚生労働省もまた，すべての診療関連死について届出義務を課す立場であるとの誤解が広がり，医師法21条を巡る議論が混迷を深めていくことになった〔なお，平成27年度版死亡診断書（死体検案書）記入マニュアルにおいては，上記の注記は削除されている〕．

このようななか，2012年10月26日「厚労省・医療事故に係る調査の仕組み等のあり方に関する検討部会」において，厚生労働省の担当課長が医師法21条についての厚生労働省としての考え方を明らかにした．すなわち，医師法21条については，都立広尾病院事件を挙げて，「医師が死体の外表を検案し，異状を認めた場合に，警察署に届け出る．これは，診療関連死であるか否かにかかわらない」として，都立広尾病院事件の最高裁判決に沿う立場での解釈を示した．また，医師法21条とリスクマネジメントマニュアル作成指針の関係についても触れ，リスクマネジメントマニュアル指針は，「医療過誤によって死亡または傷害が発生した場合の対応」であって，「医師法21条の解釈を示したわけではない」と述べている．ごく当たり前ともいうべき発言ではあるが，その混乱は一応の決着をみたようである．

表1-1　報告義務対象医療機関

1. 国立高度専門医療研究センターおよび国立ハンセン病療養所
2. 独立行政法人国立病院機構の開設する病院
3. 学校教育法に基づく大学の附属施設である病院(病院分院を除く)
4. 特定機能病院

いうこともない.

また,医師法21条の法文からは,医療事故については明白な過失がなければ(検案して異状があっても)届け出る必要がないとの解釈をすることはできない.医師は,自らが所属する学会の見解のみを根拠として届出の義務の有無を判断すると,場合によっては,医師法21条違反に問われる可能性もありうることに注意しなければならない.

この点に関連し,医師が自らの医療過誤により刑事責任を問われる可能性がある場合には,憲法38条1項の自己負罪拒否特権に基づいて医師法21条の届出義務を負わないとする見解もある.

しかし,都立広尾病院事件に対する最高裁判決は,「憲法38条1項の法意は,何人も自己が刑事上の責任を問われるおそれのある事項について供述を強要されないことを保障したものと解されるところ,本件届出義務は,医師が,死体を検案して死因等に異状があると認めたときは,そのことを警察署に届け出るものであって,これにより,届出人と死体とのかかわり等,犯罪行為を構成する事項の供述までも強制されるものではない.(中略)死体を検案して異状を認めた医師は,自己がその死因等につき診療行為における業務上過失致死等の罪責を問われるおそれがある場合にも,本件届出義務を負うとすることは,憲法38条1項に違反するものではないと解するのが相当である」と明確に示している.

したがって,医師が自らの医療過誤により刑事責任を問われる可能性がある場合であっても,憲法38条1項との関係で医師法21条の届出義務が免除されることはない.

以上によれば,交通事故による外傷で病院に搬送されてきた際に重症であり,救命のための診療行為を施したが,その診療行為に自らの医療過誤があったことを原因として死亡したケースについても,「異状」を認めた以上は,医師法21条に基づく届出義務を負うこととなる.

◯ 第三者機関に対する届出義務:「医療事故」の届出

1. 特定機能病院等における届出義務

医師法21条に基づく届出義務との関連で,医療過誤が存在した場合の届出義務の要否について述べてき

たが,医療事故が発生した場合,一部の医療機関は,医師法とは別の法律に基づき,医療事故について届出(報告)する義務を負っている.

すなわち,医療法施行規則12条は,「特定機能病院及び事故等報告病院の管理者は,事故等事案が発生した場合には,当該事故等事案に係る事故等報告書を当該事故等事案が発生した日から原則として二週間以内に,事故等分析事業を行う者であつて,厚生労働大臣の登録を受けたものに提出しなければならない」と定めている.

具体的には,**表1-1**に定める医療機関(以下,報告義務対象医療機関)の管理者が,医療機関内において医療事故が発生した場合には,当該医療事故が発生した日から2週間以内に,公益財団法人日本医療機能評価機構に対して報告をする法的義務を負う.

医師法21条が医師個人を義務主体とし,届出先を所轄警察署としているのに対し,医療法施行規則12条は,医療機関の管理者を義務の主体とし,届出先を第三者機関とするものであることに加え,対象となる医療事故に係る情報[*6]も患者が死亡した場合に限らず,広く定めている.

2. 医療事故調査制度における届出義務

また,医師法21条の「異状」死を巡る議論のなかで,各学会からの意見として,医療事故については,警察による捜査ではなく,客観的立場から公正・公平に判断する専門機関を創設すべきとする意見が相次いだ.これを受け,厚生労働者は,医療事故に係る調査の仕組み等のあり方について検討を開始し,その結果,2014年6月18日に成立した医療法の改正に基づき,医療事故調査制度が2015年10月1日より開始されることとなった.

医療事故調査制度は,医療事故が発生した医療機関において院内調査を行い,その調査報告を民間の第三者機関(医療事故調査・支援センター)が収集・分析することで再発防止につなげるための医療事故に係る調査の仕組みであり,医療の安全を確保する目的で創設

[*6] 対象となる医療事故情報とは,以下のとおりである.
　① 誤った医療または管理を行ったことが明らかであり,その行った医療または管理に起因して,患者が死亡し,もしくは患者に心身の障害が残った事例または予期しなかった,もしくは予期していたものを上回る処置その他の治療を要した事例.
　② 誤った医療または管理を行ったことは明らかではないが,行った医療または管理に起因して,患者が死亡し,もしくは患者に心身の障害が残った事例または予期しなかった,もしくは予期していたものを上回る処置その他の治療を要した事例(行った医療または管理に起因すると疑われるものを含み,当該事例の発生を予期しなかったものに限る).
　③ ① および ② に掲げるもののほか,医療機関内における事故の発生の予防および再発の防止に資する事案.

されたものである．

医療事故調査制度における報告義務は，特定機能病院等に限らず，すべての医療機関を対象とする点で医療法施行規則12条に基づく報告義務とは異なるものであるが，かかる報告義務の対象となる医療事故は，医療法上，当該病院等に勤務する医療従事者が提供した医療に起因し，または起因すると疑われる死亡または死産であって，当該管理者が当該死亡または死産を予期しなかったものとして厚生労働省令で定めるものとされている．具体的には医療法施行規則1条の10の2で定められているほか，厚生労働省が公表する「医療事故調査制度に関するQ&A」においてより詳細な判断基準が定められている．

なお，医療事故調査制度は，事故原因の究明と再発防止を目的とする制度であり，かかる医療事故調査制度の下における医療機関の第三者機関に対する報告は，医師法21条の届出義務の立法趣旨とは全く異なるものである．

したがって，医療機関が医療事故調査制度のもとで第三者機関に報告を行っても，医師法21条に基づく届出義務は履行されたことにならないため，死体を検案して「異状」を認めた以上は，医師法21条に基づく所轄警察署への届出を怠らないように留意する必要がある．

* * *

診療関連死であればすべからく医師法21条に基づく届出が必要，ということではないが，明らかな医療過誤がなければ届出をする必要がないという解釈もまたとることができない．

医師法21条については，依然として，明確な指針が示されてない現状において何をもって「異状」とするかは，今後も個別の判断によらざるをえないが，死体を検案して異状があると認めた以上，医師法21条に基づく届出義務が必要であり，事故調査報告制度の施行後もその点に変更はない．

医療の現場においては，診療行為に関連して予期しない患者死亡が発生し，死因が不明であるということが少なからず起こる．実際に医療過誤が存在しているか否かにかかわらず，患者や遺族が診断名や診療行為の適切性に疑念を抱く場合も考えられる．

医療過誤訴訟は，本来，患者・遺族側にとっても大きな負担になるものである．それでもなお，患者・遺族側が医療過誤訴訟を提起するに至る事例の多くは，患者や遺族による医療関係者に対する強い不信感が背景にある．

医療事故が起こった場合も，必要な場合には医師法21条に基づく届出を怠らず，また医療事故調査制度を活用することにより，医療機関が，患者や遺族とともに診療経過に基づいてその原因を検証し，再発防止に向けて適切な情報開示をしていくという姿勢は，患者・遺族との信頼関係の修復・向上に資するものと思われる．医療事故調査制度が，医療の安全のみならず，無用な医療過誤訴訟の負担の軽減にもつながっていくことを期待したい．

付：診断書作成時における留意点

診断した医師は，診断書の作成を求められた場合，正当な事由がなければ拒否することができない（医師法19条2項）．

初療時においても，例えば，交通事故によって受傷をした被害者の立場の患者から，診断書の作成を求められることがあるものと思われる．

交通事故による受傷に係る診断書は，交通事故の加害者に対する損害賠償請求額や保険金の受領額に直結するものであるため，実際の症状よりも重い診断の内容で記載をするように患者から求められることは少なくないかもしれない．

しかし，交通事故に被害者がいれば，加害者も存在する．

医師が作成した診断書の内容いかんによっては，加害者が負うさまざまな責任（刑事責任，民事上の損害賠償責任，行政上の処分）も変わりうる．目の前にいる患者の心情を慮って，客観的な所見から離れ，患者から言われたままを診断書の内容とすると，交通事故の加害者に不当な責任を負わせてしまう可能性があることを医師としては認識しながら作成する必要があろう．

他方で，実際には症状や痛みの自覚があるにもかかわらず，交通事故によるショックなどもあり，自らの症状を積極的に伝えることができない患者も存在する．初療時の診断書に記載がない症状については，後の診断書で記載されることになっても，損害賠償請求や保険請求などにかかわる認定上は，当該交通事故を原因としない傷病として扱われてしまう可能性もある．

したがって，いずれの場合についても，客観的な所見から患者から丁寧に聞き取りをし，できる限り，公平・中立な立場で診断書の記載をするように心がけることが望ましい．

なお，患者の希望を受けて事実と異なる診断書を作成した場合には，場合により，虚偽公文書作成罪（刑法159条），虚偽診断書作成罪（刑法160条）などの犯罪として罪に問われる可能性があることも念のため，付言しておきたい．

参考文献
1) 平野龍一, 他(編)：注解特別刑法第 5-1 巻　医事・薬事編 (1), 第 2 版. p75, 青林書院, 1992
2) 西口 元：医師法 21 条の「異状死」をめぐる裁判例概観. 判例タイムズ　1238：23, 2007
3) 野村稔：医師の異状死体等の届出義務─判例を中心として. 判例タイムズ　1238：4, 2007
4) 東京地八王子支昭和 44.3.27 刊月 1 巻 3 号, p313
5) 伊藤榮樹, 他(編)：注釈特別刑法第 8 巻. p70, 立花書房, 1990

（今戸智恵）

チーム医療, 患者・家族との連帯姿勢の確立

　近年の医療内容の多様化・複雑化に伴い, 医療従事者の業務は細分化されて専門性が高くなった. 患者への治療提供に加えて, 患者・家族の希望や精神的苦悩への配慮など診療に必要な知識や技術は多岐にわたる. そのため単独科の医師のみならず複数科にまたがった医師および看護師と各専門職種の医療スタッフが参加したチーム医療が遂行されている. これにより専門性や効率性に優れた質の高い医療が展開される時代となり, 患者の治療回復過程にも関係するといわれている. チーム医療に対する期待や必要性は今後さらに高まると考えられ, 医療スタッフは患者・家族との連携姿勢の確立が求められる.

　外来における初療・処置では, 突然の体調変化に直面し, 疾患を指摘された患者および家族は冷静さを失い, 普段より理解力が低下していることがある. 初対面の場合もあり, この状況下での説明・対応には細心の注意と配慮が必要となる. さまざまな立場から多職種のチームが患者の診療に参加・貢献するが, 具体的には患者・家族に対して医師, 看護師(外来・病棟・手術室・集中治療室看護師および各分野の専門・認定看護師), 薬剤師, 理学療法士, 歯科衛生士, 栄養士, ケースワーカーなどがその役割を担っている.

　本項では, 以下にチーム医療における患者・家族への対応の基本原則とその意義を述べる.

● 患者への説明

　患者・家族への対応を行うことの第 1 の目的は, 必要以上の不安や精神的負担を取り除き, 患者が診療をスムーズに受けられるようにすることである. 病状や治療内容の説明に一貫性が保たれていないと家族の不安をあおるばかりではなく, 治療の拒否につながり患者に直接の不利益をもたらす結果となる. また, 説明のやり直しでさらに時間を要することにもなる. 治療の目的やリスクについて十分に説明し, 理解を得た

うえで患者と家族による治療の意思決定をしてもらう必要がある. 特に初療として緊急手術を含めた侵襲的緊急処置が必要な状況では, 治療の必要性とその効果, リスクの存在, 治療後合併症の可能性, 治療後の経過, 予後さらに麻酔に関する説明を十分に行い, 不安の軽減と理解・同意に努める必要がある.

● トラブルの回避

　第 2 に, 患者・家族との不必要なトラブルを回避することも大きな目的である. 医療に対する社会の要求は日々厳しくなっているのが現状である. 臨床上, 医学的に重大な過失がない場合でも, その結果が患者・家族にとって満足が得られる状況になければ訴訟の対象となるようになってきた.

　待機手術においては, 機会を設けて繰り返し説明を行うことで, 手術の目的や予想される結果を十分に理解してもらえる可能性が高い. しかし, 緊急手術が行われる状況下では, 救命が優先される重篤な病状であることもある. 家族が治療後に期待・希望している診療結果と医療者側が考えている結果・転帰に差が生じる確率が高くなる. 特に, 必要に迫られた術式や手術内容の変更および術後合併症の発生については, その可能性のある事象について術前の説明に加えて手術直後にも説明することが肝要である. これらの説明が十分でなかったり, 一貫性がないと家族の理解が不十分となって不信感につながる. 合併症など治療結果が思わしくないときに判断ミスや処置のミスがあったのではないかと疑いをかけられる原因になる.

　術前・術後の不適切な対応は, 時として紹介元の医療機関への不信感として現れる. これは誤診などによって紹介が遅れ重症化した症例や, 逆に軽症で手術が不要であった症例などで起こりやすい. 患者・家族と紹介医の信頼関係が破綻する原因にもなりうるため, 前医の診断が不適切だなどと説明することは避ける. 見落としなどが実際にあったかをその場で判断することは非常に難しい. 訴訟などが起こった場合には, 安易な発言によって, 紹介医と担当した医療機関との間に不信感が生じ関係悪化に発展することもあり, 双方にとって利益にはならない.

● 宿主条件(身体面)の評価と改善

　超高齢社会を迎えたわが国では, 高齢者を診療する機会が増加している. 加齢に伴う身体機能の低下や併存疾患の存在など, 治療におけるリスクは高まっている. 現在, 愚者が安心・安全な治療が受けられるようにさまざまな取り組みが行われている.

　診断の結果, 侵襲的な治療が予定される場合はその患者が最善の状態で治療を受けられるように支援することが必要である. この目的を果たすためには, 医師および看護師と各専門職種の医療スタッフが参加した

横断的なチームによる医療が必要となる．特に高侵襲手術を受ける患者には心・肺・肝・腎機能などのフィジカルアセスメントと基礎疾患の治療，手術や麻酔のリスクの予測と対応，術後合併症の予防対策を行う．例えば，呼吸リハビリテーションによる呼吸機能の維持・改善においては，医師と看護師とともに理学療法士が患者に加えて家族にも目的を説明して指導にあたることが効率的といわれている．また，歯科衛生士の参加による術前口腔ケアの指導は口腔内を清潔に維持・改善することにより術後肺炎の予防に有効と報告されている．

特に高齢者の場合は宿主因子を評価したうえで患者本人の意思を尊重し，社会的背景にも配慮して治療の安全性と有効性を考慮して治療方法を選択する．高齢者においては，画一的な治療戦略は避け個別化治療を心がけるべきであり，根治性のみを目指すのではなく患者の健康寿命をいかに長くするかを考えることが重要である．

● 社会面のサポート

患者・家族の社会的背景は各々異なっている．治療にあたっては患者の自宅での日常生活の様子，社会的立場・役割，家族との関係，経済的背景などを考慮する必要がある．退院後の自宅での生活状況を予測して準備が必要かを確認する．ケースワーカーの参加介入によるサポートも有効であり，必要時には訪問看護や地域連携課への連絡・相談を行う．

● アドバイス

患者・家族に診療内容を説明する場合，専門用語の羅列は避けて噛み砕いたやさしい表現で図も交えて説明する姿勢が重要である．文書中の重要で強調したい箇所にはアンダーラインを付すことも有効となる．精神的に動揺した状態で専門知識のない患者・家族に診療内容を理解・納得してもらう必要があり，納得することで初めて同意してもらうことができる．説明内容は口頭説明に終わらず必ず記載し同意書を作成して，双方がサインした書面を患者・家族に渡すことを怠ってはならない．同時にカルテに残すことも必要である．説明責任を果たしたその内容を書面として保管することは日常的なカルテの記載も含め，訴訟対応などを含めた現代の医療社会において重要となる．

＊

医療スタッフには，患者・家族と信頼関係を築いていける人間性とチーム医療の一員になれる協調性が求められる．チーム医療として診断から治療まで一貫性を保ち，正確な情報を共有して治療の計画性をもって診療を行うことは，患者・家族との信頼を築くことにつながる．

医療チーム内の良好なコミュニケーションと相互理解のもとに患者ごとに定めた目標に対して適切な治療を選択し，十分な合意のもとに診療が行われることが望まれる．

（千野　修）

ヒューマンケアの視点から —今さら孟子？

筆者は約20年間，麻酔科を専門とし，日常的に瞬時の判断や対応が要求される臨床場面に身を置いてきた．手術室では全身麻酔の場合，麻酔導入・覚醒時を除けば，ほとんど患者とコミュニケーションをとることはない．

長く在籍した大学病院では，国立大学初の日帰り手術部門開設に参画した．試行錯誤の日々であったが，今から思えば患者の全身管理のみではなくトータルに診るよう心がけるようになった転機であったように思う．日帰り手術を成功させるポイントは，医療技術的なことを除けばわれわれ医師と患者および家族・同伴者との良好な人間関係構築に尽きるからである．

日帰り手術の概念が広まった今日，煩雑な業務の一部はコメディカルが分担するようになったが当時は異なっていた．身体面のみならず社会面に及ぶ患者情報収集，日帰り症例としての適否の判断，術前・術後の諸注意と指示，同意書作成を医師1人で行わなければならなかった．半日に10人以上の手術をこなしたこともあったが，時間との闘いで疲労困憊であった．

それでも筆者が達成感を覚えながら診療できるようになったのは，患者や家族・同伴者と初対面の瞬間からやり取りをするなかで患者を理解し，短時間で自身のエリアに誘導し，日帰り手術の安全な実施へ向けて創り上げていくプロセスによい意味で彼らを巻き込む醍醐味を感じることができたからだと思われる．

医師と患者という社会的に特殊な立場に置かれた者同士が共通の目標に向けて協力しあう関係が早期に樹立できれば診察が円滑に進むことを体得できたわけである．以前のような医師から患者への一方向型の指示や注意をありがたいと感じる患者は少なく，診療場面で医師がパターナリズム，看護師がマターナリズムの象徴であるとはいえない．

● ヒューマンケアとは何だろうか

ところで，本項のテーマは「ヒューマンケア」である．いかにもわが国らしい横文字造語であり，漠然として捉えどころのない理念ではあるものの，いつの間にかヒューマンケア科学という立派な学問に昇華され，2013年ごろからあちこちの大学でヒューマンケ

ア学科までが新設されているようだ.

　フランス発の認知症ケアメソッドとして日本に紹介され反響を巻き起こしたユマニチュード（humanitude）．こちらはフランス語の"humanité"から派生した「人であることを尊重する」という意味の造語であるが，すでに確立されて35年と聞く.

　医療の対象が「人間」であることを今さらながらに考え直さなければならない現代，一時期盛んに提唱された全人的医療とはどのような違いがあるのだろうか．またそれは，学問として学ばなければ習得できない難しい理念なのだろうか.

● 聴診器のメタファー

　ここで，ふと思い出したことがある．医学部の臨床実習で小児科の教授が回診前も回診中もずっと聴診器のチェストピースを手離すことなく握りしめ温めている姿に気づいたときの素朴な感動である．それは教授にとってごくありふれた日常の行為であろうことは言うまでもなかった．冷たい感触で患児を驚かせない配慮．小児科に入局することはなかったが，聴診器は私にとって「患者への思いやり」のメタファーとなった.

● 患者と心を通わせるには

　外科系医師が救急外来初療時に対象とする患者は年齢，性別，国籍，抱えている社会的背景を問わない．「救急」であるからには限られた時間で適切な診断や治療の決断が必要とされるわけであり，患者の主訴への対応が先決である．このようなとき，すぐに他者と心を通わせることができる医師は，短時間で良好な人間関係を構築し，診療に有用な情報を多く得ることができるだろう.

　さまざまな患者を「人間」として包括的に理解する能力，もちろん医師としての経験値も大いに関係するが，人間の器の大きさ，平たく言うと人としての魅力もかなり重要なのだと思う．さらに日ごろ培った広い教養があれば申し分ない．医学専門領域外の見聞（要は雑学）は多種多様な患者を理解する一助になるばかりかコミュケーションにも一役買ってくれる.

● 惻隠の心

　病む人々を思いやる気持ちはまさしく孟子の「惻隠の心は仁の端なり，惻隠の心なきは人にあらざるなり」である．相手の立場に立ち，痛ましく同情する心はすべての人間に備わっている，という内容は高校の漢文あるいは倫理の授業で習ったこともあるのではないだろうか．とはいえ，なかなか日常的に思い起こすことは少ないのが実際であろう.

　原因疾患は何であろうと，救急外来受診時の患者や同伴者は大きな不安や苦痛を抱えていることが予想される．病む人々を真摯にいたわる気持ちは，言葉以外にも仕草，行動，眼差しや態度で表すことができる.

　医師も多種多様の人格の持ち主である．社交的であろうとなかろうと，口が達者であろうとなかろうと患者を思いやる表現手段はいくらでもある.

　若手医師向けのマニュアル本に載っている診察室での例文会話や接遇をひととおり覚えていればそれなりにそつなくスマートに振る舞えるだろう．お手本は大切だ．しかし，どうか自分自身の言葉や人間性で救急外来にやってくる患者をいたわりの気持ちをもって対応してほしい．そう，「惻隠の心」で.

　難しいことは何もないし，難しく考えることでもない.

（西村三佐子）

救急医・総合医役も兼ねる外科の初療

- 心肺蘇生法の実際　　12
- 気道確保　　14
- 輪状甲状靱帯切開・穿刺法　　16
- 中心静脈カテーテル挿入法　　17
- ショック　　19
- 意識障害　　21
- 痙攣　　23
- 副腎クリーゼ　　24
- 電解質異常　　25
- 食中毒　　27
- 農薬服用　　29
- 睡眠薬・覚醒剤・危険ドラッグ　　32
- 胃洗浄法　　34
- 急性アルコール中毒　　35
- 高血圧状態　　36
- 不整脈　　37
- クループ症候群　　38
- 気管支喘息発作　　38
- 過換気症候群　　40
- 熱中症　　41
- 低体温　　41
- 熱傷　　42
- 気道熱傷と一酸化炭素中毒　　43
- 毒ガス中毒　　44
- 溺水　　44
- 劇症型感染症　　45
- クラッシュ症候群とコンパートメント症候群　　46
- 蜂窩織炎とガス壊疽　　47

心肺蘇生法の実際

　心肺蘇生に関しては，国際蘇生連絡協議会（International Liaison Committee on Resuscitation；ILCOR）によりコンセンサスが報告されており，わが国では独自性をふまえて JRC（日本蘇生協議会）蘇生ガイドラインを作成している．本項では，2015 年に作成されたこのガイドラインに基づいて，標準的な心肺蘇生法について記載する．

　心停止患者における社会復帰率を向上させるには，救命の連鎖が大切である．すなわち，① 心停止の予防，② 心停止の早期認識と通報，③ 一次救命処置（basic life support；BLS）と AED（automated external defibrillator），④ 二次救命処置（advanced life support；ALS）と心拍再開後の集中治療となる．このなかでも特に BLS および ALS について以下の各項で述べる．

● BLS

　倒れている傷病者を発見した際の BLS の手順を以下，および **図 2-1** に示す．

1) まず周囲の安全を確認する．その後肩をたたいて声をかけ反応をみる．反応がなければ周囲に助けを求め，救急コールと AED または除細動器の手配を依頼する．院内においても AED で十分対応可能である．

2) 頭部後屈あご先挙上により気道確保し，呼吸の観察を行う．蘇生に熟練した救助者はこの際に同時に頸動脈を触知する．呼吸停止や死戦期呼吸は原則心停止と判断する．呼吸と脈拍の確認に 10 秒以上かけないようにする．

3) 心停止と判断したら，速やかに胸骨圧迫と人工呼吸を用いた心肺蘇生（cardiopulmonary resuscitation；CPR）を開始する．まずは胸骨圧迫を行い，その後 30：2 の割合で人工呼吸を加える．病院などで人工呼吸をする際は，バッグバルブマスクを用いるべきであり救助者はその手技に習熟する必要がある．

4) 一連の蘇生処置において，「質の高い CPR」が最も重要となる．胸骨圧迫においては，正しい位置（胸骨の下半分）で，100〜120 回/分の速さ，約 5 cm，6 cm を超えない深さで，中断は最小限（10 秒以内）とし，胸骨圧迫解除後は完全に胸壁が元の位置に戻るように，といったことに配慮する．また人工呼吸では過換気を避けることも重要である．

5) AED/除細動器が到着したら，速やかに使用する．AED を用いる場合は，音声メッセージに従う．

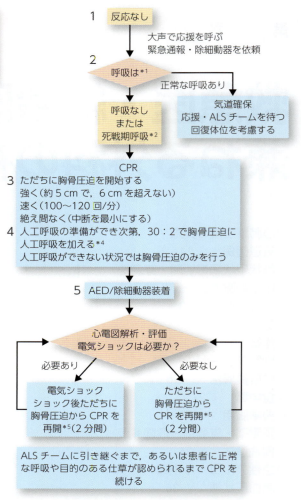

図 2-1　医療用 BLS アルゴリズム
*1　・気道確保して呼吸の観察を行う
　　・熟練者は呼吸と同時に頸動脈の拍動を確認する（乳児の場合は上腕動脈）
*2　・わからないときは胸骨圧迫を開始する
　　・「呼吸なし」でも脈拍がある場合は気道確保および人工呼吸を行い，ALS チームを待つ
*3　小児は胸の厚さの約 1/3
*4　小児で救助者が 2 人以上の場合は 15：2
*5　強く，速く，絶え間なく胸骨圧迫を！
〔日本蘇生協議会〔監〕：JRC 蘇生ガイドライン 2015 オンライン版．http://jrc.umin.ac.jp，2015 より〕

　AED を使用しない場合は，モニター波形から心室細動（ventricular fibrillation；VF）および無脈性心室頻拍〔pulseless VT（ventricular tachycardia）〕を判断し，適切なエネルギーレベルで除細動を行う．至適エネルギーレベルは除細動器に数値で示されていることが多く，現在の主流である二相性の除細動器では 150 J となる．ショック時は安全に配慮し，ショック実行後はただちに胸骨圧迫を再開することを心がける．

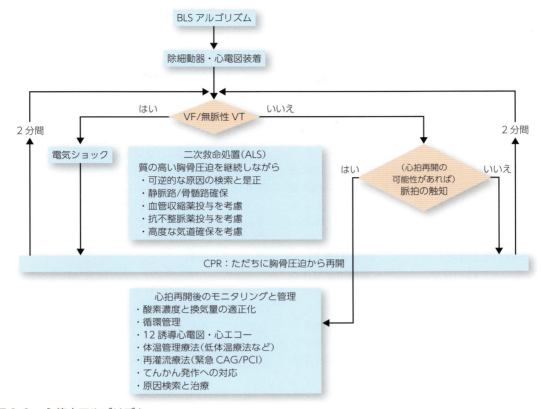

図 2-2　心停止アルゴリズム
〔日本蘇生協議会(監)：JRC 蘇生ガイドライン 2015 オンライン版. http://jrc.umin.ac.jp，2015 より〕

その後は，30：2 の割合で質の高い CPR を繰り返しつつ，2 分ごとに心拍再開の有無および電気ショックが必要かの評価を行う．実際の現場ではタイムキーパーをその場で誰かに任命し，記録なども指示するとよい．このサイクルは ALS チームに引き継ぐまで，あるいは正常な呼吸が認められるまで絶え間なく行われるべきである．

○ ALS

BLS のみで自己心拍再開(return of spontaneous circulation；ROSC)が得られない場合は，引き続き ALS が必要となる．しかし，ここで最も大切なのはやはり胸骨圧迫を中心とした「質の高い CPR」であることを忘れてはならない．また，ALS は共通の認識をもったチームで対応することが重要であり，そのための日ごろからの訓練および準備をしておくべきである．そこでは各シミュレーションコースが重要な役割を果たすであろう．ALS の手順を以下，および **図2-2** に示す．

1．BLS の継続

まずは上述のように ALS といっても基本的には BLS としての対応を継続する．すなわち質の高い

CPR および必要時の早期除細動を原則とする．

2．静脈路確保および薬剤投与

静脈路確保が困難な場合には骨髄路を考慮してもよい．薬剤に関しては ALS 中は血管収縮薬と抗不整脈薬が考慮される．血管収縮薬は通常アドレナリン 1 mg を 3〜5 分おきに用いる．抗不整脈薬は VF/pulseless VT の際にアミオダロン 300 mg を用いることができる．いずれの薬剤も生存退院や神経学的転帰を改善するという根拠には乏しく，質の高い CPR や除細動より優先して行われるものではないことは留意すべきである．

3．高度気道確保

バッグバルブマスクにて良好な換気が得られるようであれば，胸骨圧迫を中断してまで気管挿管をする必要はない．これは，ラリンゲアルマスクエアウェイやコンビチューブなど他の声門上気道デバイスも同様である．高度な気道確保がなされた場合には，胸骨圧迫と換気は非同期を行う．すなわち胸骨圧迫は 2 分間絶え間なく行い，換気は 6 秒に 1 回とし過換気を避ける．気管挿管した際は，波形表示のある呼気 CO_2 モニターの使用が推奨される．これは気管チューブの

位置確認のみでなく，胸骨圧迫の質の評価や ROSC の指標に用いることができる．

4．可逆的な原因の検索およびその改善

蘇生中は心停止の可逆的な原因の検索とその改善が必要である．心停止に至った状況や既往歴などがヒントとなることがある．また質の高い CPR を実施しながらでも可能な，動脈血液ガス分析や超音波検査などの各種検査を実施する．

5．ROSC 後のモニタリングと管理

JRC 蘇生ガイドライン 2010 に引き続き，ROSC 後のモニタリングと管理が重要とされ，その包括的治療手順としては，呼吸管理，血行動態の安定化，冠動脈再灌流療法〔PCI（percutaneous coronary intervention）など〕，体温管理療法などが含まれる．

ROSC 後の呼吸管理の指標としては SpO_2 および呼気 CO_2 モニター用いるが，ここでも過換気を避けることが重要である．また過剰な酸素投与も予後を悪くする．

輸液や心血管作動薬，場合により補助循環装置を用いて血行動態の安定化を図る．12 誘導心電図および心エコー検査を行い，必要であれば早期に PCI を実施する．

ROSC 後に高体温となる傷病者の予後は不良である．目撃のある VF/pulseless VT で昏睡状態が継続する場合は体温管理療法（32～36℃，24 時間以上）を行うべきである．またそれ以外の心停止の波形であっても適応とする場合がある．

引き続き可逆的な原因の検索を行い，必要であれば早急に専門医へのコンサルテーションを行う．その後の経過観察を担当する診療科は原因および施設によっても異なるが，施設ごとのフローをあらかじめ熟知しておくことが必要である．

＊

本項は 2015 年に作成された JRC 蘇生ガイドラインに基づいて記載したが，医療の進歩に伴い今後もガイドラインの改訂は加えられていくであろう．現状，5 年ごとの改訂となる予定だが，その都度，新しいガイドラインを確認してほしい．

（若井慎二郎，中川儀英）

気道確保

● 気道確保の要否判断

気道確保の適応は，気道閉塞，中枢性病変などによる呼吸停止などによって十分なガス交換が維持できな

い場合である．臨床的には，重症呼吸不全，循環不全，気道防御機能破綻（舌根沈下，咳嗽反射消失），気道閉塞（喉頭浮腫，異物，吐物，出血ほか），意識障害（GCS 8 点以下，JCS 30 以上）などが挙げられる．呼吸，上気道閉塞（シーソー呼吸）の有無の観察，SpO_2 モニター装着などにより，気道確保や酸素投与の必要性の有無を判断する．同時に静脈ラインを確保し，人手が足りない場合には介助の人を呼ぶ．

● 用手的気道確保（バッグマスク換気）

気道を閉塞している舌を，「頭部後屈あご先挙上」により持ち上げて気道を開存させ，EC クランプ法を用いて片手でマスクを保持し（親指と人差し指でマスク上に「C」の形をつくりながら，中指，環指，小指で「E」の形をつくり下顎を引き上げる），もう片方の手でバッグを押す．

気道開放とマスクフィットが重要である．必要に応じて，以下のエアウェイを使用する．

- 口咽頭エアウェイ：嘔吐や喉頭痙攣が誘発される可能性があるため，咳反射や咽頭反射のない意識のない患者に使用する．
- 鼻咽頭エアウェイ：意識のある患者にも使用できる．

気道を開放し，マスク換気を試みて，胸郭の膨らみ，呼吸音を確認する．呼気 CO_2 モニターがあれば呼気 CO_2 値により有効な換気が保たれていることを確認でき，気道確保の質を向上できる．十分な換気が得られないときは，アルゴリズム（**図 2-3**）に従って速やかに対応する．

次の場合は上級医を呼ぶ

1．頸椎損傷が疑われる場合

頭部を後屈させない下顎挙上法で気道を確保する．気道確保が終わるまで，別のメンバーは用手的に頭部をニュートラルポジションに保ち，頸椎運動制限を行う（頸椎カラーは，気道確保を困難にし，気道開通を妨げる可能性がある）．

2．顔面外傷のある場合

損傷した篩板を経由して鼻咽頭エアウェイが頭蓋内に到達する危険性がある．

● 気管挿管

患者の急変時や人工呼吸管理を要する集中治療の際に最も確実な気道確保の手段であるが，喉頭展開・気管挿管は侵襲が大きい．換気ができていれば，急ぐ必要はない．通常の準備に必要なものを，**図 2-4** に示した．

1．方法

- スニッフィングポジションをとる（良好な声門の視野が得られる）
- 左手に喉頭鏡を持ち，右手でクロスフィンガー法か

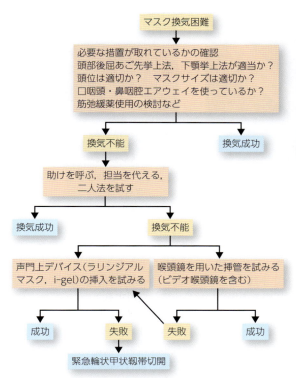

図 2-3　マスク換気困難時のアルゴリズム

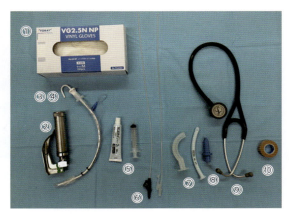

図 2-4　気管挿管の際に準備するもの（例）
① スタンダード・プリコーションに準じた装備
② 喉頭鏡：成人ではマッキントッシュ喉頭鏡ブレード 3
　（体格の大きい成人は 4. 使用前に明るく点灯することを確認）
③ 気管チューブ：緊急時には細めのサイズを選択
　（男性内径 7.0 mm，女性内径 6.5 mm）
　カフリークの有無を確認. スタイレットを挿入
④ スタイレット
⑤ カフ用注射器，潤滑ゼリー
⑥ 吸引（口腔内と気管内）
⑦ エアウェイ
⑧ バイトブロック
⑨ 聴診器（気管チューブ位置確認）
⑩ チューブ固定用具

下顎引上げ法で開口する
・右口角ブレードを挿入し舌を左に圧排する. 喉頭鏡の先端を喉頭蓋谷まで進める
・喉頭鏡を前上方へ押し上げると声帯が見える. 声帯が見えない場合は介助者に軽く気管を圧排してもらう（BURP 法）. 門歯，歯牙損傷の危険があるので，決して手首を回転させてはいけない
・気管チューブの先端を声帯に誘導できないときは，バッグマスク換気を続け上級医の到着を待つ
・挿管チューブは視野を妨げないように右口角より挿入し，チューブの先端が声帯を超えたらスタイレットを抜き，愛護的に挿入する〔目安：男性 21〜22 cm，女性 20〜21 cm（歯のない小柄な女性の場合 17〜18 cm と浅くなることもある）〕
・チューブを回路につなぎ，カフを膨らませる（空気漏れのない必要最小限の量）
・挿管後，胸部の挙上，チューブ内の曇り，CO_2 検知器，聴診〔5 点聴診（腹部→左右上肺野→左右下肺野）〕により確認する
・チューブを固定し，X 線による位置の確認を行う
　気管挿管による合併症には，歯牙損傷，食道挿管，片肺挿管などがある. 食道挿管に気づかなければ致命的である. そのため気管チューブが気管に挿入されたことを複数の方法で確認することを，手順も含めて規則化しておく.

その他の挿管用デバイス（ビデオ喉頭鏡）
　挿管困難時には，一般にビデオ喉頭鏡（直視兼用，間接視型，チューブ誘導型など）が用いられる.

1. エアウェイスコープ（図 2-5）
　チューブ誘導溝を備えており，先端で直接喉頭蓋を挙上し，モニター上のターゲットマークに声門を合わせて挿管する.（チューブ誘導型のビデオ喉頭鏡は救命士も使用可能）成人用（通常型と薄型），幼児用，乳児用がある.

声門上デバイス
　口腔・咽頭内で声門上に挿入して，上気道閉塞を防ぐ. マスク換気困難や挿管困難時の緊急気道確保のアルゴリズムに組み込まれている. レスキュー器具，気管挿管補助具としての役割もある. 挿入は容易で，挿入時の循環動態の変動が軽度という利点があるが，上下気道に器質的病変や，胃内容逆流の可能性がある場合は禁忌とされている. 本項では救命士も用いている 2 製品について紹介する.

1. i-gel（アイジェル）（図 2-6）
　喉頭の形に基づいてつくられている. 挿入すると，先端部辺縁が喉頭に密着し，有効な換気が可能となる. 初心者であっても挿入が容易なため，心肺蘇生時の気道確保エアウェイとしても有効である. 挿入後気

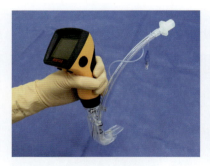

図2-5　エアウェイスコープ

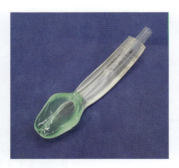

図2-6　i-gel

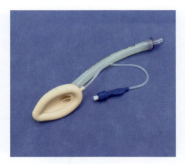

図2-7　ラリンジアルマスク

管支鏡を用い細径気管チューブ挿入や胃管留置が可能である.

2．ラリンジアルマスク（図2-7）

下咽頭の形状に基づいてつくられたマスクが喉頭を包み込むことにより，換気が可能となる.

*

用手的気道確保や声門上デバイスによる気道確保が有効な場合は，気管挿管に固執する必要はない．日ごろより，換気困難，挿管困難に対する系統的なアルゴリズムを参考にしながら各施設の備品や挿管者の技術に応じて対処する方法を考えておく必要がある.

（安心院純子）

輪状甲状靱帯切開・穿刺法

気道の確保は気管挿管がゴールドスタンダードであるが，下記のような状況（「適応と禁忌」を参照）で気管挿管が不可能で，気道の確保や血液の酸素化が急がれる場合には，輪状甲状靱帯切開・穿刺は最も迅速で確実に行える手技である．また緊急事態ではないが，頻回に気管内を吸引する必要がある場合，一時的に吸引孔としてチューブを留置する場合がある.

○適応と禁忌

バッグバルブマスクで換気，酸素化ができず，気管挿管も不可能な場合に実施する．重度の顔面外傷，大量の口腔内出血，喉頭展開不能，喉頭・声門浮腫，急性喉頭蓋炎などが適応であるが，熟練した医師が2回連続で気管挿管できなかった場合にも実施を考慮する．輪状靱帯以遠に気管の狭窄がある場合には禁忌である．出血傾向がある場合，輪状甲状靱帯が同定できない場合も行わないほうがよい．12歳以下の場合には気管内腔開存に甲状軟骨が大きく関与しているため，甲状軟骨の支持がなくなると声門下狭窄をきたす

危険があるため「切開」は禁忌とされる.

合併症には，皮下迷入，頸部臓器損傷，出血，皮下・縦隔気腫，食道穿刺などがある.

○手技

緊急の場合には，麻酔はなくてもよい.

1．輪状甲状靱帯穿刺

術野の消毒の後，指で甲状軟骨と輪状軟骨を同定し固定する．示指で輪状甲状靱帯を同定し，注射針を付けた注射器で針先を尾側に向け，45°の角度で穿刺する．気道内に達すると空気が吸引される．直接穿刺する場合には同じ位置で穿刺する．太めのチューブ（トラヘルパー®やクイックトラック®）で穿刺する場合には，皮膚切開を加えておくと刺入がスムーズである．穿刺後は穿刺針（内筒）を抜去し，外筒のみ留置する．Seldinger法によるチューブ留置（ミニトラック®など）の場合は，専用の穿刺針で気道内を確保した後，穿刺針を通して付属のガイドワイヤーを挿入して，外套（穿刺針）を抜去する．ガイドワイヤーの皮膚刺入部に皮膚切開を加え，拡張子（ダイレータ）を通したチューブ内にワイヤーを通して気道内に刺入し，拡張子を抜去する.

2．輪状甲状靱帯切開

穿刺の場合と同様に輪状甲状靱帯を同定し，靱帯の直上に約3 cmの横または縦に皮膚切開を加える．靱帯を直視下に約1.5 cmほどの横切開を加え気道に達した後に，ペアン鉗子で鈍的に拡張し，チューブ（気管切開用チューブなど）を挿入する．通常成人でも輪状甲状靱帯の高さは1 cmほどしかないので（図2-8），成人でも内径6〜7 mmのものが留置しやすい.

☀コツとアドバイス

● 気管切開チューブ以外のチューブにはカフが付いていないため，チューブより口側が開通している場合には空気が漏れて十分な人工呼吸ができない.

● クイックトラック®，気管切開チューブ以外はバッグバルブのコネクタと直接接続ができないので，麻

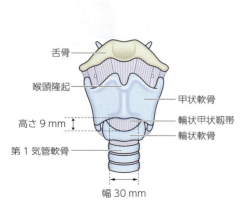

図2-8　舌骨，甲状軟骨，輪状甲状靱帯の解剖図

（中永七師明：輪状甲状靱帯穿刺・切開法．今日の治療指針 2012 年版．p83，医学書院より）

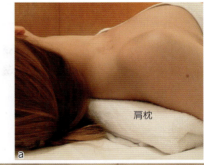

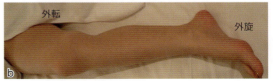

図2-9　穿刺時体位

a：頸静脈・鎖骨下静脈，b：大腿静脈．

酔器やジャクソンリースで換気する場合には，2.5 mL ディスポーザブル注射器の外筒と 7.5 mm 気管チューブのコネクタを組み合わせて接続が可能となる．

● ガイドワイヤーを気管内に留置するとき，深く入れすぎると咳嗽反射を誘発し，事故抜去や出血などの合併症を起こしやすくなるので注意を要する．

● 輪状甲状靱帯穿刺・切開の手技は初めての場合，躊躇するのでシミュレータで訓練をしておくことを強く推奨する．

（石松伸一）

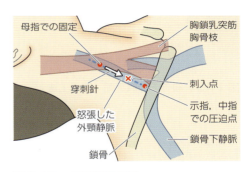

図2-10　外頸静脈穿刺

中心静脈カテーテル挿入法

中心静脈カテーテルは，高カロリー輸液（total parental nutrition；TPN），中心静脈圧（central venous pressure；CVP）測定，右心カテーテル検査，心臓ペーシング，血管造影などで，外頸静脈，内頸静脈，鎖骨下静脈，大腿静脈に行われる．

◉ 穿刺部位と体位

カテーテルの走行距離などから，鎖骨下静脈と内頸静脈がよく用いられる．

外頸静脈では気胸や動脈穿刺を起こさないが，カテーテルの挿入が難しい．

鎖骨下静脈と**大腿静脈**では心肺蘇生中にも可能だが，**鎖骨上法**は胸管損傷のおそれから右側で行われ，

大腿静脈は感染から長期留置に適さない．

適確な穿刺体位で準備することが大切である．

頸静脈・鎖骨下静脈では，穿刺側に 5～10 cm の肩枕を入れ，顔を反対側に向けて胸鎖乳突筋を緊張させ，15～20°の Trendelenburg 位とする（**図2-9a**）．**大腿静脈**では，下肢をやや外転外旋位とする（**図2-9b**）．

◉ 穿刺法

外頸静脈以外では消毒後に，23 G 針で浸潤麻酔と試験穿刺し，16 G の 5 mL 注射器付き穿刺針で試験穿刺より深くせず，血液の逆流後に 2～3 mm 進めて外筒またはガイドワイヤーを静脈内へ留置する．穿刺キットで，Seldinger 法とカニューレ外筒型穿刺法の2つがある．

1．直接刺入

① **外頸静脈穿刺**（**図2-10**）　外頸静脈と鎖骨下静脈との合流部付近を示指，中指で圧迫し，遠位端の皮膚を

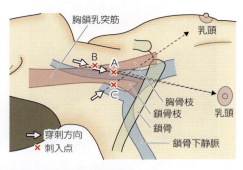

図 2-11　内頸静脈穿刺

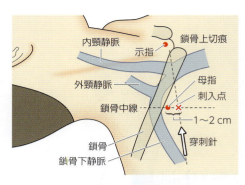

図 2-12　鎖骨下静脈穿刺：鎖骨下法

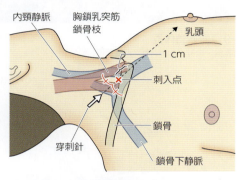

図 2-13　鎖骨下静脈穿刺：鎖骨上法

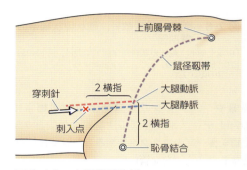

図 2-14　大腿静脈穿刺

母指で緊張・伸展させる．10 cm の範囲内で最も怒張の大きい部位に浸潤麻酔と 2〜3 mm 幅の皮膚切開を行い，左手示指と母指で固定して 10°で約 0.5〜1 cm 穿刺する．

② **内頸静脈穿刺**（**図 2-11**）　右総頸動脈を左手の示指，中指，環指で内側へ軽くずらし，胸鎖乳突筋鎖骨頭と胸骨頭交点から動脈の外側数 mm の皮膚（A）に 30〜40°で胸鎖乳突筋裏側に沿って（**中心法**），または，胸鎖乳突筋中央部内側縁（B）より（**前方法**）同側乳頭方向へ，または，胸鎖乳突筋下 1/3（C）の外側縁から（**後方法**）鎖骨上切痕方向へ穿刺して，針を約 1〜2 cm 進めて静脈に達する．総頸動脈を穿刺しないよう，4 cm 以上かつ内側へ進めない．

③ **鎖骨下静脈穿刺**

・**鎖骨下法**（**図 2-12**）：鎖骨下縁より鎖骨中線の 1〜2 cm 尾側で，胸骨上切痕上の左手示指の方向へベベル（斜端）を尾側に向けて鎖骨の後方をくぐらせて約 3〜4 cm 進めて静脈に達する．気胸や動脈を穿刺しないよう，刺入角度を大きくしない．

・**鎖骨上法**（**図 2-13**）：鎖骨と胸鎖乳突筋鎖骨枝の交わる点から 1 cm 離れた二等分線上で，15〜20°にて対側乳頭へ穿刺針を約 2〜3 cm 進めて静脈に達

する．

④ **大腿静脈穿刺**（**図 2-14**）　恥骨結合より 2 横指外側で鼠径靱帯より 2 横指下方にて大腿動脈の拍動を触れ，その内側数 mm を 20〜30°で動脈と平行に穿刺し，3 cm くらいで静脈に達する．

2．超音波ガイド下穿刺（**図 2-15**）

超音波装置のリニアプローブで穿刺静脈の走行を皮膚にマーキングし，体表からの距離（A mm）を測り，その 1.5 倍離れた点を刺入点とする．浸潤麻酔後に，滅菌プローブカバー・エコーゼリーを用いて刺入点より 30°で穿刺針を進める．黒い線状の音響陰影が消失した針先位置を目印に，プローブと針を交互に血管内へ進め，長軸像で確認する．

手技に慣れれば，頻繁に用いることができる穿刺法である．

⭕ **カテーテルの挿入**

1．カニューレ外筒型穿刺法

留置した外筒から内針抜去後直ちに外筒の入口を左手母指で塞ぎ，外筒へカテーテルを挿入する．

① **外頸静脈穿刺の場合**　外筒が内側へ向くように，肩を挙上して挿入する．

② **鎖骨下静脈穿刺の場合**　顔を穿刺側へ向け，時に

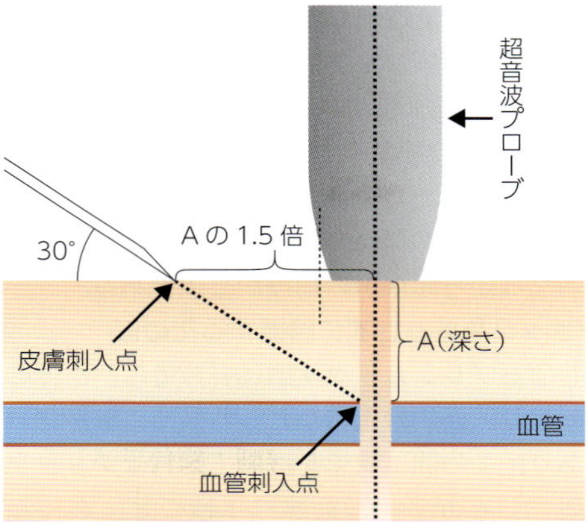

図 2-15　超音波ガイド下の穿刺法

表 2-1　中心静脈穿刺に対する禁忌

一般的禁忌事項
- 経験のない医師
- 凝固障害
- 最近の線溶療法
- 高度血小板減少症
- ランドマーク確認不能
- 穿刺部位の感染や熱傷
- 大静脈障害：血栓，外因による圧迫，IVC フィルター
- 協力が得られない患者

頸静脈穿刺時の禁忌事項
- ランドマーク確認不能
- 肺機能低下（COPD），高度 PEEP
- 過剰な肺分泌物を伴う気管切開

鎖骨下静脈穿刺時の禁忌事項
- 上胸部外傷
- 肺機能低下（COPD），高度 PEEP

大腿静脈穿刺時の禁忌事項
- 大腿動脈拍動触知不能
- 穿孔性腹部外傷

肩を挙上して挿入する．

2．Seldinger 法

穿刺針にガイドワイヤーを約 1/4 挿入して穿刺部を小切開し，ダイレータの挿入・抜去後にカテーテルを挿入する．

3．挿入長

カテーテル先端を血管内に挿入したら，カテーテル内の空気除去とヘパリン加生理食塩水のフラッシュをする．頸静脈・鎖骨下静脈からは約 13〜15 cm，大腿静脈からは 20 cm くらいを挿入・留置し，逆流・フラッシュして外筒を抜去する．

4．挿入後の処置

1）カテーテルを皮膚導出部で一針縫合固定し，点滴セットと接続する．固定時に縫合糸の締めすぎや，折れ曲げがないように注意する．
2）左右の呼吸音を聴取し，カテーテルの走行と先端の位置，気胸などの合併症の有無を検査する．

○ 合併症の防止

いずれの穿刺法でも迷走神経血管反射，皮下血腫，血栓性静脈炎，カテーテル切断などや，血液凝固障害やフィブリン溶解療法中などの禁忌事項（**表 2-1**）に注意する．

1．頻回穿刺

2〜3 回の穿刺で静脈に達しないと，穿刺部位を変える．

2．感染

炎症部位での穿刺は行わず，針やカテーテルに手などを直接触れない．

3．血気胸

鎖骨下静脈穿刺で多く，胸部 X 線での確認を怠らない．

4．動脈穿刺

拍動性に血液が逆流したら，抜去して 5 分以上かけて圧迫止血する．

5．挿入時の抵抗

外筒が静脈内ならば抵抗なく挿入でき，無理に挿入しない．

6．ガイドワイヤーの血管内迷入

ガイドワイヤーの遠位端を常に把持する．

7．カテーテル先端の位置異常

① 不整脈　心腔内に入って不整脈が出現したら，ただちに少し引き抜く．
② 静脈・心室穿孔　カテーテルを静脈などの内側壁に垂直に緊張させない．

＊

重篤な患者でよく用いられる手技で，合併症を起こさないようにいつも確実に中心静脈穿刺が行えることが大切である．

（瀧　健治）

ショック

ショックの診療で重要なことは，その徴候を見逃さないことである．本項ではショックの定義，分類を述べたうえで，徴候を見逃さずに診断するためのポイントと，ショックに共通する初療について述べる．

○ 定義

ショックとは「組織への有効な血流量が減少し，臓

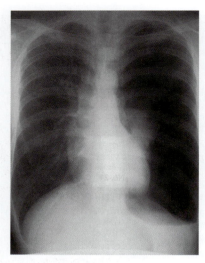

図 2-16　緊張性気胸
左側肺紋理の消失と縦隔の右方偏位がみられる.

器・組織の生理機能が障害される状態」と定義される一連の症候群であって, 全身の循環障害により組織の酸素需要に供給が満たないために, 組織が嫌気性代謝に陥り, 細胞機能が障害される病態である. このため, 血液ガス分析では乳酸値が上昇する.

〇 分類

従来の分類では原因と病態が混在していたが, 近年では病態のみにより分類され, 治療志向型の分類となった. 正常の血行動態と以下の 1〜4 のショック状態を比較して相違を理解する.

1．心外閉塞・拘束性ショック

心臓の圧迫や血管閉塞により心機能が制限される. 緊張性気胸, 大量血胸, 心タンポナーデ, 肺血栓塞栓症などがあり, 早期診断による早急の原因除去が必要である. 緊張性気胸や心タンポナーデにおける奇脈(吸気時に脈圧が 10 mmHg 以上低下する現象), 頸静脈怒張などの徴候を明記する. 緊張性気胸と大量血胸は現病歴と胸部単純 X 線のみで診断可能なことが多い(図 2-16). 心タンポナーデは心エコーが, 肺血栓塞栓症は造影 CT が診断の決め手となる.

2．心原性ショック

虚血性心疾患や弁膜症, 心筋炎などによる心機能の低下が原因となる. 胸痛や呼吸困難, 失神などの現病歴や既往歴があれば端緒となり, 聴診, 12 誘導心電図, 心エコー検査により診断可能である. 心機能は収縮機能のみならず拡張機能も評価する.

3．循環血液量減少性ショック

絶対的な血液量が減少する病態で, 出血(外傷性, 手術, 消化管出血など)と脱水(下痢・嘔吐, 熱中症など)が主な原因となる.

4．血液分布異常性ショック

末梢血管の拡張により, 相対的に循環血液量が減少する. 全身性炎症(敗血症, 広範囲熱傷, 重症膵炎など), アナフィラキシーショック, 神経原性ショック, 薬剤性ショックが該当し, 輸液療法とノルアドレナリンやバゾプレシンなどの血管収縮薬の投与が奏効するが, 当然ながら原疾患の治療が必須である.

〇 ショックを見逃さずに診断するために

いわゆるプレショック状態(俗称)では, 生体の代償機能により, 血圧は正常かむしろ高めに維持されることがあり, この間に病態を把握できればショックを回避できることが多い. 病態は 1 秒ごとに進行し, 代償機能が破綻すれば死に至ることから, 過小評価することなく治療開始を即断するべきである. そのためのポイントを以下に記す.

1．ショックの五徴(5P)

古来の五徴ともいえるが, 現在でもショックの徴候を捉える重要なサインであることに変わりはない. 五感を駆使して見極めよう.

① 皮膚蒼白(pallor)　ショックに際し生体は四肢末梢の動脈を収縮させ脳血流を維持しようとする. この結果生じる徴候である. 大腿などに網状斑を伴うこともあるアナフィラキシーでは, 皮膚の紅斑により蒼白とはならない.

② 精神的虚脱(prostration)　脳血流や脳組織への酸素供給の低下によって生じる. 明確な意識障害でなくても, 不穏や, 鈍麻程度のこともある.

③ 冷汗(perspiration)　交感神経系の過緊張によって生じる.

④ 脈拍微弱(palselessness)　心拍出量や循環血液量の低下によって生じる. 収縮期血圧 80 mmHg 以下で橈骨動脈が触れにくくなり, 60 mmHg 以下で頸動脈が触れにくくなる.

⑤ 呼吸窮迫(pulmonary insufficiency)　ショックで嫌気性代謝が亢進し産生された過剰なプロトン(H^+)の体内蓄積を避けるように呼吸数が増加し, 代謝性アシドーシスを呼吸性アルカローシスで代償しようとする. 呼吸数＞20 回/分でショックを疑う.

2．診断基準

日本救急医学会によるショックの診断基準を示す(表 2-2). 初療時大項目 1 つ以上, かつ小項目 3 項目以上を満たした場合, ショックと診断し治療を開始する. 特に毛細血管再充満時間(capillary refilling time；CRT)遅延は有効なサインである.

3．乳酸値

ショックやその代償期を客観的に裏付ける指標である. 動脈血ガス分析での乳酸値(lactate)は代償期にも上昇する. 組織で酸素が不足すると嫌気性代謝が行わ

れアシドーシスが進行し乳酸値が上昇する．血液ガス測定器で容易に測定でき，36 mg/dL（4 mmol/L）以上では原因検索と治療開始が必要である．ショックを疑った場合は積極的に乳酸値を測定すべきである．

初療・処置

ショックでは病態が刻一刻と変化するため，診断と治療は並行して行われなければならない．また，さまざまな病態が混在することが少なくないため，病歴や所見を速やかに収集し優先順位を付けて早急に対応する．もちろん，治療スタッフが複数人いれば同時並行に実施されるべきで，救命のためのポイントとなる連鎖（chain of survival in shock）を念頭に置いて行うことが大切である．連鎖とはすなわち，① ショックの原因評価とその除去，② 循環血液量の適正化，原尿維持，③ 呼吸管理，④ 栄養，血糖管理，⑤ 感染管理であり，加えて急性呼吸窮迫症候群（acute respiratory distress syndrome；ARDS），急性腎障害，播種性血管内凝固症候群（disseminated intravascular coagulation；DIC）などの合併症の予防，もしくは治療も行わなければならない．ここではショックに共通する初療について優先順位を含め実戦的に記す．

1．ショックの確認

まず意識レベルをチェックし，意識障害があれば応援を呼ぶ．次に心電図モニター装着と同時に頸動脈拍動を両側で触れ，触れなければ心肺蘇生の適応となる．片側のみ触知しないときには，大動脈解離や頸動脈閉塞の場合があるので注意が必要である．心室性頻拍などの重症不整脈があれば，ただちに電気的治療の適応を判断する．上記行動と同時に前述のショックの徴候を見極める．

2．呼吸管理

呼吸状態を確認し気道を素早く観察する．気道確保を要するのは，気道閉塞（舌根沈下，吐瀉物による誤嚥，喉頭浮腫）と呼吸不全（肺水腫など）においてである．安易に筋弛緩薬や鎮静薬を投与すると不可逆的な低血圧や心停止に至ることがあるので，ショック時にはこれらを投与せずに気管挿管を行うことが多い．

3．静脈路確保と輸液

ショックでは静脈路を2本以上確保する．可能であれば1本は中心静脈路とする．循環血液量減少性ショックでは急速大量輸液や輸血が必要であるが，心原性ショックでは心不全を増悪させることがある．血管作動薬は病態に応じ適切に使用する．

4．臨床検査

12誘導心電図，胸部単純X線，心臓・腹部超音波検査，血液生化学検査，動脈血ガス分析（代謝性アシドーシスと乳酸の測定）を行い，さらに必要に応じて胸部から骨盤腔までのCTを施行する．交通外傷など

表 2-2　ショックの診断基準

大項目
血圧低下：収縮期血圧 90 mmHg 未満または通常の血圧より 30 mmHg 以上の血圧低下

小項目（3 項目以上を満たす）
① 心拍数 100/分以上または 60/分未満
② 微弱な頻脈・徐脈
③ 爪先の毛細血管再充満時間の遅延（圧迫解除後 2 秒以上）
④ 意識障害（JCS 2 桁以上または GCS 合計 10 点以下，または不穏・興奮状態）
⑤ 乏尿・無尿（0.5 mL/kg/時以下）
⑥ 皮膚蒼白と冷汗，または 39℃以上の発熱（感染性ショックの場合）

JCS：Japan coma scale，GSC：Glasgow coma scale.

で頸髄損傷が疑われる場合は頸椎の評価も行う．特に超音波検査はベッドサイドで使用でき，心疾患，出血性疾患，心外閉塞・拘束疾患では極めて有用である．感染症合併を疑う場合は血液培養や喀痰培養検査を行い，来院時すでに数日にわたり遷延しているショックの場合には，コルチゾール，副腎皮質刺激ホルモン（ACTH），甲状腺刺激ホルモン（TSH），トリヨードサイロニン（T_3），サイロキシン（T_4）のホルモン検査により甲状腺や副腎機能を評価する．

5．ショックの分類の鑑別診断と病態別治療

詳細は成書に譲るが，まず，心外閉塞・拘束性ショックを鑑別する．これらは診断と同時に速やかにドレナージ処置により原因を除外することができることがあるからである．この場合，ドレナージは上記「静脈路確保と輸液」以降の処置に優先する．

＊

最も大切なことはショックを見逃さないことであり，次いでショックに対応するため，ABC（airway，breezing，circulation）管理の技術を十分に身に付けることである．

（志村信一郎，上田敏彦）

意識障害

症状・診断

覚醒しており，周囲を認識でき，周囲に反応できる状態を，意識が清明であるという．これらの機能が障害された状態を意識障害という．意識障害には，量的な障害と，質的な障害がある．意識を舞台に例えれば，明るい舞台から真っ暗な舞台までの，明るさの変化が量的な障害である．量的な障害を表す尺度が

表2-3　Glasgow Coma Scale（GCS）

観察項目	反応	スコア
開眼（E） （Eye Opening）	自発的に開眼する	4
	呼びかけにより開眼する	3
	痛み刺激により開眼する	2
	全く開眼しない	1
最良言語反応（V） （Best Verbal Response）	見当識あり	5
	混乱した会話	4
	混乱した言葉	3
	意味不明の音声	2
	全くなし	1
最良運動反応（M） （Best Motor Response）	命令に従う	6
	疼痛部へ	5
	逃避する	4
	異常屈曲	3
	伸展する	2
	全くなし	1

表2-4　Japan Coma Scale（JCS, 3-3-9度方式）

正常の意識状態	
正常の意識	0
刺激しなくても覚醒している状態	**1桁**
大体意識清明だが，今ひとつはっきりしない	1
時・人・場所がわからない（見当識障害）	2
自分の名前，生年月日が言えない	3
刺激すると覚醒する状態—刺激をやめると眠り込む	**2桁**
普通の呼びかけで容易に開眼する〔開眼が不可能な条件下で，合目的的な運動（例えば右手を握れ，離せ）をするし，言葉も出るが間違いが多い〕	10
大きな声または体をゆさぶることにより開眼する（開眼が不可能な条件下で，簡単な命令に応じる，例えば離握手）	20
痛み刺激を加えつつ呼びかけを繰り返すと，かろうじて開眼する	30
刺激しても覚醒しない状態	**3桁**
痛み刺激に対し，はらいのけるような動作をする	100
痛み刺激で少し手足を動かしたり，顔をしかめる	200
痛み刺激に全く反応しない	300

Glasgow Coma Scale（GCS，**表2-3**）や Japan Coma Scale（JCS，3群3段階方式あるいは3-3-9度方式，**表2-4**）である．意識という舞台が少し暗くなって，赤や青などの光がちらちらと点滅しながら飛び回っているような状態が，意識の質的な障害であるといえる．

　意識障害の評価に通常用いられる GCS と JCS は，いずれも判定法が簡明であり，評価者によるばらつきも少ない．GCS は国際的に通用するが，JCS は日本の国内のみで使用されており，国際的には通用しない．

　意識障害は，脳幹賦活系が直接または間接的に障害されるか，または大脳機能の広範な障害により起こる．飲酒歴，精神科疾患の既往を含めた問診，神経学的検査，血液検査で血糖値，肝・腎・肺機能，電解質異常など代謝性疾患の有無を検査し，頭部 CT または MRI などを行う．脳波はルーチンの検査ではなく，てんかんの重積発作が強く疑われるときに施行する．

　意識障害をきたす疾患は多いが，低血糖，痙攣発作とその直後，高齢者における血圧低下や肺炎などの感染症，くも膜下出血，脳幹部の出血・梗塞，電解質異常，頭部外傷，ウイルス性脳炎，などが重要である．

　短時間で意識障害から回復した場合は，失神発作，てんかん，精神疾患を考える．失神とは，脳への血流の一過性減少・停止による意識消失である．その原因としては起立性低血圧が最も多く，次いで不整脈が多い．

初療・処置

　意識障害はその原因が何であれ，病変が重篤であることを示している．最初に行うべきは，バイタルサインの確認と救急処置である．呼吸と循環の確保は必須である．市中で患者をみたときは，ただちに救急車で搬送を依頼する．

　一般的な救急救命処置以外には，意識障害に特有の治療はない．意識障害をきたしている原因疾患に対して必要な処置を行う．

　問診から低血糖の可能性が少しでもあれば，20〜50％グルコースを20〜50 mL 静注して反応をみる．

💡 コツとアドバイス

- 意識障害があり，てんかんではなく，失神でもなければ，まずは救急車を依頼する．
- 搬送にあたって，頭頸部の無用な動きを避ける．特に頭頸部の外傷の可能性がある場合には注意を要する．頸部の動きにより，頸髄損傷を起こす可能性がある．
- 脳圧亢進がある場合には腰椎穿刺は禁忌である．脳ヘルニアを起こす危険性がある．
- 電解質異常，特に低ナトリウム血症の補正を急速に行ってはならない．central pontine myelinolysis をきたすおそれがある．最初の24時間は Na の上昇が 0.5 mEq/L/時を超えてはいけない．
- 失神を誤って一過性脳虚血発作（transient ischemic attacks；TIA）と診断してはいけない．TIA で一過性の意識消失を起こすことはない．専門医に依頼するならば循環器内科医であり，神経内科医ではな

い．行うべき検査はホルター心電図を含めた心疾患精査であり，頭部 MRI ではない．

（髙木繁治）

痙攣

症状・診断

痙攣とは，全身または一部の筋肉が不随意に収縮するものの総称である．ただし，振戦，ミオクローヌス，ヒョレアなど，不随意運動に分類されるものは痙攣には含めない．全身の痙攣は，**てんかん**の大発作が典型的である．二次性全般発作とは，てんかんの焦点発作の範囲が拡大して全身に及ぶ発作である．一部の筋肉に起こる痙攣には，てんかんの焦点発作，顔瞼痙攣，こむらがえり，書痙などがある．

てんかんの大発作では，発作は突然起こり，最初に声を上げること(initial cry)もあり，同時に意識消失し，全身に痙攣が起こる．典型的には**強直性痙攣**で始まり，呼吸が停止する．通常，1〜2分程度で，**強直性間代性痙攣**または**間代性痙攣**に移行し，呼吸が再開するため，唾液を口から排出する．この現象をみて，「てんかんは泡をふく」といわれている．間代性痙攣も数分で消失する．発作直後の意識はまだもうろうとしており，発作後に終末睡眠といわれる30分〜1時間程度の自然睡眠に移行することがある．その後，意識は正常となり，通常の日常生活を送ることができる．

発作が終了する前に次の発作が繰り返し起こる場合は，**重積発作**といわれる．脳細胞の異常興奮と無酸素状態，血圧の異常変動などが繰り返されるため，脳細胞に不可逆的な変化をきたす可能性があり，緊急症として対処する必要がある．

通常，市中でみる痙攣の原因は，てんかんの大発作が最も多い．てんかんの発症年齢は若年者とされてきたが，最近は高齢者の発症も多くみられている．

その他の痙攣の原因として，まず脳に原因があるものに脳血管障害，脳腫瘍，頭部外傷，脳炎などがあり，脳以外に原因があるものに熱中症，小児の熱性痙攣，脳症（低血糖，肝不全，腎不全など），Adams-Stokes 症候群などがある．まれではあるが，破傷風，テタニー（低カルシウム血症）も忘れてはならない．

痙攣と紛らわしい病態としては，振戦（Parkinson 病，本態性振戦など），過呼吸症候群，不安発作，などがあり，これらは四肢が動くので痙攣と間違えられる．また失神は意識が消失するため，てんかんと間違えられる．

初療・処置

1．大発作が1回だけの場合

大発作をみた場合は，落ち着いて，首のボタンやネクタイを外すなど着衣を緩めて十分に呼吸ができるようにし，静かに横臥させる．嘔吐する可能性があるので，吐物を吸引しないよう，強直性痙攣が終わったら，顔は横向きにする．このときに，物を咬ませたり，口腔内に割り箸などを差し込んだりすることは，嘔吐反射を誘発したり，誤って窒息させてしまう危険性があるので，行わない．発作の性状，痙攣をしている部位，意識の有無，持続時間などをよく観察し，記録しておく．大発作は数分で終了することが多いので，救急搬送する必要はない．1回だけで回復する発作であれば，入院の適応もない．

可能であれば，一般的な血液検査，心電図などの緊急検査，頭部 MRI または CT を行う．脳波を緊急で施行できる施設は少ないと思われ，またその必要もない．

通常のてんかんであれば，1回目の発作で薬物治療を開始する必要はないとされているが，ケース・バイ・ケースで対応する．

2．痙攣重積発作の場合

重積発作となった場合は，至急，医療機関に搬送し，入院のうえ治療する必要がある．痙攣の原因にかかわらず，発作を終結させることが重要である．

救命救急処置と重積発作の終結処置はいずれも重要であり，並行して開始する．救命救急処置としては，ハートスコープによるモニタ，血圧監視，マスク，バッグバルブマスク，酸素，気管挿管，吸引などを準備し，呼吸と循環を確保する．重積発作に対してはジアゼパム（セルシン®）10 mg を1〜2 mg/分程度の速さで緩徐に静注し，必要に応じて追加投与する．ジアゼパム静注は呼吸停止，血圧低下をきたすので，注意が必要である．また，ホスフェニトイン（ホストイン®）静注は，重積発作および維持療法のいずれにも用いられる．

呼吸循環が確保され，発作のコントロールができたら，ただちに原因疾患を究明し，その治療を行うことはいうまでもない．

重積発作から回復した場合は，原因疾患の治療が必須である．痙攣発作を再発する可能性が残されていれば，抗痙攣薬の内服投与を行う．

3．帰宅させる場合の注意

痙攣発作で死亡することはまれである．しかし，発作とともに事故が起こり，死亡する危険性を予期しなければならない．帰宅直後は意識が完全には清明でない可能性があり，体動により外傷などの事故が起こることがある．また，再び痙攣発作が起こった場合，浴

表2-5　急性副腎不全の臨床症状

嘔気・嘔吐	66.1%
意識障害	64.8%
虚脱，ショック	64.2%
高熱	51.9%
呼吸困難	28.8%
チアノーゼ	27.8%
下痢	20.8%
痙攣	18.9%
消化管出血	11.5%
腹痛	11.8%
関節痛	9.8%
筋肉痛	7.8%
髄膜炎症状	7.7%

（西川哲男，他：慢性副腎不全の分類，徴候，疫学　副腎不全の臨床徴候と診断へのアプローチ．日内会誌97：708-710，2008より）

表2-6　急性副腎不全の検査成績

血中 ACTH 低値	80.6%
血中コルチゾール低値	79.1%
血沈亢進	65.5%
低ナトリウム血症	64.8%
低血糖	32.7%
血中クレアチニン増加	15.4%
血小板減少	14.0%
血中尿素窒素増加	13.2%
高カリウム血症	9.3%

（西川哲男，他：慢性副腎不全の分類，徴候，疫学　副腎不全の臨床徴候と診断へのアプローチ．日内会誌97：708-710，2008より）

室で溺水，転倒による頭部外傷など，死亡にもつながる重大な事故を起こす可能性がある．これらの事故の可能性については，家族（保護者）に十分説明する必要がある．発作を短期間内に繰り返す場合は，ただちに医療機関を受診するようにあらかじめ説明しておく．発作時には，頭部を横に向けて吐物の吸引を予防すること，口腔内にはタオルや介護者の指などを絶対に入れないように注意しておく．

🔍 コツとアドバイス

- 何よりも，落ち着いて対応することが重要．重積発作ではなく，吐物がなければ，横を向けて，呼吸状態を確認すればよい．急いで処置する必要はない．
- 口腔内に物を入れてはいけない．嘔吐を誘発したり，窒息の原因となる．
- 口腔内に指を入れてはいけない．咬み切られる危険性がある．
- バッグバルブマスクなどの呼吸補助具を用意せずに，ジアゼパムを静注してはいけない．ジアゼパムで呼吸が停止することがある．
- マスクによる酸素吸入をせずに気管挿管を行ってはならない．低酸素下では喉頭部刺激で迷走・迷走神経反射が起こりやすく，心停止することがある．

（髙木繁治）

副腎クリーゼ

　副腎クリーゼとは，コルチゾールの絶対的または相対的欠乏による循環不全を中心とした急性副腎皮質機能低下症である．病因にはさまざまなものがあるが，① 慢性の副腎不全状態に感染，外傷などの急性のス

トレスが加わった場合と，② 副腎皮質ステロイド薬の長期投与患者（外用薬，吸入薬を含む）において副腎皮質ステロイド薬を不適切に減量あるいは中断した場合が多い．

症状・診断

　副腎クリーゼの症状は，非特異的かつ多彩である．初期症状は全身倦怠感，食欲不振であり，さらに嘔気・嘔吐，腹痛，体重減少，関節痛，発熱，血圧低下，意識障害を呈する（**表2-5**）．ショック状態で救急に搬送される場合が多い．

　原発性副腎不全では，このほか副腎皮質刺激ホルモン（ACTH）過剰分泌による色素沈着を認める．

　一般検査所見としては，低ナトリウム血症，高カリウム血症，貧血，高尿素窒素血症，好酸球増多，好塩基球減少，リンパ球増多，低血糖を示す（**表2-6**）．

　診断では，すぐに結果は得られないものの，治療開始前に血中コルチゾール，ACTH 測定用の検体を採取することは有用である．症状が落ち着いた後に，内分泌学的検査や画像検査を行って病態鑑別や内因性ホルモン分泌予備能の評価を行う．ストレス下における随時血中コルチゾール値の目安は以下となる．

- 3～5 μg/dL 未満の場合は副腎不全症を強く疑う
- 20 μ/dL 以上の場合は副腎不全症を否定できる

　診断基準として定まったものはなく，診断を確定させるために治療が遅れてはならない．

　現状としては副腎皮質ステロイド薬の使用歴を含めた病歴，症状や検査所見，副腎皮質ステロイド薬投与による臨床所見の改善などを総合的に勘案して診断することになる．

初療・処置

　速やかに血管確保と採血を行い，輸液により脱水，電解質異常を補正する．必要に応じて昇圧薬や抗菌薬を投与する．同時に副腎クリーゼに対して副腎皮質ス

テロイド薬を投与する.

・ヒドロコルチゾン(ソル・コーテフ®または水溶性ハイドロコートン®)50〜100 mg 静注
・以後 6 時間ごとにヒドロコルチゾン 50〜100 mg 静注,または 50〜200 mg を 24 時間で持続点滴

副腎皮質ステロイド薬の適切な投与量については諸説あり,近年はより少ない量での投与が推奨される傾向にある.

重症感染症による副腎クリーゼであっても,易感染性を考慮せずに大量副腎皮質ステロイド薬投与を行う必要がある.適切な治療を行えば,通常 6〜12 時間で副腎クリーゼによる循環不全は改善がみられる.循環動態が安定し副腎クリーゼから脱すれば,翌日以降副腎皮質ステロイド薬は半量に減量し,3〜5 日程度で維持量まで減量していく.

またこれらと並行して感染症の合併など,副腎クリーゼに至った原因の検索を行う.

コツとアドバイス

● 副腎クリーゼの症状は非特異的であり,救急外来で遭遇する原因の明らかでないショックの症例では,必ず鑑別に挙げる.さらに本疾患を疑った場合には躊躇せずに治療を開始する.

● 予防も重要であり,副腎皮質ステロイド薬補充中の患者に対しては,服用を自己判断で中断してはならないこと,sick day には通常量の 2〜3 倍に増量することを指導する必要がある.さらに本人には,病名,内服している副腎皮質ステロイド薬の種類および用量,通院中の医療機関名・連絡先などを記入した副腎クリーゼカードを携帯させるとよい.

(古家美菜絵,西川哲男)

電解質異常

I 高カリウム血症

血清カリウムが 5.5 mEq/L 以上を高カリウム血症と定義する.

原因

1. カリウム摂取過剰

輸血,カリウム含有薬剤,消化管出血.

2. 細胞内から細胞外への移行

アシドーシス,インスリン不足,非選択的 β 遮断薬,ジギタリス,横紋筋融解症,溶血,異化亢進,腫瘍崩壊症候群,熱傷.

3. 腎からの排出障害

腎不全,副腎不全,アンジオテンシン変換酵素(ACE)阻害薬,アンジオテンシンⅡ受容体拮抗薬(ARB),アルドステロン拮抗薬(スピロノラクトン),ヘパリン,メシル酸ナファモスタット,シクロスポリン.

症状・診断

1. 症状

筋力低下,四肢や口唇しびれ感,徐脈,不整脈.

2. 診断

心電図および血清カリウム測定で行う.血清カリウムが高くなるにつれ,テント状 T 波(> 5.5 mEq/L),PR 間隔延長,P 波減高・消失(> 6 mEq/L),QRS 幅増大(> 7 mEq/L),徐脈,房室ブロック,心室細動,心静止を呈する.採血時の溶血などで血清カリウムが高値を呈する偽性高カリウム血症は除外する.

初療・処置

以下のいずれか,または併用にて,血清カリウム値を補正する.

・カルチコール® 注(8.5%) 10 mL,緩徐静注
・メイロン® 注(7%) 50〜100 mL,緩徐静注
・50%ブドウ糖 40 mL ＋レギュラーインスリン 5 単位,点滴静注
・ベネトリン® 吸入液(0.5%) 2.5 mg,ネブライザー投与
・ケイキサレート® 散 30〜50 g ＋微温湯 100 mL,注腸
・血液透析

コツとアドバイス

● 血清カリウム 6.5 mEq/L 以上,もしくは心電図上 PR 間隔延長,QRS 幅増大時にはただちに治療を開始する.

● 薬剤投与により血清カリウムが低下しても効果は一時的であるため,引き続き体外にカリウムを排泄させる手段を講じる.

Ⅱ 低カリウム血症

血清カリウムが 3.5 mEq/L 以下を低カリウム血症と定義する.

原因

1. カリウム摂取不足

2. 細胞外から細胞内への移行

アルカローシス,インスリン過分泌,β₂ 刺激薬,低体温.

3. 腎からの喪失

利尿薬,嘔吐,アルドステロン分泌過剰,低マグネシウム血症,甘草,グリチルリチン,ペニシリン大量投与.

4．消化管からの喪失

下痢，瘻孔．

症状・診断

1．症状

四肢麻痺，脱力感，四肢しびれ感，便秘，多飲，多尿，不整脈．

2．診断

心電図（T 波消失・逆転，QT 間隔延長，U 波出現，ST 低下，心室性不整脈誘発）血清・尿中カリウム測定，低マグネシウム血症を伴っている場合が多い．漢方薬，フロセミドなどの服薬歴．

初療・処置

カリウムの補充は経口投与を原則とする．重症不整脈，ジギタリス中毒，重症麻痺，血清カリウム 2 mEq/L 未満を認める場合は経静脈投与で補正を行う．

🍓 コツとアドバイス

● 末梢静脈からカリウム製剤を投与する際は，濃度 40 mEq/L 以下，速度 10 mEq/時以下を厳守（急速静注では急死を招く）．カリウム製剤の希釈にはブドウ糖液を用いない．

Ⅲ　高ナトリウム血症

血清ナトリウムが 145 mEq/L 以上を高ナトリウム血症と定義する．

🔴 原因

相対的な水分不足，ナトリウム過剰にて生じる．ナトリウム絶対量の増加を意味しない．

1．水分摂取減少

2．腎臓からの自由水喪失

尿崩症，高浸透圧性利尿（高血糖，利尿剤），カルペリチド．

3．腎外性の自由水喪失

嘔吐，下痢，高体温，発汗．

4．ナトリウム投与過剰

炭酸水素ナトリウムなどの過剰摂取．

症状・診断

1．症状

不穏・興奮，口渇，痙攣，意識障害．

2．診断

病歴，皮膚粘膜所見，循環動態，画像検査，BUN/Cr 比，尿中ナトリウムを参考にして細胞外液量を把握する．

初療・処置

1．循環血液量減少時

循環不安定な場合は細胞外液補充液もしくは 0.45％食塩水を急速投与．

2．循環血液量正常時

5％ブドウ糖液を点滴．

3．循環血液量増加時

ナトリウム制限，ラシックス®注 20 mg 1 アンプルを静注．

🍓 コツとアドバイス

● 急速な補正は脳浮腫を招き危険であるため，補正速度は 0.5 mEq/L/時以下で行う．

Ⅳ　低ナトリウム血症

血清ナトリウムが 135 mEq/L 以上を低ナトリウム血症と定義する．

🔴 原因

相対的な水分過剰，ナトリウム不足で生じる．偽性低ナトリウム血症は，脂肪や蛋白質過剰時に認め治療対象ではない．

1．細胞外液減少

体液喪失時に自由水のみ補給．

2．細胞外液正常

抗利尿ホルモン不適合分泌症候群（syndrome of inappropriate secretion of antidiuretic hormone；SIADH），利尿薬，水中毒，副腎不全．

3．細胞外液増加

うっ血性心不全，肝硬変，ネフローゼ症候群，腎不全．

症状・診断

1．症状

嗜眠，頭痛，筋痙攣，嘔気．

2．診断

病歴，皮膚粘膜所見，循環動態，画像検査，血中BUN/Cr 比，尿中ナトリウム，各種ホルモンを参考にする．

初療・処置

1．血清ナトリウム 120 mEq/L 以下で神経症状を認める場合

3％食塩水 100 mL を点滴．血中ナトリウムが 3〜5 mEq/L 上昇するまで繰り返す．

2．血清ナトリウム 120 mEq/L 以下で神経症状を認めない場合

原因に応じた治療を行い，血清ナトリウムの上昇は 1 日 5 mEq/L までとする．

3．肺うっ血を認める低ナトリウム血症

ラシックス®注 20 mg 1 アンプル投与で利尿を促す．

🍓 コツとアドバイス

● 低ナトリウム血症による脳浮腫が，意識障害を引き起こしている場合は，原因にかかわらず，まず血清ナトリウムを 3〜5 mEq/L 上昇させる．以後は浸透

圧性脱髄症候群（osmotic demyelinating syndrome）に注意し緩徐な補正を行う．3％食塩水は神経症状を認める場合のみ緊急的に使用する．

Ⓥ 高カルシウム血症

○原因

副甲状腺機能亢進症，悪性腫瘍，サルコイドーシス，他の内分泌疾患，ビタミンD中毒，リチウム中毒などにより生じる．

症状・診断

補正カルシウム濃度12 mg/dL以上で嘔気，便秘，口渇，多尿，尿路結石，眠気，QT間隔短縮．カルシウム値はアルブミン値で補正した補正カルシウム値で評価する．

初療・処置

悪循環を形成している脱水に対し十分な補液を行い，尿中カルシウム排泄を促す．骨吸収抑制作用を有するカルシトニン製剤，ビスホスホネート製剤も有効である．

- 生理食塩水 1回1,000 mL，点滴静注
- ラシックス®注 1回20 mg，静注
- エルシトニン®注（40単位）1回40～80単位，筋注または点滴静注
- アレディア®注 1回30～45 mg，生理食塩水500 mLに溶解し4時間かけて点滴静注

Ⓥ 低カルシウム血症

○原因

副甲状腺機能低下症，慢性腎不全，吸収不良症候群，低栄養，急性膵炎，敗血症，薬剤などにより生じる．

症状・診断

嘔吐，下痢，異常知覚，テタニー，錐体外路症状，QT間隔延長，不整脈や低血圧をきたす．

初療・処置

カルシウムの急激な低下によるテタニーや，心電図上でtorsade de pointes（トルサード・ド・ポアンツ），心室性頻拍などの不整脈を認める場合はカルシウムとマグネシウムの補充を行う．

- カルチコール®注（8.5％）1回10～20 mL，10分かけて静注
- 硫酸マグネシウム補正液（20 mEq/20 mL/アンプル）1アンプル＋生理食塩水100 mL，点滴静注

（武山直志）

食中毒

症状・診断

1．症状

食中毒の最も一般的な症状は嘔気・嘔吐，腹痛，下痢である．これらの非特異的な胃腸炎症状は通常，1～数日で改善する．食中毒が単独で発生することはまれであるため，食中毒を疑った場合は患者の周囲に同様の症状を呈する者がいないか確認する必要がある．

強い腹痛と水様性下痢に続いて嘔気・嘔吐，血便，血尿，発熱などをきたした場合には腸管出血性大腸菌（O157など）の感染症を疑う．腸管出血性大腸菌感染症では5～10％が重篤化して溶血性尿毒症症候群（hemolytic uremic syndrome；HUS）を続発する．HUSは溶血性貧血，血小板減少，急性腎不全を三主徴とし，中枢神経症状（頭痛，意識障害，痙攣）や消化器症状（膵炎，肝機能障害，腸穿孔など）を伴う場合は特に重篤である．

ボツリヌス食中毒は非特異的な胃腸炎症状で始まるが，次第に神経麻痺症状が出現することが特徴である．めまい，頭痛，視力障害（かすみ目，複視）に続いて，発語障害，嚥下障害などが出現する．また，通常は発熱や意識障害を伴わない．

2．診断と検査

食中毒はその病因により，① 細菌性，② ウイルス性，③ 自然毒，④ 化学性，⑤ 寄生虫性に大別される（**表2-7**）．喫食の状況，発症までの時間（潜伏期）および臨床症状などから原因を推測し臨床診断を行う．海外渡航歴，ペット飼育，集団発生の有無についても確認をする．摂取から発症までの時間は一般に毒素型のほうが感染型よりも早いが，摂取菌量や宿主の状態にも大きく影響を受けるので注意を要する．

食中毒患者の検査としては，末梢血液検査（CBC）と一般生化学検査（電解質，肝・腎機能）を行い，抗菌薬の投与前に便培養を行う．確定診断には病原体あるいは毒素の分離確定が必要である．腸管出血性大腸菌感染を疑う場合は，大腸菌ベロトキシン検出キットやO157などの検出試薬を用いて判別する（検体は便または培養大腸菌株）．ボツリヌス中毒が疑われる場合には，患者材料（血清，吐物）または推定原因食品からボツリヌス毒素の検出を試みる．

初療・処置

1．初療

まず現病歴と喫食歴の聴取とともに診察を行う．細

表 2-7　食中毒の分類と特徴

原因による分類		代表的な例	潜伏期	原因・感染経路・特徴
細菌性食中毒	感染型	腸炎ビブリオ	10〜24 時間	魚介類の生食
		カンピロバクター	2〜7 日	牛肉，豚肉，鶏肉や内臓類，生牛乳
		サルモネラ	12 時間程度（5〜72 時間）	食中毒性サルモネラ菌(*S. enteritidis*, *S. typhimurium* など)による感染
		腸チフス・パラチフス	7〜14 日	*S. Typhi*, *S. Paratyphi* A による感染，3 類感染症
		病原性大腸菌	12〜72 時間	3 類感染症
		コレラ	1 日前後	3 類感染症
		細菌性赤痢	1〜5 日	3 類感染症
	毒素型	黄色ブドウ球菌	1〜5 時間	潜伏期間が極めて短い(平均 3 時間)
		ボツリヌス菌	8〜36 時間	芽胞形成．ソーセージ，真空パック食品など．神経症状
		リステリア属菌	8〜24 時間	芽胞形成
		ウェルシュ菌	6〜18 時間	芽胞形成
		セレウス菌	1〜16 時間	芽胞形成．嘔吐型(潜伏期 1〜5 時間)と下痢・嘔吐型(同 8〜16 時間)
ウイルス性食中毒		ノロウイルス	1〜2 日	カキや魚介類．吐物や糞便からの二次感染に注意
		ロタウイルス	1〜2 日	二枚貝．主に乳幼児に感染(乳児冬季下痢症)．脱水に注意
		A 型肝炎ウイルス	2〜6 週間	生水や非加熱食品．糞便からの二次感染に注意．
自然毒食中毒		カビ毒		アフラトキシン(慢性毒性としての発癌)
		毒キノコ	早いものでは食後 30 分から	胃腸型(ツキヨタケ，カキシメジ)，脳症型・神経型(デングダケ，ベニテングダケ)，コレラ型(タマゴテングタケ，ドクツルタケ)
		毒草		トリカブト，キンポウゲ，ドクゼリ，ハシリドコロ，バイケイソウ
		フグ毒	1〜8 時間	テトロドトキシン，呼吸筋麻痺
		魚貝毒		シガテラ(魚毒)，麻痺性貝毒，下痢性貝毒
化学性食中毒		腐敗により生じる毒物		油脂の酸化生成物
		食品添加物		ニコチン酸，亜硝酸塩類，グルタミン酸ナトリウム
		重金属・毒劇物・農薬など		カドミウム，鉛，スズ，有機水銀，PCB，砒素，
寄生虫性食中毒		生鮮魚介類により感染		アニサキス，旋尾線虫，顎口虫，横川吸虫
		その他食品(獣生肉など)により感染		旋毛虫，ウェステルマン肺吸虫，宮崎肺吸虫，マンソン裂頭条虫，有鉤条虫

菌性とウイルス性食中毒で食中毒全体のほぼ 90％を占めるが，これらを疑った場合には，いわゆる急性腸炎に準じて診療を進める．なお，食中毒のうちの約 10％を占める自然毒食中毒と化学性食中毒および寄生虫性食中毒については割愛する．

2．処置と治療

　身体所見の観察とバイタルサイン(呼吸数，脈拍数，血圧，意識レベル，体温)の測定を行う．次いで，血液・便などの検体採取，静脈路の確保を行い，重症度に応じて心電図検査，胸部 X 線検査，体重測定，バイタルサインのモニタリングなどを行う．

　治療としては脱水および電解質異常の防止・補正が主体となる．脱水が軽度の場合は経口で十分な水分と電解質を摂取させる．小児や高齢者，また嘔吐・下痢が高度な場合では脱水に陥りやすいので，乳酸リンゲル液ないし生理食塩水を基液とした輸液療法を行う．重症例ではバイタルサインとともに尿量を経時的に測定し，血清・尿中の電解質濃度をチェックする．

　止痢薬は原因菌や毒素の腸管からの排泄を遅延させる可能性があるので，原則として使用しない．腸管蠕動の亢進による腹痛に対してはブチルスコポラミン臭化物(ブスコパン®)を投与するが，細菌性下痢に対しては原則禁忌となっている．また，緑内障，前立腺肥大，麻痺性イレウスには禁忌であることに留意する．抗菌薬は細菌性の感染型食中毒が対象となる．

　腸管出血性大腸菌感染症に対しては，経口投与を原則とし，小児にはホスホマイシン(ホスミシン®)，ノルフロキサシン(バクシダール®)，カナマイシンを，

成人ではニューキノロン系抗菌薬，ホスホマイシンを3～5日程度投与する．ボツリヌス中毒に対して抗菌薬は無効で，抗毒素血清と支持療法を行う．

コツとアドバイス

- 食中毒を疑った場合，まず抗菌薬の投与前に便を採取する．また，血清を保存しておくとペア血清で抗体価を比較するのに有用である（抗体価測定が可能な場合）．
- 細菌性食中毒の場合は便培養による原因菌の分離・同定に数日を要するので，当初の治療は臨床診断に基づいて行う．食中毒で特に緊急の対応を考慮する必要があるのは，ボツリヌス菌による場合とHUSの場合である．意識障害，痙攣，腎不全を併発する場合には集中治療室へ収容し，高次医療機関への搬送を考慮する．
- 医師には食中毒患者などの届出の義務があるため，食品衛生法58条1項に基づいて，胃腸炎患者が多数受診しているなど，その状況から食中毒が疑われる場合は，確定診断を待つことなく，ただちに（24時間以内）保健所へ届出を行う．
- 腸管出血性大腸菌感染症は感染症法に基づく3類感染症に該当し，菌の分離・同定とベロ毒素の確認により確定診断した医師は，感染症法12条1項の規定により，ただちに保健所へ届出を行う．同様に，コレラ，細菌性赤痢，腸チフス，パラチフスと確定診断した医師はただちに保健所へ届出を行う義務がある．一方，ノロウイルスなどの感染は感染症法での届出の義務はないが，食品を介していれば食中毒として届出が必要となる．

（嶋津岳士）

農薬服用

公益財団法人日本中毒情報センターでは，一般市民や医療機関から寄せられた急性中毒に関する問い合わせに対して，電話などによる情報提供を行うとともにホームページによる情報発信も行っている．

同センターの"2013年受信報告"によると，医療機関から照会があった3,344件のうち243件（7.3％）が農業用品であった．これは家庭用品（41.8％），医薬品（37.9％）に次いで3番目に多く，以下は工業用品（6.5％），自然毒（3.6％）と続く．

農業用品の品目別では，243件中107件（44.0％）が殺虫剤（特に有機リン系殺虫剤）と最多であり，除草剤78件（32.1％）（グリホサート，フェノキシ酢酸系，パラコート・ジクワット合剤など），殺菌剤34件（14.0％）などと続く．

本項では，問い合わせ件数が多い有機リン系殺虫剤，グリホサート，パラコート・ジクワット合剤による中毒について解説する．

Ⅰ 有機リン系殺虫剤中毒

毒作用

中枢神経系ならびに自律神経系の神経伝達物質であるアセチルコリン（acetylcholine；ACh）は，シナプス間隙や神経筋接合部で分泌され神経刺激を伝える．その後，ただちにアセチルコリンエステラーゼ（acetylcholine esterase；AChE）により分解され，刺激の伝達は終わる．こうして正常な神経刺激伝達が行われるが，有機リン系殺虫剤はAChEと結合してAChの分解を阻害するため，受容体近辺にAChが蓄積され，神経伝達が障害されることになる．

症状・診断

1．中毒症状

ACh受容体は，ムスカリン性ACh受容体とニコチン性ACh受容体に大別され，それぞれAChによるムスカリン様作用（副交感神経支配器官での刺激作用）とニコチン様作用（骨格筋や神経節での刺激作用）を担う．すなわちACh受容体の過剰刺激は，ムスカリン様作用とニコチン様作用からなるコリン作動性症候群（cholinergic syndrome）を引き起こす．

有機リン系殺虫剤中毒の急性症候は，コリン作動性症候群（ムスカリン様症状＋ニコチン様症状）と中枢神経系症状からなる以下の3つに大別できる．

① ムスカリン様作用　副交感神経系の刺激症状（縮瞳，流涙，流涎，気道分泌亢進，気管支収縮，徐脈，血圧低下，下痢）．

② ニコチン様作用　神経筋接合部の刺激症状（筋線維性攣縮，筋力低下，呼吸筋麻痺）．交感神経系の刺激症状（散瞳，発汗，頻脈，高血圧）．

③ 中枢神経作用　中枢神経系におけるACh作用（不穏，興奮，昏睡，痙攣，呼吸中枢抑制）．

2．診断

問診，現場の状況とともに，典型的なコリン作動性症候群（縮瞳，唾液や気道分泌亢進，徐脈，下痢，筋線維性攣縮など）を認める場合は，有機リン系殺虫剤やカーバメート剤による中毒が強く疑われる．

身体所見に加えて，血清ChE値の低下（重症例では測定限界以下の値になる）を認めれば，ほぼ診断できる．最終的には，毒劇物分析にて有機リン系殺虫剤を検出すれば診断は確定する．

初療・処置

意識障害と急性呼吸不全（気道分泌亢進，気管支収

縮ならびに呼吸筋麻痺)が直接生命危機を招来するので，これに対する救命処置を優先する必要がある．以下に初療時のポイントを述べる．

1．除染

有機リン系殺虫剤には，液状，固体状，気体を蒸散する3つの剤形があり，液状のものでは有機溶媒に溶かしたもの(乳剤)とそうでないものがある．有機溶媒に溶かした製品は，独特の強い有機溶媒臭がするので容易に判断できる．

有機リン系殺虫剤が付着した衣服は，外来処置室に入れる前に脱がせてビニール袋に密閉する．皮膚に付着している場合は洗剤と水道水で洗い流す．

胃洗浄を行う際には，特に処置室の換気(有機溶媒の排気)を徹底することと，医療者は手袋，ゴーグル，ガウン，マスクを着用する．

2．気道確保＋呼吸管理＋循環管理(静脈路確保と輸液)

意識障害があり，呼吸状態が不良な症例では，気管挿管による気道確保を行うとともに，酸素投与と人工呼吸管理を行う．

静脈路を確保して，細胞外液類似電解質液を投与して血圧の維持，尿量確保に努める．必要ならアトロピンやドパミンを使用する．

3．拮抗薬の投与

① アトロピン(硫酸アトロピン®) (1アンプル中0.5 mg/1 mL)　アトロピンはムスカリン性ACh受容体におけるAChの競合的拮抗薬であり，副交感神経刺激症状の改善効果がある．また，中枢神経症状(痙攣や呼吸中枢抑制)を部分的に改善するが，ニコチン様症状には全く効果はない．

初回は1～2 mg(小児0.05 mg/kg)を静脈内投与して，5～10分後に副交感神経刺激症状の改善を認めなければ初回の2倍量を投与する．気道分泌の減少，縮瞳の改善，徐脈の改善などを認めれば有効と判断でき，以後は臨床症状に合わせて投与量を減らすか中止する(散瞳，頻脈などはアトロピンの過剰投与の可能性がある．またアトロピン投与により，頻脈，全身紅潮，発汗，顔面浮腫などのアナフィラキシー様症状が現れた場合にはただちに投与を中止し，適切な処置を行う必要がある)．

② プラリドキシムヨウ化物(パム®) (1アンプル中500 mg/20 mL)　有機リン系殺虫剤によりリン酸化されて失活したAChE活性を回復させる作用があり，ムスカリン様症状とニコチン様症状に効果がある．

成人では初回1～2 g(20～40 mg/kg)を20～30分かけて点滴静注し，その後は1時間あたり500 mgを持続静注する．効果があれば，筋線維性攣縮や筋力低下の改善が認められる(投与中止時期については，

アトロピンが12～24時間不要になるまで，あるいは抜管できるまでなど諸説がある)．

4．胃洗浄＋活性炭投与

乳剤を服用した患者の胃洗浄においては，事前に気管挿管して気道を確保しておく．万一，誤嚥すると有機溶媒による化学性肺臓炎を引き起こす危険性がある．

胃洗浄液を回収すると，乳剤では白濁した液が観察され，強い有機溶媒臭がする．回収液が透明になるまで洗浄を繰り返す．その後，活性炭40～50 gを水と混ぜて胃管から注入する．

🔥 コツとアドバイス

- 曝露から中毒症状の出現までには，有機リン系殺虫剤の種類により数分～数時間と差がある．したがって，たとえ初期症状が軽くても，遅れて重症化することもあるため，初診時の症状のみから軽症と即断しないように注意する．
- 有機リン系殺虫剤のジメチル型〔P-(OCH₃)₂〕ではリン酸化AChEのエイジング(aging)が速く起こり，ジエチル型〔P-(OC₂H₅)₂〕では遅い．いったんエイジングが起こるとプラリドキシムヨウ化物を投与してもAChEの機能が回復しなくなるので，できるだけ早期に投与する必要がある．プラリドキシムヨウ化物治療が可能な期間は短いもので13時間，長いもので132時間であるといわれている．

Ⅱ　グリホサート中毒

🔴 毒作用

グリホサートはアミノ酸系除草剤に分類され，植物に対しては芳香族アミノ酸の生合成を阻害して枯らす．構造上有機リン系除草剤ともいえるが，ヒトに対してChE阻害作用はない．ミトコンドリアにおける酸化的リン酸化を阻害する可能性があるというが，頻脈，頻呼吸，高体温などの臨床症状は認められない．

グリホサートイソプロピルアミン塩がラウンドアップ®として製品化されたが，そのほかにもグリホサートのアンモニウム塩製剤(ラウンドアップ®ハイロード，草当番®など)，同カリウム塩製剤(ラウンドアップ®マックスロード，タッチダウン®iQなど)，同トリメシウム塩製剤(タッチダウン®など)，同ナトリウム塩製剤(ラウンドアップ®ライトロードなど)などが製造され，農薬登録されている．

いずれの製品もグリホサートに界面活性剤が混合されているので，毒作用はグリホサートと界面活性剤の両者によるものと考えられる．

症状・診断

Talbotらはラウンドアップ®中毒93例を検討し，重症度分類を行った(**表2-8**)．

表2-8　ラウンドアップ®中毒における重症度分類

軽症	消化器症状（口腔および咽頭痛，嘔気・嘔吐，下痢，腹痛）が主な症状であり，通常は24時間以内に消失する．バイタルサインは安定しており，腎，肺，心血管系の異常を認めない
中等症	消化器症状が24時間以上持続し，粘膜病変が出現して消化管出血をみる．低血圧は輸液に反応する．呼吸障害は機械的人工呼吸を要するほどではなく，一過性の肝・腎障害が認められる
重症	機械的人工呼吸管理や血液透析が必要である．低血圧は輸液に反応せず，各種カテコラミンが必要になる．痙攣の頻発，昏睡状態，心停止をきたす

〔Talbot AR, et al：Acute poisoning with a glyphosate-surfactant herbicide（'Roundup'）: a review of 93 cases. Hum Exp Toxicol 10：1-8, 1991 より一部改変〕

表2-9　グリホサート中毒13例の特徴（全例生存）

	低濃度群	高濃度群
来院時血中濃度（μg/mL）	20.4（1.9〜80.1）	280.2（111.9〜1316.7）
症例数	7	6
性別（男性/女性）	5/2	3/3
年齢（歳）	49（35〜60）	79（43〜87）
受診までの時間	6.3（1.9〜11.5）	2.5（0.8〜5.0）
主要症候	嘔気・嘔吐，咽頭痛	左記に加え，意識障害，呼吸障害，腎機能障害，肝機能障害，麻痺性イレウス，血圧低下
主な検査異常	−	初診時：動脈血pH低値　入院中：腎機能，肝機能の異常

来院時グリホサート血中濃度100μg/mL未満を低濃度群，100μg/mL以上を高濃度群とした．
（岡本 操，他：中検の歩み 14：1-5，2011 より）

また，筆者の前任地である川崎医科大学附属病院高度救命救急センターで毒劇物分析と治療を行った，グリホサート中毒13例の特徴（全例生存）を**表2-9**に示す．来院時のグリホサート血中濃度100μg/mLで低濃度群と高濃度群の2群に分けたところ，来院時グリホサート100μg/mL以上では動脈血pHが低値であり，さらに500μg/mL以上では意識障害や呼吸障害（肺水腫）などが認められたことから，重症度はグリホサートの血中濃度にも依存しているのではないかと思われる．

問診や現場に残された容器などから原因物質を推定することになる．毒劇物分析では，高速液体クロマトグラフィで血清あるいは尿中グリホサートを測定する．

初療・処置

グリホサートと界面活性剤に対する特異的な拮抗薬や解毒薬はないので，全身維持療法を中心に治療を行うことになる．100mL以上服用した例では，重症と判断して，呼吸・循環管理を厳重に行う．

1．呼吸管理

呼吸不全が出現する可能性があり，血液ガスのモニターが必要である．急性呼吸不全に対しては通常の手順に従って，機械的人工呼吸を含む呼吸管理を行う．

2．代謝・循環管理

初診時の動脈血pHが低値の場合は，重症である可能性が高い．また，重症例ほど血圧低下が出現し，輸液負荷に反応しなくなる．重炭酸ナトリウム（メイロン®など）を用いた酸-塩基平衡の補正とともに，ドパミンなどのカテコラミン投与も必要になる．

グリホサートカリウム塩製剤では，大量服毒に伴い比較的短時間のうちに高カリウム血症から心室細動を引き起こして死亡するケースがあるので注意が必要である．血中カリウム濃度をチェックして，必要なら，カルシウムイオンの静注，酸血症の補正，グルコー

ス・インスリン療法などを行い，乏尿が併存する場合は血液透析を行う．

3．胃洗浄＋活性炭投与

意識障害がある場合は，気管挿管により気道を確保した後に胃洗浄を行う．その後，活性炭40〜50gを水に混ぜて胃管から注入する．

🔆 コツとアドバイス

● グリホサートカリウム塩製剤（ラウンドアップ®マックスロード，タッチダウン®iQ など）では，高カリウム血症を合併する場合があるので特に注意が必要である．
● グリホサートの血中濃度が非常に高いケースは，血液透析のよい適応である．

Ⅲ　パラコート・ジクワット中毒

パラコートは強力な除草効果をもつ農薬として世界中で使用されてきた．わが国では1980年代前半にパラコート除草剤服用による死亡例が急増したため，1986年にそれまでの24%製剤を5%パラコート・7%ジクワット合剤へと濃度変更するとともに一般家庭での使用を制限する対策を実施している．その結果，わが国のパラコート・ジクワット中毒は激減している．

🔴 毒作用

パラコートは生体内で一電子還元を受けてパラコートラジカルになり，それが酸化される際に活性酸素を生成する．こうして酸化還元反応が繰り返されて（redox cycling）活性酸素が次々に生成され，細胞傷害が発生する．

大量服用ではショック，代謝性アシドーシスが出現し，多くの場合，24時間以内に死亡する．少量の服用でも可逆性の消化器症状（口内炎，舌炎，下痢など），肝・腎障害がみられ，肺障害では1～2週以降から進行性の肺線維症が出現して死亡する．眼に入ると角膜障害の可能性がある．

症状・診断

服用後すぐに嘔吐し，口唇や手指が青紫色に着色している場合はパラコート・ジクワット中毒を疑う．農薬を使用する地域の住民で，原因不明の呼吸困難，乏尿，黄疸の3つを伴う症例では，数日前に少量内服した可能性があるので一度は本症を疑ってみる．

尿中パラコート簡易定性法（尿を水酸化ナトリウムでアルカリ化し，少量のハイドロサルファイトナトリウムを加えると，パラコートが$1\,\mu g/mL$以上含まれていれば青紫色に着色する）で診断できる．

血中・尿中パラコート濃度は，高速液体クロマトグラフィ，ガスクロマトグラフィ，ELISA（enzyme-linked immunosorbent assay）を用いて測定される．来院時の血中パラコート濃度と服用後時間は重症度と生命予後の指標（Proudfootの生存曲線，Jonesの生存確率など）になるので，受診時の血清は必ず保存し測定する必要がある．服用後4時間での血清パラコート濃度$2\,\mu g/mL$がほぼ救命限界である．

初療・処置

特異的拮抗薬や解毒薬はなく，死亡率も極めて高いために，急性中毒の治療原則である，① 消化管除染，② 排泄促進，③ 解毒・拮抗薬投与，④ 全身維持管理を駆使して治療にあたる．たとえ軽症にみえても，全例ICUでの治療が必要と考えて対処することが重要である．

1．消化管除染

服用後可能な限り早期に胃洗浄を行い，その後活性炭（40～50 g）と下剤を混ぜて胃管から注入する．小腸洗浄は十二指腸チューブ留置に手間取る場合が多く行わない．

2．排泄促進

時間尿量1～2 mL/kgを維持するように細胞外液類似電解質液を投与する．

ショックを認めない症例では，ICU入室後，できるだけ早く血液吸着を開始する．吸着筒1本につき5時間で，計2本10時間連続して行う．引き続いて持続血液濾過を3日間行う．

3．解毒・拮抗薬投与

特異的な解毒・拮抗薬はない．グルタチオン，ビタミンC・Eなどの抗酸化薬を投与しても効果は得られていない．

4．全身維持管理

肝障害や腎障害は可逆性であり，対症的に治療する．肺障害に関しては肺線維化発症を防止できるか否かが救命のポイントになるが，決定的治療法は開発されていない．肺障害を助長するような呼吸管理は極力避ける必要があり，① 低酸素血症に対して安易に酸素吸入を行わない，② 必要なら気管挿管下にPEEP（positive end-expiratory pressure）を併用した機械的人工呼吸を行う，③ これでもPaO_2を維持できなければ吸入気酸素濃度を徐々に上げる．

🔴 コツとアドバイス

● パラコート・ジクワット中毒と判明したら，全例ICUでの治療が必要になると考えてよい．たとえ軽症にみえても，肝・腎障害から始まり，最終的には肺線維症で死亡する可能性がある．したがって，ICU管理が困難な施設では，高次医療施設への搬送を考慮する．

● 重篤なショックを伴わない限り基本的に意識は保たれる．したがって，重篤なショックでもないのに意識障害を伴う場合には，パラコート・ジクワット中毒のほかに意識障害をきたす原因の検索が必要になる．少なくとも頭部CTなどで頭蓋内病変を検索しておく．

● 初診時にショック症状を示す症例では，極めて予後不良であり，服毒後24時間以内に死亡する可能性が高い．このことは家族にも十分説明しておく必要がある．

（鈴木幸一郎，高橋治郎）

睡眠薬・覚醒剤・危険ドラッグ

症状・診断

1．睡眠薬

睡眠薬を過量に服用したというときには，その物質と量，服用から経過した時間を可能な限り聴取し推定する．睡眠薬の多くはベンゾジアゼピン系薬剤であるが，ほかの薬物もともに服用していないか，空のシートや一包化の袋，お薬手帳などを参考に救急隊や付添人から聴取する．特に三環系抗うつ薬やリチウム製剤などの致死的な薬物を多量に服用している場合や，昏睡，呼吸抑制，呼吸停止，低血圧，低体温などの症状がみられる重症なケースでは，救命救急センターへの速やかな搬送が必要となる．物質の同定は困難なこともあり，診断には薬物中毒検出用キットであるトライエージ®が有用である．症状は軽症～中等症であれ

ば，傾眠，失見当識などの JCS 1〜200 程度の意識障害，言語不明瞭，起立歩行や姿勢保持不能などの運動失調が主体である．また重症例では特に誤嚥性肺炎や横紋筋融解症などの合併症に注意が必要である．

2．覚醒剤

覚醒剤の使用は，本人や付添人から聴取できることもあるが，過去の繰り返しの使用や注射痕からその使用が疑われることもある．また警察への通報を恐れて本人や付添人が言い出せずにいることもある．覚醒剤にはヒロポンのほか，シャブ，エス，スピード，アイスなどの呼び名があり，聴取の際には役立つかもしれない．使用方法には，結晶を水に溶解して静脈注射，あぶって吸煙する，服用するなどがある．

覚醒剤の中毒症状は，交感神経と中枢神経の興奮症状が中心である．交感神経の興奮（亢進）により，瞳孔散大，体温上昇，発汗，頻脈，高血圧，頻呼吸などがみられ，中枢神経の興奮により，多弁，不穏，興奮，幻覚妄想，不安焦燥などの多彩な精神症状がみられる．致死的な症状として，不整脈，心筋梗塞などの循環器症状，脳出血などの脳血管障害には注意が必要である．

覚醒剤はわが国では主にメタンフェタミンが使用されている．トライエージ®の使用によりアンフェタミン類の検出が可能であるが，感冒薬に含まれるエフェドリンもアンフェタミン類であり，陽性を示すことにも留意が必要である．また覚醒剤のなかには「混ぜ物」と呼ばれる不純物が含まれていることもあり，嘔気・嘔吐などの症状がみられたり，急性腎不全へ至ることもある．静脈注射の場合は静脈炎が生じることがある．

3．危険ドラッグ

危険ドラッグには数多くの種類があり，その形状，使用方法もさまざまである．含有化学物質は，主に合成カンナビノイドとカチノン系化合物に分けられ，前者は鎮静系，後者は興奮系である．現在同定されているだけでも 1,200 種を超えており，さらに 1 つの製品には，通常複数種類の物質が含まれており，物質の同定は困難で，症状も軽症から重症まで多彩である．軽症例では軽度の意識障害が中心となるが，不穏，精神運動興奮，幻覚妄想，不安焦燥，錯乱などの精神症状がみられることも多い．痙攣，昏睡などの重篤な症状を呈することもある．

危険ドラッグの形状には植物片の「ハーブ」，粉末状の「パウダー」，液体状の「リキッド」の 3 種類があり，使用方法は吸煙が最も多いが，経鼻吸引や服用，静脈注射などもみられる．トライエージ®では大麻類などの一部に陽性を示すこともあるが，陰性を示すことが多く参考所見にとどまる．

初療・処置

1．睡眠薬

睡眠薬のみの過量服薬である場合には，多くは予後良好である．バイタルサインのモニタリングを行い，対症的に適切な全身管理を行う．低酸素血症がみられるときには，SpO_2 90% 以上を目安に酸素投与を行い，動脈血ガス分析が行える場合は，PaO_2 60 Torr 以上を目安とする．酸素投与のみで改善が得られなければバッグマスク換気や気管挿管，人工呼吸器管理が必要となる．可能であれば血液検査を行い，肝機能障害や筋原性酵素などの評価を行う．重篤な肝機能障害や筋原性酵素の著しい上昇がみられるときは，速やかに救命救急センターへの搬送が必要となる．服用から 1 時間以内が胃洗浄の適応とされるが，合併症のリスクを考慮すると有用性はあまり高くない．活性炭の投与は有効である．ベンゾジアゼピン拮抗薬であるフルマゼニル（アネキセート®）は，半減期が短いことや痙攣を誘発する可能性があること，尿中キットの普及などにより現在はほとんど使われない．

2．覚醒剤

覚醒剤中毒では，対症的な全身管理のほかに不穏，興奮，幻覚妄想などが精神症状への対応が必要となることが多い．不穏，興奮，幻覚妄想などが目立つ際には利用可能な地域の連携システムを使用し，行政や精神科との連携を図る．特に自傷・他害のおそれがある場合には，警察に患者の保護を依頼する．警察への保護依頼は行わない程度であったとしても，精神症状が著しい場合には，なるべく多くの人数で対応することが鉄則である．不穏，興奮，不安焦燥などが精神症状の鎮静にはジアゼパム（セルシン®）の静注を行い，幻覚妄想がみられる場合にはハロペリドール（セレネース®）の（点滴）静注を行う．精神症状は数日以内に軽快することが多い．多動，過活動状態が続き，重篤な脱水を引き起こしていることもあり，その場合には血液検査，尿検査による評価や脱水の補正が必要となる．

3．危険ドラッグ

危険ドラッグによる中毒も，対症的な全身管理と精神症状への対応が必要となる．軽度の意識障害のみの軽症例であれば，8 時間を目安として改善することが多い．精神症状への対応は，覚醒剤中毒と同様に行う．

🔆 コツとアドバイス

● 睡眠薬服用や覚醒剤・危険ドラッグなどを使用して受診に至った患者には，精神障害や心理社会的な困難が背景にあることが多い．医療者はその背景を考慮せずに叱責や説教をするのではなく，精神科医療や福祉などの社会資源へつながるように促すことが重要である．

- 医師に覚醒剤使用者の通報義務があるわけではない. 刑事訴訟法により公務員は通報義務を負うが, 医師は医師法による守秘義務を優先させて差し支えない. 麻薬及び向精神薬取締法により, ヘロインや大麻の慢性的な依存状態が明白である場合には, 麻薬中毒者を都道府県知事（実務上は薬務課）に届出を行う義務はあるが, 覚醒剤使用者を警察に通報しなければならないと誤解してはならない.

（辻村理司）

胃洗浄法

消化管除染の1つである胃洗浄は, 胃内に残存する中毒起因物質を除去する目的で施行される. これまで中毒患者に対して漫然と行われてきたが, 合併症の発生などから欧米の中毒学会および日本中毒学会から急性中毒における胃洗浄の適応が示された.

● 適応

「急性中毒標準診療ガイド」（日本中毒学会）では「胃洗浄は, 生命に関わる中毒物質をある程度摂取していて, かつ毒物摂取後1時間以内の中毒症例において施行する」としている.

しかし, サリチル酸や抗コリン薬など腸管運動を抑制する物質の場合や胃内で薬物塊を形成している場合には, 数時間を経過していても胃洗浄の適応がある. また, パラコートや有機リンなどの農薬中毒では服毒後数時間経過しても, 胃洗浄により大量の服毒物質が回収でき予後が改善できる.

意識が低下した状態や, 痙攣を起こしている場合には, 必ず気管挿管を行った後に胃洗浄を行わなければならない.

胃内に薬物が残存しているかを確認する方法として, 腹部 CT を用いると薬物が高吸収域として描出されることがある. また, 消化管内視鏡を用いることもある.

● 禁忌

中毒起因物質が, 強酸・強アルカリ, 炭化水素などの腐食性物質や石油・有機溶媒などである場合には, 胃洗浄を行ってはならない. しかし, 有機溶媒を含む有機リン中毒においては, 気管挿管を行った後に胃洗浄を行う. また, 血小板減少や出血性素因がある場合や, 食道静脈瘤, 食道もしくは胃切除後, 胃生検後や手術後で出血や穿孔の危険性がある場合には施行の適応を考慮する必要がある.

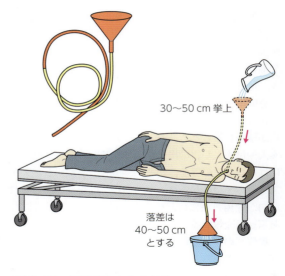

図 2-17　胃洗浄セットと体位
左側臥位とし, 頭側を 15°程度低くする. 1回ごとの注入量は, 成人は 200〜300 mL, 乳幼児では 10〜20 mL/kg. 急速に注入せず, 落差を 40〜50 cm 程度にする.

● 方法

成人では 34〜36 Fr, 乳幼児では 16〜28 Fr の, 先端が丸く, 腰の強い, 側孔が多数開いている胃管を準備する（ただし, 現在わが国では胃管は 28 Fr までしか販売されていない）. 漏斗を用いる場合には, 接続するための I 管や Y 管を用意する. 成人に対しては水道水でも構わないが, 乳幼児に対しては生理食塩水を用いる. 洗浄液を約 38℃に温めておく. 胃洗浄セットを図 2-17 に示す.

1. 実際の手順

1) 意識のある患者に対しては本人に, 意識がない患者の場合には家族に, 胃洗浄とその合併症について説明し同意を得る.
2) 意識障害がある場合は気管内挿管を行い, 誤嚥を防止する. 意識が回復したときや痙攣を起こした場合に備えて, 気管チューブを咬まないようにバイドブロックを入れる.
3) 胃管を体表にあて, 胃内に挿入する長さに目印を付けておく.
4) 患者を左側臥位・テーブルに対し約 15°の頭部低位の体位にする.
5) 胃管にはあらかじめゼリーなどの潤滑剤を塗っておき, 口から挿入する. カテーテルチップを用いて空気を入れ, 胃での音を確認する.
6) 洗浄液を入れる前に胃内容物の吸引を行う. 胃内容物は保存しておき, 中毒起因物質の同定に用いる.
7) 1回に成人では 200〜300 mL, 乳幼児では 10〜

20 mL/kg の洗浄液を注入し，排液が清明になるまで繰り返す．通常は 5 L 以上を要する．

8）活性炭（成人：50 g，小児：25 g）を投与して，胃管を抜去する．

9）胃洗浄が終了した後に，通常の経鼻胃管を挿入して吸引すると，胃内に残存した洗浄液が回収できる．

○ 合併症

頻度の高い合併症は誤嚥性肺炎であり，カフ付き気管チューブで確実に気道を確保する．気管挿管を行っていても，誤嚥性肺炎を起こすことを考慮しなければならない．

低体温や低ナトリウム血症などの電解質異常，食道や胃からの出血の危険性もある．洗浄の刺激で副交感神経反射を起こし，徐脈となることもあり心電図モニターや SpO_2 モニターを付けて監視する．胃洗浄を行う際には常に利点が欠点を上回ることを考慮しなければならない．

☀ コツとアドバイス

● サリチル酸など薬物塊を形成する物質では胃洗浄では回収できないため，内視鏡で鉗子を用いて破砕してから回収する．

● 有機リン剤などの有機溶媒が胃内に残存しているとマーゲンゾンデを腐食することがある．

（伊関　憲）

急性アルコール中毒

急性アルコール中毒とは，短時間に多量のアルコール（エタノール）を摂取することによって生じる中毒である．

酩酊（急性アルコール中毒）は普通酩酊と異常酩酊に分け，異常酩酊をさらに，複雑酩酊と病的酩酊とに区分（Binder 分類）している．普通酩酊とは飲酒後のアルコール血中濃度に応じた通常の酩酊で，異常酩酊とは血中濃度に対応しないような著しい興奮や幻覚などの精神症状を伴うような酩酊のことを示す．中毒患者の 50% 弱は 20 歳代の若者で，2/3 が男性，1/3 が女性であるといわれている．

エタノールにより脳が麻痺を起こし，過量になると大脳辺縁系から脳幹部にまで進み，最終的には生命維持にかかわる呼吸や循環に影響を及ぼし死に至る可能性がある．血中濃度により「ほろ酔い期」「酩酊期」「泥酔期」「昏睡期」と進み，血中濃度が 0.4% を超えると，放置されていれば数時間で約半数が死亡する．

救急の臨床現場では比較的よく遭遇する疾患であるが，時として重篤な病態に変化する可能性もあり注意して診療に臨むべきである．

初療・処置

通常は意識障害が主訴で来院（搬送）される．救急の基本原則に則してまずは ABC（気道，呼吸，循環）であり，特に気道確保が重要である．バイタルサインを確認後に現病歴・既往歴を聴取（本人以外に尋ねる必要が高い）して，身体所見を取り，必要に応じて検査を施行する．アルコールの解毒薬・拮抗薬はないため，治療は対症療法としての輸液が基本となる．嘔吐を繰り返しているようであれば Mallory-Weiss 症候群や Boerhaave 症候群（特発性食道破裂）（⇒ 165 頁）なども念頭に置き診療する．重篤で呼吸・循環に影響している際には気管挿管，人工透析も考慮する．診察後の経過観察中は舌根沈下や嘔吐などに備えて回復体位（側臥位）をとることが望ましい．

1．診療時の注意点

診療にあたっては以下の 5 点に気をつける．

① 外傷の有無　意識障害が重度であれば麻酔時同様と考えるべきで疼痛も全く感じない状況であり，身体所見は不十分となる可能性が高く，CT などの画像検査を施行して確認する．

② そのほかの意識障害をきたす疾患の有無　飲酒中にそのほかの中毒，代謝性疾患，脳卒中などが生じる可能性もある．

③ 来院後の嘔吐による窒息　本疾患は経過中に嘔吐する可能性が高い．吐物による誤嚥・窒息は病態を重篤化させる原因となるため常に注意が必要である．

④ 医療従事者に対する暴言・暴力　治療に非協力的で，暴言や暴力をふるわれる可能性もある．毅然とした態度で対応する．場合により警察の介入も考慮する．

⑤ 精神疾患の既往　時に希死念慮などを伴い，精神科の介入が必要となる場合もある．専門病院への転院も考慮する．

☀ コツとアドバイス

● 外傷やそのほかの疾患が隠れていること，また社会的に問題となる可能性もあることに注意する．

● 本疾患は適切に対応すれば，大きな問題を生じることなく回復する可能性が高いと考えられる．

（大塚洋幸，中川儀英）

表 2-10　高血圧緊急症に用いる一般的注射薬

薬剤	用法・用量	効果発現	作用時間	主な副作用	禁忌	適応
ニカルジピン塩酸塩	持続静注 0.5〜6μg/kg/分	5〜10分	60分	頻脈，頭痛，顔面紅潮，局所の静脈炎	頭蓋内圧が亢進している患者，妊婦など	ほとんどの高血圧緊急症
ジルチアゼム塩酸塩	持続静注 5〜15μg/kg/分	5分以内	30分	徐脈，房室ブロック，洞停止など	うっ血性心不全，2度以上の房室ブロック，妊婦など	急性心不全を除く高血圧緊急症
ニトログリセリン	持続静注 5〜100μg/分	2〜5分	5〜10分	頭痛，嘔吐，頻脈，メトヘモグロビン血症，耐性の出現	重篤な低血圧症，頭部外傷，脳出血患者など	急性冠症候群
ニトロプルシドナトリウム水和物	持続静注 0.25〜2μg/kg/分	瞬時	1〜2分	嘔気・嘔吐，頻脈，シアン中毒など	甲状腺機能不全患者，高度の脳循環不全患者，重篤な肝障害，重篤な腎障害など	ほとんどの高血圧緊急症
ヒドララジン塩酸塩	静注 10〜20mg	10〜20分	3〜6時間	頻脈，顔面紅潮，頭痛，狭心症増悪，低血圧	虚血性心疾患，心不全，解離性大動脈瘤，頭蓋内出血急性期など	子癇
フェントラミンメシル酸塩	静注 1〜10mg 初回静注後 0.5〜2mg/分で持続投与可能	1〜2分	3〜10分	頻脈，頭痛	冠動脈疾患患者，低血圧のある患者など	褐色細胞腫，カテコラミン過剰
プロプラノロール塩酸塩	静注 2〜10mg（1mg/分）→ 2〜4mg/4〜6時間ごと			徐脈，房室ブロック，心不全	気管支喘息，房室ブロック，重篤な低血圧症，未治療褐色細胞腫，異型狭心症など	他剤による頻脈抑制

〔日本高血圧学会高血圧治療ガイドライン作成委員会（編）：高血圧治療ガイドライン 2014．日本高血圧学会，2014 より改変〕

高血圧状態

　高血圧とは，安静時収縮期血圧が 140 mmHg 以上，もしくは拡張期血圧が 90 mmHg 以上，またはその双方が持続的に上昇した状態である．初療で注意すべきなのは，緊急性のある高血圧状態を見極めることである．

　高血圧により臓器障害が伴う場合，**高血圧緊急症**と定義される．脳，心臓，腎臓，大血管などの臓器に急性に障害が生じうる病態であり，不可逆性に臓器障害が生じると致命的な病態となるため，迅速な診断，治療が必要となる．高血圧緊急症には，高血圧性脳症，急性大動脈解離を合併した高血圧，肺水腫を伴った高血圧性左心不全，急性冠症候群，褐色細胞腫クリーゼ，子癇，重症高血圧を伴う妊娠などの病態が含まれる．臓器障害の急速な進行がない場合は**高血圧切迫症**と定義され区別されている．血圧値で高血圧緊急症の有無を判断するのではなく，臓器障害が伴っているか否かで診断することが重要である．

　高血圧緊急症と診断された場合，入院処置のうえ，観血的血圧モニター管理や適切な薬物療法を実施する必要がある．一方，高血圧切迫症の場合は，褐色細胞腫の患者を除き緊急に降圧する対象にはならない．高血圧症の既往もなく一時的に高血圧を呈している場合，疼痛などの高血圧状態に至る原因を検索し，その原因を取り除くことにより高血圧が改善する場合もある．

初療・処置

　高血圧症の診断治療歴の有無，内服薬，頭痛，視力障害，嘔気・嘔吐，胸・背部痛，神経系症状，心・呼吸器症状，乏尿の有無などの病歴ならびに身体症状の把握が重要である．初期降圧薬物治療では，扱いやすい注射薬を用いることが多い（**表 2-10**）．一般的な降圧目標は，加療開始 1 時間以内では，治療前平均血圧から 25％以内の降圧にとどめ，次の 2〜6 時間で緩徐に 160/100〜110 mmHg を目標とし降圧する．ただし，大動脈解離症例や急性冠症候群，高血圧性脳症では，初療降圧値がさらに低いので注意が必要である．初期降圧目標に達したら，内服薬を開始すると同時に，経静脈的に投与された注射薬の用量調節をする．

　高血圧切迫症は，内服薬にて降圧コントロールできる場合が多いが，高血圧長期罹患患者では，臓器血流自動調節能の下限が高く，急速な血圧降下は臓器障害を進行させる可能性があるため，慎重に降圧治療を行う．降圧治療は，24〜48 時間後に緩徐に 160/100 mmHg 程度まで緩徐に降圧を図る．一般的には，薬

物療法の副作用に注意しながら，カルシウム拮抗薬，アンジオテンシン変換酵素(ACE)阻害薬，アンジオテンシンⅡ受容体拮抗薬(ARB)，$\alpha\beta$遮断薬，β遮断薬，ループ利尿薬などが投与される.

コツとアドバイス

- 高血圧状態の患者を初療で診察した際は，高血圧緊急症を念頭に置き，初期緊急検査において可能なかぎり精査し，臓器症状の有無を見極める．胸部X線所見異常，腎機能検査値増悪所見，尿検査における蛋白尿の存在，心電図異常などの所見を見逃さない.

- 高血圧緊急症の初期薬物療法は，静注で管理する方法が普通である．カルシウム拮抗薬であるニカルジピン塩酸塩(ペルジピン®)は，比較的管理がしやすく，実臨床で広く用いられている．血圧管理は観血的モニターが望ましいが，管理が難しい場合は，非観血的モニターを用い，短い間隔で血圧を管理する.

- 高血圧緊急症は，初療で診断がくだされたら速やかに治療を開始し，高血圧専門医へコンサルテーションする必要がある疾患である.

(橋田匡史)

不整脈

症状から不整脈を疑う場合，心血管疾患に加え，貧血・甲状腺疾患・高血圧などの鑑別を要する．服薬歴，既往歴，社会・家族歴も重要である．多くは12誘導心電図から診断する．構造的心疾患の既往がなく，日常生活に問題がない場合，不整脈が外来での処置や小手術に影響を及ぼすことはまれである.

本項では，一般医がフォローしてよい不整脈か，専門医に紹介すべき不整脈かを判断する観点からまとめる.

初療・処置

1. 徐脈性疾患

洞機能不全(徐脈頻脈症候群など)，房室結節機能不全(MobitzⅡ型房室ブロック)，His-Purkinje系機能不全(完全房室ブロック)による不整脈の場合に治療が必要となることが多く，特に症状を伴う徐脈には恒久的ペースメーカの植込みを要する.

2. 頻脈性疾患

上室性頻脈と心室性頻脈に大別され，症状や理学的検査のみでは鑑別困難である.

① **心房細動・粗動**　心電図診断が主でP波の有無や鋸歯状F波を探す．現在治療の変遷期にあり，リズムコントロール vs. レートコントロール，薬剤 vs. カテーテルアブレーション，CHADS2スコア*を基に血栓塞栓症予防に対するワルファリン vs. 新規経口抗凝固薬，さらに頻脈誘発性心筋症の予防などの知識を必要とする.

② **上室性頻脈**　頻度順に房室結節リエントリー性頻脈(atrioventricular nodal reentrant tachycardia；AVNRT)，房室回帰性頻脈(atrioventricular reentrant tachycardia；AVRT)，と心房頻拍などが主となる．頻脈中の心電図でR波後の次のP波までの間隔がPR間隔より短い時は短縮RP頻脈といい，多くはAVNRTとAVRTである．P波が確認できない上室性頻脈はほとんどがAVNRTと考えてよい．幅広いQRSを伴う頻脈は，上室性(脚ブロック，副伝導路を有する)か心室性頻拍発作か不明なことがあり，治療上鑑別を要する．AVNRTは迷走神経刺激，ATP製剤，β遮断薬，ベラパミル(ワソラン®)などのカルシウム拮抗薬，抗不整脈薬，電気的除細動で治療される．AVNRTもAVRTもアブレーションにより根治が期待でき投薬不要となるため，適応と考えられれば専門医への紹介が勧められる.

③ **心室性不整脈**　心室性期外収縮は健常者の75%に出現し，予後の観点から心配ないことを納得させることが肝要である．ただし，構造的な心疾患がなくても心房細動と同様に将来的に頻脈型心筋症を合併する可能性を指摘されている．構造的心疾患を伴う心室性頻拍で，特に左室機能の低下例は突然死の原因となりうるため植込み型除細動器(implantable cardioverter defibrillator；ICD)留置の適応になる.

特発性心室頻拍は構造的心疾患のない20〜40歳の女性に頻発し，左脚ブロックを示し，ショートランで起こることが多く，運動や興奮により出現することがある．予後良好なことから通常はICD留置の適用とならない.

3. 遺伝性不整脈症候群

近年，遺伝性診断などの進歩により，QT延長症候群，QT短縮症候群，Brugada症候群，カテコラミン誘発多形性心室頻拍症，不整脈原性右室心筋症などの疾患概念が明らかになってきた．これらの疾患は突然死を起こすリスクが増加するので，心電図などで上記疾患を疑う際は，早期に専門医へ紹介すべきである.

---

* CHADS2とはcongestive heart failure(心不全)，hypertension(高血圧)，age(年齢，75歳以上)，diabetes mellitus(糖尿病)，stroke(脳卒中)の頭文字であり，心房細動を有する患者の脳卒中のリスク因子を示している．各々のリスクに1ポイント，既往歴に脳卒中のある患者には2ポイントを加点して，その合計から抗凝固薬の適用を決定している.

コツとアドバイス

- 迷走神経反射（生理的）と神経心臓性失神（病気）の相違を理解することが大切である．
- 症状を伴う徐脈にはペースメーカしか治療法がない．したがって，無症候性例に対するペースメーカ適用に関する知識は重要である．
- 頻脈性疾患はいずれの不整脈であれ，不安定な血行動態（血圧の低下などや症状の出現）が起こればただちに直流電気的除細動が必要である．
- 心房細動で非常に速い心室レートのときは常に副伝導路の存在を疑い，房室結節の伝導を遅延する薬剤（ジギタリス・ベラパミルなど）は禁忌である．
- 幅広い QRS を伴う頻拍はすべてが心室性頻拍ではない．鑑別がつかない場合には心室性として治療し，特にプロカインアミドは適切な選択である．

（田中壽英）

クループ症候群

クループ症候群は，生後6か月〜3歳ぐらいの乳幼児に好発する，喉頭の炎症性腫脹による気道狭窄に基づく犬吠様咳嗽，吸気性喘鳴，嗄声，呼吸困難などの呼吸器症状を呈する急性疾患である．真性クループ（喉頭ジフテリア）と仮性クループに分けられるが，DPT（ジフテリア，百日咳，破傷風）ワクチン接種の普及により後者によるものが大部分であるので，一般的には後者をクループ症候群と呼ぶ．原因には感染性（ウイルス性，細菌性）と非感染性（血管運動性浮腫，痙性クループ）がある．急性感染に伴うほとんどのクループはウイルス感染が原因である．

症状・診断

最も頻度の高いウイルス性クループは，数日前からの上気道炎症状に引き続いて発熱，犬吠様咳嗽，吸気性喘鳴，嗄声，呼吸困難などの症状を認める．症状が進行すると，顔面蒼白，チアノーゼ，意識障害を認めることもある．症状は夜間に悪化することが特徴であり，数日間は再燃することがあるが次第に改善し，1週間程度で消失することが多い．晩秋から冬に発症することが多く，パラインフルエンザウイルス（1〜3型），RSウイルス，アデノウイルス，インフルエンザウイルス（A・B型），麻疹ウイルスなどが原因となる．

細菌性の**急性喉頭蓋炎**はウイルス性クループと比べて症状の進行が早く，初期に適切な治療がされなければ気道閉塞を引き起こし死亡のリスクが高くなる．インフルエンザ菌b型（*Haemophilus influenzae* type b；Hib）が原因となることが多い．突然の高熱と咽頭痛で発症し，嚥下困難，流涎，急速に進行する呼吸困難のため不穏状態になることがある．

初療・処置

最も大事な点は気道確保である．意識レベルの低下，チアノーゼ，呼吸音の著明な減弱，陥没呼吸などの徴候は呼吸不全のサインであり，気道確保および速やかな酸素投与などの緊急処置が必要となる．薬物療法としては，アドレナリン吸入と副腎皮質ステロイド薬投与がある．まず，1,000倍希釈アドレナリン（ボスミン®）0.1〜0.3 mL を生理食塩水で5〜10倍に希釈して吸入させる．非常に効果的であるが作用時間が2〜3時間と短く，症状が再燃することがあるので注意を要する．副腎皮質ステロイド薬は抗炎症作用により喉頭浮腫を軽減させる目的で使用され，デキサメタゾン 0.6 mg/kg の単回投与（経口または筋注）が推奨されている．クループ症候群のほとんどはウイルス性であるため抗菌薬の投与は必要ないことが多いが，細菌性喉頭蓋炎が疑われる場合は躊躇せず速やかに抗菌薬を投与する．

コツとアドバイス

- 来院時，呼吸困難が軽度である場合やすでに症状のピークが過ぎている場合は外来で処置をする．**呼吸困難が夜間に増悪しやすいこと**，症状が再燃する場合があることなどを家族に十分に説明したうえで帰宅させる．
- 軽症例では加湿だけで症状が改善することもある．大泣きや興奮状態から症状が悪化する場合もあるため，**安静を保ち患児の不安を軽減させる**ことも重要である．

（永井明日香）

気管支喘息発作

気管支喘息の治療は，① 喘息をコントロールするための長期管理と，② 発作に対応する治療に分けられる．基本的な考えは，発作を起こさないための長期管理が基本となる．しかし，現実には，無治療で経過している患者や，長期管理で安定していても感染をトリガーとして発作を起こす場合がある．このような場合は発作の治療が必要となる．本項では，急性期の発作治療に関して，日本アレルギー学会の「喘息予防・管理ガイドライン2015」に準拠した対応を示す．

症状・診断

まず，喘息患者が来院した場合，症状を参考に喘息

表2-11　喘息発作の強度と目安となる発作治療ステップ

発作強度[*]	呼吸困難	動作	検査値				選択する発作治療ステップ
			PEF	SpO$_2$	PaO$_2$	PaCO$_2$	
喘鳴/胸苦しい	急ぐと苦しい　動くと苦しい	ほぼ普通	80%以上	96%以上	正常	45 mmHg未満	発作治療ステップ1
軽度（小発作）	苦しいが横になれる	やや困難					
中等度（中発作）	苦しくて横になれない	かなり困難，かろうじて歩ける	60〜80%	91〜95%	60 mmHg超	45 mmHg未満	発作治療ステップ2
高度（大発作）	苦しくて動けない	歩行不能，会話困難	60%未満	90%以下	60 mmHg以下	45 mmHg以上	発作治療ステップ3
重篤	呼吸減弱　チアノーゼ　呼吸停止	会話不能，体動不能，錯乱，意識障害，失禁	測定不能	90%以下	60 mmHg以下	45 mmHg以上	発作治療ステップ4

[*]発作強度は主に呼吸困難の程度で判定する（他の項目は参考事項とする）．異なる発作強度の症状が混在する場合は強いほうをとる．
〔日本アレルギー学会喘息ガイドライン専門部会（編）．喘息予防・管理ガイドライン2015．協和企画，2015より〕

表2-12　喘息の発作治療ステップ

治療目標：呼吸困難の消失，体動，睡眠正常，日常生活正常，PEF値が予測値または自己最良値の80%以上，酸素飽和度＞95%（気管支拡張薬投与後の値を参考とする），平常服薬，吸入で喘息症状の悪化なし

ステップアップの目安：治療目標が1時間以内に達成されなければステップアップを考慮する．

	治療	自宅治療可，救急外来入院，ICU管理[*1]
発作治療ステップ1	短時間作用性β$_2$刺激薬吸入[*2]　ブデソニド/ホルモテロール吸入薬追加吸入	自宅治療可
発作治療ステップ2	短時間作用性β$_2$刺激薬ネブライザー吸入反復[*3]　アミノフィリン点滴静注[*4]　酸素吸入（SpO$_2$95%前後を目標）　副腎皮質ステロイド薬全身投与[*5]　抗コリン薬吸入　ボスミン®（0.1%アドレナリン）皮下注[*6]	救急外来　・1時間で症状が改善すれば帰宅　・2〜4時間で反応不十分　┐　・1〜2時間で反応なし　┘入院治療　入院治療：高度喘息症状として発作治療ステップ3を施行
発作治療ステップ3	短時間作用性β$_2$刺激薬ネブライザー吸入反復[*3]　副腎皮質ステロイド薬全身投与の反復[*5]　酸素吸入（SpO$_2$95%前後を目標）　アミノフィリン点滴静注（持続）[*7]　抗コリン薬吸入　ボスミン®（0.1%アドレナリン）皮下注[*6]	救急外来　1時間以内に反応なければ入院治療　悪化すれば重篤症状の治療へ
発作治療ステップ4	上記治療継続　症状，呼吸機能悪化で挿管[*1]　酸素吸入にもかかわらずPaO$_2$ 50 mmHg以下および/または意識障害を伴う急激なPaCO$_2$の上昇　人工呼吸[*1]，気管支洗浄　全身麻酔（イソフルラン，セボフルランなどによる）を考慮	ただちに入院，ICU管理[*1]

[*1] ICUまたは，気管挿管，補助呼吸，気管支洗浄などの処置ができ，血圧，心電図，パルスオキシメータによる継続的モニターが可能な病室．重症呼吸不全時の挿管，人工呼吸装置の装着は，時に危険なので，緊急処置としてやむを得ない場合以外は複数の経験のある専門医により行われることが望ましい．
[*2] 短時間作用性β$_2$刺激薬pMDIの場合：1〜2パフ，20分おき2回反復可．
[*3] 短時間作用性β$_2$刺激薬ネブライザー吸入：20〜30分おきに反復する．脈拍を130回/分以下に保つようにモニターする．
[*4] アミノフィリン6 mg/kgを等張補液薬200〜250 mLに入れ，1時間程度で点滴投与する．副作用（頭痛，吐き気，動悸，期外収縮など）の出現で中止．発作前にテオフィリン薬が十分に投与されている場合は，アミノフィリンを半量もしくはそれ以下に減量する．可能な限り血中濃度を測定しながら投与する．
[*5] 副腎皮質ステロイド薬点滴静注：ヒドロコルチゾン200〜500 mg，メチルプレドニゾロン40〜125 mg，デキサメタゾン，あるいはベタメタゾン4〜8 mgを点滴静注．以後ヒドロコルチゾン100〜200 mgまたはメチルプレドニゾロン40〜80 mgを必要に応じて4〜6時間ごとに，あるいはデキサメタゾンあるいはベタメタゾン4〜8 mgを必要に応じて6時間ごとに点滴静注，またはプレドニゾロン0.5 mg/kg/日，経口．ただし，アスピリン喘息の場合，あるいはアスピリン喘息が疑われる場合は，コハク酸エステル型であるメチルプレドニゾロン，水溶性プレドニゾロンの使用を回避する．
[*6] ボスミン®（0.1%アドレナリン）：0.1〜0.3 mL皮下注射20〜30分間隔で反復可．原則として脈拍は130回/分以下に保つようにモニターすることが望ましい．虚血性心疾患，緑内障［開放隅角（単性）緑内障は可］，甲状腺機能亢進症では禁忌，高血圧の存在下では血圧，心電図モニターが必要．
[*7] アミノフィリン持続点滴：最初の点滴（上記＊6参照）後の持続点滴はアミノフィリン250 mgを5〜7時間で（およそ0.6〜0.8 mg/kg/時）で点滴し，血中テオフィリン濃度が10〜20 μg/mL（ただし最大限の薬効を得るには15〜20 μg/mL）になるように血中濃度をモニターして中毒症状の発現で中止．
〔日本アレルギー学会喘息ガイドライン専門部会（編）．喘息予防・管理ガイドライン2015．協和企画，2015より〕

発作強度の判定を速やかに行う.

1．発作強度

発作強度の判定は，治療管理を的確に行うばかりでなく，長期管理のための重症度の判定に重要である．発作強度は主に呼吸困難の程度で判定し，喘鳴/胸苦しい・軽度(小発作)・中等度(中発作)・高度(大発作)・重篤の5段階に分類される(**表2-11**).

初療・処置

発作時の治療の原則は，発作強度に対応した治療(4段階のステップ)を行うことである(**表2-12**).治療は，呼吸困難の消失，体動正常，SpO_2 95％超(room air)などを目標として行い，各ステップでの治療目標が1時間以内に達成できなければステップアップを考慮する.

🔆 コツとアドバイス

● 治療のポイントは症状に応じた治療ステップの選択であるが，小発作で来院した患者が，β_2刺激薬の吸入治療中に大発作を起こすこともあり，常に患者の状態を観察しながら治療を行うことが重要である.

(海老原明典)

過換気症候群

症状・診断

発作性の頻呼吸によって，種々の症状(呼吸苦，動悸，めまい，嘔気，四肢のしびれなど)を呈する症候群である．過換気によって血中二酸化炭素分圧の低下や呼吸性アルカローシスが引き起こされ，種々の症状が出現する．典型例では胸式呼吸となり，残気量の増加なども加わり，呼吸困難感がさらに増悪する.

過換気症候群のはっきりとした病因はわかっていない．ストレス，ナトリウム負荷，乳酸負荷，緊張，強い情動変化などが引き金となり，異常な呼吸反応を示すことが多い．過換気症候群＝パニック障害というイメージがあるが，あらゆる精神疾患で起こりうる(過換気症候群患者の25％程度しかパニック障害の診断基準を満たさない)．多忙な臨床現場では，時間を要する精神医学的な鑑別は不要である．診断には器質的疾患の除外が必要なため，バイタルサイン，身体所見，各種検査により器質的疾患を除外する必要がある．さまざまな器質因により過換気となることがあるため，器質因の除外が大切となる.

初療・処置

精神疾患に伴う過換気症候群の場合，推奨される治療としては経過観察でよい．一般的に発作は20～30分で軽快するため，病院に着くころや検査のころには症状は軽快することが多い．過換気による一連の症状が生命にかかわることはない点を説明するのが大切である．胸式呼吸になっていることが多いため，腹式呼吸の指導を行うのもよい．症状が落ち着いたところで，不安や困っていることについて聴取する．ペーパーバッグ再呼吸法は過換気発作の鎮静法として有名であるが，治療効果が得られない場合が多いことや重篤な低酸素を引き起こす危険性があり，現在では推奨されていない．過換気症候群は何らかの原因による心因性の呼吸困難感が根底にあるため，ペーパーバック再呼吸法では過換気を止める根拠がない.

患者の苦痛や不安が強く，経過観察が無効な場合は，抗不安薬による薬物療法を考慮する．救急現場では，ジアゼパム(セルシン®)5～10 mgの緩徐静注が主流である(筋注の場合，効果発現が不安定で経口よりも遅延)．経口投与が可能であれば，ジアゼパム2～5 mg，アルプラゾラム(ソラナックス®) 0.4 mgなどの内服でもよい.

🔆 コツとアドバイス

● 過換気症候群で特に問題となるのは救急頻回受診であるため，これを防ぐためには，疾病教育が重要である．疾病教育により，精神科医療につなげ，背景に存在する精神疾患を治療することで，頻回の救急搬送・受診を防げる.

● 患者本人には，検査上身体的問題はないこと，過換気症候群について説明し(例：過換気により生じる多彩な症状など)，精神科を受診するよう勧める．付き添いの家族・知人が動揺していることも多いため，プライバシーに配慮しながら病態について説明するのも大切である．付き添いの家族・知人に対しても精神科的治療の必要性を説明し，受診への協力を求める.

● ソーシャルワーカーの介入が効果的なこともある．精神疾患の発症・悪化要因となる心理社会的問題(失業・経済問題や単身独居など)がある場合，ソーシャルワーカーと連携し社会的援助や人的資源を提供する.

● 最後に精神科・心療内科宛に診療情報提供書を作成し，かかりつけ医をつくるようにするのも大切である.

(岸　泰宏)

表 2-13　熱中症の新分類

新分類	症状	重症度	治療	従来の診断名
Ⅰ度	めまい，立ちくらみ，生あくび 大量の発汗，欠神，筋肉痛， 筋肉痛，筋肉の硬直（こむら返り） 意識障害を認めない（JCS = 0）	軽症	通常は現場で対応可能 →安静，体表冷却，経口的に水分とナトリウムの補給	熱失神 熱痙攣
Ⅱ度	頭痛，嘔吐， 倦怠感，虚脱感， 集中力や判断力の低下 （JCS ≦ 1）	中等症	医療機関での診察が必要 →体温管理，安静，十分な水分とナトリウムの補給（経口摂取が困難な時には点滴にて）	熱疲労
Ⅲ度	下記の 3 つのうちいずれかを含む 1) 中枢神経症状（意識障害：JCS ≧ 2，小脳症状，痙攣発作） 2) 肝・腎機能障害（入院経過観察，入院加療が必要な程度の肝または腎障害） 3) 血液凝固異常〔急性期 DIC 基準（日本救急医学会）にて DIC と診断〕	重症	入院加療（場合により集中治療）が必要 →体温管理（体表冷却に加え内臓冷却，血管内冷却などを追加），呼吸・循環管理，DIC 治療	熱射病

〔三宅康史，他：熱中症診療ガイドライン 2015．日本救急医学会．
http://www.jaam.jp/html/info/2015/pdf/info-20150413.pdf（2016 年 1 月 18 日閲覧）〕

熱中症

　熱中症は暑熱環境によって生じる熱性の生体障害の総称である．肉体労働・スポーツなどの運動負荷で起こる労作型熱中症と，暑熱環境下で起こる非労作性（古典的）熱中症がある．

症状・診断

　熱中症の新分類と従来の診断名を**表 2-13** に示す．暑熱環境にいる，あるいはいた後に体調不良を訴えた場合にはすべて熱中症の可能性がある．

初療・処置

　Ⅰ度では通常入院を必要としない．熱失神は皮膚の血管拡張が原因でめまいや失神を起こす．涼しい場所に移動し，仰臥位安静を保持し水分摂取を勧める．筋痙攣は，ナトリウムイオンの欠乏が原因で起こり，食塩を含む経口補水液（オーエスワン®）などを摂取させると多くは改善する．

　Ⅱ度（熱疲労）は，Ⅲ度（熱射病）の前段階で脱水や電解質異常により頭痛，嘔吐，倦怠感などが起こる．体温が高ければ体表冷却と水分・塩分の補給が必要である．経口での水分摂取が困難な場合には輸液（細胞外液）による補充を行う．場合により入院のうえ体温管理，輸液，循環管理を行う．

　Ⅲ度では体温調節機序が破綻し通常 39℃以上の高体温となり，細胞機能障害，多臓器不全に陥る．入院治療（場合により集中治療）が必要で，可及的速やかに深部体温 38℃台までの緊急冷却を行う．冷却ブランケット，氷嚢，室温水の噴射と扇風機による体表冷却，冷却輸液による血液冷却，胃・膀胱内への冷水注入による体腔冷却，体外循環などのあらゆる手段で冷却する．38℃台まで下降すれば冷却を緩め，その後の低体温に注意する．

🔥 コツとアドバイス

● 意識障害＋発熱をきたす疾患（敗血症，悪性症候群，脳炎，髄膜炎，甲状腺クリーゼ，痙攣重積，覚醒剤中毒など）との鑑別が必要である．

● 意識障害時の無理な経口摂取は誤嚥の危険性があり注意する．

● 体温が平温であっても昼間の暑熱環境下での労働などの後に夜間受診することもあり，熱中症の場合がある．

● 腋窩温は冷房や氷嚢などによって正確ではないことがあり，必ず深部体温（直腸温，膀胱温，食道温など）を計測する．

● 病態（重症度）は，対処のタイミングや内容，患者側の条件により刻々と変化するため，注意が必要である．

参考文献

1) 三宅康史，他：本邦における熱中症の現状─ Heatstroke STUDY 2010 最終報告．日救急医学会誌　23：211-230，2012

（青木弘道）

低体温

　低体温（hypothermia）は，深部体温（直腸温など）が

表 2-14　低体温の重症度分類と初療

重症度	深部体温	症状	復温法	その他の治療
軽度	35〜32℃	戦慄，頻脈，頻呼吸	受動復温，能動復温（電気毛布など）	
中等度	32〜28℃	30℃以下では，意識低下，徐脈・不整脈	能動復温（電気毛布，加温輸液など）	輸液，糖の補充
高度	28℃以下	昏睡，徐脈・不整脈，徐呼吸，心肺停止	能動復温（できれば体外循環を併用）	気道確保・換気，血管確保，輸液，心肺蘇生

35℃以下に低下した状態で，熱の喪失が産生を上回った場合に起こる．このうち低体温療法などの人為的な低体温を人工低体温，企図せずに低体温に陥ったものを**偶発性低体温**（accidental hypothermia）と呼ぶ．

偶発性低体温は，寒冷環境や冷水への曝露によるものが多く，しばしば内分泌疾患や低栄養などによる熱産生の低下，高齢者・小児・薬物中毒などでみられる体温調節能の低下を伴っている．偶発性低体温は屋外だけでなく室内でも起こり，近年では高齢者の室内における発症が増加している．

○ **低体温の重症度と初療**（表 2-14）

低体温は，深部体温により軽度低体温（32〜35℃），中等度低体温（28〜32℃），高度低体温（28℃以下）に分類される．

1．軽度低体温（mild hypothermia）

意識レベルの大幅な低下はなく，体温を上昇させるための戦慄，頻脈，頻呼吸などがみられる．濡れた着衣は除去し，速やかに毛布などで保温して体温の喪失を避け，受動加温を行う．電気毛布などを用いた体表からの能動加温を併用してもよい．

2．中等度低体温（moderate hypothermia）

低体温に対する戦慄などの防御反応が減弱し，30℃以下では，意識の低下，徐呼吸，徐脈，心室性不整脈などがみられるようになる．受動加温とともに，電気毛布や温水ブランケットによる能動加温，加温輸液や膀胱内・胃内への温水注入など深部からの能動加温を併用する．低体温に伴って循環血液量が減少するので，生理食塩水の加温輸液を行う．エネルギー補給のため，糖分の経口または経静脈投与を行う．体表からの能動加温では，末梢血管の拡張と体温の不均衡による深部体温の低下（after drop）が起こることがある．特に 30℃以下では，加温輸液や胃管からの加温などの深部加温を併用する．

3．高度低体温（profound hypothermia）

意識が低下して昏睡状態となり，顕著な徐呼吸，徐脈がみられる．また心室性不整脈をはじめとする心電図異常がみられ，高度徐脈や心室細動から心肺停止となることも多い．高度低体温は非常に危険な状態であ

り，速やかに気道確保・換気，血管確保・生理食塩水の加温輸液を行い，その他の能動加温を併用する．高度低体温では，しばしば復温中に**心室細動**をきたす．

心室細動，心肺停止になれば，速やかに心肺蘇生を開始する．人工心肺や経皮的補助循環を用いた深部加温を行うと，迅速な復温と加温中の循環動態安定化が可能であり，転帰が大きく改善される．

（猪口貞樹）

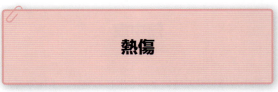

熱傷

熱傷の診療では，初療と重症度判定を的確に行い，重症例を熱傷専門施設へ速やかに移送することが重要である．本項では，このうち初期評価，救命処置および重症度判定について述べる．

初療・処置

熱傷の診療では，まず蘇生の優先度に従って初期評価を行いつつ，同時に必要な救命処置を実施する．その後，あらためて全身の診察，各種検査，処置を行う．

1．気道確保と換気

気道熱傷では，気道閉塞や低酸素血症が急速に進行することがある．気道熱傷が疑われる場合（意識障害，閉鎖空間での受傷，顔面の熱傷，鼻毛の消失，嗄声，頻呼吸・努力性呼吸，SpO_2 低下，喉頭・咽頭の浮腫や炭粉付着）には，ただちに高濃度酸素を投与し，気管内挿管による気道確保も考慮する．呼吸に異常がみられれば，補助呼吸を開始する．胸部全周性熱傷による拘束性換気障害にも注意する．

2．循環と初期輸液

脈を触れ，収縮期血圧と毛細血管再充満時間（capillary refilling time；CRT）を測定して循環の状態を評価する．熱傷面積 15% TBSA（total body surface area）以上の成人，10% TBSA 以上の小児では，速やかに血管確保を行い，遅くても受傷後 2 時間以内に初期輸液を開始する．最初の輸液には生理食塩水また

は乳酸加リンゲル液を用い，標準的には，1日輸液量（mL）＝体重（kg）×熱傷面積（% TBSA）× 4 として，その 1/2 量を受傷後 8 時間で投与する．

3．意識

意識レベルを確認する．意識障害があれば，気道熱傷による低酸素血症や一酸化炭素などの有毒ガス中毒，熱傷性ショックなどを考えて，治療を進める．

● 重症度評価

熱傷の生命予後に影響するため，年齢を聴取し，Ⅱ度・Ⅲ度熱傷の面積（% TBSA）を推定する．熱傷面積は，9 の法則（頭部，左右上肢，表裏胸部，表裏腹部，左右大腿，左右下腿の 11 か所がそれぞれ 9%，陰部が 1%）および手掌法（手のひらが 1%）などで概算する．さらに大まかな熱傷深度を判定するが，受傷直後に正確な判定は困難である．

気道熱傷の有無，機能的に問題となる部位（手，足，顔面など）の熱傷の有無，特殊な熱傷（電撃症，化学熱傷など）か否かを確認する．

● 専門施設への搬送

上記の所見から，熱傷専門施設へ照会・搬送する必要性を判定する（表 2-15）．重症熱傷の治療では，全身管理，局所治療，リハビリテーション，栄養管理，精神面の管理など，さまざまな診療科・職種による連携が必要であり，熱傷治療に習熟した施設での治療が望ましい．

（猪口貞樹）

気道熱傷と一酸化炭素中毒

気道熱傷には上気道型（咽頭，声門，喉頭），肺実質型（気管，気管支，肺胞）がある．上気道型は熱による障害，肺実質型は主に有毒ガスによって生じる．上気道型では浮腫や炎症，粘膜上皮の剥脱，偽膜形成により気道の狭窄・閉塞から換気障害を生じる．肺実質型では気道粘膜や肺胞の炎症，浮腫から，肺水腫などを生じ低酸素血症を起こす．また肺炎を合併しやすい．いずれの場合も時間とともに進行性に悪化するので注意を要する．

一酸化炭素中毒は，火災による煙の吸入，排ガス吸入などで生じる．組織への酸素供給，ミトコンドリア機能が障害され，重症例では脳機能障害や心筋障害，横紋筋融解を生じる．曝露から 4 週間程度経過後に，遅発性に高次脳機能障害がみられることがある．

症状・診断

顔面・口腔・鼻粘膜の熱傷，煤の付着，睫毛や鼻毛

表 2-15　熱傷専門施設への照会基準（米国熱傷学会）

1) 10〜50 歳で 20% TBSA 以上のⅡ度熱傷
2) 10 歳以下または 50 歳以上で 10% TBSA 以上のⅡ度熱傷
3) 5% TBSA 以上のⅢ度熱傷
4) 手，足，顔面，眼，耳，会陰部，関節屈曲部のⅡ度・Ⅲ度熱傷
5) 電撃傷
6) 化学熱傷
7) 多発外傷を合併した熱傷
8) 気道熱傷
9) 熱傷の転帰に影響をもつ疾病で治療中の患者
10) 小児の専門医，専門設備のない医療機関での小児熱傷
11) 社会的，情緒的，長期リハビリテーション的介入を要する患者の熱傷（児童虐待など）

の焦げがあるとき，また，受傷が閉所での場合や意識障害を伴う場合には，気道熱傷の可能性が高い．気道熱傷の診断は，総合的な臨床診断によって行う．症状としては，呼吸困難，嗄声，ラ音など．気管支鏡では，受傷早期に煤の付着，粘膜の充血，発赤，浮腫，分泌物増加が，重症では粘膜の蒼白化や壊死所見がみられる．胸部 X 線では受傷数時間以降より肺野の斑状陰影や無気肺が，24 時間以降に肺水腫や肺炎像が出現するため経時的に撮影を行う．

一酸化炭素中毒では頭痛，めまい，嘔気を認め，中等症〜重症では意識障害，痙攣などを生じ死に至る．曝露早期には動脈血液ガス分析で CO-Hb（カルボキシヘモグロビン）濃度が高値となる．高乳酸血症がみられ，CT，MRI で両側淡蒼球，小脳，白質の異常が認められることがある．

初療・処置

1．呼吸管理

予防的な早期の気管挿管を考慮してもよい．上気道型の場合，急速に進行し窒息をきたすため，厳重に経過観察して必要があればただちに気管挿管を行う．困難であれば，輪状甲状間膜（靱帯）穿刺・切開，気管切開を行う．人工呼吸器管理下に終末呼気陽圧（positive end-expiratory pressure；PEEP）あるいは気道陽圧（continuous positive airway pressure；CPAP）を用いる．

2．輸液管理

気道熱傷合併重症熱傷では，熱傷面積より推定される輸液より多量の輸液が必要とされている．

3．薬物療法

抗菌薬の予防投与は状況により行う．副腎皮質ステロイド薬投与は行わない．ヘパリン，N-アセチルシステインのネブライザー吸入投与を行ってもよい．また気道熱傷に伴うシアン中毒にはヒドロキシコバラミンの投与を考慮する．

4．一酸化炭素中毒の治療

　ベッド上安静とし，リザーバー付きフェイスマスクにより100%酸素投与をCO-Hb濃度が正常になるまで行う．妊娠している場合は，母体のCO-Hb濃度が正常化した後も酸素投与を続行する．可能な場合には高気圧酸素療法を行う．明らかなCO曝露，乳酸性アシドーシス，妊婦などでは入院加療を要する．

コツとアドバイス

● 気道熱傷を疑う場合は常に緊急気道確保を念頭に置き，厳重な観察を行う．一酸化炭素中毒では遅発性脳症を生じることがあるため，長期の経過観察が必要である．

参考文献

1）日本救急医学会（監）：救急診療指針，改訂第4版. pp515-517, 532, へるす出版, 2013
2）日本熱傷学会学術委員会（編）：熱傷診療ガイドライン，改訂第2版. pp19-25, 日本熱傷学会, 2015
3）相塲一亥（監），上条吉人：臨床中毒学. pp376-386, 医学書院, 2012

（梅鉢梨真子，猪口貞樹）

毒ガス中毒

　ガス（気体）による人体への影響には二種類あり，1つはガスそのものの毒性（いわゆる有毒ガス）と，もう1つは大気中のガスの分圧が高くなり相対的に酸素濃度が低くなって低酸素状態を起こす場合（ドライアイスなど）がある．

　本項では主にガスそのものの毒性によって引き起こされる中毒について述べる．ガス中毒の治療の一般論は，危険エリアからの待避，バイタルサインの維持，十分な酸素投与，場合によっては人工呼吸，機械的陽圧換気，拮抗薬の投与である．

化学兵器

　第一次世界大戦中より使用の始まった毒ガス兵器には主に4種類がある．

1．窒息剤

　肺の組織を傷害して初期には咳，胸部絞扼感を自覚し，急激な肺水腫や喉頭痙攣を起こす．塩素ガス，ホスゲンガス（二塩化カルボニル）などがある．塩素系漂白剤（次亜塩素酸）と強酸を混合したときに発生するガスも塩素ガスである．

2．血液剤

　血液に溶解して全身に循環し，ミトコンドリア内でチトクロームオキシダーゼと結合して細胞の酸素代謝を直接阻害する即効・致死性の化学兵器である．高濃度の場合，瞬時に死亡に至る．青酸ガスが有名であるが化学物質としてはシアン化水素，シアン化塩素，シアン化臭素がある．

3．びらん剤

　皮膚に紅斑と水疱を形成したり壊死を生じ，皮膚や目の強い痛みを起こす．硫黄マスタード類にはマスタード，O-マスタード，セスキマスタードがあり，ルイサイト（砒素化合物），ホスゲンオキシムなどがある．

4．神経剤

　神経筋接合部でアセチルコリンエステラーゼの活性を阻害し，最終的には呼吸筋麻痺から死に至る．化学剤中，最も毒性が強く致死的となる．タブン，サリン，ソマン，VXがある．競合的拮抗薬にプラリドキシムヨウ化物（パム®）がある．

その他の毒性ガス

1．硫化水素

　火山性のガスや人為的に発生させたガスで障害が発生する．皮膚粘膜への刺激と，青酸と同様にミトコンドリアのチトクロームオキシダーゼを阻害される．急激に高濃度の硫化水素に曝露したときの昏倒状態を「ノックダウン」と称される．組織の低酸素状態が持続（代謝性アシドーシスの遷延など）する場合には，青酸中毒の治療に準じて，チオ硫酸ナトリウム，亜硝酸アミル，亜硝酸ナトリウムなどを投与する．

2．一酸化炭素（CO）

　炭化水素の不完全燃焼によって生じるが，無色，無臭，無刺激性であるため気づかれにくいが，血液ガス分析装置はほとんどがカルボキシヘモグロビン（CO-Hb）を同時期に測定可能で，疑わしきは測定しかない．COは血中のヘモグロビンと結合して，CO-Hbとなり，酸素とヘモグロビンの結合よりも親和性が高いため，酸素運搬の障害を生じ，低酸素に伴う組織細胞障害が毒性の本態である．初期には頭痛，次第に意識障害を起こし，昏睡，痙攣から死に至る．急性期の症状が改善した後，遅発性に神経・精神症状を起こすことがあり，間欠型（遅発性）脳症といわれる．治療には一酸化炭素を洗い出すために高濃度酸素投与や必要に応じて高圧酸素療法（hyperbaric oxygenation；HBO）が行われる．

（石松伸一）

溺水

　浸水（気道入口部が液体に浸かった状態），浸漬（気

道を含む身体全体が水没している状態）により窒息をきたした状態を溺水という．溺水は小児や高齢者に多く，てんかん，糖尿病，薬物の乱用，飲酒によりリスクが高くなる．液体により気道が閉塞され低酸素血症を生じるのが病態であり，転帰に最も影響するのは，低酸素血症の持続時間である．浸水の時間が25分以上であり，救急外来到着時に脈拍触知不能の症例は予後不良である．以前は液体を気道内に吸引したかどうか，海水か淡水かを区別していたが，これらに臨床的な違いは認められない．

症状・診断

意識障害から呼吸停止，心停止に至る．来院時に高度意識障害を呈している場合は生命予後，機能予後ともに不良であり重症である．肺水腫によりピンク状泡沫痰や喘鳴を認めることがある．まれに超低水温中で浸漬となった場合，神経学的後遺症を残すことなく救命される．

初療・処置

溺水患者の多くは少量の誤飲のみで自然軽快するが，呼吸器系の症状が遅発性に出現することがあるため，最低6～8時間程度経過観察を行う．呼吸器症状を呈し酸素投与が必要な症例は，入院のうえ24時間以上経過観察する．

1．呼吸管理

気道確保，酸素投与を行う．ショックや意識障害，低酸素血症がみられる場合は気管挿管のうえ陽圧換気を行う．

2．保温

水の気化による体温の低下を防ぐため，濡れた衣服はすぐに脱がせる．深部体温を計測し，低体温の場合には，ただちに加温し，状態が安定したら低体温療法を考慮する．

3．心肺蘇生

重症例では速やかに心肺蘇生を行う．気管挿管を行ったほうがよい．

4．その他

・飛び込みによる溺水では頸椎・頸髄損傷の合併を考慮して頸椎保護のうえ治療する
・胸部単純X線，動脈血液ガス分析を施行する．多くはアシドーシスを伴う低酸素血症を呈しており，人工呼吸管理を要する
・溺水を起こした状況や既往を聴取し，内因性疾患の鑑別診断を行う
・心不全を生じることがあるが，利尿薬投与や水分制限にエビデンスはない
・入院後に肺炎を合併する危険が高いため，喀痰細菌検査を施行する

コツとアドバイス

● 溺水患者は一次救命処置時に嘔吐することが多いため，あらかじめ吸引器などを準備し，嘔吐時には速やかに側臥位にして口腔内の吐物を除去する．
● 経過観察後帰宅させる場合は遅発性に呼吸器症状が出現する可能性を十分に説明する．
● 低体温では，復温するまでは安易に蘇生行為を中止したり，死亡宣告をしてはならない．

参考文献

1) Szpilman D, et al：Current concepts：drowning. N Engl J Med 366：2102-2110, 2012
2) 日本救急医学会（監）：救急診療指針，改訂第4版. pp539-540，へるす出版，2013
3) 救急隊員用教本作成委員会（編）：救急隊員標準テキスト，改訂第4版. pp138-141，へるす出版，2013

（梅鉢梨真子，猪口貞樹）

劇症型感染症

本項では，劇症化する重症細菌感染症に絞って略記する．

症状・診断

まず重症細菌感染症を疑った場合，多くのケースで血液培養陽性，つまりフォーカス臓器から菌の侵入が起こる．多くの重症細菌感染で共通して経験するのは，菌血症であり，その症状をまずは理解する必要がある．菌血症が疑われる患者には，頻呼吸，悪寒戦慄，発熱の持続，低血圧などの症状が現れ，それらは，sepsis（敗血症）/septic shock（敗血症性ショック）を示唆する所見として認識すべきである．

sepsisは，全身性炎症反応症候群（systemic inflammatory response syndrome；SIRS）と呼ばれる反応を伴う全身性感染であり，数多くの内因性炎症メディエーターが血流へ放出されて起こる全身症状を伴う急性炎症反応である．severe sepsis（重症敗血症）は，少なくとも1つの臓器不全の徴候を伴うsepsisであり，循環器不全は低血圧，呼吸不全は低酸素血症，腎不全は乏尿，血液異常は凝固障害で示される．septic shockは，severe sepsisで，初期輸液にほとんど反応しない臓器低灌流と低血圧を伴うものとされる．つまり，sepsisとしての症状をいち早く捉え，診断・治療に結びつける必要があるといえる．

実際のsepsis患者の典型例では発熱，頻脈および頻呼吸を呈するが，血圧は低下に至らないことも多い．sepsis/septic shockが発生するとき，最初の徴候

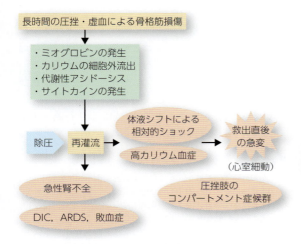

図 2-18　クラッシュ症候群の発生機序
DIC(disseminated intravascular coagulation)：播種性血管内凝固症候群，ARDS(acute respiratory distress syndrome)：急性呼吸窮迫症候群.

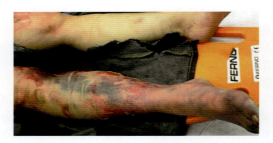

図 2-19　クラッシュ症候群の圧挫肢
（写真提供　関西労災病院）

は錯乱または注意力の低下である場合がある．特に高齢者などでは，意識障害として，救急受診するケースも多々あるほどである．また，動脈および細動脈が拡張し"warm shock"の状態になり，血圧低下，乏尿（0.5 mL/kg/時未満），そして四肢蒼白，末梢のチアノーゼと皮膚の斑状変化を伴い，さらに，臓器障害のため特異的な徴候および症状を生じてくる．

初療・処置

sepsis に対する抗菌薬治療で，重要なのは，初療である．Surviving Sepsis Campaign Guidelines 2012 でも，septic shock/severe sepsis と認識した場合，最初の1時間で有効な抗菌薬を経静脈的に投与することが推奨されている．これまで，抗菌薬治療の遅れが，死亡率を上昇させるとする報告は，菌血症，septic shock の場合などで多数報告されている．院内感染や免疫不全者における緑膿菌感染症においても不適切な初療が死亡率を上昇させることが示されている．sepsis/septic shock の状態が否定できない状況においては，治療としてエンピリックな抗菌薬投与が必要となる．同時に，感染臓器および起因菌を特定するために必要な画像検査や各種培養検査を行うことも重要となる．

抗菌薬治療と同様に重要となるのが，いわゆる感染源コントロールである．これは，膿瘍などの感染性貯留物のドレナージ，壊死組織や感染した人工物などを除去・修復するための外科的手術のことを指す．治療開始時のみならず，治療開始後にショックの遷延や状態改善がみられない場合なども，感染源のコントロールができているか常に気を配り，積極的な感染源コン

トロールをしていくことが重要である．

＊

以上のように，重症細菌感染症において重要なことは，菌血症の存在を迅速に認識し，より早くエンピリックな抗菌薬治療を開始すること，同時に感染巣の特定およびコントロールをすることである．

（河野真二）

クラッシュ症候群と
コンパートメント症候群

❶ クラッシュ（圧挫）症候群

長時間重量物の下敷きになったり挟まれたりする状況で発生する．圧迫による外力と虚血により障害された骨格筋に，圧迫解除後の再灌流障害が加わることで急性腎不全をはじめとしたさまざまな病態が全身性に出現し，時に致死的となる（**図 2-18**）．四肢が圧迫されるような肢位を長時間とった場合（全身麻酔での手術体位，脳血管障害やアルコール・薬物中毒時の昏睡状態など）でも生じる．

症状・診断

受傷状況の把握が診断に直結する．重量物の下敷き，挟まれ，生き埋めなどでは必ずクラッシュ症候群を念頭に治療を進める．4〜6時間以上での発生が多いが1時間で発生したという報告もあり時間で判断するのは危険である．

典型的な圧挫肢の様子を**図 2-19** に示す。圧挫肢では運動知覚障害を認めることから、過去の震災では脊髄損傷と誤る場合もあった。また、時間の経過とともに腫脹しコンパートメント症候群（後述）をきたすことがある。

血液検査では CPK 高値、代謝性アシドーシス、ヘマトクリット上昇、高カリウム血症、低カルシウム血症などを認める。血清カリウムは 7〜9 mEq に及ぶ場合もある。膀胱カテーテルを留置しミオグロビンによる赤褐色尿を確認する。

初療・処置

血液検査と心電図により高カリウム血症を認めれば、必要な治療を開始する。急性腎障害の予防に早期から大量の輸液（目標尿量 2〜3 mL/kg/時）を行う。治療に反応しない高カリウム血症や腎障害を認めた場合は血液透析を行う。

Ⅱ コンパートメント（筋区画）症候群

筋膜、骨、骨間膜に囲まれた筋区画の内圧が、骨折や打撲、圧挫による血腫や筋腫脹により上昇し、区画内の筋、血管、神経の循環障害をきたすことで生じる。下腿と前腕に好発するが、四肢いずれにも発生しうる。圧が高い状態が続くと阻血拘縮から重篤な機能障害を残すため早期に筋膜切開が必要である。

症状・診断

打撲、骨折、圧挫のある四肢で腫脹を認めた場合はコンパートメント症候群の発生に注意する。肉眼的な腫脹に伴い強い疼痛やしびれ感を生じる。次いで知覚鈍麻、運動麻痺が出現、さらに進行すると冷感、蒼白、脈触知不能となる。阻血症状が 4 時間を超えると不可逆性になる。

初療・処置

コンパートメント症候群を疑った場合は、早期に専門医にコンサルトする。意識障害や多発外傷では症状所見からの診断ができないため筋区画内圧の測定を行う。骨折に伴うコンパートメント症候群では、強いしびれ症状やコンパートメント内圧 30 mmHg 以上を認めた際は筋膜切開を考慮する。一方、クラッシュ症候群に伴う場合は、筋膜切開を行うと大量の体液漏出と切開部からの感染によりかえって重篤化する場合がある。治療経験のある施設に問い合せるなど慎重な判断が必要である。

（井上潤一）

蜂窩織炎とガス壊疽

Ⅰ 蜂窩織炎

皮膚軟部組織感染症で、真皮から皮下組織にまで炎症が波及した病態である。

症状・診断

局所の疼痛、紅斑で発症し、発赤、腫脹、疼痛が出現する。感染が進行すれば悪寒、発熱も出現する。感染の原因は、外傷、皮膚病変のほか原因不明も多い。局所の発赤、腫脹、疼痛の状態より診断する。

初療・処置

原因菌は A 群溶血性連鎖球菌、黄色ブドウ球菌が多い。治療はペニシリン系、セフェム系の抗菌薬の経静脈的投与が原則だが、軽症の場合は外来での抗菌薬内服でもよい。

コツとアドバイス

- 治療しても悪化する場合には、壊死性軟部組織感染症を疑う必要がある。外来治療中も定期的に状態を観察する。

Ⅱ ガス壊疽

軟部組織の壊死を伴う重篤な感染症が壊死性軟部組織感染症で、組織内ガスを認めるものがガス壊疽である。ガス壊疽は起炎菌により以下に分類され、病態、重症度が異なる。

Clostridium 性（狭義のガス壊疽）

外傷後に多い。*Clostridium* 属は芽胞を形成する嫌気性グラム陽性桿菌で、土壌や下部消化管に常在する。多くは *C. perfringens* の感染で強い毒素（α toxin）を産生するため、溶血、筋壊死を起こし急激に進行し、数時間でショック、播種性血管内凝固症候群（disseminated intravascular coagulation；DIC）、多臓器不全に陥る。

非 *Clostridium* 性（広義のガス壊疽）

糖尿病、免疫不全状態の患者に多く、A 群溶血性連鎖球菌感染による壊死性筋膜炎が含まれる。感染の進行は *Clostridium* 性よりゆるやかである。

本項では、急激に進行し重篤となる *Clostridium* 性（狭義のガス壊疽）について述べる。

症状・診断

潜伏期間は 24〜72 時間で、初期では皮膚所見に乏しく激痛のみである。その後の進行は急速で、局所の皮膚は赤褐色〜黒色となり出血性水疱が出現する。滲出液は強烈な腐敗臭がある。四肢では腫脹、浮腫が出

現し緊満する．患部の触診で捻髪音，握雪感が認められればガス壊疽と診断してよい．画像検査では，X線，CT，MRIなどで組織内ガス像が認められればガス壊疽と診断する．嫌気培養を含む滲出液の細菌培養が確定診断となるが，早期診断はできない．滲出液のグラム染色で*Clostridium*属が確認できれば，比較的早期に診断できるが，その感度，特異度は低い．

　ガス壊疽の早期診断には，組織内ガスの存在を示す所見（捻髪音，握雪感，画像でのガスの存在）が最も重要である．

初療・処置

　早急に切開，排膿，壊死組織の完全なデブリードマン，洗浄を行い，創は開放創とする．切開処置が最優先で，その後に抗菌薬を投与する．標準的には，ペニシリンG 400万単位を1日4〜6回，クリンダマイシン（毒素産生抑制効果がある）600〜900 mgを1日3〜4回投与する．そのほかの高圧酸素療法，免疫グロブリンなどの治療は必須ではない．

コツとアドバイス

● ガス壊疽の早期確定診断は困難である．組織内にガスがあればただちに切開処置を行うべきであるが，四肢では切断も考慮する必要があり，体幹でのドレナージは外来では困難なので，早めに専門医に相談するほうがよい．

（布施　明）

第 **3** 章

基礎疾患のある患者での初療時の留意点

- 糖尿病合併症のある患者における外科手術　　50
- 抗血栓薬服用中の患者　　50
- 出血傾向のある患者と血友病患者　　51
- 虚血性心疾患・不整脈のある患者　　53
- 透析を受けている患者　　54
- 副腎皮質ステロイド薬服用中の患者　　55
- 骨粗鬆症のレベルとリスク判断　　56

糖尿病合併症のある患者における外科手術

糖尿病患者は年々増加傾向であり，2012年の「国民健康・栄養調査」の集計では約950万人に達し，外科患者の約15〜20％が糖尿病を合併している．糖尿病患者は周術期合併症のリスクが高く，例えば浸透圧利尿による脱水，創傷治癒の遅延，術後感染の増加，虚血時における脳障害の増幅などの危険がある．これらのリスク回避のために，本項では周術期血糖管理の注意点について述べる．

◉ 術前管理

術前の血糖コントロール目標と手術延期基準を**表3-1**に示す[1]．コントロール不十分例では，術前1〜2週間程度入院のうえ，食事管理や投薬調整を行って厳格にコントロールすることが望ましい．この際に内服薬からインスリン治療に切り替える場合もある．ビグアナイド薬は，乳酸アシドーシスのリスクから手術前後は休薬とする．術前に禁食となれば，術中管理に準じてコントロールを行う．

高血糖患者の緊急手術の場合は，十分な輸液やインスリン持続投与により血糖を250 mg/dL以下にする．万一，ケトアシドーシスを認める場合は，可能な限り代謝状態の改善に努めたうえで手術に臨む．また，血糖コントロールが不十分であることのリスクを患者によく説明する．

◉ 術中管理

術中は原則としてインスリン静脈内投与を行い，血糖150〜250 mg/dL，尿糖は1＋以下，尿ケトン陰性を目標とする．輸液はブドウ糖を含むものとし，ブドウ糖以外の糖（果糖，キシリトール，ソルビトールなど）は使用しない．ブドウ糖を含まない輸液を投与すると，脂肪分解によりケトン体が産生され，糖尿病性ケトアシドーシス（diabetic ketoacidosis；DKA）の発症リスクとなる．ブドウ糖5〜10 gあたり速効型インスリン1単位を基準として，血糖値によりインスリン投与量を加減する．インスリンの輸液内混注の場合，20〜40％が点滴バッグやルートに吸着する可能性があることに留意する．

◉ 術後管理

手術の侵襲性により術後2〜4日間はアドレナリン，グルカゴンなどのホルモンが優位となり，いわゆるsurgical diabetesの状態がより顕著となるため，血糖は高値かつ不安定になりやすい．それ以降はストレスの減少に伴ってインスリン必要量は減少し，低血糖に対する警戒も必要となる．禁食中はインスリン静脈内投与やスライディングスケールにより血糖コントロールを行う．

術後の血糖コントロールについては，80〜110 mg/dLを目標にすると重症低血糖などの有害事象が増えることから[2]，現在は110〜150 mg/dLが推奨されている[1]．経口摂取再開早期はスライディングスケールの併用などで対応し，経口摂取量が安定したら，元のインスリンや内服薬を術前の投与量を目安に再開する．

◉ コツとアドバイス

- 糖尿病患者では周術期合併症の頻度が高い．例えば創傷治癒遅延，創部感染や糖尿病性ケトアシドーシス（DKA）などが知られており，死亡に至る合併症も非糖尿病患者と比較し多い．
- 外科手術の際には，外科系各科と糖尿病専門科が緊密に連携して，術前からの周到な準備と周術期における細やかな血糖管理を行うことが必要である．

参考文献

1) 日本糖尿病学会（編）：特殊な病態における糖尿病治療．糖尿病専門医研修ガイドブック，改訂第6版．p361，診断と治療社，2014

2) Van den Berghe G, et al：Intensive insulin therapy in mixed medical/surgical intensive care units: benefit versus harm. Diabetes 55：3151-3159, 2006

（近藤真澄，山田千積）

表3-1　周術期の糖尿病管理

1) 術前コントロールの目標
   尿ケトン陰性
   空腹時血糖 100〜140 mg/dL，または食後血糖 200 mg/dL 以下
   尿糖は（＋）以下，または尿糖排泄量が1日の糖質摂取量の10％以下
2) 手術延期：以下のいずれかの場合
   尿ケトン陽性
   空腹時血糖 200 mg/dL 以上，食後血糖 300 mg/dL 以上
3) 術前からインスリンによって血糖を管理する
   速効型インスリンを主軸に
4) 手術はできるだけ午前中に計画する
5) 術当日，絶食の場合，当日のインスリン皮下注も中止
   当日のインスリンは静脈内投与に統一

〔日本糖尿病学会（編）：特殊な病態における糖尿病治療．糖尿病専門医研修ガイドブック，改訂第6版．p361，診断と治療社，2014 より〕

抗血栓薬服用中の患者

近年，新世代の経口抗血小板薬および抗凝固薬（両者を合わせて抗血栓薬）が各種登場し，抗血栓薬内服

中の高齢者は増加し続けている．出血性合併症の問題を含む侵襲的医療行為を行う場合，抗血栓薬の扱いをどのようにするか，さまざまな医療現場で指針が求められるようになった．「循環器疾患における抗凝固・抗血小板療法に関するガイドライン2009年度改訂版」[1]（以下，JCS2009）において，推奨される対策の指針が示されている．外科的治療を行う場合には，当該処置に伴う出血性合併症の重症度に応じて抗血栓薬の扱いを決定する．

● 休薬による血栓塞栓症のハイリスク群であるか否か

抗血栓薬休薬による血栓性合併症を発症する高リスク群は**表3-2**のとおりで，休薬する場合には，処方医または専門医との合議を必要とする．緊急性があり，合議する時間的猶予のない場合，抗血栓薬継続のもとに実施しても差し支えない処置（出血性合併症のリスクの低い外科的治療）を選択するか，または，外科的治療で得られる利益が休薬リスクを上回る場合に抗血栓薬を休薬する．

● JSC2009 での勧告

抗血栓薬の休薬について，JSC2009では出血性合併症のリスクに応じて，次のように勧告している．

1．術後止血容易な手技・体表小手術

抗血小板薬（アスピリン，チエノピリジン系薬）および抗凝固薬（ワルファリン）は継続する．

2．低危険手技（内視鏡生検など）

アスピリンは3日前休薬，チエノピリジン系薬は5日前休薬，アスピリンとチエノピリジン系薬併用では7日前休薬，ワルファリンでは減量・中止してPT-INR（プロトロンビン時間国際標準化比）1.5未満とする．

3．術後止血困難な手技または大手術

抗血小板薬では7〜14日前休薬，ワルファリンは3〜5日前休薬（血栓塞栓高リスク群ではヘパリン置換を行う）とする．

● 対処法

新世代経口抗凝固薬（直接トロンビン阻害薬，直接Xa阻害薬）に対する海外ガイドラインの対応も含めると，**表3-3**（⇒ 52頁）のような対応が適切と考えられる．

参考文献

1）循環器病の診断と治療に関するガイドライン（2008年度合同研究班報告）：循環器疾患における抗凝固・抗血小板療法に関するガイドライン，2009年改訂版．http://www.j-circ.or.jp/guideline/pdf/JCS2009_hori_h.pdf

（益田律子）

表 3-2　抗血栓薬休薬による血栓塞栓症の高発症群（ハイリスク群）

抗血小板薬関連
　冠動脈ステント留置後2か月
　冠動脈薬剤溶出性ステント留置後12か月
　脳血行再建術（頸動脈内膜剥離術，ステント留置）後2か月
　主幹動脈に50％以上の狭窄を伴う脳梗塞または一過性脳虚血発作
　最近発症した虚血性脳卒中または一過性脳虚血発作
　閉塞性動脈硬化症でFontaine 3度（安静時疼痛）以上
　頸動脈超音波検査，頭頸部磁気共鳴血管画像（MRA）で休薬の危険が高いと判断される所見

抗凝固薬関連
　心原性脳塞栓症の既往
　弁膜症を合併する心房細動
　弁膜症を合併していないが脳卒中高リスクの心房細動
　僧帽弁の機械弁置換術後
　機械弁置換術後の血栓塞栓症の既往
　人工弁設置
　抗リン脂質抗体症候群
　深部静脈血栓症・肺塞栓症

出血傾向のある患者と血友病患者

出血傾向は，血管，血小板，凝固因子・抗凝固因子，線溶因子・線溶阻止因子などの多岐にわたる先天・後天的な量的・質的異常によって引き起こされるが，手術の際，血小板・血管系異常では血小板濃厚液が，凝固・線溶系異常では新鮮凍結血漿（fresh frozen plasma；FFP）の補充が肝要となる．適正な輸血法は，日本赤十字社の示す「輸血療法の実施に関する指針」に基づき行う．

本項では，一般および疾患別留意点を以下にまとめる．

● 血小板濃厚液の適正使用

1．目的

血小板輸血は，血小板成分を補充することにより止血または出血を防止することを目的とする．

2．使用指針

5万/μL以上では，必要となることはない．2〜5万/μLでは，止血困難な場合には必要となる．1〜2万/μLでは，必要となる場合がある．1万/μL未満では重篤な出血をみることがあるため必要とする．

① 術前状態　5万/μL未満では，手術の内容により，準備または術直前の可否を判断する．待機的手術患者あるいは腰椎穿刺，肝生検などの侵襲を伴う処置では，術前に5万/μL以上あれば必要はない．

② 播種性血管内凝固症候群（disseminated intravascular coagulation；DIC）　出血傾向の強く現れそうな

表3-3　手術室・外科系手技における抗血小板・抗凝固（抗血栓）薬の対処指針

「循環器疾患における抗凝固・抗血小板療法に関するガイドライン（2009年改訂版）」を基に推奨される対処法．下記は東海大学医学部付属東京病院で推奨する原則的対処法であって，個々の症例に応じた判断が望ましい．循環器手術，局麻下眼科手術については主治医判断とする．抗血栓薬休薬のハイリスク症例（**表3-2**）に関しては，休薬の是非について処方医または専門医と合議する．

分類		薬剤名 （商品名）	一般名	海外ガイドラインも含めた具体案			JSC2009 ガイドライン		
				A	B	C, D	A	B	C, D
抗血小板薬	アスピリン	アスピリン	アスピリン	不要	3日休薬	7日休薬＋ヘパリン置換	不要	3日休薬	7日休薬＋ヘパリン置換
	チエノピリジン系	パナルジン® プラビックス®	チクロピジン クロピドグレル	不要	7日休薬 14日休薬	10〜14日休薬＋ヘパリン置換	不要	7〜14日休薬またはC, Dに準じる	10〜14日休薬＋ヘパリン置換
	その他 （内視鏡生検と同じ扱い）	ペルサンチン® プレタール® エパデール®	ジピリダモール シロスタゾール イコサペント酸エチル	1日休薬 3日休薬 1日休薬	1日休薬 3日休薬 1日休薬	1日休薬 3日休薬 1日休薬	不要	不要	3日休薬
		ドルナー®	ベラプロストナトリウム	1日休薬	1日休薬	1日休薬			
		アンプラーグ®	サルポグレラート	1日休薬	1日休薬	1日休薬			
		コメリアン® ロコルナール®	ジラゼプ トラピジル	1日休薬 1日休薬	1日休薬 1日休薬	1日休薬 1日休薬			
抗凝固薬		ワーファリン	ワルファリンカリウム	不要	3〜5日休薬 PT-INR＜1.5	3〜5日休薬＋ヘパリン置換 PT-INR＜1.5	不要	3〜5日休薬 PT-INR＜1.5	3〜5日休薬＋ヘパリン置換 PT-INR＜1.5
		プラザキサ®	ダビガトラン	不要	3日休薬	3日休薬＋ヘパリン置換	不要		休薬＋ヘパリン置換
		イグザレルト®	リバーロキサバン		2日休薬	2日休薬＋ヘパリン置換			
		エリキュース®	アピキサバン		2日休薬	2日休薬＋ヘパリン置換			

A：低侵襲（体表小手術），止血リスクのない症例．下記参照
B：低侵襲であるが，止血リスクある手技（前立腺生検，硬膜外麻酔，脊髄くも膜下麻酔など）．下記参照
C：中等度以上の侵襲的手術（腹腔内，胸腔内，骨盤内手術），当日臥床予定症例．原則としてヘパリン置換＋前日または当日 PT-INR ＜ 1.5
D：止血リスクある手技＋冠動脈ステント急性期，脳梗塞・一過性脳虚血発作（TIA），心房細動，人工弁置換後，深部静脈血栓症（DVT）・肺塞栓症（PE）．原則としてヘパリン置換＋前日または当日 PT-INR ＜ 1.5
注1：チエノピリジン系薬休薬期間について：当日または前日の PT-INR ＜ 1.5 であれば問題なく手術を進めることができる．
注2：抗血小板薬（その他）のシロスタゾール以外の薬物は内視鏡生検と同じ扱いとする．シロスタゾールのみ3日間休薬．
注3：半減期はそれぞれ，ダビガトラン 14〜17 時間，アピキサバン 8〜15 時間，リバーロキサバン 7〜11 時間．腎機能障害で排泄遅延，十分な休薬期間が必要．

DIC（基礎疾患が白血病，癌，産科的疾患，重症感染症など）で，急速に 5 万/μL 未満へと低下し，出血症状を認める場合には適応となる．

③ 血液疾患

・造血器腫瘍：急性白血病などの寛解導入療法においては，1〜2 万/μL 未満に低下してきた場合には行う
・再生不良性貧血・骨髄異形成症候群：5,000/μL 前後以下の場合には，適応となる
・免疫性血小板減少症：特発性血小板減少性紫斑病で

は，まず副腎皮質ステロイド薬等の投与を行い，効果が不十分で大量出血の予測されるときに適応となる場合がある
・血栓性血小板減少性紫斑病および溶血性尿毒症候群：原則適応とはならない
・血小板機能異常症：重篤な出血ないし止血困難な場合に適応となる

〇FFP の適正使用

1．目的

凝固因子の補充による治療的投与を主目的とする．

観血的処置時を除き FFP の予防的投与の意味はない.

2．使用指針

効果的な代替医薬品がない場合にのみ FFP の適応となる．投与前にプロトロンビン時間(PT)，活性化部分トロンボプラスチン時間(APTT)を測定し，大量出血ではフィブリノゲンも測定する.

① 凝固因子の補充(PT および/または APTT が延長している場合)

- 肝障害：複数の凝固因子活性が低下し，出血傾向のある場合に適応となる
- DIC：PT，APTT の延長のほか，フィブリノゲンが 100 mg/dL 未満の場合に適応となる
- 濃縮製剤のない凝固因子欠乏症：第Ⅴ，第Ⅺ因子のいずれかまたはこれらを含む複数の欠乏症では，観血的処置を行う際に適応となる

② 凝固阻害因子や線溶因子の補充　プロテイン C や S 欠乏症における血栓症の発症時には FFP により欠乏因子を補充する.

③ 血漿因子の補充(PT および APTT が正常な場合)

- 血栓性血小板減少性紫斑病：後天性に対しては FFP を置換液とした血漿交換療法を行う．先天性では，FFP の単独投与で十分な効果がある
- 後天性溶血性尿毒症症候群では，FFP を用いた血漿交換療法は必ずしも有効ではない

＊

血友病患者には忘れてはならない過去，すなわち 1982 年からの 4 年間で，厚生省(当時)認可済みの非加熱血液製剤により，全患者の約 40％にあたる約 2,000 人が HIV 感染したいわゆる"薬害エイズ事件"をふまえ現在では，日本血栓止血学会が「インヒビターのない血友病患者に対する止血治療ガイドライン(2013 年改訂版)」(http://www.jsth.org/committee/pdf/03_inhibitor_H1_B.pdf)，ならびに「インヒビター保有先天性血友病患者に対する止血治療ガイドライン(2013 年改訂版)」(http://www.jsth.org/committee/pdf/03_inhibitor_H1_A.pdf)を示している．血友病患者に対する外科的治療や手術への留意点はここにすべて記載してあるので適宜参照して臨んでほしい.

（平川　均）

虚血性心疾患・不整脈のある患者

心疾患を有する患者に緊急の外科的治療が必要となった場合，リスクを評価するための十分な検査が施行できず，また心疾患治療歴の正確な情報が得られな

表 3-4　周術期心臓合併症増大の危険因子

1．高度危険因子
- 不安定な冠動脈疾患：過去 7〜30 日以内の心筋梗塞で臨床症状または非侵襲的な検査で心筋虚血所見があるもの．不安定狭心症，重症狭心症(Canadian Cardiovascular Society class Grade Ⅲ・Ⅳ)
- 非代償性うっ血性心不全
- 重症不整脈：高度房室ブロック，症候性心室性不整脈，異常な心室レートの上室性不整脈

2．中等度危険因子
- 軽度狭心症(Canadian Cardiovascular Society class Grade Ⅰ・Ⅱ)
- 病歴や異常 Q 波による心筋梗塞の既往
- 代償性うっ血性心不全やその既往
- 糖尿病
- 腎不全

3．軽度危険因子
- 高齢
- 異常心電図(左室肥大，左脚ブロック，ST-T 異常)
- 洞調律以外の調律
- 機能的許容量の低下(運動低下)
- 脳卒中の既往
- コントロール不良の高血圧

いまま手術を開始せざるをえない場合がある．このような場合は，心血管病変が存在するものとして術中，術後に濃厚なモニタリングを行い，血行動態や心電図変化に注意することが重要である.

心臓合併症発症のリスクは，高リスク手術〔大きな緊急手術(特に高齢者)，大動脈・主血管手術，末梢血管手術，大量の輸液，出血を伴う長時間手術〕で 5％以上，中リスク手術(頸動脈内膜剝離術，頭頸部手術，腹腔内・胸腔内手術，整形外科手術，前立腺手術)で 5％未満，低リスク手術(内視鏡手術，体表手術，白内障，乳房手術)で 1％未満とされている．また，心臓合併症増大因子は**表 3-4**のような分類が提唱されており，高度危険因子がある場合は，合併症発症により致命的となることがあり，周術期に循環器内科医による評価および治療，術後も集中治療室の管理が必要となる.

これらをふまえ，可能な限りの病歴聴取と身体所見，検査を基に血管系合併症のリスクを把握する必要がある.

○術前診察・検査

1．問診

危険因子の有無，虚血性心疾患の既往とその重症度(表 3-5)を評価する.

2．胸部 X 線

心拡大，肺うっ血，大動脈の石灰化所見に注意する.

3．安静時心電図

異常 Q 波，ST 低下，陰性冠性 T 波など虚血性心疾

表 3-5　Canadian Cardiovascular Society class
　　　　分類

Grade Ⅰ	歩行や階段を昇るなどの通常の身体活動では狭心症上は生じない．仕事やレクリエーションが過度，急激，長時間である場合に狭心症を生じる
Grade Ⅱ	通常の身体活動が軽度に制限される．早足で歩いたり階段を昇る，上り坂を歩く，食後や寒冷，向かい風の中や感情が高ぶった状態，起床後間もなくの状況で歩いたり階段を上ったりするときに狭心症を生じる．また，平地2ブロック以上の歩行，通常の速度で階段を1段以上登るときに狭心症を生じる
Grade Ⅲ	通常の身体活動が高度に制限され，通常の速度で平地を1〜2ブロック歩いたり，階段を1段登ると狭心症状が生じる
Grade Ⅳ	いかなる身体活動でも苦痛を生じ，安静でも狭心症状が出現しうる

患を疑わせる所見や，不整脈がみられる場合はその原因として，冠動脈疾患や器質的心疾患が関与している可性があることを念頭に置く．

4．採血検査

危険因子や心筋逸脱酵素の上昇などを確認する．

●内服薬に関する留意事項

1．虚血性心疾患のため内服加療中の場合

β遮断薬，カルシウム拮抗薬，亜硝酸剤，スタチン製剤を内服している症例では，術中・術後にこれらの薬剤を継続することが望ましい．

2．血行再建〔PCI(percutaneous coronary intervention)〕後の場合

2剤併用抗血小板療法を早期に中止すると，ステント内血栓症，および心筋梗塞や死亡のリスクが大きく上昇するため，中止せざるをえない場合にはヘパリン投与を開始することが望ましい(ヘパリン投与は1.0〜2.5万単位/日程度，活性化部分トロンボプラスチン時間(APTT)が正常対照値の1.5〜2.5倍)．

3．抗不整脈薬を内服している場合

周術期に注射薬で継続するか休薬するかは循環器内科医，麻酔科医と相談のうえ決定する．特に心室性不整脈が内服薬でコントロールされていた場合には，β遮断薬は継続する．

4．ペースメーカ，植込み型除細動器(implantable cardioverter defibrillator；ICD)植込み後の場合

手術環境下での電磁干渉が問題になり設定の変更を行う必要がある．循環器内科医や臨床工学技士などのバックアップを必要とする．

（出村　愛）

透析を受けている患者

現在，わが国で慢性透析を受けている患者は30万人，およそ400人に1人である．透析での生存期間も最長では40年を超えており，開心術・開頭術などの大手術も非透析患者と変わりなく行われている．もちろん，大手術が行われるときには非透析患者よりも危険度は高く，術前に十分な透析を行って体内の環境を良好な状態にすることが図られる．救急対応が必要な症例は，体内環境を最適にはできないが，電解質の正常値からの大きな逸脱，水分過剰による肺水腫・呼吸不全・循環不全徴候などがあれば，ホメオスタシスの異常が手術を行うことのできる許容範囲内であるかを見極めて，必要であれば術前の緊急透析を行うべきである．透析とは，できるだけ正常に近い状態に維持し続ける治療である．このことを考慮しての判断が重要である．

●術前処置

1．患者情報聴取

透析患者は，週2〜3回で透析施設に通院しているため，既往歴・現病歴・アレルギー・禁忌薬・処方などの病歴，定期的に行われた胸部X線，心電図，血液検査が存在している．手術や麻酔を行うためには，投与薬剤(特に抗凝固薬，抗不整脈薬)やアレルギーなどの情報は大切である．また，まれではあるがHIT(heparin induced thrombocytopenia；ヘパリン起因性血小板減少症)を合併していることもある．この場合，ヘパリン使用で血栓形成，止血不良が起こりヘパリン使用は絶対禁忌であるので注意が必要である．

2．術前の透析記録・電解質・血算・生化学検査結果

透析とは体内の水分量・電解質を正常に維持する治療であり，この変動が許容範囲内であるかをみる．また，間欠的に抗凝固薬が使用されるため易出血性があり，多少のストレスで消化管出血などが起こるので出血が疑われるときは，必要に応じて輸血などを準備する．

3．透析用アクセスの状態の確認

周術期の脱水・ショックなどでアクセス不全を起こすことがあり，術後透析での使用不可と判断されるときは対応を検討する．

●術中処置

1．静脈確保

体内水分量・電解質の調節能力が不良であるため，過剰水分・高カリウム血症予防のため，点滴速度は必要最小でできるだけカリウムが入っていないか細胞外

表 3-6　ステロイドカバーの実際

侵襲程度	手術・病態	投与法
低	体表小手術(鼠径ヘルニア) 乳腺外科 大腸内視鏡検査 微熱，消化器炎症	メチルプレドニゾロン　5 mg ヒドロコルチゾン　　　25 mg 　手術当日術前または発症時静脈内投与
中	下部消化管手術 腹腔鏡下胆嚢摘出術 四肢関節置換術 肺炎 高熱	メチルプレドニゾロン　10～15 mg ヒドロコルチゾン　　　50～100 mg 　手術当日術前または発症時静脈内投与，以後 1～2 日かけて漸減し通常量に戻す
大	大血管手術， 開胸開腹術， 上部消化管大手術 (肝切除，膵頭十二指腸切除)	メチルプレドニゾロン　20～30 mg ヒドロコルチゾン　　　100～150 mg 　手術当日の術前または発症時静脈内投与，以後 2～4 日かけて漸減し通常量に戻す
重篤	敗血症性ショック	ヒドロコルチゾン　50～100 mg を 6～8 時間ごと静脈内投与 (またはメチルプレドニゾロン　100～500 mg/日) 　ショックから離脱するまで(数日～1 週間程度)，その後，全身状態と電解質血清ナトリウム濃度を確認しながら漸減

液組成に近いものを使用する．ただし，体内水分損失過剰の事態では，腎機能の正常者より厳密に水分・電解質の input-output を管理する．

2．静脈確保のルート

できるだけ透析時のアクセスの対側を使用し，手術中にもアクセスにストレスがかからないよう注意する．

3．易出血性

ヘパリン・抗凝固薬使用者が多く術中・術後の出血が起こりやすく，止血操作は十分に行う．長期の透析患者(おおむね 20 年以上)では，組織の脆弱性も考慮する．

◯ 術後処置

1．術後投与薬剤

抗菌薬などの術後に使用する薬剤の代謝経路が腎排泄性であれば，初期は有効血中濃度に上げるため通常の投与でいいが，維持投与は適切な間隔で行い，必要であれば薬剤血中濃度モニターを行う．

2．透析

術後も腎移植をしなければ，定期的に透析を継続しなければならない．術後翌日の透析は避けたいが，厳密な水分・電解質管理が必要であれば，持続性動静脈血液濾過法(continuous arteriovenous hemofiltration；CAVH)を術直後から開始することも可能である．ただし出血傾向，出血病変がある場合は，抗凝固薬にヘパリンではなくナファモスタットメシル酸塩(FUT)を使用すべきである．ただし，この薬剤はまれにアナフィラキシーを起こすことに留意しておく．HIT の場合はアルガトロバン水和物(選択性抗トロンビン薬)を使用する．

3．輸血

必要な場合には，輸血でのカリウム濃度は血液より高いので，カリウム吸着フィルターを連結するか，透析を併用しながら行う．

＊

十分な透析で体内環境後良好であれば，術中は十分な止血操作，術後は厳密な水分・電解質管理を行えばよい．

(山下賀正)

副腎皮質ステロイド薬服用中の患者

本項では，副腎皮質ステロイド薬服用中の患者で外科系疾患を発症した際に，緊急手術が必要となった場合の副腎皮質ステロイド薬使用上の注意事項について述べる．

◯ ステロイドカバー (表 3-6)

手術侵襲は，炎症反応を通じて生体におけるストレス応答を惹起し，視床下部-下垂体-副腎皮質(糖質コルチコイド)応答系および交感神経系を賦活する．そのため，術前に副腎皮質ステロイド薬を投薬されていて，副腎機能が抑制されている患者では周術期の相対的副腎機能不全(低血圧，ショック)が懸念される．また，術前に副腎皮質ステロイド薬投与を受けていなくても，侵襲の大きな大血管手術，開胸開腹術，肝手術，脊椎脊髄手術ではサイトカインによる炎症から生体を保護する目的で副腎皮質ホルモン補充(ステロイドカバー)が有用と考えられている．

表 3-7　副腎皮質ステロイド薬の副作用，注意点

作用部位	過剰による問題点	長期投与での副作用
中枢精神症状	**うつ・躁，不眠**，過食	障害，肥満
眼	**眼圧上昇**	緑内障
内分泌	LH・FSH・TSH・GH 分泌抑制長期投与で異化亢進，体幹脂肪	副腎抑制
消化器	**消化性潰瘍（NSAIDs と併用でリスク 15 倍以上）**	消化性潰瘍脂肪肝
腎・心血管	ナトリウム貯留・水分貯留⇒**高血圧**，動脈硬化	高血圧
筋・皮膚	**脱力（ミオパシー）**，創傷治癒の遅延	
骨		骨粗鬆症
免疫	**易感染性（真菌感染）**	易感染

　基本的に，ステロイドカバーを要する患者として以下が挙げられる．
・クッシング症状，副腎機能抑制があると判断される場合
・半年以内に副腎皮質ステロイド薬投与（プレドニンとして 5 mg/日以上）を 3 週間以上継続
・半年以内に短期間でも高用量副腎皮質ステロイド薬投与歴（プレドニンとして 20 mg/日）のある場合
　最近の副腎皮質ステロイド薬使用歴があって，詳細不明の場合は手術侵襲に応じたステロイドカバーを実施する（**表 3-6**）．

●副腎皮質ステロイド薬投与の注意点

　副腎皮質ステロイド薬投与の注意点を**表 3-7** に示した．過度の糖質コルチコイドによるステロイドカバーの欠点として感染・創傷治癒遅延・高血糖などが知られているが，適正用量かつ周術期など数日間短期の投与であれば問題にならない．

＊

　適切な用量の短期的ステロイドカバーは，炎症からの生体保護，浮腫軽減を目的に消化器外科領域では積極的に投与される傾向にある．肝切除術，開胸開腹食道再建術におけるステロイドカバーの有用性にはエビデンスがあるが，それ以外の外科領域では議論のあるところである．このほか，術前副腎皮質ステロイド薬投与が術後嘔気・嘔吐を抑制するエビデンスが数多くある．通常，成人の術後嘔気・嘔吐予防目的にデキサメタゾン 8 mg を術前または麻酔中に静脈内投与する．

（益田律子）

骨粗鬆症のレベルとリスク判断

　骨粗鬆症は，骨密度（bone mineral density；BMD）の低下と骨質の劣化により骨強度が低下し，骨折のリスクが増大した状態である．骨粗鬆症性骨折のリスクは，骨密度・骨量と，多様な臨床的骨折危険因子を合わせて総合的に判断する必要がある（**表 3-8**）．
　骨粗鬆症の診断は，腰背部痛などの有症者，検診での要精検者などを対象に原発性骨粗鬆症の診断手順に従い，① 医療面接，② 身体診察，③ 画像診断，④ 血液・尿検査，⑤ 骨評価（骨量測定および脊椎 X 線検査）（**図 3-1，2**），⑥ 鑑別診断（続発性骨粗鬆症を含む低骨量を呈する疾患や腰背部痛をきたす疾患，腫瘍など椎体骨折をきたす疾患の除外），⑦ 原発性骨粗鬆症の診断基準を適用して確定する．
　個人の骨折リスクを臨床上の危険因子ならびに大腿骨頸部の骨密度を組み合わせて計算し，薬物治療開始のカットオフ値として使用されることを目的としてWHO（世界保健機関）で開発された骨折リスク評価ツールとして，FRAX®（http://www.shef.ac.uk/FRAX/）がある．現時点では FRAX® にはいくつかの限界があるものの，簡便な方法で骨折高リスクを判別できる．

●非椎体骨折

　非椎体骨折のうち，大腿骨近位部骨折は直接的に日常生活動作の低下に結びつき，生命予後を悪化させる．大腿骨近位部骨折の直接原因の 85％は転倒である．骨粗鬆症の予防，転倒予防対策，ヒッププロテクターの着用の組み合わせにより，予防を行わない場合に比べ 1/8 にリスクは低減できるとされている．しかし，実際に骨折を生じてしまった場合，大腿骨近位部骨折のうち特に大腿骨頸部骨折は，血流が乏しい領域の骨折のため外科的治療を要することが多い．
　大腿骨近位部骨折を疑う場合は，まず，無理に移動させずに痛くない姿勢をとることが重要である．動かそうとすると疼痛に伴い筋収縮が生じ，骨転位や出血を増悪させるためである．出血は総量 1,000 mL に達することもあり，バイタルサインを確認しつつ，速やかに搬送し，疼痛管理を行い，X 線による画像評価を行う．大腿骨頸部骨折の場合は，骨転位が軽微であっても，除痛と早期離床および機能回復のため緊急手術となるため，通常の採血検査に加え血液型や凝固能の確認，糖尿病などの既往歴の確認などをただちに行っておく．

●椎体骨折

　椎体骨折では，麻痺などの神経症状を伴う場合は神

表 3-8　骨折の危険因子（エビデンステーブル）

危険因子		成績
低骨密度		BMD 1 SD 低下で RR 1.5 腰椎 BMD：椎体骨折 RR 2.3，大腿骨頸部 BMD：大腿骨頸部骨折 RR 2.6 BMD 1 SD 低下で大腿骨頸部骨折 65 歳男性 RR 2.94，65 歳女性 RR 2.88
骨密度と独立した 危険因子	既存骨折	既存椎体骨折：椎体骨折 RR 4，その他の組み合わせ RR 2 既存骨折：すべての骨折 RR 1.86
	喫煙	喫煙：すべての骨折 RR 1.26，大腿骨頸部骨折 RR 1.39，椎体骨折 RR 1.76
	飲酒	1 日 3 単位以上（1 単位：エタノール 8〜10 g）：骨折 RR 1.23，骨粗鬆性骨折 RR 1.38，大腿骨頸部骨折 RR 1.68
	副腎皮質ステロイド薬 使用	骨粗鬆性骨折 RR 2.63〜1.71，大腿骨頸部骨折 RR 4.42〜2.48 GPRD のデータでは，骨折 RR 1.33，大腿骨頸部骨折 RR 1.61，椎体骨折 RR 2.6，手首骨折 RR 1.09 その他のデータでは，骨折 RR 1.91，大腿骨頸部骨折 RR 2.01，椎体骨折 RR 2.86，手首骨折 RR 1.13
	骨折家族歴	親の大腿骨頸部骨折：大腿骨頸部骨折 RR 2.3 親の骨折：骨折 RR 1.17，骨粗鬆性骨折 RR 1.18，大腿骨頸部骨折 RR 1.49
	運動	大腿骨頸部骨折リスク 20〜40% 低い 最大で 50% の予防効果
骨密度を介した 危険因子	体重，BMI	BMD を調整しない場合，BMI が 1 単位高いと骨粗鬆性骨折 RR 0.93
	カルシウム摂取	カルシウム補助薬：椎体骨折 RR 0.77（0.54〜1.09），非椎体骨折 RR 0.86（0.43〜1.72）：有意ではない

RR（relative risk）：相対危険度，GPRD：英国一般診療研究データベース.

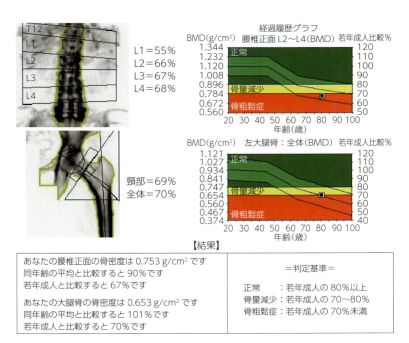

図 3-1　骨密度（BMD）測定

80 歳，女性の dual-energy X-ray absorptiometry（DXA）の測定結果．体幹骨 DXA が骨折高リスク症例の検出に最も役立つ．腰椎体骨密度 1 SD 低下で椎体骨折リスクは 2.3 倍，大腿骨近位部骨密度は椎体骨をはじめとするあらゆる骨折の予知能に優れ，大腿骨骨密度 1 SD 低下は，あらゆる部位の骨折リスクが 1.6 倍上昇することを意味する．

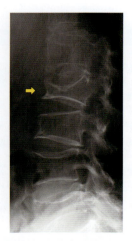

図 3-2　腰椎 X 線写真（図 3-1 と同症例）
椎体の縦の骨梁は粗かつ不明瞭で，全腰椎椎体に骨折あり．椎体変形の半定量的評価法では，腰椎 L2（矢印）にグレード 3 の高度の骨折を認める．骨密度は **図 3-1** で示したごとく若年成人の 80% 未満であり，脆弱性骨折を伴い，鑑別疾患除外の結果，原発性骨粗鬆症と診断された．

経除圧を目的として緊急手術が行われる．この場合，椎体固定については，手術侵襲を考慮し二期的に施行されることもある．

　麻痺がない場合は，まずは保存的治療となるが，十分な安静の後にも疼痛が改善しない場合には経皮的椎体形成術，椎体の変形後弯が強い場合や不安定となっている場合には脊椎インストゥルメンテーション（金属のスクリューやロッドを用いる手術）が行われる．

（長島礼奈）

第 4 章

皮膚・軟部組織領域，創傷部

- 挫創処置と縫合の基本手技　　60
- 広範囲剥皮創の処置　　61
- 外来処置に使える皮弁術　　62
- 新鮮熱傷，化学損傷の局所療法　　63
- 動物の咬傷，虫の刺傷　　64
- 皮膚の間葉系腫瘍　　66
- 皮膚癌，悪性黒色腫　　68
- 表皮嚢腫，皮様嚢腫　　69
- 疣贅(いぼ)，鶏眼・胼胝，ケロイド・肥厚性瘢痕　　70
- 接触皮膚炎　　73
- 帯状疱疹　　74
- 薬疹　　74
- 蕁麻疹　　76

挫創処置と縫合の基本手技

創傷は形状や受傷機転により分類される．一般的に，**創**は皮膚の破綻を伴う開放性損傷であり，**傷**は皮膚の破綻を伴わない非開放性損傷である．**挫創**とは鈍的外力によって圧挫されて生じる皮膚・皮下組織の開放性損傷であり，鋭利な刃物による線状の創である**切創**と比較して創縁が不整で挫滅している（**図 4-1**）．挫創などの急性創傷は，局所に限局し外来で治療可能なものから，皮膚・皮下組織より深部にまで損傷が及び専門的な治療を要するもの，救命救急処置を要する多発損傷に合併するものなどさまざまである．

症状・診断

挫創などの急性創傷の診断自体は容易であるが，受傷日時や受傷機転のほか，治療を優先すべき全身状態の悪化や合併損傷の有無を最初に確認しておく．次いで，創傷の深さ，異物の有無，挫滅の程度などを評価する．疼痛や出血により詳細な評価ができない場合は麻酔下に創部の処置を行う際にあらためて確認する．また，鈍的外力によって深部の筋，腱，骨，血管，神経などの組織が損傷している可能性がある．知覚・運動障害の評価は麻酔前に行う．必要に応じ X 線やCT，MRI などの画像検査を行う．創部に金属の埋入が疑われる場合，MRI は行わない．

初療・処置

全身状態に問題がなく治療を優先すべき合併損傷，深部損傷がない場合，創部の治療を開始する．顔面は受傷後 24 時間，そのほかの部位は受傷後 6〜12 時間は縫合可能とされる．受傷から時間が経過し感染のおそれがある場合は開放創のままウェットドレッシングを行い，後日感染がないことを確認してから縫合するか，または保存的に治癒させる．皮膚欠損が大きく縫合できない場合は植皮術や皮弁形成術を要することがある．

1．局所麻酔

アドレナリン含有 1％リドカイン（キシロカイン®注射液「1％」エピレナミン含有）を，汚染されていない部位から 27 G などの細い針を用いて注射する．汚染がなければ創内から注射するほうが疼痛は少ない．また，麻酔薬を追加する場合は麻酔が効いている部位から注射すると疼痛が少ない．アドレナリンは血管を収縮させるため創部の止血効果があり，以後の操作が行いやすくなる．しかし，指趾や陰茎など終動脈が血行を支配する部位では組織が壊死するおそれがあり，アドレナリン入りの局所麻酔薬の使用は禁忌である．

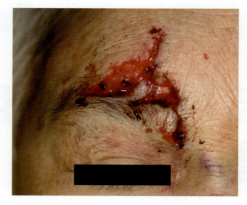

図 4-1　前額部挫創
転倒し前額部を打撲し受傷した．創縁が不整で挫滅している．

アドレナリンを含まない 1％リドカインを指趾基節部や陰茎基部に注射する．

2．洗浄，異物除去，デブリードマン

生理食塩水を用いて創部を十分に洗浄する．癒合したかのようにみえる創傷でも洗浄により血餅が剝がれ展開されると，出血点の存在や予想外の深部の損傷が判明することがある．異物は鑷子やブラッシングにより徹底的に除去する．異物の残存は感染や外傷性刺青の原因となる．挫滅が激しく明らかに壊死している部位はメスや剪刀を用いてデブリードマンする．顔面や手指などの部位は血行がよく挫滅が激しくても壊死せず生着することがあり，整容的，機能的にも重要であるため，必要以上にデブリードマンしない．

3．止血

明らかな出血点があればモノポーラ型，バイポーラ型の電気メスなどで止血する．創縁の皮膚断面からの出血は縫合すれば止まるので，いたずらに止血し創縁の血流を低下させないようにする．

4．縫合

深部より各層を合わせるように縫合する．真皮縫合は顔面では 5-0，四肢・体幹では 3-0，4-0 の吸収糸を用いて行う．真皮縫合を非吸収糸で行う必然性はない．眼瞼，手掌・足底は真皮縫合しない．皮膚縫合はナイロン糸で行うが，顔面では 6-0，四肢・体幹では4-0，5-0 を用いる．創縁をよく観察し元の位置に戻すように縫合する（**図 4-2**）．死腔や血腫の形成が予想される場合は縫合する前に皮下にドレーンを留置する．

5．抗菌薬，消炎鎮痛薬の投与，破傷風予防

感染が予想される創傷では抗菌薬を投与する．疼痛，腫脹を抑える目的で消炎鎮痛薬を内服させる．土壌汚染など破傷風のおそれがある場合は，年齢，予防接種歴を確認のうえ，破傷風予防を行う．

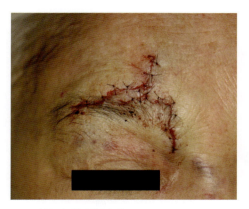

図 4-2　前額部挫創縫合後
眉毛部であるためデブリードマンせずに可能な限り元の位置に
修復するように縫合した.

💡 コツとアドバイス

- 帰宅時に出血, 感染, 創離開のリスクについて説明する.
- どの程度目立つかといった差はあるが, 縫合が必要な深さの創傷であれば必ず瘢痕が残る. 縫合技術だけでなく挫滅の程度, 受傷部位, 体質なども瘢痕の程度に関与する.
- 丁寧な縫合を心がけたいが, 細かく縫合しすぎると創縁の血流やドレナージが悪くなることがある.
- 縫合糸痕(suture mark)を残さないためには可能であれば縫合後 5〜7 日で抜糸する.
- 抜糸後 3 か月間テーピングを行い, 創部にかかる緊張を緩和し瘢痕幅の拡大を予防する.

（村尾尚規, 山本有平）

広範囲剥皮創の処置

広範囲剥皮創(degloving injury)は外傷などによって筋や腱膜から皮膚と皮下組織が引き離され広範囲に生じる皮膚損傷のことであり, 創が手袋を外す工程に類似するためデグロービング損傷といわれている. 広範囲皮膚剥脱などとも呼び, その間隙(ポケット)に血液などがたまった状態をデコルマン(décollement)と呼ぶ.

交通事故や回転しているローラーやベルトに巻き込まれたりすることによって生じる外傷であり, 広範な皮膚の剥離創は出血, 壊死, 挫滅を伴うが, 深部に存在する血管, 神経, 腱, 骨間筋機能は温存されることが多い. 場合により神経損傷, 筋肉断裂, 開放骨折, 脂肪塞栓, 四肢壊死が併存していることもある.

症状・診断

まず, 意識や血圧などのバイタルサインを確認し, 全身状態を把握する必要がある. 次に創の状態を確認する. 知覚・運動神経などの神経所見を確認し, 四肢の可動性を確認し筋損傷, 骨折の有無をチェックする. また, 血流障害や壊死, 脂肪塞栓なども伴っていないかを確かめ, 必要に応じて CT や MRI などの画像検査を実施する.

初療・処置

ほとんどが外傷救急であるため, その場での迅速な判断と適切な治療が要求される. 血行再建や神経再建, 整復が必要と判断される神経損傷や筋肉断裂, 開放骨折, 四肢壊死などの所見(特に開放骨折)があれば形成外科や整形外科に依頼する必要がある. 広範囲剥皮創はそのほとんどが皮弁による皮膚および軟部組織の再建手術が必要となり, 段階的植皮術や全層植皮などが行われている.

それらがない, もしくは損傷範囲が比較的小さい範囲であれば一般外科的な処置が可能であり, 汚染が激しい場合にはまず, 洗浄・消毒を行い, 可能な限り汚染物質は除去する.

一般的には縫合不可能なことが多いので, 創部には開放湿潤療法を主体とする. 汚染されていなければ閉鎖療法がよいが, 大半は汚染創であり, 閉鎖療法は感染の温床となるので, 雑菌や滲出液・血液を排出するために開放しておくことが望ましい. ドレーンを留置する場合にはオープンドレーンが望ましい.

湿潤環境の維持としては軟膏やラップ療法などがあるが, 指間部分や関節の近傍など曲線部分でラップ療法が困難な部位には軟膏などを併用するとよい.

抗菌薬投与は予防投与でなく治療として投与する. 破傷風トキソイドや乾燥抗破傷風ヒト免疫グロブリンなどの投与も考慮する.

💡 コツとアドバイス

- 患者の苦痛が強い場合には鎮静薬使用や全身麻酔下での処置がよい.
- 損傷により皮膚の血行障害が生じやすく, 不用意な皮膚縫合により壊死を生じる可能性があるため注意する必要がある.
- 創傷治癒の観点より患部には水道水や生理食塩水などの洗浄だけでよく, 殺菌消毒薬は極力用いない.

（田中洋一）

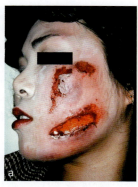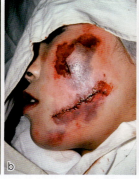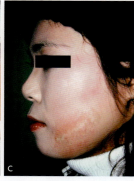

図4-4　わずかにデブリードマンし縫合しただけできれいに回復した症例

a：術前，b：軽くデブリードマンし縫合後，c：処置1年後.
下眼瞼頬部は表皮剥削の状態であるので，軟膏を塗布し色素沈着が起こらないように遮光して日光を防いでおくだけできれいに治癒した．下顎部はデブリードマンしすぎると皮膚が足りなくなるので，感染しそうな壊死組織のみをわずかに切除し，引き寄せて縫合しておいた．患者には「いずれ瘢痕形成の手術をしましょう」と伝えたが，1年後には白くきれいになったので手術を希望せず，このままにしている.

外来処置に使える皮弁術

初療・処置

　外傷においては，組織の欠損があるように見えても，創が離開しているのみのことが多い．丁寧に組織を元に戻せば修復でき，欠損部を皮弁で覆わなければならないことはほとんどない．皮弁で覆ってしまうとかえって異物が排出されずに感染を助長することもある．かなり大きな組織欠損があった場合でも，まずは皮弁を使わずに植皮をしておく．そして一度治った後に，その植皮が目立つようであれば周囲の皮弁で覆うことを考えたほうがよい.

　車のフロントガラスによる顔面の多発切創では，たくさんの皮弁状の創がみられることがある（**図4-3**，現在では強化ガラスになり以前よりは少なくなった）．6か月～1年ほどして創が治癒すると，逆に皮弁状であった創が皮弁の中央に引かれて半円形に盛り上がってくることが多い．これをtrap door（弁状）変形と呼ぶ．修正するには半円形になった瘢痕を再切除し，部分的にZ形成をして，力のかかるベクトルを分散する必要がある.

　顔面の創を目立たないようにするためには，細い6-0，7-0などのナイロン糸で細かく縫合するとよい．形成外科的には皮下で真皮縫合するが，これは切創などのきれいな創に対して行うのであり，裂創などの組織が挫滅した創ではできない場合が多い.

🔧 コツとアドバイス

　創の状態による基本的な考え方は以下のとおりであ

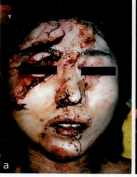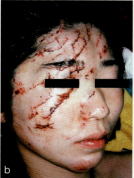

図4-3　外傷で剥がれた皮弁を初療ではそのまま元へ戻しておいた症例

a：術前，b：処置後．このように元の位置に戻しておくとかなりきれいになる．1年ほどしてから瘢痕の目立つ部分のみ切除し，皮下真皮縫合とともに縫合するときれいになる.

る.

- 割れたフロントガラスなどによるflap状の創は細かく丁寧に元に戻す（**図4-3**）.
- デブリードマンが必要な挫滅した創でも，特に血行がよい顔面ではかなりよく回復するので，必要最小限のデブリードマンにとどめて縫合する．6か月～1年後に創が安定した時点で，瘢痕が目立つようであれば修正するが，きれいになり必要なくなることもある（**図4-4**）.
- 口唇や眼瞼など自由縁のある創では，必ず自由縁をそろえて，そこから縫合を始める.
- 眉毛は剃らないで縫合する．一般に毛があると感染の原因になるため，剃毛してから縫合を始めることが多い．しかし，眉毛は剃毛すると，どの位置に眉があるかわからなくなり，創が治った後で今までは

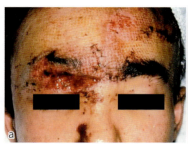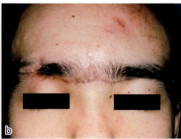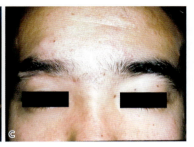

図 4-5 　眉毛は剃毛せずに開いた創のみを元の位置に縫合した症例
a：眉は剃らずにそのまま創を縫合する．
b：6 か月～1 年ほどで創が安定したら，眉部の瘢痕を切除し，眉を整えてほかの瘢痕も切除縫合する．
c：縫合後 1 年で瘢痕は目立たなくなった．

眉でなかったところに眉毛が生えてくることがある．そのため，眉毛はそのままにしてちょうど適応するところに寄せて縫合する．もし瘢痕が目立つようであれば，後で修正する（図 4-5）．

参考文献

1) 酒井成身，他：頭頸部外科手術の皮膚切開法の工夫．小児外科 32：627-634，2000

（酒井成身）

新鮮熱傷，化学損傷の局所療法

Ⅰ 新鮮熱傷

初療・処置

1．診療手順

　新鮮熱傷の局所療法は，熱傷創の面積，深度，部位などによって異なる．生命や機能に影響のある熱傷では，一般医療機関では初療のみを行い，速やかに専門施設へ転院搬送する（⇒ 42 頁，「熱傷」項を参照）．この場合には，熱傷創は清浄化のうえ清潔なシーツなどで被覆し，外用療法などは行わずに保温しながら搬送する．

2．局所療法

　熱傷創が適切に治癒するためには，創が清浄で湿潤環境が保たれていることが重要である．このため局所療法では，洗浄などにより熱傷創を清浄化し，異物を除去したうえで，外用剤や創傷被覆材を用いて創の湿度を保ち，保護する．浅達性Ⅱ度熱傷にみられる小さな水疱はそのままでよいが，大きなものは除去する．大きなⅢ度熱傷では自然治癒が望めないので，通常は外科的局所療法が必要となる．

① **外用剤** 　新鮮Ⅱ度熱傷では，油性軟膏（ワセリンを

基剤とした外用薬）を用いて創を保湿し，さらにガーゼや被覆材で被覆する．抗菌や創傷治癒促進を目的にさまざまな薬剤を主剤として含有した軟膏があるので，状況に応じて使用する．クリームは創に浸透して乾燥させるため，新鮮Ⅱ度熱傷に用いるのは好ましくない．ただし，スルファジアジン銀クリームでは比較的良好な成績が報告されている．

　Ⅲ度熱傷創の感染予防には，浸透性の高い抗菌薬含有軟膏が適しており，通常はスルファジアジン銀クリームを用いる．これらは外科的局所療法の適応である．

② **創傷被覆材** 　創傷被覆材には，古典的なガーゼのほか，水吸収性高分子材（ハイドロゲルなど），撥水・透湿性膜材（ポリウレタンなど），非固着性接着素材（シリコンなど）や，これらを組み合わせたさまざまなものがあり，主に小範囲Ⅱ度熱傷に用いられている．Ⅱ度熱傷に対する各創傷被覆材の治療成績に大きな差異はないが，銀含有創傷被覆材で比較的良好な成績が報告されている．滲出液が多いやや広範囲のⅡ度熱傷創には，吸水性の高い被覆材が油性軟膏とともに用いられる．一般的に，切除前のⅢ度熱傷創は創傷被覆材の適応ではない．

③ **外科的局所療法** 　自然治癒が望めない大きなⅢ度熱傷では，可及的速やかに切除のうえ植皮を行う必要がある．また手背，足背などの深達性Ⅱ度熱傷も，機能温存のため早期にデブリードマン，植皮を行うことが望ましい．広範囲熱傷では，感染予防と創閉鎖による救命率向上を目的として，できるだけ早期に壊死組織の切除と創閉鎖を行うことが推奨されている．

Ⅱ 化学損傷

初療・処置

1．初療

　化学損傷はさまざまな化学物質による組織損傷で，家庭用品の事故，実験や労働災害などで起こる．酸，

アルカリをはじめ，さまざまな物質が原因となる．初療では，医療者の二次被害を避ける必要がある．診察スペースの換気を十分行い，防水性のガウン，手袋，帽子，ゴーグルなどを着用して診療にあたる．熱傷と同様に，まず蘇生の優先度に従って初期評価を行いつつ，必要な救命処置を実施する．その後，あらためて全身の診察，各種検査，処置を行う．

2．局所治療の注意点

化学損傷では原因化学物質の濃度と曝露時間によって組織破壊の程度が影響され，さらに原因物質除去後にも皮膚に浸透した物質により傷害が進行することがある．現場もしくは救急外来で化学物質で汚染された着衣などを除去し，できるだけ早く創部から原因物質を除去するとともに，大量の流水により持続的に洗浄を行う（通常 30〜120 分間）のが原則である．広範囲の洗浄では低体温に注意し，洗浄後にはガーゼで軽く創を被覆する．

眼の化学損傷は，酸またはアルカリによる損傷が多く，迅速に治療しないと失明の可能性がある．損傷の進展を防ぐため，できれば受傷現場から継続的に流水で洗浄を続け，迅速に専門施設へ連絡する．アルカリ損傷では，生理食塩水による洗浄は問題があるため，水道水か，できれば眼科手術で使われるホウ酸緩衝液を用い，50 mL/分以上で洗浄する．

気化した原因物質を吸引すると気道損傷をきたすことがある（塩酸など）．また原因物質が吸収されて全身毒性を示す場合ある（フッ化水素酸など）ので要注意．

3．原因物質

代表的なものを記載するが，化学損傷の原因物質は多岐にわたるので，必要に応じて日本中毒情報センター*か専門施設へ照会して情報提供を受けること．

- 酸：一般に pH 2 以下の酸は組織傷害を起こす．日焼け様の外観を示す
- アルカリ：pH 11.5 以上のアルカリは組織の融解壊死をきたす．深部に浸透して損傷が進行するため，酸よりも深い損傷を生じる．また，蒼白な外観を示す．固まる前のセメントに長時間接触すると，主に水酸化カルシウムによる損傷を生じる
- 有機溶剤：細胞膜を破壊して細胞傷害を起こす
- 金属およびその化合物（ナトリウム，マグネシウム）：組織に直接結合するか塩を形成するが，いずれも発熱反応を伴う．できるだけ創部から原因物質を除去したうえで，大量の流水により洗浄する

---

*日本中毒情報センター
電話（1 件 2,000 円）：
　大阪中毒 110 番（24 時間対応）　　TEL：072-726-9923
　つくば中毒 110 番（9 時〜21 時対応）　TEL：029-851-9999
URL：http://www.j-poison-ic.or.jp/homepage.nsf

- フッ化水素（水溶液はフッ化水素酸）：強い腐食性とともに皮膚から吸収され全身毒性により致死的（特に 100 cm^2 以上の曝露）となるので，注意を要する．大量の流水で創部洗浄を行いつつ，低カルシウム・マグネシウム血症に対して，グルコン酸カルシウム（カルチコール®）10〜20 mg/kg の静脈内投与を行う．10% グルコン酸カルシウムの局所注射（0.5 mg/cm^2）や動脈注射も行われている
- イソシアネート：皮膚への大量曝露では，シアンが吸収されて全身毒性を示す．大量の流水により洗浄し，全身症状があればシアン中毒として治療する
- 硝酸銀：接触により腐食性変化をきたすが，生理食塩水洗浄で無毒化する．肉芽の切除などの治療目的で硝酸銀を用いる場合には必ず生理食塩水を準備し，必要があればただちにこれで持続洗浄する

（猪口貞樹）

動物の咬傷，虫の刺傷

Ⅰ 動物の咬傷

一般的に遭遇する動物咬傷の多くは犬，ネコによるものである．犬咬傷は犬の体格で創の大きさ，深さが変わってくる．水平型が多いため洗浄がしやすく，比較的感染のリスクは低い．しかし中型〜大型犬の場合は力が強く，前腕や，頸部などの咬傷では容易に重要臓器の損傷を伴うことがある．ネコ咬傷の場合は牙が細いため，創口が小さく垂直型であることが多い．そのため汚染部が深部にまで及ぶことが多く，感染をきたしやすい．

初療・処置

1）咬傷部位，牙痕を確認する．見落としのないように注意する．
2）重要臓器，気道，血管損傷を疑う場合はその精査と治療を優先する．
3）手足の咬傷の場合，神経・腱の評価を行う．
4）創部を局所麻酔し，流水あるいは生理食塩水で大量高圧洗浄する．垂直創の場合は流水では深部にまで届かないので 20 mL シリンジに留置針の外筒をつけて高圧洗浄するとよい．汚染が強い場合はためらわずに挫滅部分のでデブリードマンを行う．
5）原則的には開放療法だが，次の条件を満たしていれば一次縫合を考慮してもよい．
- 感染の危険が少ない場合
- 受傷後 12 時間以内の場合

・手足以外で壊死組織の少ない創．特に顔面・頭部は血流がよく感染をきたしにくいことより，また美容的な観点からも一次縫合することが多い

6) 以下の場合，二次縫合を行う．
・垂直創や異物残存を認める場合
・手足の創
・腱鞘や関節に達している場合
・受傷後 12 時間以上の場合
・糖尿病，免疫不全，副腎皮質ステロイド薬投与中の場合

7) 必要に応じ予防的に抗菌薬を投与する．受傷後なるべく早く投与を開始し，3〜5 日間程度内服させる．重症な場合は点滴にて投与する．創の汚染が強い場合は破傷風トキソイドの投与も考慮する．

● 開放創のドレナージ方法

・ペンローズドレーン：大きな水平型の創で死腔が大きい場合によい適応である．ドレナージ目的だけでなくインフォメーションドレーンとしても有効である
・糸ドレーン：糸ドレーンは 3-0 ナイロンなどを 3〜5 本程度束ねて創部に留置する．創口が小さく深い垂直型の創によい適応である．糸はバラバラにならないように縛っておくとよい
・ガーゼドレーン：ガーゼを創部に挿入し先端部を創外に出しておくドレナージ方法だが，ガーゼ自体が創部の栓となってしまい，ドレナージ不良となってしまうことがあるので注意を要する

II 狂犬病

狂犬病ウイルスはすべての哺乳類に感染する可能性がある．ヒトへの感染源のほとんどが犬であるが，犬以外ではアライグマ，コウモリ，キツネなどで報告が多い．水などを恐れるようになる特徴があるため恐水病と呼ばれることもある．わが国では 1957 年以降国内発生はないが，狂犬病ワクチンの予防接種率の低下や輸入動物の増加により，今後発生する可能性は十分ある．感染した動物による咬傷にて感染するが，ヒトからヒトへの感染はない．潜伏期間は 1〜3 か月で，致死的な脳炎を発症する．いったん発病すればほぼ 100％死亡するので予防が大切である．

初療・処置

1) 石鹸と水でよく創部を洗浄する．
2) アルコールや消毒薬で消毒する．
3) 海外で咬まれた場合は必ず現地の大きな病院を受診し，抗狂犬病免疫グロブリン（rabies immuno-groblin；RIG）の投与を受ける（現在，日本は狂犬病フリーなので RIG を製造していないため，通常手に入らない）．組織培養不活化狂犬病ワクチンの接

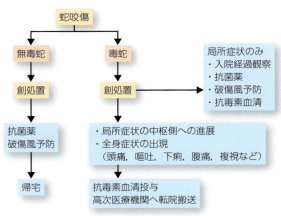

図 4-6　蛇咬傷の治療

種（投与スケジュールは 0，3，7，14，30，90 日）．

III 蛇咬傷

わが国での毒蛇咬傷はマムシ，ハブ，ヤマカガシが主である．マムシ，ハブの咬傷では咬傷部の激しい疼痛，腫脹，壊死，皮下出血，時間とともに中枢側へと拡大するといった特徴がある．全身症状としては頭痛や腹痛，嘔吐，下痢などの消化器症状，複視などの眼症状をきたすことがある．重症化すると意識障害，呼吸不全，ショック，播種性血管内凝固症候群（disseminated intravascular coagulation；DIC），急性腎不全などをきたす．ヤマカガシでは受傷直後の局所症状は軽度で，遅発性に咬傷部の出血，全身の出血傾向が出現することがあるので注意する．

初療・処置（図 4-6）

1) 安静と中枢側の緊縛（強い緊縛は必要なし）．
2) 局所の洗浄と消毒．
3) 切開・吸引．
4) 血管確保と輸液．
5) 抗毒素血清投与．
6) 抗菌薬・破傷風トキソイド投与．

IV ハチ刺傷

わが国では，ヒトを刺すハチはスズメバチ，アシナガバチ，ミツバチなど数十種類存在する．死亡例のほとんどがスズメバチ刺傷である．死亡原因はアナフィラキシーである．一般的にアナフィラキシーは刺された直後から 30 分以内に症状が出現するため，可能な限り早く医療機関を受診する．

症状

1．局所症状

刺傷部周囲の発赤・腫脹，疼痛，瘙痒．

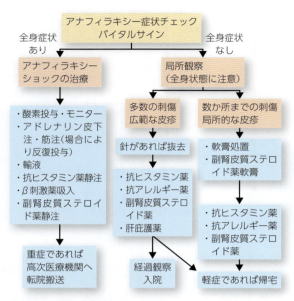

図4-7　ハチ刺傷の治療

2．全身症状

全身の発赤，蕁麻疹，呼吸困難，喘鳴，腹痛，嘔吐，血圧低下，意識障害など．

初療・処置（図4-7）

局所症状のみの場合は，局所の冷却と副腎皮質ステロイド薬軟膏の外用のみでよい．全身症状がある場合はアドレナリン，抗ヒスタミン薬の投与が必要となり，重症のときは高次医療機関に搬送する．

Ⅴ　デング熱

ネッタイシマカやヒトスジシマカにより媒介されるデングウイルス感染症．2014年に1945年以来69年ぶりに日本国内感染が確認され注目された．

症状・診断

一過性熱性疾患であり，感染後3〜7日後に突然の発熱で始まる．頭痛（眼窩痛），筋肉痛，関節痛を伴うことが多く，食思不振，腹痛，下痢などの症状を伴うこともある．発熱は2〜7日間持続し，二峰性になることが多い．発症後3〜4日で胸部・体幹に始まる皮疹が出現し，四肢，顔面にまで広がる．これらの症状は1週間ほどで消失し，通常，後遺症なく回復する．血液検査所見では高度の白血球減少や血小板減少がみられる．まれにデング出血熱に発展，重症化することがある．

診断はPCR法による病原体遺伝子の検出，分離・同定による病原体の検出，血清によるIgM抗体の検出などによって行われる．4類感染症に分類されており，医師はデング熱患者を診断した場合，ただちに最寄りの保健所に届出が必要である．

初療・処置

治療は対症療法で，鎮痛・解熱薬としてはアセトアミノフェン（カロナール® など）が使用される．非ステロイド性抗炎症薬（NSAIDs）は，出血のリスクを増加させる可能性があるため禁忌である．

（武智晶彦）

皮膚の間葉系腫瘍

皮膚は幾種もの間葉系細胞で構成されるため，生じる腫瘍も多種多様である．その多くは視診や触診のみで確定診断を付けるのは困難であり，最終的には生検による病理組織診断を要する．

本項では臨床症状のみである程度診断が可能で，重要と思われる腫瘍を記す．

Ⅰ　脂肪腫

成熟脂肪細胞からなる皮下腫瘍であり，あらゆる間葉系腫瘍のなかでも最も発生頻度が高い．皮下脂肪組織から発生することが多いが，まれに筋肉内や後腹膜などに生じることがある．

症状・診断

自覚症状のない緩徐に増大する弾性軟の皮下結節で，大きさは径1cm未満から10cm以上まで多様である．いずれの部位にも出現するが体幹や四肢の近位部に好発する（図4-8）．皮膚および下床との可動性は良好で，辺縁部が分葉状に触知されるため診断は比較的容易である．

初療・処置

日常生活に支障がなければ放置することも可能である．臨床像のみで診断に迷う場合はCTやMRIなどの画像診断を用いて皮下脂肪組織と同様の描出像であるかを確認する．

コツとアドバイス

● ある程度の大きさになるまで気づかれないことも多く，「急激に生じた」と訴える患者もいるため，問診での経過はあてにならないことがある．
● 周囲組織との癒着があるものや，筋肉内に局在しているものもある．手術予定症例で触診にて局在が深く，周囲との境界が不明瞭な場合はCTやMRIによる術前評価を行う．

Ⅱ　毛細血管拡張性肉芽腫

主に外傷を契機に血管が反応性に増生をした腫瘍性

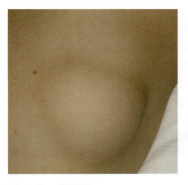

図 4-8　脂肪腫
右背部にある径 10 cm 大の軽度ドーム
状に隆起する弾性軟に触知する皮下腫
瘍.

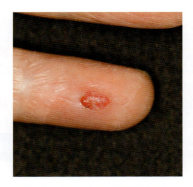

図 4-9　毛細血管拡張性肉芽腫
右手中指にある径 8 mm 大の軽度隆起
する紅色調の皮膚腫瘍.

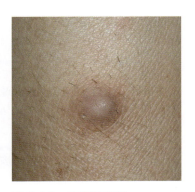

図 4-10　皮膚線維腫
左前腕にある径 1 cm 大の褐色調で軽度
ドーム状隆起する皮膚腫瘍.

病変で，日常診療において比較的よく遭遇する.

症状・診断

　紅色点状の斑または丘疹として生じ，経過とともに
径 5〜30 mm 程度の軟らかい紅色から紫色調で突出
性の腫瘍性病変を形成する（**図 4-9**）．手指や顔面な
どの外的刺激を受けやすい部位に好発する．自覚症状
に乏しいが，容易に傷ついて出血をする．特徴的な臨
床像から診断は比較的容易である.

初療・処置

　出血を繰り返しやすいため，外科的切除が第 1 選
択となる．電気凝固，レーザー，液体窒素による処置
も行われるが，無色素性悪性黒色腫と臨床像が似てい
ることもあり，切除のうえ病理組織学的評価を行うの
が望ましい.

💡コツとアドバイス

● 切除を行う際には腫瘍の下床に存在する輸入動静脈
　も含めて除去する.

Ⅲ　皮膚線維腫

　虫刺などの小外傷が原因となって発生するとされる
膠原線維の反応性増殖を伴う腫瘍性病変であり，やは
り日常診療において比較的よく遭遇する.

症状・診断

　若年〜中年成人の四肢に好発する，茶褐色ないし黒
褐色を呈する硬い径 1〜3 cm 程度の大きさの結節性
病変である（**図 4-10**）．皮膚表面からやや盛り上が
り，下床との可動性も良好な場合が多い．痒みなどの
自覚症状は乏しく，その特徴的な臨床像から診断は比
較的容易である.

初療・処置

　上述したような所見を呈する典型例では放置しても
よい.

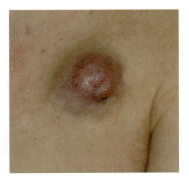

図 4-11　隆起性皮膚線維肉腫
左胸部に生じた径 5 cm 大で表面が紅色
調の隆起性皮膚腫瘍.

💡コツとアドバイス

● 時として，小さく皮内の結節として触知する例や急
　速に拡大する例などもあり，悪性黒色腫や後述の隆
　起性皮膚線維肉腫との鑑別を要する場合もある．典
　型例とは異なる症状を認めた場合は，確定診断のた
　めに切除を行い，病理組織学的に評価を行うのが望
　ましい.

Ⅳ　隆起性皮膚線維肉腫

　特有の隆起性結節を形成する中間悪性度群に分類さ
れる線維組織球性腫瘍である．遠隔転移はまれだが，
しばしば局所再発をする.

症状・診断

　若年〜中年成人の体幹部に好発する．最初は皮内の
硬結性局面として発症し，次第に表面が紅色〜紅褐色
調で単発ないし多発性に隆起する硬い結節へと増大す
る（**図 4-11**）．年単位で緩徐に増大する腫瘍であり，
受診時には径 1〜5 cm 程度の大きさであることが多
い．ある程度の大きさにまで成長した多発性に隆起す

る腫瘤であれば，臨床的に本腫瘍を疑うことは可能である．

初療・処置

比較的初期に単発性の腫瘍として認められた場合は皮膚線維腫を含めた他の腫瘍との鑑別を要する．本腫瘍を疑った場合は，皮膚生検により組織型を確認する必要がある．

コツとアドバイス

- MRIなどの画像診断にて病変の広がりを確認することは有用であるが，悪性とは思えないほど境界明瞭な病変として描出されることも少なくない．診断確定にはあくまでも病理組織診断を重視する必要がある．

（種瀬啓士）

皮膚癌，悪性黒色腫

皮膚癌といっても，生じる腫瘍の組織型は多種多様である．本項では視診上見逃してはならない悪性腫瘍を列記する．

I 悪性黒色腫

メラノサイト系細胞の悪性化によって生じ，極めて高い転移能を有する腫瘍である．そのほとんどは色素性病変として皮膚に生じるため，早期に病変を発見し切除を行うことが重要である．

症状・診断

左右非対称性で境界不明瞭な色素性病変として認められることが多い．診断時の最大径は多くの場合7mm超であることが多い．色調は黒褐色調が主体だが，淡褐色から濃黒色までの濃淡差が無秩序に認められる．進行するに伴って隆起して結節状の病変を形成し，さらに進行してびらん・潰瘍化することもある（図4-12）．いずれの部位にも出現するが日本人では足底に好発する．

初療・処置

本腫瘍を疑った場合には，生検にて病理組織像を確認する．腫瘍を一塊にした全摘生検が推奨されるため，生検時点で患者への侵襲が大きくなる可能性がある．術前にダーモスコピーの知識を有した皮膚科医によって病変の評価を行ってから生検に進むほうが望ましい．また，本症を疑った場合は所属リンパ節の腫脹の有無を確認することも重要である．

コツとアドバイス

- 悪性黒色腫はしばしば良性の後天性色素細胞母斑（いわゆる「ほくろ」）との鑑別が問題となるが，両者

を鑑別する簡便な方法としてABCDEルールというのがある．

- Asymmetry（非対称性），Border（境界の不明瞭性），Color（色調の濃淡不整），Diameter（直径6mm以上），Elevation（隆起性病変）の5項目のうち3項目以上の所見を病変内に認めたら悪性黒色腫の可能性を考え，5項目すべてを認めた場合は強く疑う．

II 有棘細胞癌

表皮ケラチノサイトへの分化傾向を示す皮膚原発の悪性腫瘍と定義される．発癌性物質への長期曝露やヒト乳頭腫ウイルス（human papilloma virus；HPV）感染，紫外線やX線への長期曝露，瘢痕・慢性炎症などを基盤として生じる．Bowen病や日光角化症はこの前癌病変にあたり，これらも含めるとあらゆる皮膚悪性腫瘍のなかで最も発生頻度が高い．

症状・診断

基本的には表面に多少とも角化を伴う紅色調の硬い結節として認められることが多い．角化傾向が強い場合は表面が粗糙となり，カリフラワー状の病変となることもある（図4-13）．進行するとびらん・壊死をきたして潰瘍化し，さらに壊死が進行すると二次感染を伴って独特の悪臭を発することもある．これらの主病変の周囲にはしばしば発生母地や先行病変が見いだされ，熱傷瘢痕や慢性放射線皮膚炎などが周囲に存在すれば容易にそれと同定できる．

初療・処置

臨床的に角化傾向と増大傾向が強い腫瘍を認めた場合は本腫瘍を第1に考えるが，ほかの皮膚悪性腫瘍との鑑別が困難な例も存在するためまずは皮膚生検を施行する．また，生検にて本症と診断した場合は所属リンパ節の腫脹の有無を確認し，画像による全身精査を行うことも重要である．

コツとアドバイス

- 角化性の紅斑から生じる有棘細胞癌があり，このような腫瘍のなかには「難治性の湿疹」として，長期間副腎皮質ステロイド薬外用で加療されている場合があり，注意を要する．
- 顔面や手背などの露光部位に生じた場合は日光角化症を前駆病変として生じ有棘細胞癌の可能性が高い．腫瘍の進行によって先行病変が隠蔽されている場合も多いが，周囲に同様の前駆病変が見いだされることがしばしばあり，先行病変同定の手がかりとなる．

III 基底細胞癌

病理組織学的に表皮あるいは皮膚付属器の基底細胞類似の腫瘍細胞が増殖する腫瘍と定義されている．局

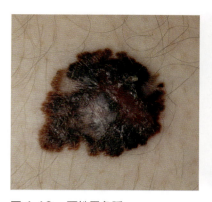

図 4-12　悪性黒色腫
右大腿部に生じた不整形の色素性病変．多彩な色調を呈し，病変は全体に左右非対称性で一部隆起している．

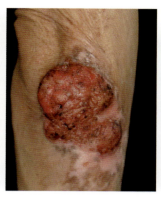

図 4-13　有棘細胞癌
瘢痕部より生じた表面がカリフラワー状の隆起性腫瘍．

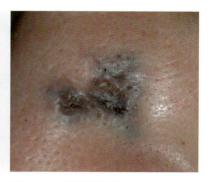

図 4-14　基底細胞癌
鼻背部に生じた辺縁が堤防上に隆起し，中央が陥凹した青黒色調の腫瘍性病変．腫瘍辺縁に一部毛細血管の拡張像を認める．

所破壊性が強いが，遠隔転移は極めてまれである．

症状・診断

　高齢者の顔面に好発する緩徐に増殖する腫瘍であり，特に鼻唇溝部や鼻背部，下眼瞼下および人中部によく認められる．多彩な臨床像を呈するが，典型的な症例では径 1 cm 大前後で中央部が陥凹し，その周囲を蝋様光沢のある黒色小結節が堤防状に取り囲む腫瘍像を呈する．さらに腫瘍が進行すると，中央部の潰瘍化も認められる（**図 4-14**）．好発部位と皮疹の性状を知っていれば典型例は比較的容易に診断できる．

初療・処置

　病理組織による確定診断のために皮膚生検を行う．本腫瘍は顔面に好発することからも良性の脂漏性角化症との鑑別が視診だけでは難しい場合がある．このような症例では，術前にダーモスコピーの知識を有した皮膚科医によって病変の評価を行ってから生検施行の有無を検討するのが望ましい．

🔍 コツとアドバイス

● 典型的な皮疹を拡大鏡で観察すると，表在した樹枝状に枝分かれした血管（arborizing vessels）がしばしば透見され，臨床診断確定の一助となる．

（種瀬啓士）

表皮囊腫，皮様囊腫

　表皮囊腫は最も頻度の高い皮膚の囊腫性腫瘍で通常，粉瘤とも呼ばれる．表皮囊腫は表皮で覆われた皮下の囊腫であり，発赤，腫脹，圧痛などの炎症症状を合併すると炎症性表皮囊腫となる．また，囊腫性腫瘍で下床との可動性はあり，癒着はない．原因は先天性，外傷性，痤瘡，尋常性疣贅などがある．ほとんどは有毛部に生じるが，足底，手掌に生じることもある．足底，手掌の場合は外傷，尋常性疣贅が関与することが示唆されている．表皮ないし毛包漏斗部の上皮が真皮内に嵌入し，増殖して，内部に角質などを認め，囊腫を形成する．

　皮様囊腫は生下時より先天性に存在する皮下囊腫で，特に上眼瞼外側に好発する．そのほかに顔面，頭部，頸部に生じる．胎生期顔裂閉鎖時に皮膚が迷入して生じる奇形腫と考えられている．確定診断は病理組織所見にて囊腫壁に毛，皮脂腺，汗腺の付属器が付着していることで診断する．

症状・診断

1．表皮囊腫

　臨床所見は常色ないし淡青色の弾性・軟性の囊腫性皮下腫瘍である．皮膚と癒着はあるが，下床との癒着はない（**図 4-15**）．腫瘍の出口が開放していると中央に面皰様黒点がみられる．炎症を合併すると発赤，腫脹，圧痛を伴い，炎症性表皮囊腫となる．また，自潰して，排膿を認めたり，皮下膿瘍を形成したり，囊腫の周囲に蜂窩織炎を合併することもしばしばみられる．顔面，頭部，頸部，体幹に生じるが，特に耳介下部，腋窩，鼠径部に好発する．

　病理組織学的所見はケラトヒアリン顆粒を有する表皮性上皮から構成される囊腫である．囊腫の内容は層状の角質，皮脂，細菌などである．圧迫すると腐臭したおからのような粥状物質を排出する．ほとんどは毛包を有する有毛部から生じる．囊腫壁が破壊されると真皮に角質，細菌，毛などの異物が漏出し，異物反応が起こり，多核巨細胞を伴う異物肉芽腫が生じる．細菌学的検査ではコアグラーゼ陰性ブドウ球菌が検出さ

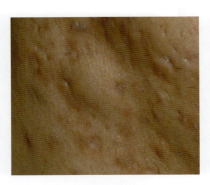

図 4-15　表皮囊腫の臨床写真

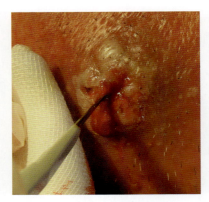

図 4-16　炎症性表皮囊腫の外科的処置
局所麻酔の後，メスで中央部を切開し，粥状物質，膿などの内容物を排出する．その後，生理食塩水でさばいた綿球を用い囊腫内を洗浄する．タンポンガーゼを挿入して，ドレナージを行う．

れることが多いが，時に黄色ブドウ球菌が検出される．

2．皮様囊腫

　生下時より存在する眼周囲，特に上眼瞼外側に好発する深在性の皮下囊腫である．下床との可動性は少なく，骨などに固着していることがある．直径は一般に2～3 cmで単発性である．

　病理組織所見では囊腫壁周囲に皮脂腺，毛，汗腺などの付属器を付着するのが特徴的で確定診断に至る．囊腫腔内に毛髪を認めるが，骨，歯はみられない．皮様囊腫は存在するので，深さの評価のため，超音波，CTなどの画像検査も有用である．

初療・処置

　炎症性表皮囊腫の場合，炎症を和らげることが重要である．皮下膿瘍を形成し，波動を触れる場合，自潰している場合は切開，排膿する．顔面の場合，切開創が残るので切開は慎重に行う．波動が触知できない場合，まずは抗菌薬の投与を行い，経過観察する．

1．切開

　0.5％リドカイン（キシロカイン®）による局所麻酔をする．中央にメスで切開を入れ，囊腫の内容物を排出する（図 4-16）．さばいた綿球を用いて，生理食塩水で囊腫の内腔を洗浄し，粥状物質，膿などの内容物をできるだけ排出する．タンポンガーゼを挿入し，ドレナージを行う．

2．抗菌薬の内服，外用

　セフェム系抗菌薬の内服を行う．局所は消毒，抗菌薬の外用を併用する．

3．手術

　炎症性表皮囊腫では炎症が落ち着いてから，手術を行う．巨大な表皮囊腫は切開して，腫瘍を縮小した後，手術をする．囊腫壁を残さず，切除を行う．囊腫壁が残っていると再発する．

　皮様囊腫は手術で切除を行うが，筋層の深部まで入り込んでいることがあるので，超音波，CTなどで存在部位を確認し，切除を行う．

🔍 コツとアドバイス

- 炎症性表皮囊腫では波動を触れる場合および皮下膿瘍を形成する場合に切開，排膿を行う．
- 炎症のある時期に手術をしない（炎症症状が治まってから手術を行う）．
- 皮様囊腫は深いので，手術室などで切除を行う．
- 表皮囊腫は再発することが多いので，説明しておく．
- 切除後は瘢痕が残ることを説明しておく．

（黒川一郎）

疣贅（いぼ），鶏眼・胼胝，ケロイド・肥厚性瘢痕

Ⅰ　疣贅（いぼ）

　通常，疣贅（ゆうぜい＝いぼ）というとウイルス性疣贅（尋常性疣贅）を指す．しかし，"いぼ"という用語は皮膚から隆起した小腫瘤という意味で用いられることも多く，としよりいぼ（脂漏性角化症），みずいぼ（伝染性軟属腫）のように全く別の疾患も"いぼ"と呼ばれることがある．尋常性疣贅はヒト乳頭腫ウイルス（human papilloma virus；HPV）の感染により生じ，ウイルスの型により好発部位や臨床像が異なるが，一般には青少年の手・足に好発する．

症状・診断

　指趾の背面では顆粒状に隆起（図 4-17）した，足底では周囲が角化・肥厚し中央が顆粒状（図 4-18）に

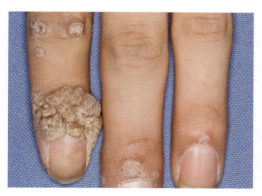

図4-17　手指に多発した尋常性疣贅

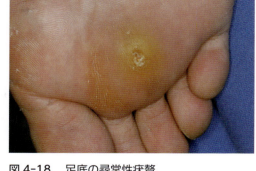

図4-18　足底の尋常性疣贅

なった臨床像をとることが多い．足底に生じた場合，患者は鶏眼と思い来院することがある．鶏眼との鑑別点は角質をカミソリの刃などで削った際，顆粒状の角質や点状出血がみられるのが疣贅であるのに対し，鶏眼では中央に魚の眼のような透明な角質がみられることである．

初療・処置

1．凍結療法

外来で簡便に行える方法で，綿棒を液体窒素に浸し病変に直接押しつける（**図4-19**）．凍結・融解を数回繰り返すことで表皮が壊死し，1～2週間後に痂皮となって脱落する．スプレータイプの機器も市販されている．1回の治療で完全に治癒しない場合は，2～3週ごとに繰り返し施行する．尋常性疣贅治療の第1選択であるが，疼痛を伴うのが難点である．

2．電気凝固法

局所麻酔を行い，サージトロン®，CO_2レーザーなどの機器を用いて焼灼する．深く焼灼しすぎて瘢痕を残すことのないように留意する．

3．その他の治療

上述の方法は確実ではあるが痛みを伴い，小児の治療においては難渋する．痛みのない（少ない）治療法としてヨクイニン内服，サリチル酸製剤（スピール膏®）貼布，グルタルアルデヒド外用，トリクロロ酢酸外用，ビタミンD_3軟膏外用などが行われる．

🔧 コツとアドバイス

● ウイルス性疣贅は外科的に**切除しても再発**することが多いので，まずは凍結療法など瘢痕の残らない治療を行うべきである．

Ⅱ　鶏眼・胼胝

鶏眼（いわゆる魚の目）・胼胝（いわゆるたこ）は外部からの慢性的な圧迫が作用して角質増殖が生じたもの

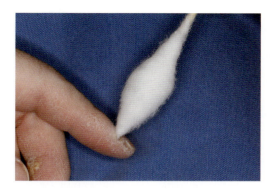

図4-19　液体窒素による尋常性疣贅の凍結療法

である．

症状・診断

角化部は半透明で円形を呈し，下方に尖った形態をとるため，押さえると痛みを伴う．胼胝は同様の慢性刺激による角質増殖であるが，生体の防御機転の側面が強く，痛みは伴わないことが多い（**図4-20**）．

初療・処置

1．原因の除去

例えば靴の圧迫が原因の場合は，足底全体で体重を支えるタイプの靴に変更する．しかし，現実的には外反母趾などで合う形態の靴がない場合や，骨突出が高度の場合は対策が難しい．ウレタンなどで病変を保護して圧迫を回避する方法をとる．

2．鶏眼・胼胝の処置

硬くなった角質を除去する．メスやカミソリ，グラインダーで角質のみを慎重に除去する．胼胝は市販のたこ削り器を使用してもよい．スピール膏®を貼付し角質を軟らかくすることで容易に削ることが可能になる．削るだけでは再発しやすいので上記の原因対策を

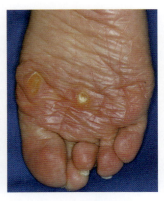

図 4-20　足底の鶏眼と胼胝
母趾側の類円形の病変は胼胝．中央の円形のものは鶏眼．

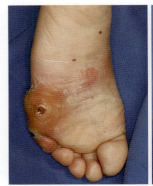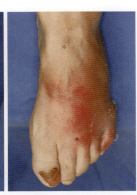

図 4-21　糖尿病患者の鶏眼から蜂窩織炎を発症した例

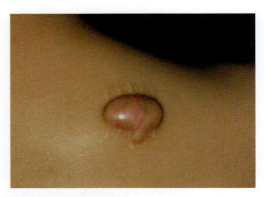

図 4-22　肩のケロイド
一度切除縫縮されたが再発したもの．

同時に行うことが重要である．

3．手術

　保険収載されている治療法であるが，皮膚科では鶏眼・胼胝を単純に切除縫合することはほとんどない．もともと圧迫で鶏眼を生じやすい部位であることに加え，切除後の瘢痕による硬化が加わり再発しやすいからである．

コツとアドバイス

- 鶏眼にスピール膏®を貼付する際は半透明の部分と同じ大きさにカットし，テープで固定する．大きすぎると周囲の健常部位のみ浸軟し，肝心の鶏眼が軟らかくならない．また，一度貼付したら3日ほど剥がさないほうが浸軟しやすい．
- 糖尿病患者では感覚低下により高度の鶏眼・胼胝を形成しやすく，同部に感染を起こすリスクファクターとなる（図 4-21）．このような感染はしばしば壊疽に進行するので，フットケアの一環として鶏眼・胼胝対策は重要である．

Ⅲ　ケロイド・肥厚性瘢痕

　いずれも外傷に対する結合織の過増生であるが，肥厚性瘢痕は外傷部位を越えず，隆起や紅色調が軽度であるのに対して，ケロイドは外傷の範囲を越えて拡大し，側圧痛を伴う特徴がある．ケロイドは体質とも関連し，外傷や手術創のない部位（ニキビなどの軽微な皮膚損傷）から発生することもある．

症状・診断

　好発部位である前胸部や肩に表面平滑で硬い紅色結節があればケロイドを疑う（図 4-22）．

初療・処置

　安易に切除すると，再発しより大きな瘢痕を形成するので，まず保存的治療を行う．いずれにしても難治な疾患であり，いくつかの方法を併用して行う必要がある．

1．圧迫

　テープの貼付が最も簡便である．部位によっては弾性包帯やサポーター，ウレタンなどを用いて圧迫する．医薬品ではないが，シカケア®などのシリコンジェルシートを貼付する方法もある．

2．外用療法

　副腎皮質ステロイド外用薬やヘパリン類似物質塗布，副腎皮質ステロイド薬含有テープ剤の貼付は自宅で行える利点がある．副腎皮質ステロイド薬の長期連続使用により，病変周囲の正常皮膚に萎縮が起こるので注意する．

3．副腎皮質ステロイド薬局注

　トリアムシノロン（ケナコルト®-A）懸濁液を病巣内に直接注射する．病変全体が白く変色する程度に注入し，これを4週ごとに繰り返す．疼痛を伴うため小児には適さない．

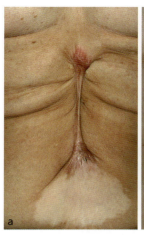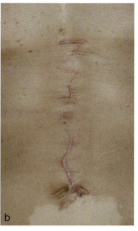

図 4-23　腹部の手術創に生じた瘢痕拘縮
a：局所麻酔下に瘢痕を切除し，Z 形成術＋波状に縫縮.
b：3 か月後.

表 4-1　罹患部位と原因物質

頭	：パーマ，ヘアダイ，ヘアスプレー
顔	：化粧品，植物＊，リップクリーム，パーマ，ヘアダイ，メガネ，マンゴー，キウイフルーツ
首・耳	：アクセサリー，イヤホン，携帯電話，染毛剤
上肢	：湿布，植物＊，毛虫，クラゲ
手	：手袋，植物＊，洗剤，セメント，砂
下肢	：植物＊，クラゲ，セメント，毛虫
足	：革靴，セメント
体幹	：毛虫，クラゲ，ベルトの金属バックル，金属ボタン
外陰部	：おむつ，ギンナン（排尿の際手指を介して）

＊ウルシ科（ウルシ，ヤマウルシ，ハゼ），トキワザクラ，オトメザクラ，キク科（キク，ヒマワリ，ヨモギ，レタス），イチョウなど.

4．トラニラスト（リザベン®）内服

ケミカルメディエーター遊離抑制作用を持つ抗アレルギー薬であるが，TGF-β1 抑制作用を介してケロイド・肥厚性瘢痕にも効果を示す．すでに完成した病変を縮小させるというよりは術後の予防効果を目的に使われる.

5．手術

いわゆる真性ケロイドではない肥厚性瘢痕で拘縮を伴うものは手術も考慮される．その際は Z 形成術や W 形成術を用い，術後放射線照射を併用するなど再発に配慮して行う（**図 4-23**）.

🔍 コツとアドバイス

● ケロイドの**単純切除は禁忌**であるが，良性腫瘍と思い切除してしまうこともあるようである．診断のはっきりしない皮膚腫瘍は専門医にコンサルトすべきである.

（八田尚人）

接触皮膚炎

接触皮膚炎，いわゆる"かぶれ"は，湿疹とともに皮膚科では湿疹皮膚炎群に分類されている．臨床的には接触皮膚炎と湿疹の症状はほとんど同じで，区別しがたい．接触皮膚炎は原因が特定できた場合に，一方湿疹は原因が不明である場合に用いる.

症状・診断

症状は痒み，紅斑，丘疹，浮腫，水疱などがある．皮疹の部位，いつから生じたのか，その前に触れたものはないかなどを聞くことにより原因物質が推測できる（**表 4-1**）.

湿布薬，絆創膏，外用薬，化粧品，アクセサリーなどの場合は比較的わかりやすい．原因物質を特定するためには，疑われるものについてパッチテストを施行する.

医療現場では皮疹の原因を探すことも大切であるが，むしろ湿疹皮膚炎群として治療ができるかどうかが重要である．特に皮膚感染症との区別あるいはその合併を判断することが必要になる.

初療・処置

接触皮膚炎と診断が付けば，まず原因物質との接触を避けることである．次に副腎皮質ステロイド外用薬を塗り，痒みがあれば抗ヒスタミン薬を内服させる．重症な場合は副腎皮質ステロイド薬の内服（プレドニゾロンで 1 日 10～20 mg を数日間）が必要になる．副腎皮質ステロイド外用薬はできれば，中等度以上のランク（アンテベート®軟膏など）を塗布して早く炎症をとることが大切である.

🔍 コツとアドバイス

● 痛み，熱感，ひっかき傷を伴う場合は二次感染を考えて，抗菌薬の外用と内服を併用すべきである．足白癬で外用薬にかぶれた場合にはこのような症状を伴うことが多く，進行すると鼠径部リンパ節炎を併発するので注意すべきである.

● 毛染めやウルシ，サクラソウによるかぶれは顔全体が赤く腫れ上がり，副腎皮質ステロイド薬の内服を必要とすることがある．またウルシにかぶれる患者はギンナン，マンゴーにも反応することがある.

● 衣服で覆われたところにも生じる毛虫皮膚炎，クラゲによる強い炎症を伴う線状皮膚炎，そして皮膚病

の治療に使用した抗菌外用薬などによるかぶれも覚えておきたい．

（菅野聖逸）

帯状疱疹

　水痘・帯状疱疹ウイルス（varicella zoster virus；VZV）の再活性化により発症する．日本人の9人に1人が，生涯で罹患する．特に，高齢者，免疫低下状態，過労などにより，好発する．

症状・診断

1．症状
1）片側性，第1〜3の末梢神経支配領域に限局．
2）紅暈を伴う小水疱の集簇（疱疹）と神経痛（自発痛，接触痛，知覚障害など）．
3）多くは，全身症状を伴わなく，微熱，感冒様カタル症状程度．

2．皮疹と神経痛
　多くは，限局性の神経症状が先行し，数日以内に皮疹が出現する．

3．診断
1）特異的な皮疹の分布（片側性，ある末梢神経支配領域）と同部位の神経痛を伴う．
2）特別な病型．
　・汎発性帯状疱疹：特に，免疫低下状態などがあるときに，通常の帯状疱疹と全身に小水疱が散在（水痘様）し，水痘に準じる全身症状を伴う
　・複発性帯状疱疹：2つ以上の離れた神経支配領域（帯状疱疹が2か所，あるいは両側性）

初療・処置

1．抗ウイルス療法
　外用，内服，点滴静注を，早期から開始する．ただし，保険診療上，外用，内服の併用，あるいは，外来における点滴静注は認められていない．

2．疼痛管理
　一般的には，非ステロイド性抗炎症薬（NSAIDs）を内服．激しい痛みがあるときには，皮膚科あるいは麻酔科（ペインクリニック）と連携し，積極的な疼痛管理を行う．

3．外用療法
　抗菌薬含有外用薬が汎用される．水疱，びらんが著明な場合には，ソルベース基剤の軟膏を厚めのガーゼにのばし貼付すると，速やかな乾燥化，痂皮化を図れる．

4．神経障害保護
　ビタミンB群内服薬が汎用される．

○その他の知っておくべきこと

1．臨床症状
① Ramsay Hunt 症候群　三叉神経第1・2枝領域の帯状疱疹があるときに，耳痛，難聴などを伴い，顔面神経が侵襲される．
② 鼻背部の皮疹　三叉神経第2枝領域の帯状疱疹があるときに，鼻背部にも皮疹をみると眼症状を伴う．
③ その他　四肢の帯状疱疹では，運動神経麻痺，腹部の帯状疱疹では，消化機能低下の報告もまれにある．

2．経過
　通常は，2〜4週間で皮疹は痂皮化し，色素沈着，瘢痕を残して治癒する．神経痛も，皮膚症状の回復に準じて軽減する．

3．帯状疱疹後神経痛（post-herpetic neuralgia；PHN）
　時に，皮疹治癒後も神経痛が残存する．高齢者，皮疹が重症，免疫低下状態では，そのリスクが増す．その治療（内服療法，神経ブロック，イオントフォレーシスなど）は，皮膚科あるいは麻酔科に依頼するべきである．

4．感染
　帯状疱疹から，帯状疱疹が感染することはない．まれに，水痘として感染する．

5．再発
　まれに，2・3回目と再発することがある．免疫状態を含めて全身精査を行う．

6．予防
　VZVワクチンを50歳以上に接種し，VZV抗体価を維持する予防法が，欧米では始まっている．わが国では，自費による接種が一部の医療機関で行われている．

（小澤　明）

薬疹

　すべての薬剤は，薬疹を生じる可能性があり，その発症機序は，すべてがアレルギーとは限らない．薬疹では，治療，原因薬剤の確定，原因に対する生活指導がセットとして必要である．また，薬疹では，皮膚症状ばかりに気をとられず，同様の障害が内臓器官（末梢血数，肝機能，腎機能など）にも生じていることに留意すべきである．

表 4-2　皮疹と原因薬剤

A. 薬疹	
固定薬疹	バルビツール酸系薬，サルファ薬，抗菌薬(PC，TC，ML)，グリセオフルビン，抗炎症薬(ピラゾロン系，アントラニル酸，プロピオン酸，フェニール酢酸系，アニリン系，オキシカム系)，フェノールフタレイン薬など
播種状紅斑丘疹型(麻疹，猩紅熱型)	バルビツール酸系薬，化学療法薬(PAS，サルファ薬，ナリジクス酸)，抗菌薬(PC，AG，CP，CEP など)，グリセオフルビン，抗炎症薬(ピラゾロン系，サリチル酸系，アントラニル酸，プロピオン酸，フェニール酢酸系，アニリン系)，金剤，サイアザイド系薬，クロルメザノン(筋弛緩薬)，フェニトイン(抗てんかん薬)，カルバマゼピン(同)など
紅皮症型	バルビツール酸系薬，化学療法薬(PAS，サルファ薬，INAH)，抗菌薬(PC，AG，CP)，抗炎症薬(ピラゾロン系，サリチル酸系，インドール酢酸系，プロピオン酸，フェニール酢酸系)，金剤，水銀剤，フェニトイン，カルバマゼピン，キニーネ，ジルチアゼム(カルシウム拮抗薬)，ニフェジピン(同)など
皮膚粘膜眼症候群型(滲出性紅斑型)	バルビツール酸系薬，サルファ薬，抗菌薬(PC，TC など)，フルコナゾール，抗炎症薬(ピラゾロン系，サリチル酸系，オキシカム系，アントラニル酸，プロピオン酸，インドール酢酸系，フェニール酢酸系)，サイアザイド系薬，クロルメザノン，フェニトイン，カルバマゼピン，エトスクシミド(抗てんかん薬)，チオプロニン(肝臓用薬)，フマル酸ベンシクラン(脳循環改善薬)，クロルプロパミド，コデイン，ジルチアゼム，ベラパミル(カルシウム拮抗薬)，ワクチンなど
中毒性表皮壊死症型(Lyell 型)	バルビツール酸系薬，化学療法薬(サルファ薬，ナリジク酸，バクトラミン)，抗菌薬(PC)，抗炎症薬(ピラゾロン系，サリチル酸系，プロピオン酸，インドール酢酸系，フェニール酢酸系，ペニシラミン)，クロルメザノン，フェニトイン，チオプロニン，アロプリノール，フェノールフタレイン薬など
蝶形紅斑型(SLE 様症状型)	プロカインアミド(不整脈治療薬)，ヒドララジン(同)，バルビツール酸系薬，サルファ薬，INAH，抗菌薬(PC，TC，CEX，バンコマイシンなど)，ペニシラミン，金剤，アプレゾリン，フェニトイン，エトスクシミド，トリメタジオン(抗てんかん薬)，リチウム，ニフェジピン，ニカルジピン(カルシウム拮抗薬)，チオプロニン，経口避妊薬，リマプロスト(ホルモン製剤)，アルプロスタジル(同)，チアマゾール(同)，ニコチン酸，キニジンなど
蕁麻疹型	バルビツール酸系薬，サルファ薬，抗菌薬(PC など)，抗炎症薬(ピラゾロン系，サリチル酸系など)，プロカイン，免疫血清，ACTH，インスリン，ヨード剤，プロブコール(脂質異常症用薬)，ワクチンなど
紫斑型	バルビツール酸系薬，サルファ薬，抗菌薬(CP など)，金剤，抗炎症薬(ピラゾロン系，サリチル酸系，フェニール酢酸系，アラニン系など)，キニーネ，サイアザイド系薬，ベンゾール誘導体，副腎皮質ステロイド薬，抗凝固薬など
痤瘡型	バルビツール酸系薬，抗菌薬(TC など)，INAH，フェニトイン，ホルモン製剤，経口避妊薬，ビタミン剤(B_6，B_{12})，ヨード剤，ブロム剤など
湿疹型	サルファ薬，抗菌薬(PC，SM，CCL など)，抗ヒスタミン薬(メキタジンなど)，フェノチアジン系薬，エフェドリン，プロカイン，チオプロニン，シアナミド，ビタミン剤(A_1，B_2，C，D_3，K_1，K_2)，金剤，水銀，ヨード剤など
結節性紅斑型	サルファ薬，DDS，抗菌薬(PC，TC，CCL など)，サリチル酸製剤，プレドニン，経口避妊薬，ヨード剤など
角化症型	ヒ素，INAH，プロプラノロール，リチウム，カプトリル，カルシウム拮抗薬など
扁平苔癬型	降圧剤，脳代謝促進薬，血管拡張薬，抗菌薬，抗甲状腺薬，抗腫瘍薬，抗結核薬，精神神経薬，抗マラリア薬，金剤，チオプロニン，カルシウム拮抗薬，ペニシラミン，カプトリルなど
水疱型	バルビツール酸系薬(急性中毒)，サルファ薬，抗菌薬(PC など)，抗炎症薬(ピラゾロン系，フェニール酢酸系，アニリン系，メフェナム酸，ペニシラミン，ブシラミン)，抗結核薬(KM，SM，EB，INAH，RFP)，ジアゼパム，ヨード剤，ブロム剤，チオクト酸，チオプロニン，カプトリル，抗凝固薬，リチウム，ヒ素，経口避妊薬など
色素沈着型	フェノチアジン系薬，TC 系薬(歯肉)，ヒ素，金剤，銀剤，水銀剤，抗腫瘍薬(シクロホスファミド，テガフール，ブレオマイシン，ブスルファン，エピルビシン)，クロロキン，クロルプロマジン，キナクリン，フェニトイン，ACTH，ニコチン酸など
爪変化型	抗腫瘍薬，TC 系薬など
脱毛型	抗腫瘍薬，抗凝固薬，ビタミン A 誘導体(チガソン)，クロルプロマジン，DOPA，β−遮断薬，重金属，抗甲状腺薬，トリパラノール(抗コレステロール薬)，トリメタジオン，経口避妊薬など
多毛型	ホルモン製剤，抗てんかん薬，シクロスポリンなど
痒み型	アヘン誘導体，アトロピン，ジアゼパム，ジゴキシン，フロセミド，インドメタシン，プロプラノロールなど

B. 薬剤性光線過敏症	
日焼け型 湿疹型 扁平苔癬型	【内服薬】サイアザイド系薬，サルファ薬，経口糖尿病薬，フェノチアジン誘導体，抗ヒスタミン薬，抗菌薬(TC 系など)，ナリジクス酸，ベンジダミン，グリセオフルビン，メトキサレン，クロロキン，シクラミン酸ナトリウム，クロレラなど 【外用薬】サルファ薬，フェノチアジン誘導体，抗菌薬(TC など)，ベンジタミン，パラアミノ安息香酸，メトキサレン，エオジン，メチレン青，アクリジン色素，外用殺菌剤，クロロフィルなど
日光白斑黒皮症型	サイアザイド系薬，経口糖尿病薬，抗菌薬(TC など)，クロロキン，メチクラン，シクラミン酸ナトリウム，ハロゲン化フェノールなど

〔小澤明：薬疹．佐々木次郎(編)：続・歯科医の知っておきたい医学常識 95 選．pp188-191，デンタルダイヤモンド社，1992 より〕

症状・診断

　症状は，すべての皮疹の種類（紅斑，水疱，痒み，光線過敏など）が生じる（**表4-2**）．紅斑，滲出性紅斑を呈し，皮膚粘膜移行部に症状がみられるときには，Stevens-Johnson症候群への進展に留意し，早急に対応する．また，蕁麻疹型薬疹では，アナフィラキシーショックの有無に留意し，その対応を行う．

　診断は以下により行う．

・問診：皮疹出現と薬歴（内服薬に限らず，中止薬，頓用薬，サプリメント，時には食品なども）との関連（時間的経過など）を確認
・皮疹の種類を確認（その皮疹を起こす薬剤を接種した既往があるか）
・全身症状（熱発，リンパ節腫脹，粘膜病変，呼吸障害，消化器症状，神経症状など），一般検査所見などから，特に感染症との鑑別

初療・処置

・被疑薬剤の中止（基礎疾患に対する必須薬剤以外は可能な限り中止）
・全身管理（特に，末梢血数，肝機能，腎機能などに注意）
・wash out：副腎皮質ステロイド薬，抗アレルギー薬，抗菌薬，肝庇護薬，止痒薬などを加える
・外用療法：必要に応じて副腎皮質ステロイド外用薬，抗菌薬含有外用薬など

○その他

1．原因薬剤の確定

　薬剤リンパ球刺激試験（drug lymphocyte stimulation test；DLST），好酸球数などはあくまで参考であり，厳密な原因薬剤の確定は再投与である．しかし，アレルギー性薬疹では，再投与により致死的な反応を生じることもあり，安易に行うべきではなく，検査による確認が必要なら皮膚科に任せる．

2．薬剤過敏性症候群（drug-induced hypersensitivity syndrome；DIHS）

　カルバマゼピン，フェニトイン，フェノバルビタール，ゾニサミド，ジアミノジフェニルスルフォン（DDS），サラゾスルファピリジン，メキシレチンなどの特定の薬剤による治療開始後に，2～6週間を経て，突然の熱発，発疹（紅斑小丘疹型）が出現する重症型薬疹（中枢神経系感染症，劇症肝炎などにより死亡）．ヒトヘルペスウイルス6（human herpes virus-6；HHV-6）の再活性化によるといわれ，副腎皮質ステロイド薬全身療法．

3．エピペン注射薬

　アナフィラキシーショックに対するアドレナリンの自己注射用薬．その既往がある患者には，常時携帯を指導する（処方には，医師は講習受講と使用登録が必

要で，患者へのインフォームド・コンセントが必須である）．

参考文献

1）　小澤　明：薬疹．佐々木次郎，他（編）：続・歯科医の知っておきたい医学常識95選．デンタルダイヤモンド社，1992

（小澤　明）

蕁麻疹

　激しい瘙痒を伴う，一過性（数時間～半日くらいで消失）の浮腫性紅斑．全身症状の有無（意識障害，呼吸障害，神経症状，腹痛，頭痛，嘔吐，下痢など）を確認する．

　その原因から，臨床的に，大きく，① 体外からの摂取物質（薬剤，食事，病原菌など），② 内科的疾患，全身状態（基礎疾患など），③ 特殊な原因（光，水，寒冷，接触など），④ 原因不明（諸検査での異常がない）の4つに分けられる．また，その症状の継続状況から，2～4週間を境に，急性蕁麻疹（①が多い），慢性蕁麻疹に分けられる．

症状・診断

・大小さまざまな形の膨疹が，全身どこにでも出現し，融合傾向がある
・それぞれの個疹は，一過性（数時間～半日くらい）で消失する．連続して出現するときには，次々に膨疹が発現するため，一過性で消失していることに気づかない
・激しい瘙痒を伴う
・皮膚描記症：先端が鈍なもので皮膚をこすると，紅斑，膨疹を生じる
・時に，アナフィラキシーショックを起こす（全身症状の有無に注意）
・時間とともに蕁麻疹の浮腫性変化が消退し，単なる紅斑となり，蕁麻疹と確定できないこともある．油性マーカーなどで紅斑の境界部分を囲み，半日～1日後に観察すれば，そのマークした範囲と異なる場合（位置の移動・拡大など）は蕁麻疹と診断できる

初療・処置

・アナフィラキシーショック：一般に緊急処置として，まず気道確保が行われるが，すでに咽頭浮腫，喉頭浮腫，気管粘膜浮腫を生じているため，気管チューブ挿入が困難であり，無理に施行するとその刺激でさらに粘膜浮腫が増長する．また，血管ルート確保も皮疹のため，血管の確認，挿入も困難なことが多

い．まずは，副腎皮質ステロイド薬を筋注または皮下注し，一時的に浮腫が軽減したときに，速やかに，気道，血管確保する
・原因の除去を行う
・症状の程度（全身症状の有無など）により，抗アレルギー薬，副腎皮質ステロイド薬の内服，または点滴静注を行う．外用薬の効果は少ない．一般にはクーリングを勧める．なお，痒いからと掻破すると，皮膚描記症があるため皮疹はさらに新生・拡大するので厳禁．「叩く」ことも同じ

● 原因検索
・即時型アレルギー検査（プリックテスト，皮内テスト，再投与試験など）が行われるが，緊急措置の準備が必要でもあり，皮膚科に依頼すべきである
・原因不明の慢性蕁麻疹では，慢性疲労や睡眠不足（皮疹の出現は朝や休日には少なく，夜に多い傾向），便秘・下痢，飲酒などによることが多く，生活習慣を見直す

● コツとアドバイス
● 蕁麻疹は一過性に消失するが，再燃を繰り返す．
● 皮疹が消失しても治療を続けるよう指導する（急性蕁麻疹では 2〜4 週間，慢性蕁麻疹では 1〜3 か月）．

（小澤　明）

第 5 章

頭部・顔面・眼・耳鼻・口咽喉領域

- 頭痛　　80
- 顔面神経麻痺　　82
- 三叉神経痛　　83
- 頭蓋骨骨折　　83
- 顔面外傷　　85
- 眼外傷，眼内異物，眼窩骨折　　86
- 眼痛　　90
- 麦粒腫，霰粒腫，結膜炎　　91
- 頬骨骨折　　92
- 鼻出血　　93
- 鼻骨骨折　　95
- 耳痛　　96
- 外耳道異物，外耳道損傷，鼓膜裂孔　　97
- 耳介の挫創・血腫　　100
- 耳介・鼻翼・口唇・臍のピアストラブル　　100
- 顎関節脱臼，下顎骨骨折　　102
- 歯牙損傷　　104
- 唾液腺炎，唾石症　　105
- 咽頭痛　　107
- 口唇・口腔内・舌の挫創　　107
- 異物症（異物誤嚥，下咽頭異物・魚骨異物）　　109

頭痛

外科的疾患で頭痛が関係することは，発熱や転移性脳腫瘍を除けばまれであろう．しかし，入院や通院中の患者が頭痛を訴えることはしばしばあるし，当直業務で危険な頭痛に遭遇することもありうる．外科医も最低限の頭痛の知識はもち合わせる必要がある．

現在の頭痛診療は，診断の基本，指針となる国際頭痛分類第3版(ICHD-3β；International Classification of Headache Disorders 3rd Edition beta)[1]と慢性頭痛の診療ガイドライン2013[2]に基づいて行う．ICHD-3βでは頭痛を14群に分類し，ガイドラインでは107項目のClinical Question(CQ)が採択されている．

本項では，ガイドラインに立脚して頭痛診療のエッセンスを紹介する．

◯ 頭痛の振り分け

実践的には頭痛を**表5-1**のように分けて考えるとよい．

まず頭痛を一次性頭痛(primary headache，機能性頭痛)と二次性頭痛(secondary headache，症候性頭痛)に分けて考える．一次性と二次性頭痛の鑑別は，頭痛の初療では最も重要とされる．一次性頭痛は頭痛もちの頭痛，すなわち慢性頭痛であり，二次性頭痛は原因疾患に基づく頭痛である．頭痛診療の方向付けには問診が決定的役割を果たす．一次性頭痛は慢性反復性の経過をとるので，「いつもある頭痛ですか」という質問に"yes"という答えが返ってくる．一方，命に差し支える二次性頭痛の特徴は，「今まで経験したことのない頭痛，あるいは，最悪な頭痛(first or worst headache)である．「一次性頭痛と二次性頭痛はどう鑑別するか」と危険な頭痛の簡易診断アルゴリズムを**図5-1**に示す．もし危険な二次性頭痛が疑われれば画像診断を含む臨床検査，適切な専門科への紹介を考慮し，一過性・軽症と判断されれば自制ないし使い慣れた非ステロイド性抗炎症薬(NSAIDs)で対応可能である．

◯ 一次性頭痛について

プライマリ・ケアの診療現場で出会う頭痛の大部分は一次性頭痛である．なかでも特に重要なのは生活支障度の高い片頭痛であり，その診断アルゴリズムを**図5-2**に示す．慢性頭痛をみたらまず片頭痛か否かを同定し，片頭痛に合致しない場合は，ほかの頭痛(緊張型頭痛や薬物乱用頭痛，ほかの二次性頭痛)に範囲を広げて検討する．診断が付かない場合，難治の頭痛の場合は頭痛専門医にコンサルトする．

表5-1　頭痛の実践的な分類

一次性頭痛
　片頭痛，緊張型頭痛，群発頭痛など
二次性頭痛
　入院必要(危険な頭痛)
　　外科的処置が必要なもの(例：くも膜下出血)
　　内科的処置が必要なもの(例：髄膜炎)
　外来治療でよい(例：かぜ症候群)

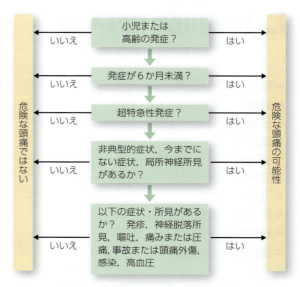

図5-1　危険な頭痛の簡易診断アルゴリズム

〔慢性頭痛の診療ガイドライン作成委員会(編)：慢性頭痛の診療ガイドライン2013．医学書院，2013より〕

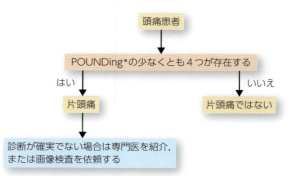

図5-2　頭痛診療のアルゴリズム：この患者は片頭痛か

* POUNDing：Pulsating(拍動性)，Duration of 4-72 hOurs (4〜72時間の持続)，Unilateral(片側性)，Nausea(嘔気)，Disabling(生活支障度が高い)．
〔慢性頭痛の診療ガイドライン作成委員会(編)：慢性頭痛の診療ガイドライン2013．医学書院，2013より〕

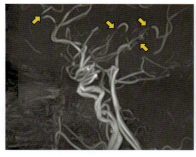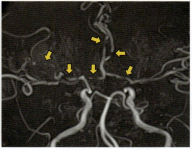

図 5-3　入浴による RCVS の実例
54 歳女性．入浴時に雷鳴頭痛が出現し受診．頭部 MRA にて両側の血管の攣縮（矢印）が認められた．

表 5-2　二次性雷鳴頭痛の原因

脳動脈瘤破裂によるくも膜下出血
未破裂嚢状脳動脈瘤
頸動脈または椎骨動脈の解離
脳内出血，脳梗塞
脳静脈洞血栓症
下垂体卒中
中枢性神経系血管炎
第三脳室コロイド嚢胞
低髄液圧
急性副鼻腔炎（特に気圧障害）
後斜台部の血腫
一次性咳嗽性頭痛
一次性労作性頭痛
性行為に伴う一次性頭痛
入浴関連頭痛（bath-related headache）
可逆性脳血管攣縮症候群

〔慢性頭痛の診療ガイドライン作成委員会（編）：慢性頭痛の診療ガイドライン 2013．医学書院，2013 より〕

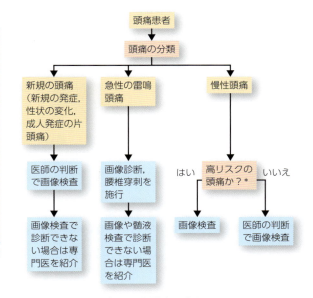

図 5-4　この患者に画像検査は必要か
*群発タイプの頭痛，神経学的診察で異常所見のある頭痛，分類不能な頭痛（片頭痛，緊張型頭痛，群発頭痛のいずれでもない），前兆のある頭痛，労作やバルサルバ手技で悪化する頭痛，嘔吐を伴う頭痛．

　片頭痛の治療方針は診療ガイドライン[1]に準拠する．中等度以上の片頭痛発作では，トリプタン製剤が主役となる．頑固な片頭痛には予防療法を併用する．まれには群発頭痛の急患もありうる．群発頭痛は一側の眼窩部周辺に 15〜180 分持続する激症頭痛であり，発作時の急患には純酸素吸入（7 L/分以上）またはスマトリプタン皮下注射で治療する．緊張型頭痛は頭重タイプの頭痛であり，心療内科的患者を除いては救急に訪れることはまれである．

● 突然の頭痛

　最も注意すべき頭痛は突然発症の頭痛，すなわち雷鳴頭痛（thunderclap headache）である．雷鳴頭痛とは 1 分以内にピークとなる劇症頭痛であり，一次性と二次性に分けられる．二次性雷鳴頭痛の原因を**表 5-2**に示す．細心の注意を払うべきはくも膜下出血と解離性動脈瘤であり，最近特に注目されている雷鳴頭痛の原因に可逆性脳血管攣縮症候群（reversible cerebral vasoconstriction syndrome；RCVS）がある．入浴関連頭痛（**図 5-3**）も RCVS の一型と考えられている．RCVS の頭痛発症時の MR 画像は正常であることが多く，1 週間以上経過してから血管攣縮像が出現す

る[3]．そのために RCVS は一次性雷鳴頭痛と診断されていた可能性が高い．その点を考慮して ICHD-3 β では，RCVS が否定できない雷鳴頭痛に対して「6.7.3.1 可逆性脳血管攣縮症候群（RCVS）による頭痛の疑い」と診断するように勧められている[2]．

● 見逃し厳禁の「くも膜下出血」

　頭痛患者をみた場合の画像検査の選択基準を**図 5-4**に示す．また，くも膜下出血についてのガイドラインの推奨文を**表 5-3**に示す．動脈瘤破裂によるくも膜下出血はバットで殴られたような突然の劇症頭痛が特徴とされるが，微小出血の場合は頭痛が軽微であり，片頭痛，高血圧，かぜと誤診されている．くも膜下出血の初期には項部硬直は欠如する．一方，「気が遠くなる感じ」を伴うことにも注意する．

　くも膜下出血の初期検査は撮像法が単純な CT が勧められる．くも膜下出血が疑われるのに CT が撮影で

表5-3 くも膜下出血はどう診断するか

- くも膜下出血が疑われた場合には，迅速・的確な診断と専門医による治療が必要である
- 典型的な症状は「今まで経験したことがない突然の激しい頭痛」である
- くも膜下出血では，少量の出血による警告症状を呈することがあり，突然の頭痛に嘔気・嘔吐，めまい，複視・視力障害，せん妄を伴う場合には注意を要する
- 画像診断では発症早期のCTあるいはMRIのfluid-attenuated inversion recovery(FLAIR)の診断率が高い
- 画像診断が陰性でも，くも膜下出血が強く疑われる場合には腰椎穿刺を考慮する
- 頭痛発症後数日以降では，脳血管攣縮による脳虚血症状を呈することもある

表5-4 顔面神経麻痺の判定基準(40点法)

1) 静止時の顔面の左右差
2) 額のしわ寄せ
3) 鼻根のしわよせ
4) 弱く閉眼
5) 強く閉眼
6) 片眼つぶり
7) 頬を膨らませる
8) 口笛
9) イーと歯を見せる
10) 口をへの字に曲げる

左右差が全くない(4点)，明らかな麻痺がある(0点)，中間は(2点)と評価する．
合計が8点以下は完全麻痺で，36点以上は正常範囲と判定する．

きない，もしくはくも膜下出血が否定しきれない場合は，しかるべき施設に紹介する．くも膜下出血を疑って撮影したCTは，経験のある医師によるダブルチェックをお勧めしたい．くも膜下出血とわかったら転送先の脳神経外科医の指示に従い，鎮静・鎮痛処置や血圧管理を行いつつ搬送する．

参考文献

1) 慢性頭痛の診療ガイドライン作成委員会(編)：慢性頭痛の診療ガイドライン2013. 医学書院，2013
2) 日本頭痛学会・国際頭痛分類委員会(訳)：国際頭痛分類，第3版beta版. 医学書院，2014
3) 山本文夫，他：Reversible cerebral vasoconstriction syndrome (RCVS)の画像診断. Headache Clinical & Science 4：32-34, 2013

(間中信也)

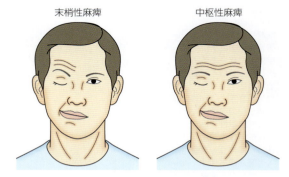

図5-5 末梢性麻痺と中枢性麻痺の鑑別
末梢性麻痺では前額のしわ寄せができない．

顔面神経麻痺

顔面神経麻痺は，わが国では人口10万人あたり約30人の発生と推定されており，日常臨床でよく経験する．性差はなくほとんどが成人症例である．麻痺の多くは末梢性の一側で，中枢性とは前額部のしわ寄せの有無で鑑別する(表5-4，図5-5)．

症状・診断・治療

1. Bell麻痺

顔面神経麻痺の約80％と一番多いのがBell麻痺で，原因不明の特発性神経麻痺である．再発例や両側麻痺例はまれである．副腎皮質ステロイド薬と安静，患部を冷やさないなどの治療で早期例の麻痺回復は一般に良好である．回復不良例を早い時期に見つけることやRamsay Hunt症候群との鑑別，AIDS(acquired immunodeficiency syndrome)などによる顔面神経麻痺など特殊な症例への対応が重要である．

2. Ramsay Hunt症候群

外耳に有痛性水疱を形成し，難聴やめまいを伴う顔面神経麻痺である．成人麻痺の約10％にみられ，小児例はまれである．原因は小児期に感染した水痘・帯状疱疹ウイルスの再活性化であるため，血液検査は不可欠である．治療は，抗ウイルス薬(バルトレックス®など)と副腎皮質ステロイド薬の併用が主体である．Bell麻痺よりも麻痺改善が遅いため外来治療が長期化する症例が多い．水疱形成しない不顕性Ramsay Hunt症候群も少なくない．

3. その他の顔面神経麻痺

原因疾患は，側頭骨骨折，小児では中耳炎から乳様突起炎へ進展，聴神経腫瘍，Wegener肉芽腫，顔面神経鞘腫，耳下腺腫瘍，他の臓器癌の側頭骨転移などさまざまで，MRIなどの画像診断と全身検索が必要である．外傷では顔面神経管開放手術が必要となる．

💡コツとアドバイス

- 最も多いBell麻痺は，発症早期に副腎皮質ステロイド薬主体の治療を開始すれば，外来でも麻痺改善の良好例が多い．
- 治療開始が遅れた場合や麻痺スコアが低い場合に

は，副腎皮質ステロイド薬大量投与の入院治療（Stennert 療法）を選択する．

- Ramsay Hunt 症候群では，Bell 麻痺よりも回復が悪いことを診療開始時から患者によく説明する．治療は抗ウイルス薬単独よりも副腎皮質ステロイド薬併用療法を選択する．
- 手術は，外傷による側頭骨骨折麻痺，小児の中耳炎から乳様突起炎への進展例，発症1か月経過しても麻痺の改善不良例などが適応である．

（枝松秀雄）

三叉神経痛

三叉神経痛は，突発する激しい痛みのために患者にとって極めて苦しい深刻な病気である．診察中にも激痛の発作を起こし，会話が中断してしまうことがしばしばあり，一刻も早く治療を必要とする疾患の1つである．三叉神経痛の原因は，95〜97％が血管（主に動脈）が三叉神経にぶつかっており，残りの3〜5％の患者では脳腫瘍が原因である．ごくまれに脳幹の多発性硬化症が原因であることが報告されている．

症状・診断

三叉神経痛の診断には，決して高価な検査器具や技術などは必要としない．**問診が最も有効で信頼できる診断技術である**．ただし，血管圧迫あるいは脳腫瘍のどちらが原因なのかを決定するためにはMRIが必要になる．

診断には，次の4点を確認するだけでよい．

- 痛みは，上下の歯茎に起こることが多い．片側の舌や，口腔内粘膜にも痛みを伴うことがある．時には顔面の表面の皮膚だけが痛むこともある．初期にはジンジン，ジワジワするような痛みであるが，日時が経つにつれて痛みはひどくなり，発作的な短時間の激痛となる
- この激痛は数秒〜数十秒の短時間持続である．痛み発作と痛み発作の間には症状がない
- 痛みは三叉神経の支配領域に限られる．必ず片側だけであり，正中を越えて反対側には及ばない
- 激痛は，咀嚼，洗顔，歯磨き，会話などで誘発されることが多いが，何の誘因なく起こることも多い．よくいわれる「トリガーポイント」は，診断の際には重要でない

初療・処置

通常の鎮痛薬はほとんど効果がない．最も効果があるのがカルバマゼピン（テグレトール®）であるが，少

量から始めないと副作用のためにふらふらしたり，筋の脱力が起こるので注意を要する．通常はテグレトール®100 mg 1錠（200 mg 錠の場合は半分にして）を初めは夕食後から開始して，2〜3日ごとに1錠ずつ増量する．最終的には300〜600 mg（分2または分3）まで増量すれば効果が十分に期待できる．そして効果がみられる最小の量で維持する．もし全身の発疹などが発現した場合には，ただちに中止しなければならない．

当初は効果がみられても次第に効果が薄れたり，副作用のために服用できなくなることがしばしばある．筆者の経験では，約60％の患者がカルバマゼピンが服用できなくなり，手術療法に移行している．薬物療法はあくまでも一時的な対症療法であり，手術が根本的治療であると理解するべきである．

80歳以上の高齢者で，手術に耐えられない患者に対しては，ガンマナイフやサイバーナイフなどの定位放射線療法もある．ただしこの治療法は保険適用外であり，治療後に顔面のしびれなどの知覚障害が起こる．

コツとアドバイス

- 患者はしばしば痛みの位置や範囲を正確に描写できないことがある．特に高齢者ではよくみられる．正中を越えて反対側に痛みが及んでいるかどうかを繰り返し確かめる必要がある．もし反対側にも痛みがあったり，下顎角にまで痛んでいたり，頭頂部から後ろが痛んだりするようならば，三叉神経痛ではない．
- 三叉神経痛の患者の3〜5％に脳腫瘍が含まれているのでMRI検査を行って，これを見逃さないようにすることが肝要である．
- 通常のMRI，MRAやCTは，圧迫血管の同定には役に立たない．MRIでは，heavy T2 image（FIESTAまたはMR cisternography）が必要である．

（龍　浩志）

頭蓋骨骨折

頭蓋骨の局所に強い外力が作用した結果生じる骨折なので，たとえCTなどで頭蓋内血腫が証明されなくても慎重な対応が必要である．通常このような強い外力が働いた場合，入院させ経過観察する必要がある．頭皮の損傷が外見上確認されない場合，打撲部位の想定は骨折の部位により行われる．頭蓋骨骨折は開放性と閉鎖性，線状骨折と陥没骨折，および頭蓋底骨折と円蓋部骨折に分類される．そのほか特殊な骨折とし

て，視束管骨折がある．また硬膜損傷の有無により，治療方針は大きく分かれる．

Ⅰ 閉鎖性線状骨折

骨折の整復や固定の必要はない．ただし，骨折が中硬膜動脈の血管溝や静脈洞を横断している場合，後に急性硬膜外血腫の発生も危惧されるので，慎重な経過観察と経時的 CT 撮影が必要である．

Ⅱ 閉鎖性陥没骨折

初療・処置

1．手術適応
・1 cm 以上の陥没（頭蓋骨の厚さ以上とする場合がある）または高度の脳挫傷が存在する場合
・審美的に容認しがたい頭蓋骨の変形が生じている場合
・静脈洞を圧迫し，循環障害や血腫形成が危惧される場合

2．治療のポイント
・新生児や乳児では自然修復もあり，経過観察可能である
・陥没骨挙上あるいは開頭整復術が行われる

Ⅲ 開放性陥没骨折

初療・処置

1．手術適応
・高度の挫滅創・汚染創・粉砕骨が存在する場合
・骨片が脳実質内に存在する場合
・脳組織の逸脱や髄液漏の存在により硬膜損傷が疑われる場合
・静脈洞などからの出血がコントロールできない場合
・1 cm 以上の陥没（頭蓋骨の厚さ以上とする場合がある）または高度の脳挫傷が存在する場合
・審美的に容認しがたい頭蓋骨の変形が生じている場合
・副鼻腔を含む骨折が存在する場合

2．治療のポイント
・感染のリスクが時間経過とともに増すので，早期の処置が望ましい．感染のリスクは受傷 48 時間を超えると明らかに上昇する
・十分な創部のデブリードマンを行い，感染が疑われる場合は培養検査を行う
・早期に抗菌薬を投与する
・硬膜の閉鎖は，感染と髄液漏のリスクを減少させるので必ず行う
・硬膜損傷が広範な場合，開頭範囲を拡大し確実に健常硬膜を露出する．また，人工硬膜は用いず，自家筋膜や骨膜などで整復する

・静脈洞周囲に骨折が及ぶ場合，術前に造影 CT や血管撮影を行い，静脈還流障害などを評価し，十分な輸血と静脈洞壁を補填するための筋膜パッチなどを準備する
・損傷した骨片に汚染が危惧される場合，受傷 48 時間以上経過している場合，副鼻腔を含む骨折を認めた場合は，一期的に頭蓋形成を行わず，後日頭蓋形成を行う二期的治療が考慮される
・頭皮欠損が広範な場合は形成外科などの協力を得て，有茎皮弁や血管付き遊離皮弁の移植なども考慮される

Ⅳ 視神経管骨折

視神経管骨折により，視機能の異常をきたしうる．骨折そのものによる直接的な視神経の損傷と，循環障害や浮腫による遅発性の発生もありうる．

初療・処置

1．治療方針
・標準的な治療方針はまだ確立されていない
・光覚弁が保たれ，視力・視野障害が高度な症例では，早期の視神経管開放術が考慮される
・副腎皮質ステロイド薬および浸透圧利尿薬を投与し，視機能の改善が得られれば治療継続，視機能改善がなければ視神経管開放術を考慮してもよい
・受傷直後より光覚弁のない症例の機能予後は不良であり，視神経管開放術は勧められない
・一般的に行われる副腎皮質ステロイド薬療法は，メチルプレドニゾロン 250 mg を 24～48 時間の間に6 時間ごとに静脈内投与する

2．治療のポイント
・高用量副腎皮質ステロイド薬静注療法とプラセボの二重盲検試験の結果では，両群間に差はない．したがって，高用量副腎皮質ステロイド薬静注療法は，治療効果を保証するものではない
・視神経管開放術もその優位性を証明する報告はなく，よって治療効果を保証するものではない

Ⅴ 頭蓋底骨折

症状・診断

脳を底部から支える顔面骨などに連続する部分の骨折である．各種脳神経損傷，血管損傷や髄液漏のリスクが高く，慎重な管理が必要である．

1．診断のポイント
・頭蓋底骨折の直接診断は頭蓋単純撮影では困難であり，CT で薄いスライスの骨条件の撮影が必要である
・好発部位は，篩骨篩板，トルコ鞍周辺，錐体乳突部，岩様後頭裂部である

- 錐体乳突部の骨折では，顔面神経，前庭神経，蝸牛神経の麻痺を伴うことがあるが，骨折線の方向により症状発現の時期が異なる
- 錐体乳突部骨折の診断は，CTで乳突蜂巣の出血が診断の手がかりとなる
- 頭蓋単純撮影やCTで頭蓋内に空気を認めた場合，頭蓋底骨折を疑う
- 両側眼窩周囲の皮下出血（眼鏡状出血）や耳介後部の皮下出血（Battle's sign，**図5-6**）は，頭蓋底骨折を疑う
- 口鼻腔や外耳道からの出血や髄液の漏出は，頭蓋底骨折による血管損傷を疑う
- CTで大量の副鼻腔と脳底部くも膜下腔の出血は，頭蓋底骨折による血管損傷を疑う
- 髄液漏の診断に多用されるグルコース酸化酵素試験紙は，涙管を通る涙液に糖が含まれるため偽陽性となることがある．さらに放置すると糖が発酵して陰性となることがある
- 「うつむかせる」または「腹圧をかけさせる」などの動作で液流出が増加する場合，髄液漏が疑われる．アレルギー性鼻炎の水様透明な鼻汁は，体位の変換に無関係である
- β_2-トランスフェリンの免疫学的証明が，髄液漏の診断に役立つ

初療・処置

本症の管理を行ううえでのポイントを以下に示す．

- 頭蓋底骨折が疑われる場合の胃管は，口から挿入することが勧められる
- 持続する大量の口鼻腔や外耳道からの出血には，血管撮影と輸血の準備が必要である
- 血管内治療による緊急塞栓術が考慮される場合もある
- 髄液鼻漏は耳漏に比べ頻度が高い
- 髄液耳漏は安静などの保存的治療で治癒する確率が高い
- 通常70％は1週間以内に髄液漏が停止するので，まず安静とし，1〜2週間で停止しない場合に手術が考慮される

（松前光紀）

顔面外傷

日常診療において顔面外傷は極めて遭遇する機会の多いものであるが，初療における顔面骨骨折，顔面神経損傷，耳下腺損傷，涙道損傷などの見落とし，ある

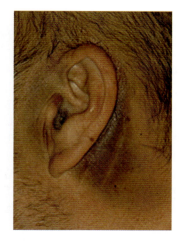

図5-6 Battle's sign

いは軟部組織損傷の不適切な縫合処置により生じた醜形は患者のQOLを著しく低下させる．したがって，顔面外傷の治療にあたっては眼球，眼瞼，涙道，口唇，口腔，顔面神経，耳下腺，顔面骨などの解剖学的知識が必要であり，さらに機能的問題以外に整容的な面での配慮も必要となる．

本項では，初療に必要な知識ならびに専門医に送るべき場合とそのタイミングについて述べる．

症状・診断

顔面外傷患者の診察にあたって決して見落としとしてはいけないことは次の7項目である．

1. 顔面神経の損傷
2. 耳下腺（管）損傷
3. 眼瞼・眼球・眼窩・涙道損傷
4. 軟部組織の損傷，外傷性異物
5. 顔面骨骨折
6. 鼻の損傷
7. 開口障害，咬合異常

これらを一定の順序で漏れなくチェックする．もし損傷があれば初療の段階で修復する．もちろん全身状態の把握が大切であることは言うまでもないが，顔面外傷単独でショックに陥ることはそれほど多くない．ショックに陥る場合は，① 胸腹部内臓損傷，② 骨盤・四肢の骨折が合併していることが多いので，顔面開放創からの出血に目を奪われないよう注意する．

初療・処置

顔面の構造は緻密であり，解剖を熟知したうえで初療にあたることが肝要である．以下，主要な損傷の取り扱いについて述べる．

1. 顔面神経の損傷

顔面神経は側頭骨を出た後，耳下腺内深・浅葉の間を通り5つに分枝する．顔面神経本管のほか側頭枝，

下顎縁枝は通常1～2本であることが多く，これらに損傷がみられる場合は初療において顕微鏡下に神経縫合を行う．

2．耳下腺管損傷

耳下腺腺体内の小導管が集まり耳下腺管となり，耳下腺を出た後，口腔内耳下腺乳頭に開口する．耳下腺管は耳珠と上口唇中央を結ぶ線にほぼ一致して走行しているので，この部位での深部に達する創傷では損傷を疑う．口腔内開口部よりブジーを挿入し，そのなかに生理食塩水を注入することにより損傷の有無を確認することができる．耳下腺腺体あるいは耳下腺管の損傷は唾液瘻をきたすため，初療において修復が必要となる．損傷した腺体は洗浄後に，死腔が生じないよう被膜を縫合し軽く圧迫する．耳下腺管が断裂している場合は，チューブを留置した後に顕微鏡下に両断端を縫合する．チューブの先端は口腔内に出しておき数週間後に抜去する．

3．眼球・眼瞼・涙道損傷

眼の新鮮外傷を取り扱うときの優先順位は，①眼球，②眼窩・眼窩内容，③涙器・眼瞼，である．眼球損傷がある場合はただちに眼科医に送るのが原則である．眼瞼は非常に狭い範囲に多くの組織が介在するので，外傷の治療にあたっては解剖を熟知したうえで，丁寧に縫合処置を行う．眼瞼縁が切れている場合は，眼瞼灰白線をランドマークにして縫合するとよい．外傷により一見欠損があるように見えても皮弁状に短縮した皮膚を水平方向に丁寧に縫合していくと眼瞼皮膚は意外と欠損していないことが多い．欠損があっても1/4までは単純縫縮が可能であり，1/3までは外眼角靱帯を切離すれば寄せることができる．それ以上の欠損があれば皮弁が必要となるので専門医に送るべきである．

4．軟部組織の損傷・外傷性異物

顔面外傷では原則として剃毛は行わない．眉毛や頭髪生え際はランドマークとなるからである．麻酔は局所麻酔で十分処置ができる．1％キシロカイン®Eは止血効果もあり丁寧な操作ができるので最適である．麻酔が効いた後，多量の滅菌水か生理食塩水で創を洗浄し，細かい異物も軟らかいガーゼで丁寧に除いておく．顔面は極めて血行がよく，挫滅や汚染がひどくなければ積極的にデブリードマンは行わない．複雑な創では辺縁を切除せず，そのまま縫合し，後日，瘢痕修正術を行ったほうがよい．汚染した創では破傷風の予防対策が必要である．

皮膚の欠損がない場合は5-0白ナイロン糸などで真皮縫合を行い，瘢痕が安定するまで創縁に張力がかからないようにする．頭皮では同じように真皮縫合を行うと毛根を障害し，後に脱毛することがあるので帽状腱膜に糸をかけ真皮にはかけない．また，眼瞼や耳介など皮膚の薄いところでは真皮縫合を行わない．真皮縫合が終了後に6-0青ナイロン糸などで表皮縫合を行う．結びはできるだけ軽く行い，結び目と皮膚との間に少し隙間ができる程度でよい．術後の浮腫により必ずしまってくるからである．強く結ぶと組織の阻血を招き壊死，瘢痕の原因となる．糸痕を残さないようにするには4～5日後には抜糸してテーピングに替える．

皮膚の欠損がある場合には皮弁もしくは植皮にて創の閉鎖を行う必要があり，形成外科医に送る．

5．顔面骨骨折

開放性の上下顎骨折では口腔内に多量出血することがあり，気道確保に注意を要する．画像で骨折が認められても初療で整復を急ぐ必要はない．ただし，視神経管骨折，眼窩底骨折で眼窩内容がトラップしている場合は早急（24時間以内）に手術を要するので専門医に送る．骨折の整復については各項を参照していただきたい．

🔍 コツとアドバイス

- 顔面外傷の処置には1％キシロカイン®Eを用いると止血作用もあるので丁寧な操作ができる．
- 顔面神経，耳下腺，眼瞼，眼球，眼窩，涙道の損傷を見落とさない．損傷があれば初療において修復する．
- 眼球損傷例は眼科医に送る．
- 骨折が認められても初療で整復を急ぐ必要はない．ただし，視神経管骨折，眼窩底骨折で眼窩内容がトラップしている場合は早急（24時間以内）に手術を要するので専門医に送る．
- 軟部組織の損傷に対しては異物を丁寧に除き，よく洗浄する．
- 顔面は血行がよいのでデブリードマンは必要最小限にする．
- 皮膚の欠損がない場合は，形成外科的縫合法により創を閉鎖する．
- 皮膚の欠損がある場合は形成外科医に送る．

（西野健一）

眼外傷，眼内異物，眼窩骨折

Ⅰ　眼外傷

● 眼外傷の初期対応

外傷時の状況を早急に把握する（図5-7）.

眼外傷は交通事故，スポーツ，作業中や喧嘩などによって生じることが多い．問診，視力測定は必ず行い，カルテに克明に記載する．後で交通事故，スポーツ外傷，労働災害などによる損害賠償により時に訴訟になることがあり，初診時の所見が求められるからである．

1．問診のポイント

受傷の日時，場所，原因．作業中，授業中，第三者行為，私傷などを記載する．全身疾患の有無も聴取する．

また患者が置かれた状況も聞いておく．家庭内暴力による配偶者からの傷害や，乳幼児むち打ち様症候群（shaken baby whiplash syndrome）などのように眼底出血，硬膜下出血，頭部骨折といった直達外力が加わった所見を認めない被虐待児のこともあるからである．

2．入院を必要としない外傷

結膜異物，角膜異物，角膜上皮剥離，眼球打撲，軽度の裂傷，軽度の熱傷，弱酸などによる腐蝕は処置を行い，翌日必ず再受診をさせる．

● 他院に搬送する際の注意点

決して眼軟膏を点入させてはならない．穿孔性眼外傷の場合，軟膏が前房内に迷入することもあり，点入先の眼底検査に支障をきたすためである．患部を清潔にした後，抗菌薬の点眼や広域抗菌薬などの全身投与を行い患部を滅菌ガーゼで覆い搬送する．

● 開瞼困難な場合の視力測定

視力測定は必ず行う．光覚，指数弁，手動弁，手持ちのランドルト環などを用い，受傷眼の視力を測定しておく．受傷眼，健眼のおおよその視力は必ずカルテに記載する．

疼痛，眼瞼の腫脹や眼球破裂など開瞼困難な場合は，点眼麻酔を行い，10〜20秒ほど待ってデマル鉤でゆっくりと開瞼し，視力測定を行う．

● 前眼部検査の注意点

ペンライト，手持ち細隙灯などで観察する．開瞼器を用いることができれば開瞼させ細隙灯顕微鏡で前眼部を観察する．強角膜裂傷を伴った眼球破裂は無理に開瞼させると眼球内容物が脱出し，病態を悪化させることもある．

● 眼外傷の分類

眼外傷は以下に分類される．

1．機械的外傷（鈍的，鋭的）

鈍的外傷は眼瞼，角膜，前房，水晶体，網膜，脈絡膜，眼窩，視神経などすべてに障害が生じる．また外傷部位は複合していることが多い．

鋭的外傷は眼瞼，涙器，結膜，角膜，水晶体，網膜などに複合して障害が生じていることがある．眼内異

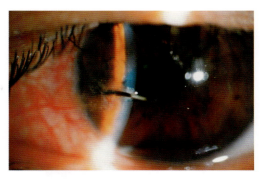

図 5-7　眼外傷の症例
異物が刺入したまま外来に受診させる．患者が自ら異物を抜くことは大きな合併症につながるので，必ず医療機関で処置を行う．

物は鋭的外傷に入るが結膜，角膜，前房，水晶体，硝子体，網膜，眼窩というように多岐にわたる．二重穿孔なども考えなければならない．

2．腐蝕と熱傷

① 熱傷　ただちに冷水で洗浄することが大事だが，外来まで来るには時間がかかるため電話での対応が重要になる．二次的に生じる感染症を予防することが重要．熱傷の程度によっては緑膿菌の感染率が高くなる．

② 高圧電流による眼外傷　角膜，水晶体まで傷害が及ぶ．角膜混濁，電撃白内障などを発生する．

③ 薬物（化学薬品）腐蝕　酸とアルカリでは生体組織に与える傷害は大きく異なる．酸は組織内への浸透性は少ない．酢酸のような弱酸と塩酸，硝酸のような強酸がある．傷害は眼瞼内反，眼瞼癒着，角膜白斑など表在性である．

アルカリ薬品は水酸化ナトリウム，水酸化カリウム，アンモニア，炭酸ナトリウムなどがある．傷害は水酸化カリウムが最も強く，次に水酸化ナトリウム，アンモニアの順である．

④ 光線による傷害　太陽光線，紫外線，赤外線，レーザー光線により生じる．

⑤ 放射線白内障　X線，γ線，中性子線，β線，原爆放射線により生じる．

そのほか，日食時の太陽観察にて障害が生じる太陽性網膜炎，紫外線による雪眼・電気性眼炎，赤外線によるガラス工白内障は溶鉱炉などの労働者に以前はあったが今は少ない．

外傷性網膜血管症に代表される遠位部外傷による眼外傷などを念頭に置いて治療にあたらなければならない．緊急処置が必要なことが多く，手術時期も重要になる．

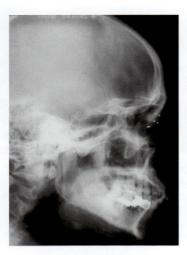

図 5-8　磁性眼内異物（X 線）
コンベルグ型コンタクトレンズを用いて
撮影．角膜上にのせて行うため，正確な
部位診断には不適切である．

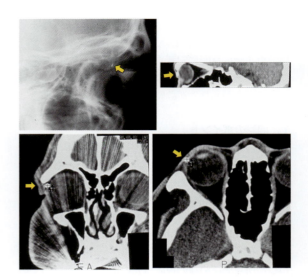

図 5-9　磁性眼内異物（CT）
磁性異物の検査には CT が有用である．本症例は眼球強膜に異物
が飛入したもので，X 線のみでは硝子体内眼内異物として誤診
されることがある．

数分以内に適切な治療を要する外傷

化学損傷，熱傷．これらは電話での対応が重要にな
る．

数時間以内に治療を要する外傷

穿孔性眼外傷，眼瞼裂傷，涙小管断裂，広範囲の結
膜裂傷，角膜裂傷，強膜裂傷，虹彩脱，水晶体脱臼，
強い鈍的外傷に伴う眼球破裂，角膜異物，眼内異物，
時に見逃されやすいのは小児の眼窩内異物である（泣
きじゃくっているため，持っていた箸が折れて眼窩内
に入っているのを見逃すことがある）．外傷性網膜裂
孔，外傷性網膜剥離，電気性眼炎（雪眼炎），外傷性視
神経損傷，視神経管骨折（脳神経外科との併診を必要
とする）．

数日以内に治療を要するまたは対応すべき外傷

角膜染血，外傷性白内障，硝子体出血，眼窩吹き抜
け骨折，眼窩壁骨折．

経過観察を要する外傷

前房出血，外傷性眼圧上昇，網膜出血，Purtscher
外傷性網膜血管症，脈絡膜破裂，脈絡膜動脈閉塞症，
眼筋麻痺．

II　眼内異物

磁性，非磁性かをまず聞く．草刈りにより受傷した
場合は石が飛入したと訴えることが多い．たいていは
草刈り機の刃が飛入しているが，メガネのレンズが割
れてガラス片，プラスチック片が飛入することもあ
る．X 線（**図 5-8**），超音波，CT（**図 5-9**）にて確認す
る．超音波はプラスチック，ガラスなどの異物に有用

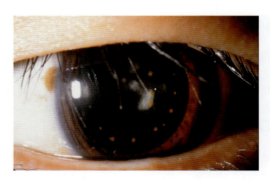

図 5-10　鉄錆症

である．眼内異物の検査で MRI は禁忌．

眼内異物の 85〜98％は鉄または鋼である．イオン
化して拡散する．異物の被膜がなければ数か月ないし
2 年 以 内 に 前 眼 球 に 錆 が 回 る（**図 5-10**）．ERG
（electroretinogram，網膜電図）も有用である．

III　眼窩骨折

競技中，喧嘩，交通事故などで直接眼球に打撃が加
わり，眼球を囲む眼窩に急激な内圧上昇をきたすこと
によって眼窩壁骨折が生じると考えられている．ま
た，眼窩周囲骨に打撃が加わり眼窩内壁が歪むことに
よる骨折とも考えられている．骨折は最も弱い下壁や
内側壁に吹き抜ける骨折が多い．骨折部に眼窩組織が
陥入すると眼球運動障害に伴う複視が生じる．骨折に
より眼窩底が上顎洞側に偏位し眼窩が拡大し，上顎洞
内に眼窩組織が脱出すると眼球陥凹が生じる．そのほ

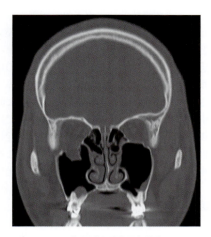

図 5-11　右眼窩下壁骨折例：CT
ラグビーの練習中相手の腰が右眼球周囲にぶ
つかり，視力低下，複視にて来院．

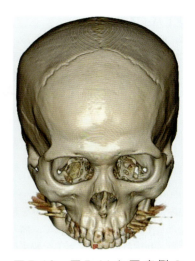

**図 5-12　図 5-11 と同症例の
3D-CT 再構成画像**
右眼窩下壁に吹き抜け骨折を認める．

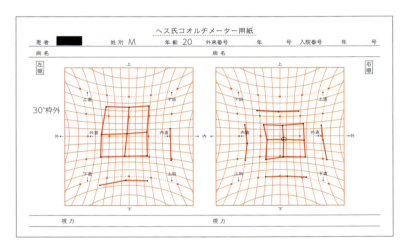

図 5-13　右下壁骨折例：受傷後 6 日の Hess チャート
右眼球の上転制限を認める．

か，眼窩下神経領域の知覚障害や，副鼻腔内への出
血，眼瞼の皮下気腫などを伴う．

● 検査
　単純 X 線，CT，MRI などを用いて骨折の有無と程
度を精査する，最近は CT，MRI にて診断することが
多い（**図 5-11，12**）．

● 複視の診断
　Hess の赤緑試験による両眼注視野の計測を行う
（**図 5-13**）．

初療・処置
　骨折部眼筋に麻痺がないかぎり，改善傾向が強い．
眼窩周囲の腫脹や感染予防のため 1 週間は抗菌薬や

抗炎症薬投与にて保存的に経過をみる．1 か月しても
改善しないようであれば脱出組織の整復と骨移植など
の観血療法を行う．

● 眼球運動の訓練
　眼球運動時の疼痛がなくなるころに眼球運動の練習
をする．練習方法は患者を臥床させ，顔面上方 1.5 m
にひもを付けた振り子を用意し，眼球運動障害のある
方向に目で追わせ，骨折部に嵌頓した線維性結合組織
を引き伸ばす．1 回 5〜10 分程度，1 日 4〜5 回行
う．
　保存的治療期間中は週 1 回通院させる．

- 診療には，眼科全般の知識が必要となる．初療が視力予後につながることを十分理解して診療にあたること．

（河合憲司）

眼痛

　眼球は痛みに敏感であり，容易に痛みを起こす臓器である．ただしその原因はさまざまで，痛みの性状も多岐にわたる．疾患によっては緊急を要するものもあるため，適切な対応が必要である．

●問診

　眼痛患者を診た場合，まず以下の問診を行う．
・片眼性か，両眼性か
・痛みの強さや，性状はどうか
・いつごろから発症し，経過はどうか
・視力低下や頭痛など，随伴症状はないか
・既往歴（眼および全身の）はないか
・発症の契機になるようなエピソードはないか

●痛みの分類

1．表面痛

　しみるような感じ，または異物感，流涙，眼を開けていられないなどと表現され，多くは角膜上皮障害によるもの．治療は主に抗菌点眼薬または眼軟膏を処方する．

① **鉄片などの角膜異物**　オキシブプロカイン（ベノキシール®）点眼や点眼用4％リドカイン（キシロカイン®）で表面麻酔をしてから細かい鑷子などで摘出するが，肉眼では（特に普通の外科用鑷子では）難しい場合もある．鉄片異物で時間が経ったものは周りに錆が生じ，この錆も含めて除去する必要があるので，鉄片本体の除去ができれば，後日早めの眼科受診を指示する．

② **上眼瞼の裏の結膜異物**　上眼瞼の翻転をすると瞼縁から少し離れたところにひっかかっていることが多く，異物を除去することによって痛みは劇的に軽快する．

③ **紫外線による角膜上皮障害**　特に溶接を保護メガネなしで行うと数時間以上経過した後（通常夜間に両眼性）痛みが出現する．スキーの後に目が痛くなるいわゆる雪眼や日焼けサロンで受傷するケースもある．

④ **突き目**　角膜穿孔や真菌などの感染も考慮し，頻回の抗菌薬の点眼とともに，眼科受診を指示する必要がある．

2．深部痛

　うずく，ずきずきすると表現され，三叉神経痛によることが多い．緑内障発作，ぶどう膜炎，強膜炎，眼内炎などの眼疾患，眼窩蜂窩織炎，眼窩偽腫瘍などの眼窩疾患，頭蓋内疾患などがあるが，特発性の場合も多い．まれに，未矯正の屈折異常や調節機能障害が鈍痛を引き起こす．片頭痛および副鼻腔炎が時に眼に関連痛を引き起こす．緑内障発作，ぶどう膜炎では毛様充血や視力低下を伴うことが多い．一方，特発性では痛みの性状はさまざまで流涙や充血など伴うこともあるが，視力低下は通常伴わない．治療は原疾患に対し行う．

3．眼瞼・眼の周囲の痛み

　麦粒腫，霰粒腫，涙嚢炎などが代表的で，眼瞼や涙嚢部に発赤，腫脹，腫瘤などを認め，疼痛および圧痛を伴う．抗菌薬の点眼を指示し，症状が強い例や涙嚢炎では抗菌薬の内服，点滴を考慮する．帯状疱疹では初期には皮膚所見が軽微であるため，疑われる場合は早めの皮膚科での診断，治療開始が望ましい．また鼻毛様体神経に到達すると角膜炎，虹彩毛様体炎，続発緑内障なども出現するため，鼻部に発疹を認める場合は皮膚科とともに眼科受診を指示する．

●緊急を要する疾患（眼科医による緊急の診療が必要な疾患）

1．アルカリ眼外傷

　熱傷や酸による外傷に比べ，アルカリ外傷は予後が非常に悪い．アルカリ物質は組織への深達性が強いため，一刻も早い処置を要する．この場合の緊急処置としては少しでも早く大量の水で目を洗うこと，これに尽きる．連絡があった時点で水道の蛇口に目を近づけて流水で10〜15分以上目を洗うように指示し，その後ただちに眼科医の診察を受けるように指示する．実際は生理食塩水500 mLボトル（数本）に点滴のようにチューブをつないで眼の横から滴下洗浄する．どんな化学物質で受傷したかという問診は非常に重要である．

2．緑内障発作（急性閉塞隅角緑内障）

　急激な眼痛または頭痛，嘔気，眼の充血，視力低下が主症状．頭痛を主に訴える場合もあるため，眼科以外で見逃されCTなどの頭部の検査を受けているうちに高度の視力障害を残すケースもあるので要注意である．眼は明らかに充血していることが多く，まぶたの上から眼球を触ると，片眼（まれに両眼）が異常に硬い（＝眼圧が高い），角膜混濁，散大した瞳孔，対光反射消失を認める．この場合は緊急の薬物治療とレーザー治療，場合によっては手術が必要なので，少しでも早く眼科の治療を受けられるように手配する必要がある．全身状態に留意してマンニットール®またはグリ

セオール®点滴を考慮する.

3．術後眼内炎

　白内障手術後の比較的早期や，緑内障手術では術後10年を経過しても重篤な感染（眼内炎→全眼球炎→失明）を起こすことがある．術後患者の著しい視力低下を伴う疼痛がある場合，ただちに眼科で診察を受けるよう指示する．眼科医の診察まで，抗菌薬点眼（できればベガモックス®）の頻回点眼（30分〜1時間ごと）を行う.

4．穿孔性眼外傷

　なかでも，鋭利な異物がある程度の速度をもって眼球内に穿通すると眼所見や視力に変化がないこともある．MRIは磁性の異物でないことが確認できなければ，禁忌である.

5．鈍的外傷

　鈍的外傷で眼痛を訴える場合，その原因が眼圧上昇や角膜上皮障害，骨折などによることもある．前房・硝子体出血，網脈絡膜障害などにより視力障害を合併することもあり早めに眼科医の診察を受けることが望ましい.

🔍 コツとアドバイス

- 根拠なく経過をみてはならない.
- 眼科的診断なしに副腎皮質ステロイド点眼薬を処方してはならない.
- ベノキシール®は検査用薬剤であり，処方してはならない.

（長谷川　翠）

麦粒腫，霰粒腫，結膜炎

　麦粒腫は睫毛脂腺の急性化膿性炎症で，主に黄色ブドウ球菌の感染で起こる．眼瞼の一部が発赤腫脹して疼痛を伴う.

　霰粒腫は瞼板腺梗塞をもととする瞼板内の慢性肉芽性炎症である．皮下瞼板内部の貯留物質が刺激となり，慢性炎症を起こし，周囲が線維化し球状の硬結となる.

　結膜炎は眼球結膜および眼瞼結膜の炎症の総称で，原因として細菌やウイルスなどの感染症，花粉症をはじめとするアレルギーがある．原因により症状はさまざまで的確な診断が付けば点眼薬で治療が可能であることが多いが，**ウイルス性結膜炎のごとく感染性が強く，院内感染の危険があるものもあるため，注意を要する.**

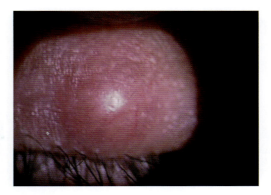

図5-14　霰粒腫

症状・診断

1．麦粒腫

　初期は眼瞼が発赤し，**疼痛がある**．次いで膿点を生じ，自然排膿し治癒する.

2．霰粒腫

　眼瞼皮下，瞼板内部に球状の硬結を触れ，皮膚と癒着を認めない（**図5-14**）．徐々に増大して結膜面や皮膚に破れることもあり，自然治癒することもある．痛みを伴わないことが多いが，時に急性炎症を示すこともある.

3．結膜炎

　眼瞼結膜や眼球結膜の充血（目の赤み）と眼脂（目やに）が代表的な症状である．目の痒みや痛み，流涙，瞼の腫れ，白目の腫れなどを自覚する．初期は眼瞼結膜の充血が著明であるが，重症になると結膜全体が充血する．なお，角膜や虹彩毛様体の炎症では角膜周囲の炎症が著明で，眼瞼結膜に充血がないのが特徴で緊急を要することもある.

初療・処置

1．麦粒腫

　抗菌薬点眼または眼軟膏の塗布，冷罨法．重症の場合は抗菌薬内服を行う．膿点が生じれば切開し，排膿を促すこともある．頻発するときは，免疫力低下に注意する.

2．霰粒腫

　炎症がなく腫瘤のみの場合，切開し摘出術を行う．自然治癒もあることを伝える．急性炎症を伴う場合は麦粒腫の治療に準じる.

3．結膜炎

　粘稠で黄色っぽい眼脂の場合，細菌性結膜炎を疑い，ニューキノロン系の抗菌薬点眼を行う．眼脂が多い場合，点眼処方前に細菌培養検査を行っておくとよい．目の痒みや異物感，白っぽい糸を引くような眼脂の場合，アレルギー性結膜炎を疑い，抗アレルギー点眼薬を処方する．**症状が治まらないときは副腎皮質ス**

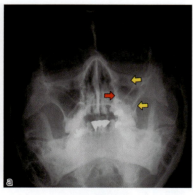
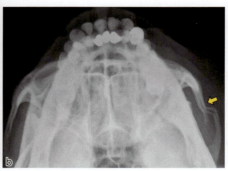

図5-16　頬骨骨折の単純X線

a：左頬骨骨折（Waters法X線写真），b：左頬骨弓骨折（頬骨弓軸位）.
黄矢印は骨折部を示す．aでは上顎洞に血腫が貯留しているため含気が減り，不透過となっている（赤矢印）.

テロイド点眼薬も使用するが，眼圧上昇の副作用もあるため，眼圧測定できない施設では避けたほうがよい．最も注意が必要なのがウイルス性結膜炎，いわゆるはやり目である．急激に充血と眼脂，流涙を認め，数日後にもう一方の目に発症する．症状の程度も激しく，耳前リンパ節腫脹も伴う．治療としては，消炎のため副腎皮質ステロイド点眼薬と混合感染予防のため抗菌薬の点眼を行う.

💡 コツとアドバイス

● ウイルス性結膜炎では感染性が強いため，患者に触れた手指は消毒を必ず行ってからカルテ記載などを行う.

● タオルなどを別々にするなど家族内の感染に注意する.

（末野利治）

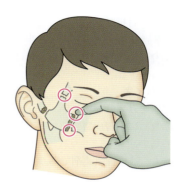

図5-15　頬骨骨折の圧痛点

頬骨骨折

　頬骨・頬骨弓の骨折は，顔面骨折のうち最多の鼻骨骨折（約40%）に次いで二番目に多い（約30%）．受傷原因が交通事故，転倒，スポーツ，殴打などであれば，受傷した日に外来を受診することが多い．典型的な骨折では頬骨全体が外力を受けた方向に転位する．骨折線は眼窩下壁と頬骨前面を通過するので，眼窩下壁の破壊による外眼筋（下直筋）障害と眼窩下孔部での三叉神経第二枝領域の知覚障害を伴う．顔面の変形の程度と眼球運動障害の程度が重症度を決める.

症状・診断

　① 頬骨隆起の扁平化などの顔面の変形，② 眼窩下神経領域の知覚障害（頬部から上口唇にかけてのしびれ），③ 上顎歯槽の知覚障害による仮性の咬合不全（実際には咬合不全は生じていないが，咬合感が障害されている）．④ 眼球運動障害に伴う複視，⑤ 疼痛による開口障害，が症状である．また，眼窩下縁，眼窩外側縁，臼歯部歯槽上部に骨折線を触れ圧痛を伴う（図5-15）．頬骨弓単独骨折の場合，痛みによる開口障害はしばしば遷延化し改善しない.

　単純X線での診断にはWaters法による眼窩縁と頬骨下稜部での骨片のずれ（図5-16a），上顎洞の血腫による不透過像，および軸位による頬骨弓のM字型偏位（図5-16b）の確認が有用である．CT撮影が可能な場合は水平断（axial），冠状断（coronal）に加え，三次元像（3D）を作製しておくとより立体的な骨折転位の把握が可能となる（図5-17）.

初療・処置

　眼球運動障害と開口障害は，程度が強ければ手術適応がある．頬骨の転位による醜形は本人や家族に整復の希望があれば手術適応となる．手術は早期に行うほど整復が容易である．2週間以内が望ましい．手術は

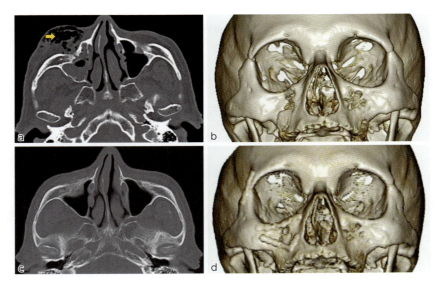

図 5-17　頬骨骨折の CT

a：水平断像．受傷時の所見．上顎洞から頬部皮下に吹き抜けた皮下気腫が著明（矢印）．上顎洞内
　に血腫が充満している．骨片は後方へ転位している．
b：受傷時の 3D-CT 像．
c：手術後 6 か月経過（水平断像）．
d：手術後 6 か月経過の 3D-CT 像．吸収性プレートおよびチタンプレートにて固定されている．

全身麻酔下に行う．口腔前庭切開，下眼瞼縁切開，眉
毛外側切開からアプローチし頬骨体部の骨片を整復し
骨折固定用プレートで固定する．最近は下眼瞼縁切開
の代わりに結膜切開を用い，これを外眼角方向へ延長
することで眉毛外側切開を置かない方法もとられる．
抜釘は必ずしも必要はない．特に下眼瞼縁切開は初回
に問題を残さなくても，2 回目以降の切開により下眼
瞼の変形をきたすことがあるので，吸収性プレートを
用いることが有用である．

💡コツとアドバイス

- 頬骨骨折は緊急入院や緊急処置を要することは少な
  い．鼻出血を気にして鼻をかむ患者には上顎洞経由
  で頬部や下眼瞼に皮下気腫を認めることが多く，こ
  れをしないように指示する．
- 頬骨の変形は客観的には軽度でも，交通事故や暴行
  の被害者ではこれを非常に気にするので真摯に対応
  すべきである．

　　　　　　　　　（赤松　正，小林めぐみ，宮坂宗男）

鼻出血

　鼻出血は耳鼻咽喉科領域の救急疾患として代表的な
もので，迅速かつ的確な診断ならびに治療を要するこ

とが多い．東海大学医学部付属病院を受診した耳鼻咽
喉科救急疾患の約 15％ が鼻出血であった．鼻出血は
鼻腔および副鼻腔の血管が破綻することにより生じる
疾患である．好発年齢として 15 歳までの小児が多
く，約 60％ を占める．次いで 4〜5 歳の幼小児，
40〜70 歳の中高年者に多い．また，男性に多い傾向
がある．鼻副鼻腔の支配血管は内頸動脈由来の眼動脈
からの分枝である篩骨動脈と，外頸動脈由来の顎動脈
ならびに顔面動脈である．鼻腔上部は篩骨動脈，後部
は顎動脈由来の蝶口蓋動脈，前部は顔面動脈で支配さ
れる．鼻粘膜は毛細血管網にて構築され血管が極めて
豊富である．鼻中隔前方には動脈-動脈吻合や動脈-静
脈吻合があり Kiesselbach 部位を形成する．

症状・診断

　鼻出血の原因として鼻・副鼻腔疾患による局所的要
因と，易出血性素因による全身的要因に大別される
（図 5-18）．

1．局所的要因

- 外傷：鼻をかむ，鼻をほじる，洗顔，鼻骨・顔面骨
  骨折など顔面外傷，頭蓋底骨折など
- 炎症：急性・慢性鼻炎，乾燥性前鼻炎，急性・慢性
  副鼻腔炎，アレルギー性鼻炎など
- 腫瘍：鼻・副鼻腔悪性腫瘍（癌腫，肉腫，悪性リン
  パ腫など），鼻・副鼻腔良性腫瘍（血管腫，乳頭腫な
  ど）
- 手術操作：下鼻甲介切除術，鼻粘膜焼灼術（レーザー

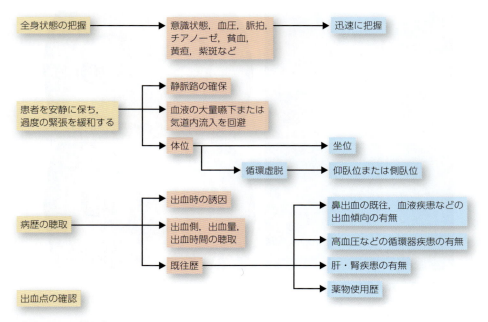

図 5-19　鼻出血の診断のポイント

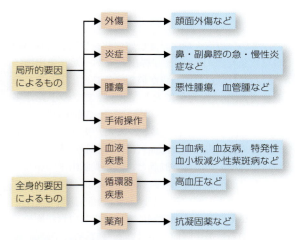

図 5-18　鼻出血の原因

手術など），鼻中隔矯正術，内視鏡下副鼻腔手術（endoscopic sinus surgery；ESS），頭蓋底手術など
・その他：Wegener 肉芽腫症，出血性鼻ポリープ，血瘤腫，壊疽性鼻炎，異物など

2．全身的要因

・血管異常：遺伝性出血性末梢血管拡張症（Osler 病）など
・血液疾患：血友病，血小板無力症，von Willebrand 病，特発性血小板減少性紫斑病，白血病，再生不良性貧血，播種性血管内凝固症候群（disseminated intravascular coagulation；DIC）など
・循環器疾患：動脈硬化，高血圧など
・薬剤：キニーネ，サリチル酸，アスピリン，抗凝固薬など
・その他：肝硬変，腎不全，ビタミン K 欠乏，重金属中毒（鉛，水銀など），代償性月経など

初療・処置

まず出血点の確認を行う．前鼻鏡やファイバースコープによる鼻内の視診が一般的である．鼻中隔前部の Kiesselbach 部位からの出血が 80％ を占める．この部位は指などで容易に損傷を受け手指性鼻出血が生じるところであり，小児の鼻出血で最も多い出血点となる．

診断に際しては，患者の全身状態，病歴の聴取を迅速に行う．原因を究明するのに図 5-19 のような手順が参考となる．出血部位が確認できない場合や出血が多量の場合には画像検査（単純 X 線，CT など）で鼻・副鼻腔の器質的病変を検索し，末梢血検査や出血・凝固検査で血液疾患などを検索する必要がある．

再発出血は 10％ 程度認められ，再発や難治化する要因として出血点が確認できないことが挙げられている．再出血の防止には出血点の同定が最重要となる．
治療には，以下の方法を用いる．

1．圧迫止血

スポンゼル® やゼルフォーム® などのゼラチンに血管収縮薬（3,000〜6,000 倍ボスミン® 液）を浸し出血点を圧迫する．さらに強固な圧迫を要する場合には，ガーゼタンポン（血管収縮薬を浸したもの）を用いて圧迫する．鼻腔後部からの出血や後鼻孔への出血が多い場合には，後鼻タンポン法を行う．

2．焼灼術

出血点が確認できた場合，小出血点には10％硝酸銀や塩化第二鉄にて出血点の粘膜を焼灼する．高周波電気凝固術やYAGレーザー焼灼を行う場合もある．

3．その他

鼻粘膜切除術，動脈結紮術，動脈塞栓術も用いられる．

止血が困難な多量出血に対しては，出血部位の鼻粘膜の切除を行う．また，顎動脈，外頸動脈，篩骨動脈の結紮術や，選択的動脈造影法にて顎動脈およびその分枝を塞栓する場合もある．最近では内視鏡下に焼灼術や蝶口蓋動脈結紮術などが盛んに行われている．

コツとアドバイス

● まず出血部位の同定が重要である．内視鏡などを使用して出血点の検索を行う．同時に出血原因の究明が必要となる．易出血性素因が疑われる場合には末梢血検査や出血・凝固検査などを迅速に行い，血液疾患など全身性疾患を検索する．

● 再出血や難治化を防ぐために，初療において焼灼術などの外科的治療を積極的に行う．

（飯田政弘）

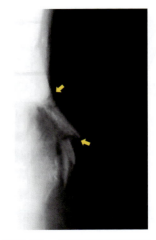

図5-20　鼻骨側方向撮影法
（切替一郎，他：新耳鼻咽喉科学，第11版．p286，南山堂，2013より）

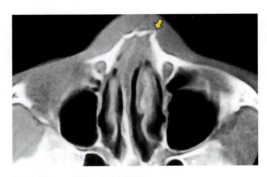

図5-21　CT：軸位断層
（切替一郎，他：新耳鼻咽喉科学，第11版．p286，南山堂，2013より）

鼻骨骨折

症状・診断

顔面の最前方にはり出す鼻骨に外力が加わることにより骨折と変形をきたす疾患である．顔面骨骨折のなかで最も頻度が高く，日常でも診療機会が多い．

外来診察および処置の対象となる程度の鼻骨骨折はスポーツや喧嘩で起こることが多いため，患者は10〜20歳代の男性が圧倒的に多い．一方，交通事故や労働災害では，ほかの顔面骨骨折を合併していることが多いため，外来処置の対象となることは少ない．

変形は外力の方向によって多様であるが，多くは側方からの外力により鼻骨下方部分に生じる．骨折により鼻根から鼻尖が曲がっている状態を斜鼻，鼻骨が陥凹している状態を鞍鼻と称す．受傷から2週間以内であれば，外来にて局所麻酔下に鼻骨整復術が可能である．鼻骨整復術の目的は審美的なことだけではなく正常な鼻呼吸機能の回復にもあるため，処置は正確な鼻内所見が観察できる能力を有する医師によらなければならない．

鼻骨骨折の診断は十分な問診聴取，視触診の後，画像診断で確定診断する．問診では開口障害，視力障害，複視，意識障害，頭痛の有無の確認が必要である

る．また髄液漏を確認するために受傷後から続く，水様性鼻漏の有無を聴取することは大事である．これらが存在する場合は，安易に外来で対応してはならない．視・触診であるが受傷直後は腫脹が少なく，容易に診断できることが多い．受傷数時間以降になると腫脹が強くなり，視診のみでは診断が困難となる．鏡をみせるなどで患者，家族にも確認してもらうとよい．受傷前から変形がある場合もあり，注意が必要である．

画像診断には従来，単純X線（Waters法，鼻骨側方向撮影法，**図5-20**）が用いられてきたが，昨今ではCT（**図5-21**）を用いることが多い．なお，鼻骨骨折には鼻中隔骨折や鼻中隔血腫，そのほかの顔面外傷を合併していることがあるため注意が必要である．

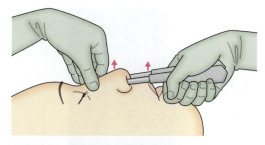

図 5-22　鼻骨骨折に対する徒手整復

初療・処置

◯鼻骨整復術

1．適応

　鼻骨骨折によって鼻呼吸障害もしくは整容的変形が認められることである．原則として判断は浮腫や血腫のない時期に行う．鼻骨整復術を行うのは，線維性癒着が起こらない2週間以内，小児では1週間以内がよいとされている．

2．準備

　5,000倍アドレナリン，4%リドカイン，鼻用綿棒，挿入用ガーゼ（2×20 cm），前鼻鏡，鼻用鑷子，Langenbeck剝離子，Walsham鉗子，Asche鉗子（鼻粘膜保護のため先端をガーゼで薄く被覆し絹糸でしっかり固定して，軟膏を付けておく），軟膏付き挿入ガーゼ（2×20 cm），外鼻保護固定材料（固定テープ，外鼻固定用スプリント）．可能であれば受傷前の顔面写真を持参してもらう．

3．麻酔

　複雑な骨折や小児では全身麻酔下に行うが，通常は局所麻酔下に外来手術として行うことが多い．局所麻酔は，まず5,000倍アドレナリンと4%リドカイン（キシロカイン®）で湿らせた挿入ガーゼを両側に挿入し，粘膜表面麻酔と血管収縮を行う．次に鼻骨幅のほぼ中央を長軸方向に走行する，鼻骨鼻腔側の篩骨神経溝に局所麻酔薬（アドレナリン加1%リドカイン）を浸潤させる．外鼻皮膚側は骨折が疑われる部位の皮下に局所麻酔薬をびまん性に浸潤させる．

4．手技

　患者の体位は仰臥位で，術者は患者の右側に立つ．まず片側鼻腔にLangenbeck剝離子をゆっくり鼻根部付近まで挿入する．もう1本のLangenbeck剝離子を挿入前に並べてみると挿入した剝離子の先端の位置を確認できる．そのうえで，対側にも同様に挿入する．外傷による複雑な鼻中隔弯曲，鼻中隔血腫，あるいは鼻骨の陥没の左右差による挿入に難渋する場合もある．それゆえ，左右同時に挿入する必要があるWalsham鉗子やAsche鉗子は挿入しにくいことがあ

る．整復時に鼻骨の挙上を触知するため，左手で鼻根部の皮膚を押さえながら右手で2本の剝離子を同時に握り，剝離子全体が持ち上がるようにゆっくり持ち上げる（**図5-22**）．左手で鼻骨が挙上してくるのを触知するのと同時に骨整復のクリック音が聴取され，鼻骨が復位したことがわかる．

　Walsham鉗子を用いる場合では，鼻中隔を挟んで挿入し，鼻骨を挙上して骨折部を整復する．両側性で鞍鼻を起こしている症例ではWalsham鉗子が有用である．鼻中隔骨折もWalsham鉗子にて整復できる場合もある．整復後は鼻骨の再陥没防止と止血の目的で軟膏付き挿入ガーゼを数枚両側鼻内に留置する．この際，患者に鏡を見せて鼻骨が正しく整復されているかどうかを確認しておく．次に外鼻固定用スプリントで外固定を行う．感染防止と止血のため抗菌薬，止血薬の内服薬を投与しておく．鼻内外の固定は通常1週間で解除する．

💡コツとアドバイス

- 処置の前にそのほかの顔面骨骨折や頭蓋底骨折を見逃さない．
- 局所麻酔による鼻骨整復術は受傷後2週間以内に行うこと，小児では骨癒合が早いので1週間以内の整復が望ましく，また全身麻酔を要することが多い．
- 鼻骨骨折は傷害事件や保険との関連も多いため十分なインフォームド・コンセントを行うことも忘れてはいけない．

（油井健宏，内藤健晴）

耳痛

　耳痛は耳鼻咽喉科のなかでは主訴として代表的な症状である．耳に分布する知覚枝の三叉神経，顔面神経，舌咽神経，迷走神経などが関与する痛みであり，耳自体の疾患で症状を呈することが多いが，まれに髄膜炎の一症状や咽頭癌，咽頭炎などの放散痛による耳疾患以外の耳痛もあり慎重な診察が必要である．

症状・診断

　耳痛は大別すると，① 外耳由来，② 中耳由来，③ 耳介部由来，④ その他の部位由来のものに分けられる．外耳・中耳の診断には拡大耳鏡による耳内の観察が診断に有効である．

1．外耳疾患

　物理刺激によるもの，炎症性疾患，腫瘍性疾患が挙げられる．外耳道部の発赤，腫脹を認めれば炎症性疾

患，問診上で耳かきなどを行った後の症状であれば外的刺激によるものと判断できる．その際は耳介牽引にて痛みが増強するため，牽引痛の有無も診断に有用である．外耳に細菌に細菌感染が生じると耳漏を生じることもある．起因菌の同定のため耳漏培養検査を行う必要がある．外耳道炎で緑膿菌が原因となる悪性外耳道炎は病状の進行により致死的な疾患になりうるものであり注意が必要である．

また，耳漏に伴い，外耳道内に上皮性の落屑物の貯留，外耳道の拡大などがみられる場合は外耳道真珠腫が考えられる．

外耳道癌では耳痛は必発ではないが，まれに痛みがある．外耳道の観察で発見されることがあり，確定診断のため生検を行う必要がある．

外耳に水疱を認め，側頭部などの皮膚に痛みを伴う場合は水痘・帯状疱疹ウイルスによる耳痛の可能性が高い．進行により顔面神経麻痺なども生じる可能性があり早期の診断が必要であるが，病初期では耳痛のみで外耳道の所見に乏しいこともあり見落とされがちであり，常に念頭に置いて診察を行うべきである．

2．中耳疾患

外来診療において耳痛症状で一番出合う機会が多い急性中耳炎が代表的疾患である．上気道感染などにより耳管経由で中耳腔内に細菌感染を起こした状態に多く，感冒後や鼻汁が多いときに生じやすい．耳管と咽頭の構造上，幼小児に発症しやすい．耳管は気圧の変化に影響を受けやすく，飛行機に乗った後に航空性中耳炎としても耳痛を呈することがある．その診断はかぜ症状などの経過の有無と拡大耳鏡所見において鼓膜の発赤，膨隆の確認で容易に行える．

急性乳様突起炎は急性中耳炎の細菌感染が乳様突起に波及した状態であり，中耳炎の鼓膜所見に加え，耳後部の腫れ，発赤，耳介聳立などの所見が診断に有用である．聴器 CT による中耳腔，内耳の精査も必要である．

3．耳介部疾患

打撲などの物理的な刺激による耳介血腫や耳介軟骨の感染による耳介軟骨膜炎が挙げられる．どちらも問診と肉眼所見で容易に診断が付けられる．

4．耳以外の疾患

咽頭疾患による放散痛，頭蓋内疾患による頭痛がある．耳管咽頭口に炎症が波及すると放散痛で耳の痛みを感じる．拡大耳鏡で耳内に発赤などの炎症所見がなく，嚥下時に痛みが増強する場合は咽頭部の精査を行うべきである．

同様に中咽頭癌では舌咽神経による放散痛が生じることがあり，耳内に所見がなければファイバー検査で上咽頭～下咽頭部まで観察を行うことが望まれる．

初療・処置

耳かきなどでの外耳の物理的刺激のみによる耳痛であれば，創部が治れば耳痛は自然消失するため対症療法で十分である．その際患者にはしばらくの間耳内を触らないよう注意することが重要である．習慣的に耳内を綿棒で清掃する患者は繰り返し同様の症状を呈することがあるのでその習慣を控えてもらう必要がある．

外耳炎などの感染徴候がある場合は点耳の抗菌薬を処方することが望ましい．耳漏があり，外耳の炎症所見が強い場合は外来にてポビドンヨード（イソジン®）入りの生理食塩水で耳洗を連日行い，原因菌に即した抗菌薬の内服・点滴を行う．

耳性帯状疱疹では抗ウイルス薬の投与を行う．顔面神経麻痺を伴う場合は副腎皮質ステロイド薬全身投与を行う．

耳介軟骨膜炎に関してはやはり外耳炎と同様に広域スペクトラムの抗菌薬の内服，または点滴を行う．

耳介血腫では血腫の圧排により痛みが出ているので除圧のため切開による血腫除去を行い血腫が再貯留しないよう圧迫固定を行う（⇒ 100 頁）．

中耳炎，乳様突起炎でも疼痛コントロールとともに起因菌に即した抗菌薬治療を行う．抗菌薬は第 1 選択としてペニシリン系である．経過，細菌検査の結果をふまえ薬剤を変更，選択することが望ましい．

急性中耳炎でも鼓膜内に膿汁が充満している場合は鼓膜切開を行う．排膿すると疼痛が軽減し，また治癒も早まる．切開した場合は後日切開部が穿孔したままになっていないか，炎症が遷延化していないかを確認する．

Q コツとアドバイス

- 外耳・中耳の物理的刺激による損傷では鼓膜穿孔する場合がある．その際に炎症に対し抗菌薬を使用する場合は，点耳では外耳道から鼓室内に液体が流れてしまい，余計な異物を送り込んでしまう可能性があるため内服の抗菌薬を使用することが望ましい．
- 中耳炎では感染源である鼻咽腔の処置が重要である．再発予防も含め鼻内所見改善まで治療を継続するべきである．

（和田吉弘）

外耳道異物，外耳道損傷，鼓膜裂孔

外耳道は軟骨部外耳道と骨部外耳道によって構成されている．軟骨部と骨部は"く"の字に曲がっているの

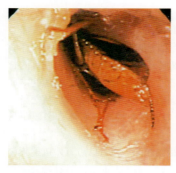

図 5-23　外耳道異物（ゴキブリ）

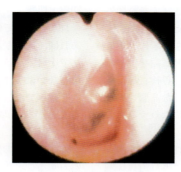

図 5-24　正常鼓膜（右耳）

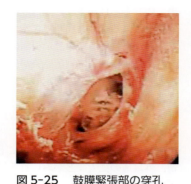

図 5-25　鼓膜緊張部の穿孔（右耳）

穿孔は大きいが伝音難聴のみで自然閉鎖した.

表 5-5　よくみられる外耳道異物

生物
　昆虫（ゴキブリ, カナブンなど）
非生物
　毛髪
　綿球, 綿くず
　マッチ, 楊枝
　プラスチック（BB 弾やビーズ玉など）
　豆類
　補聴器の印象材
　ロウ

で一度骨部に耳垢や異物が入ると，外に出すのが難しい．外耳や鼓膜の外傷は交通事故などによる外的な圧力が加わるだけではなく，自分で耳かきなどの際に創をつくってしまうこともある．したがって，外耳道の外傷には外耳道の外，すなわち側頭骨からの創と外耳道内からの創の 2 つがある．成人の外耳道は外耳孔から前下方に向かっている．一方，幼児では前上方にある．外耳道は 3.5 cm である．このような解剖学的知識がないと，耳内に思いもかけない損傷をきたすことがある．鼓膜裂孔（穿孔）は直接耳に棒状のものを入れることにより損傷を起こすだけではなく，耳周囲を激しくぶつける，あるいは大きな音圧（近くで爆発音を聞いた）を受けることにより生じる．

症状・診断

1．異物

　外耳道に異物が入ることによる症状は耳の違和感である．異物が外耳道を閉鎖すると耳閉感，時として難聴を訴えることがある．よくみられる異物を表 5-5 に示す．生物は動くため，音と痛みを伴うことがある（図 5-23）．おおむね患者あるいは家族などの申告で予想はつくが，まれにセメントやロウなどが無意識のうちに外耳道に流れ込む場合もあるので注意が必要である．耳鏡を外耳道に挿入し異物の存在を確認すれば

診断は容易である．しかしながら，鼓膜が見えない症例では慢性中耳炎や真珠腫が存在することも念頭に置いておく必要がある．

2．損傷

　外耳道および鼓膜の損傷では，外耳に三叉神経支配の知覚神経が走っているため痛みを伴うことが多く，出血も伴う．少量の出血が続いて自然止血が難しいことがある．皮下出血によって外耳道が腫脹する場合は違和感を訴えることがある．鼓膜を傷つけたり風圧や音圧によって鼓膜の穿孔が認められると難聴を訴える．穿孔が小さい場合は，「はっきり聞こえない」「すうすうする」などと表現する患者もいる（図 5-24, 25）．受傷直後，あるいはしばらくしてめまいを訴える場合は内耳障害の存在を考える（図 5-26）．外耳道・鼓膜を耳鏡で観察する必要があるが，外耳道が血液で充満していることが多く，無理に異物を取り除こうとすると再出血を起こすことがあるので，内耳障害が疑われる場合は注意する．

初療・処置

1．外耳道異物

　異物はカナブン，ゴキブリなどの生物と生物以外のものがある．生物は外耳道内で動くため騒音と耳痛に悩まされる．そのため，まずきれいな油（オリーブ油，ベビーオイルなど）で外耳道を満たし，窒息させる．蒸留水などは気門を閉鎖することができないので，昆虫類は窒息せずかえって暴れる．一方，ホルマリン，リドカイン（キシロカイン®）などで麻酔すると書いている成書もあるが，鼓膜損傷をしている可能性を確認せずにこのような薬品を用いるのは極めて危険である．また，油に比べて大人しくなるのにかえって時間がかかる．耳鏡所見で生物が動かなくなったら，鼓膜，外耳道を傷つけないように摘出する．

　生物以外の異物はまず耳鏡を耳内に挿入し，耳用の鉗子で鼓膜の位置を確認しながら摘出を試みる（図

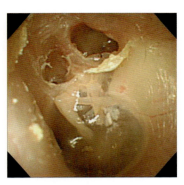

図 5-26　鼓膜弛緩部の鼓膜穿孔（左耳）
耳小骨が露出してめまいを伴う．

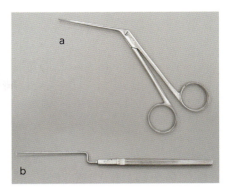

図 5-27　耳用の鉤，鉗子
a：耳垢鉗子，b：異物鉤．

5-27a）．小児の場合は，外耳道が前下方を向いていることを認識する必要がある．異物が丸いなどで，鉗子が入りにくいときは異物鉤，あるいは鈍鉤で手前に移動させる（**図 5-27b**）．小児では，痛がって摘出が困難な場合は無理をせずに全身麻酔をして摘出する．骨部外耳道にはまってしまった場合は，外耳道に切開を加えて摘出する．

2．外耳道損傷と鼓膜裂孔

　外耳道損傷は自分で耳掃除して創をつくる場合と外的な刺激により出血・疼痛・外耳道腫脹を呈する場合がある．出血については，過酸化水素水（オキシフル®など）に浸した綿棒あるいは小綿球にて局所消毒をして出血点を探す．耳垢などの分泌物が認められる場合は，耳用の細い吸引管で慎重に吸引・除去する．止血が困難な場合は 5,000 倍のアドレナリン液に浸した綿球を耳内に挿入して止血を待つ．止血あるいは出血の勢いが低下するのを待って鼓膜の状態を観察し，穿孔（裂孔）や耳小骨の偏位の有無を確認する．めまいを併発している場合は外リンパ漏の可能性もあり，安静臥位とする．

　骨折の可能性をふまえて単純 X 線（Stenvers 法，Sonnenkalb 法）を撮っておくことが望ましい．難聴の自覚がなくても思わぬ後遺症を認めることがあり，可能であれば標準純音聴力検査も行う．鼓膜の損傷がない場合は逆に外圧が中耳・内耳に及んでいる可能性もあり，まずティンパノグラムおよび耳小骨筋反射を施行し，中耳伝音系の損傷の有無を検討しておくことが望ましい．外耳道のみの外傷は局所消毒の後，抗菌薬含有の副腎皮質ステロイド軟膏（リンデロン®VG 軟膏など）を塗布する．

　ボスミン綿球でも止血が困難な場合は，骨膜下の血管からの出血が考えられ，容易には止血できない．したがって，外耳道の閉鎖を防止する意味を考えてテラマイシン軟膏付きタンポンガーゼを耳内に 24〜48 時間留置する．さらに感染予防のためにペニシリン系またはセフェム系の抗菌薬を 3〜4 日間投与する．

　鼓膜穿孔（裂孔）が確認された症例では，感染さえなければ自然閉鎖が期待できる．創が極端に汚れていない限りなるべく触らないようにする．患者には強く鼻をすすったりかんだりしないように指導する．基本方針は局所乾燥であるが，分泌液を伴う場合はオフロキサシン（タリビッド®）点耳液を用い，感染防止を図る．しかしながら，むやみに続けると治癒機転を延長する可能性もあり，少なくとも 2 日に 1 回は耳内を観察する必要がある．

　外傷のみが起因の鼓膜穿孔は耳管機能が正常である限り，鼓膜緊張部のほとんどが消失した症例でも鼓膜線維の移動（migration）によって 3〜4 か月で閉鎖する．ただし，1 か月を過ぎても閉鎖しない症例は，穿孔縁をトリクロール酢酸などで焼灼して創の新鮮化を試みたり，キチン（ベスキチン®）膜をパッチに用いて上皮化の助けを求めることもある．閉鎖までは最低 2週間に一度観察のうえ，閉鎖しない症例は観血的に鼓膜閉鎖術を行う．

　一方，めまいや感音性難聴の症例は外リンパ漏の可能性があるため，試験的鼓室開放術を施行して中耳腔を脂肪組織で充填し，鼓膜閉鎖術を早期に行う．患者には十分なインフォームド・コンセントを行う必要がある．

🔔コツとアドバイス

- 外耳は自分では見えないので恐怖心を与えないようにする．
- 鼓膜損傷の有無に配慮する．
- 内耳障害の可能性に注意を払う．
- 処置中の患者の疼痛の有無に注意を払う．
- 生きている生物には無理に鉗子を用いない．
- 外耳道の向きを十分に認識し，鉗子あるいは鉤の特徴を活かして摘出する．

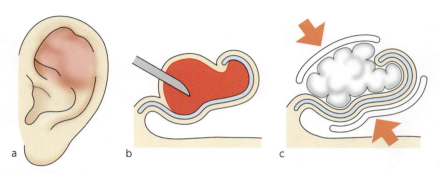

図 5-28　耳介血腫の治療
a：膨隆した耳介血腫，b：血腫を穿刺吸引する，c：綿を詰めて圧迫する．

- 一度鉗子で異物を掴んだら，そっと耳鏡ごと耳内から外してとる．
- 外耳道を傷つけずに清掃するには過酸化水素水に浸した綿球などを用いる．
- 鼓膜裂孔症例にはむやみに局所に触れず自然治癒を促す．

（大木幹文）

耳介の挫創・血腫

症状・診断

　止血・洗浄・皮膚縫合の要否，皮膚剥奪による軟骨膜・軟骨露出の有無，軟骨断裂の有無を判断する．耳介血腫は軟骨膜下に出血がたまったもので，耳介前面が丸く膨隆する（**図 5-28a**）．柔道など格闘技による鈍的外力が原因となりやすい．発症 2 週間以内の急性期なら血腫は軟らかい．

初療・処置

　出血はアドレナリンガーゼで圧迫，バイポーラ凝固で止血する．局所麻酔はアドレナリン入りを用いて出血を抑える．汚染は大量の生理食塩水で洗浄し，生理食塩水に浸した綿棒で付着物を取り除く．皮膚縫合は6-0 ナイロンで行う．軟骨上の皮膚は薄いので真皮縫合は行わない．咬傷のような高度汚染では創閉鎖は二次的に行う．皮膚剥奪で軟骨膜や軟骨露出が被覆不能な場合，抗菌薬軟膏を塗布したガーゼで覆う．軟骨断裂がある場合，軽微なら耳介前後面で表皮縫合すればよいが，不安定ならモノフィラメント吸収糸で軟骨も縫合する．耳介基部が 3/4 以上切断されても壊死を免れ生着する例が報告されているので，初療では可及的速やかに原形どおり縫合すればよい．辺縁の完全切断片も 3 cm までは 2 時間半以内に縫合する．軟骨膜に感染が及ぶと耳介軟骨変形を招く可能性があるの

で，抗菌薬を処方する．
　耳介血腫は，18〜21 G 針注射器で穿刺吸引して血腫あるいは漿液性貯留液を除去し，膨隆部をしぼませる（**図 5-28b**）．耳介前面の凹みが戻ったら，生理食塩水に浸した綿を耳介の凹みに埋めていき，さらに耳介前面後面にガーゼをあててテープ固定し，この上からアルフェンスシーネで挟んで耳介前後より圧迫を加える（**図 5-28c**）．実際にはこうした圧迫は不確実で，再び貯留する場合が多い．確実な再貯留防止には，開創血腫除去，ドレーン留置，耳介前面の凹みと後面の両方に枕木ガーゼを置きナイロン糸で貫通縫合して前後から圧迫する必要がある．これらは後日耳鼻咽喉科医に委ねればよい．

コツとアドバイス

- 大きな耳介完全切断では皮弁法，皮下ポケット法といった形成外科的技法が必要である．切断片を洗浄，消毒，氷冷して専門医へ紹介する．
- 陳旧性耳介欠損となった場合，局所皮弁，肋軟骨移植などの技法を要する．
- 耳介血腫は数日中に耳鼻咽喉科を受診させれば，カリフラワー耳，餃子耳を予防できる．

（志津木 健）

耳介・鼻翼・口唇・臍の
ピアストラブル

　ピアストラブルはそれほど頻度は高くないが，時として外来で出合う疾患の 1 つである．トラブルの原因疾患として，感染，接触性皮膚炎，ケロイドがある．それぞれの鑑別診断が難しいときがあり，またケロイドでは生検，摘出が禁忌となるので注意が必要である．

症状・診断

　感染では腫脹，発赤，疼痛が主訴となる．膿がなけ

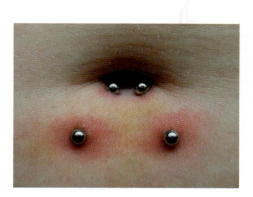

図5-29　臍部における感染
ピアス刺入部を中心とした発赤がみられる．感染初期の炎症像．

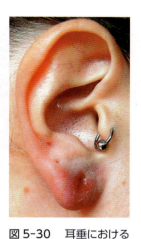

図5-30　耳垂における感染
ピアス刺入部を中心とした発赤，腫脹がみられる．感染中期の炎症像．

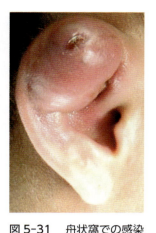

図5-31　舟状窩での感染による膿瘍
ピアス刺入部を中心とした発赤，腫脹がみられる．感染後期の化膿像．

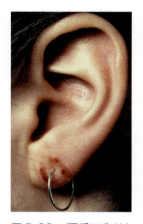

図5-32　耳垂に生じた接触性皮膚炎
ピアス刺入部周辺の湿疹．

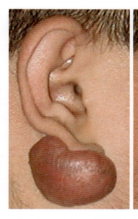

図5-33　両側耳垂のケロイド
ピアスの穴の数に一致した腫瘤を形成している．

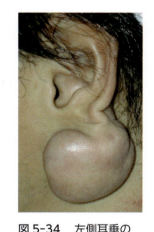

図5-34　左側耳垂のケロイド
ピアスケロイドに対して，クリニックで単純切除術を受け，術後8年，巨大な皮下腫瘤を形成した．

れば圧痛だけだが，膿を伴うと腫瘤状のしこりを触知する．軟らかなしこりであり，ピアスを除去し，抗菌薬の投与で比較的早期に治癒する．この初療で完治すれば感染であった可能性が高くなる（**図5-29〜31**）．

接触性皮膚炎では，発赤，痒みが症状である．原因となる金属との接触で再発することが特徴．確定診断はニッケル，コバルト，クロムなどの原因金属のパッチテストが必要である（**図5-32**）．

ケロイドでは，ピアス穴作製初期の傷が治癒した後（通常6か月後）の発赤，皮膚の肥厚，瘢痕の拡大，ぎざぎざの形状などの症状がある．腫瘤を触知することは珍しく，やや硬めの瘢痕組織を触知する．しかしながら，時間が経過して大きな腫瘤となることもある（**図5-33**）．ピアスを除去して，抗菌薬を投与してもケロイドの増大は続くことから，鑑別診断は可能である．

初療・処置

感染では，ピアスの除去，抗菌薬の投与が初療となる．起因菌としてブドウ球菌，連鎖球菌などがあるので，ミノサイクリン（ミノマイシン®），クラリスロマイシン（クラリシッド®），トスフロキサシン（オゼックス®）などの抗菌薬が推奨される．膿がある場合は切開排膿の適応である．

接触性皮膚炎では，原因となる金属との接触を避けることが治療である．パッチテストが必要な場合は皮膚科に紹介する．

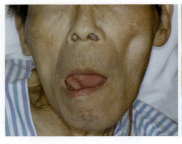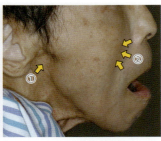

図 5-35　両側性顎関節前方脱臼症例の顔貌
典型的な顎関節前方脱臼の症例．（1）口が閉じず顔が長くなる，（2）鼻唇溝の消失，（3）外耳孔前方の陥凹（①），（4）頬骨前下方の豊隆（開口状態により下顎骨筋突起が前下方に移動するため，②），（5）歯が咬み合わないを認める．

ケロイドでは，症状があれば，痒みを治療する抗ヒスタミン薬を投与して，放射線治療が可能な施設の形成外科医に紹介する．施設にもよるが，21Gy 程度の電子線照射と手術の組み合わせで 90％以上の治癒が得られる．

コツとアドバイス

- ピアストラブルではまず感染を考え，ピアスの中止，抗菌薬投与を行う．痒みが強く，金属が原因と考えたら，パッチテストを行う．このいずれでもない場合，ケロイドを考える．ケロイドの場合，生検，摘出は禁忌であり，放射線治療の可能な施設の形成外科医を紹介する．
- ピアス以外で腹腔鏡の臍部瘢痕はケロイド化しやすい傾向がある．腫瘤状に大きくなるとつい生検を行いたくなるが，禁忌であるため形成外科への紹介がベストである（**図 5-34**）．

（井上義治）

顎関節脱臼，下顎骨骨折

Ⅰ 顎関節脱臼

顎関節脱臼とは，顎関節突起が通常の可動範囲を逸脱し，偏位したものである．通常の開口運動の際，顎関節頭は回転しつつ前方へ移動する．その関節頭が可動範囲の限界を超え前方に逸脱し，元に戻らなくなった状態が前方脱臼である．したがって，前方脱臼はあくび，嘔吐，哄笑などの大開口で生じ，上部消化管内視鏡検査，歯科治療など医療行為の際にも発生する．

症状・診断

顎関節脱臼の症状は，閉口障害（口を閉じられない）である．両側性の場合下顎は前上方へ偏位するため，① 顔が長くなる，② 鼻唇溝（ほうれい線）の消失，③ 外耳孔前方部の陥凹，④ 頬骨前下方の豊隆（開口状態により下顎骨筋突起が前下方に移動するため），

⑤ 前歯部での開咬（歯が咬まない）を認める（**図 5-35**）．片側に脱臼が生じると，① 顔面の非対称と下顎の偏位が生じ，脱臼側での上述 ②〜④ の症状がみられる．

また，閉口不能による構音障害（口が閉じないのでうまくしゃべれない）や脱臼時，関節包や関節周囲の靭帯が引き伸ばされるため，自発痛を訴えることが多く，それに伴った筋スパスムが生じる場合も多い．

診断はパノラマ X 線写真，Schüller 法で，関節窩からの顎関節頭の逸脱がみられるが，前述臨床症状により容易に診断できる．

初療・処置

可及的早期に整復術を行う．関節結節前方に位置する顎関節頭を関節窩へ戻す必要があるが，単に後上方に押し上げても関節結節が障害となって復位しない．関節頭が関節結節をよけるように一度下方に押し下げ，復位を図る．

復位の方法には施術者の立つ位置によって Hippocrates 法と Borchers 法がある．

1) まず患者を坐位にて座らせる．その際，背板，ヘッドレストのある椅子が望ましく，背板をほぼ垂直に立てる．
2) Hippocrates 法では，患者の前に立つ．

Borchers 法では患者の後方で患者の頭部を抱え込むようにして立つ．脱臼側の大臼歯部に親指をかけ，残りの 4 本の指で下顎骨体を把持し，大臼歯部を下方に押し下げつつ，下顎臼歯部の親指の部分を支点にして前歯部を上方に回転させ，整復する（**図 5-36**）．

整復された瞬間，反射的に患者に親指を咬まれるので注意を要する．あらかじめ親指にガーゼなどを巻きつけておくのがよい．

整復後は，開口制限を行うことが必須で，チンキャップ，包帯，サージカルフェイスバンドもしくは顎間固定などで数日間，開口を制限する．筆者は装着安定性に優れたサージカルバンドを利用することが多い．脱臼後再脱臼を引き起こし，習慣性へと移行することがあるので，脱臼後 1〜2 週間は大きな開口をしないよう患者への指導が必要である．

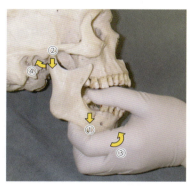

図 5-36　顎関節前方脱臼整復術の手順
大臼歯部に親指をかけ，残りの 4 本の指で下顎骨体を把持する．大臼歯部を下方に押し下げる（①）ことで，顎関節結節前方に脱臼した関節頭が押し下げられる（②）．下顎の大臼歯部を押し下げつつ，下顎臼歯部の親指の部分を支点にして前歯部を上方に回転させる（③）ことで，関節頭が関節結節を越えて整復される（④）．

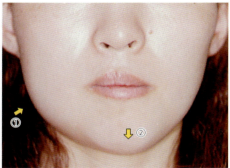

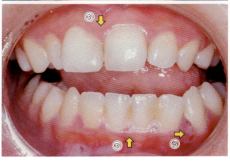

図 5-37　下顎骨骨折患者の顔貌と口腔内所見
顔貌にて，右側下顎角部の腫脹（①）とオトガイ先端の左偏位（②）を認める．口腔内では，歯が咬み合わず，上下顎の歯の正中のずれ（③）がみられる．また下顎左側側切歯と犬歯間の歯肉の断裂（④）がみられる．

疼痛が強く，上記の徒手整復が困難なことも多く，その場合は口腔外科などで，静脈内鎮静ないし全身麻酔下に整復を試みるが，それでも困難であれば，全身麻酔下に観血的整復術が検討される．習慣性へと移行した場合も，全身麻酔下での顎関節制動術が必要となることも説明しておく．

コツとアドバイス

● 診断は，顔貌の特徴，閉口困難やうまくしゃべれないなどの臨床所見で比較的容易と思われる．早期の整復が望ましく，整復後は開口制限を物理的に行うとともに患者指導にて確実に行い，習慣性への移行を防止する．

● 近年，要介護高齢者などの顎関節脱臼症例がみられ，その脱臼の発見が遅れ，整復が困難になるとともに再脱臼を引き起こし，その治療に難渋することも多い．脱臼による閉口障害が生じると誤嚥性肺炎などを継発するため注意を要する．

Ⅱ　下顎骨骨折

一般に下顎骨骨折は下顎骨に外力がかかることで生じ，活動性の高い 20～40 歳代の男性に多く，その原因は交通事故，スポーツ，殴打，転倒などである．骨折部位の特徴として，下顎枝，筋突起部には骨折が少ない．正中部，犬歯部，骨体部，下顎角部では直達骨折が多く，顎関節突起部の骨折は介達骨折が多い．例えば，下顎左側部に外力を受けた場合，直接外力を受けた左側下顎角もしくは骨体部と直接外力を受けていない右側顎関節突起部に骨折を生じやすい．

下顎骨骨折の最も特徴的な症状は，咬合の変化である．これは骨折により下顎骨に付着した咀嚼筋などの張力バランスがくずれ，骨片が偏位するためである．患者の自覚症状として咬合の変化（咬めない，咬み合わせが変わった）がみられる場合は下顎骨骨折を疑って対応する．特に開閉口障害があり，外耳孔前方の顎関節部に疼痛を認める場合，顎関節部での損傷（打撲，骨折）を考慮すべきである．

初療・処置

まず口腔内外の診査を行い，骨折が疑われる部位を想定したうえで，X 線にて確認する．骨折が疑われる口腔外の所見として，① 腫脹，内出血斑の有無，② 下顎骨後縁～下縁部の圧痛点（Malgaigne 圧痛点）の有無．ステップ（骨片の段差）の触知，③ 開閉口障害の有無，④ オトガイ神経の知覚異常の有無などが挙げられる．開閉口時の疼痛は骨折部位に生じることが多く，顎関節に損傷（打撲，骨折）があれば開閉口障害は必発と考えてよい．下唇に知覚異常があれば，下歯槽神経の走行部位すなわち下顎枝中央部から骨体部の領域での骨折が疑われる．口腔内の所見としては，⑤ 咬合のずれ，⑥ 歯列弓の変形，⑦ 歯肉圧痛，断裂，粘膜下の出血斑などである（**図 5-37**）．特に咬合のずれに関しては，視診より患者の自覚症状のほうが敏感であり，患者に「咬めますか？　咬み合わせがずれた感じがしますか？」といった質問により自覚症状が

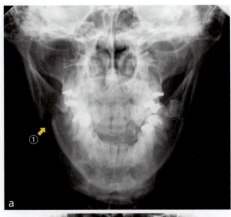

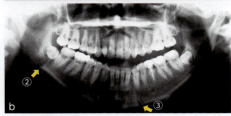

図5-38　下顎骨骨折患者（図5-37と同症例）のX線

a：正面頭部X線（右側下顎智歯部での骨片の偏位がみられる（①）．下顎左側犬歯部にも骨折はあるが，頸椎と重なり不明瞭）．
b：パノラマX線（右側下顎智歯部（②）と右側側切歯と犬歯間（③）に骨折線がみられる．）．

あれば，歯槽骨骨折も含めて骨折を疑ってよい．歯列内（下顎骨体部）の骨折の場合，歯列弓の変形，骨片に異常可動性がみられる．下顎骨正中で骨折すると，患者の開閉口運動に伴って骨片間での動きがみられ，骨呼吸と呼ばれる．

X線診査において頭部正面，側面X線では骨折線が明確にならないことも多く，CTやパノラマX線写真が有用である（**図5-38**）．顎関節部についてはSchüller法，オルビトラムス法なども用いるが，CT，なかでも3D-CTは病態を視覚的に把握でき有用である．X線写真にて明確な骨折線を見いだせない場合にも，咬合のずれの自覚的他覚的所見がみられた場合，歯科・口腔外科での診察に委ねる必要がある．

下顎骨骨折治療の原則は，咬合の改善であり，可及的早期の処置が咬合の改善を図る点でも，疼痛，出血や感染の管理の点からも望まれる．包帯やフェイスバンド等で開口制限をかけ，骨片の異常可動性を抑制する．無歯顎や残存歯の少ない症例では，義歯を装着し開口制限を施す．早期に歯科口腔外科などへの受診を勧める．

時に下顎骨骨折により口底部での出血炎症などにより，気道閉塞が生じることがあるので，患者の自覚症

状の確認とCTでの気道狭窄の有無も確認する．

一般に歯科領域では，まず金属性の線副子を用いて上下顎の歯を結紮して顎間固定を行う．骨片の偏位と咬合のずれが少ない場合は保存的に約4週間の顎間固定を行う．この間開口できないため，食事は流動食となる．手術が適応されれば，早期に開口制限が解除でき，早期の社会復帰が可能となる．

顎関節部の骨折では，受傷後関節部の癒着による顎運動障害をきたすことがあるので，整復固定後2～3週後からの開口訓練が必要となる．

コツとアドバイス

● 医療面接の際，「咬めますか？ 咬み合わせがずれた感じはしませんか？」と質問し，該当すれば下顎骨骨折を疑う．
● 単純X線では骨折線が明確にならないことも多いので，口腔内外の臨床所見を優先させ，骨折の疑われる部位を想定して診断に臨む．CTは有用である．
● 下顎骨骨折の治療は咬合の回復が最重要視され，顎関節部の骨折では顎運動障害の回復も求められる．早期に歯科口腔外科での治療を勧める．

（野添悦郎）

歯牙損傷

歯牙の損傷は，完全脱臼，亜脱臼，埋入，歯牙破折（歯冠部，歯根部）に分類される．

完全脱臼とは，歯槽骨から完全に歯が抜け落ちてしまった状態．亜脱臼とは，歯は歯槽骨内にあるものの，歯と歯槽骨をつなぐ役割を果たしている歯根膜線維が一部断裂または伸展している状態．埋入とは歯が歯槽骨の中にのめり込んでいる状態．歯牙破折とは歯が折れている状態を指す．

症状・診断

歯牙損傷の起こった状況によっては歯槽骨骨折や，歯の歯槽骨内への埋入を起こしている場合があるので，問診にてその状況を判断し，X線，CTなどの画像検査が必要な場合もある．歯の損傷に伴って，口唇，歯肉，舌，口腔内粘膜の損傷なども併発していることがあるので，止血処置とともに感染予防にも留意すべきである．

初療・処置

1. 完全脱臼

完全脱臼した歯の歯根部には，歯と歯槽骨との結合組織である歯根膜線維が残っている場合がある．その残存状態によっては，歯の再植が可能な場合もあるの

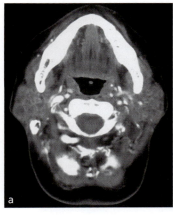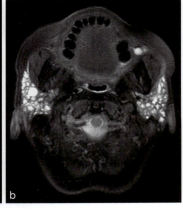

図 5-39　　61 歳女性，Sjögren 症候群
a：造影 CT，b：MRI T2 強調画像.
両側耳下腺にびまん性に末梢唾液腺管の拡張を
認める.

で，可能な限り乾燥させないようにする．床や地面に落とすなどして汚染されている場合は，歯根膜線維や歯根表面のセメント質を傷つけないように注意しながら生理食塩水で洗浄後，可能ならば歯槽窩に戻した状態で歯科を受診する．

　元の位置に戻せない場合，完全脱臼した歯の保存方法として最良なのは，歯牙保存液のティースキーパー「ネオ」（ネオ製薬）で浸しておくと約 24 時間，歯の保存ができる．歯牙保存液がない場合は，牛乳の中で保存する．この場合の保存可能時間は約 6 時間，水道水の中では 1 時間の保存が限界である．

2．亜脱臼

　歯槽骨から抜け落ちてはいないものの，歯がグラグラになって動揺している状態．咬合状態を確認したうえで，隣在歯との固定が必要である．

3．埋入

　外力によって歯が歯槽骨内に埋入している状態．歯肉の中に歯冠の一部が見えているが，その位置が明らかに低位な状態である．埋入している歯は，外力により移動する場合がある．特に上顎の場合，上顎洞内に迷入する可能性があるので，無理に引き出そうとせずにそのまま歯科を受診させる．

4．歯牙破折（歯冠部，歯根部）

　破折した状態によっては，破折片を再接着できる場合もあるので，破折片を持って歯科を受診する．

💡 コツとアドバイス

- 歯根膜は乾燥に弱く，空気中では 15～20 分でその細胞が壊死するため，完全脱臼した歯は，歯牙保存液，牛乳，口腔内で湿潤状態を保つ．
- 口腔内で保存をする場合は，誤飲しないように歯と頬の間，もしくは舌下に保存する．その際，歯で歯根膜を傷つけないように患者に注意を与える．
- 完全脱臼した歯の再植は，できる限り脱臼後 30 分以内に処置をする．

- 汚染された歯を緊急に，歯槽窩に戻す場合でも水道水での洗浄は 30 秒以内とする．
- 歯根膜はできる限り，傷をつけない状態で保存する．ガーゼなどではこすらない．
- 乳歯の場合は，年齢によっては，再植により永久歯を損傷するおそれがあるため，完全脱臼した乳歯は保存液，または牛乳に入れて保存をし，歯科を受診する．
- 投薬は，抗菌薬（第 1 選択はセフェム系），消炎鎮痛薬とする．

（久保耕一）

🖇 唾液腺炎，唾石症

症状・診断

　唾液腺炎は耳下腺，顎下腺などの大唾液腺に生じる炎症を指す．急性化膿性唾液腺炎高齢者，衰弱した人，術後患者に多い．ほとんどが唾液の減少による口腔からの逆行性感染である．流行性耳下腺炎（おたふくかぜ）はムンプスウイルスが原因であり，時に顎下腺も侵される．反復性耳下腺炎は 5～6 歳未満の小児に多い．耳下腺炎を反復する．病因は明らかでないが，本態は唾液腺管の狭窄などによる唾液のうっ滞に起因する末端の拡張によるが，一般に成長により症状消失する．Sjögren 症候群は自己免疫性疾患であり，唾液腺を含めた全身の外分泌腺の慢性炎症をきたす（図 5-39）．40 歳以上の中年女性に多い．主症状は腺組織からの分泌量低下による口腔と眼の乾燥である．関節リウマチなど膠原病をしばしば合併する．

　唾石症は唾液腺管内に生じた結石による．発生部位は圧倒的に顎下腺に多い．摂食時の痛み（唾疝痛）と唾

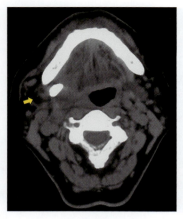

図 5-40 62 歳女性，顎下腺唾石症・深頸部感染併発

右顎下腺管移行部に直径 1.5 cm の唾石を認め，顎下部周囲にリンパ節腫脹，膿瘍形成（矢印）を伴う炎症の波及を認める．本例は，消炎治療後に顎下腺とともに唾石を摘出した．

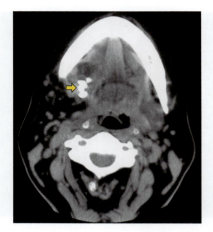

図 5-42 60 歳女性，多発性顎下腺唾石症

右顎下腺管内に 4 個の唾石（矢印）を認める．

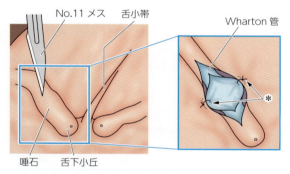

図 5-41 口内法による唾石の摘出

唾石の直上で切開して摘出するが，可能ならば顎下腺管の断端は口腔底粘膜に縫合する（＊）．

液腺の腫脹による腫瘤が典型的な症状である．唾液のうっ滞により，しばしば急性唾液腺炎を誘発する．

各疾患の診断のポイントを以下に示す．

1．急性化膿性炎

尿中，血中アミラーゼの上昇，好中球優位の白血球増加，唾液腺管開口部からの排膿などが参考になる．画像診断により膿瘍形成の有無，炎症波及範囲の確認が必要である．

2．流行性耳下腺炎

通常の唾液腺炎の所見，リンパ球優位の血液所見に加え，患者との接触歴やムンプス抗体価の上昇（発症 2 週間後が発症時より 4 倍以上），あるいは急性期にムンプス IgM 抗体を検出することが決め手となる．

3．反復性耳下腺炎

小児に多いので流行性耳下腺炎と，また唾液腺管造

影で類似の所見を呈することから Sjögren 症候群とそれぞれ鑑別する必要があるが，臨床経過，患者背景などにより鑑別は容易である．

なお，Sjögren 症候群に関しては，わが国では診断基準が設けられている．

4．顎下腺唾石症

口腔内外からの双指触診，単純 X 線に加え，より正確な局在診断のため，咬合法による X 線口内写真，CT などが有用である．

初療・処置

急性化膿性唾液腺炎と反復性耳下腺炎の病因は細菌感染であるので，抗菌薬投与を中心とした保存的治療が原則である．すでに膿瘍を形成した場合は穿刺，切開による排膿が有効である．流行性耳下腺炎と Sjögren 症候群は対症療法が中心となる．

唾石症では炎症を伴っていることが多いので，まず抗菌薬，抗炎症薬などで炎症を抑えて，症状の緩和を図り，さらなる深頸部感染症への進展を防止する（図 5-40）．顎下腺管（Wharton 管）内唾石では開口部近くに存在する場合は自然排石も期待できるが，開口部に小切開を置くなどして唾石を押し出すことも可能である．顎下腺管後方に唾石が存在する場合は口内法（図 5-41），移行部から腺内唾石では外切開による顎下腺摘出術が適応になる．顎下腺摘出術は入院のうえ，全身麻酔下に施行される．多発する例もあるので取り残しのないように注意する（図 5-42）．

コツとアドバイス

● 耳下腺に外切開し排膿する場合は顔面神経の走行に平行に（前後方向に）できるだけ小範囲の皮膚切開とし，深さも皮膚層（表皮，真皮）のみにとどめ，さらに深部の操作はできる限り鈍的に行う．

- 唾石摘出術の直前に画像診断にて唾石の位置を再確認すること．自然排石していたり，当初と異なる位置に唾石が移動するのはまれではない．
- 唾石は1つとは限らない．多発，両側，ほかの唾液腺にも生じる例もあるので注意する．

（加瀬康弘）

咽頭痛

誘因として感染性疾患，腫瘍性疾患，物理的刺激（喉の酷使，魚骨刺入など）によるものが挙げられる．発熱や出血などの随伴症状の出現や肉眼的診察所見で粘膜の発赤や腫脹などの変化が認められるものが多いが，まれに循環器系の疾患（急性冠症候群，大動脈解離など）による痛みの放散痛として咽頭部に痛みが感じることがあり診断には注意が必要である．疾患によっては気道への影響（気道閉塞）も生じることがある．

症状・診断

問診は非常に重要で，物理的刺激（魚骨など）などはそれだけである程度は診断予測がつく．

開口障害が生じている場合や呼吸苦がある場合，含み声などは炎症の波及による咽頭内の膿瘍形成や気道狭窄など重篤な症状である場合があり緊急を要する状態のことがある．診察所見上は肉眼での咽頭内粘膜の発赤・腫脹の有無の確認，腫瘍性病変の確認，異物の確認を行う．

咽頭炎や扁桃炎では組織の発赤，腫脹に加え扁桃組織に膿栓の付着を認め，診断は比較的容易である．また，扁桃腺実質周囲の粘膜に腫脹を認める場合は粘膜下に膿瘍を形成している可能性を考慮する必要がある．検査としては採血による白血球数やCRP値の上昇の確認，膿栓がある場合は細菌培養検査を行うとともに，膿瘍を疑うのであれば造影CTによる画像検査を行うことが重要である．膿瘍は造影を行えば膿瘍周囲に造影効果が強く映り，リングエンハンス状を呈し診断が容易である．

喉頭蓋炎は激しい咽頭部喉頭部の痛みを生じる疾患である．喉頭蓋の腫脹・浮腫を伴い急激に気道が閉塞する可能性が高い非常に危険な疾患であり早期の治療，場合により気管切開が必要になる絶対に見落としてはならない疾患であり，喉頭の評価は必須である．喉頭ファイバー検査を行えば診断は容易であるが，頸部X線検査でも喉頭蓋の腫脹の有無の評価は可能である．

腫瘍性の病変を認める場合は可及的早期に腫瘍，潰瘍部位の組織生検を行い確定診断を付けるべきである．MRI，CTによる部位，深度，転移の有無などを行う．

初療・処置

異物が咽頭に刺入している場合はまずはその除去を行う．除去後は痛みが速やかに解除される．刺入周囲の炎症がひどければ抗菌薬の投与を念のため行う．

炎症疾患に関しては対症療法が基本であり，安静や乾燥予防などで十分なこともある．またウイルス性のものに関しても同様である．細菌性の感染に関しては抗菌薬を投与する．経口摂取が困難な場合は点滴での補液を連日行うことも有効である．

膿瘍形成の場合は局所麻酔下に粘膜切開し排膿を行い，抗菌薬投与を行う．

🔅 コツとアドバイス

- 炎症や浮腫による気道閉塞を伴う疾患は早急な副腎皮質ステロイド薬の投与が有効である．ただし，気道の炎症・浮腫は急激な変化を起こし，窒息の可能性もあるため，帰宅させずに専門病院への入院または救急搬送が望ましい．

（和田吉弘）

口唇・口腔内・舌の挫創

口唇・口腔内・舌の挫創は，その受傷原因から，交通による外傷，スポーツによる外傷，手術操作・処置時の偶発的外傷あるいは自殺企図による咬傷などの外傷，異物による外傷，熱傷，化学物質による損傷などに分けられ，受傷部位から，口唇外傷，頬粘膜外傷，歯肉外傷，硬口蓋外傷，軟口蓋外傷，舌外傷，口腔底外傷に分けることができる[1]．

舌・口腔外傷では，豊富な血管網により創傷が治癒しやすい反面，特に舌外傷では比較的浅い傷であっても大量出血や腫脹をきたしやすい．また，常在細菌やその他の細菌による創感染が引き起こされ，対応のいかんによっては，疎な組織間隙が多いことから口腔底蜂窩織炎，深頸部膿瘍さらには極めて重篤な縦隔洞炎へと波及することもあるので十分注意する．

また，大唾液腺である耳下腺，顎下腺，舌下腺の唾液腺管やその開口部の確認・保存が極めて重要であり，熱傷や化学物質による損傷では味覚異常や知覚異常が生じやすく，摂食痛により摂食障害や構音障害も起こしやすい．

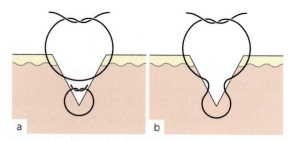

図 5-43　デブリードマン（創縁処理）後の創部の縫合法

粘膜下組織に死腔を残さないために以下の縫合法を用いる.
a：吸収糸による埋没縫合の後, モノフィラメント, 絹糸などで縫合する.
b：モノフィラメント, 絹糸あるいは吸収糸で一期的に最深部創部まで縫縮する.

症状・診断

　外傷その他のエピソードの有無, 出血, 疼痛, 視診から容易である. しかし, すでに述べたように出血が最も問題となるので, 止血処置が最優先され, 特に舌外傷において, 舌深部では舌動脈の太い分枝が多数流入しており結紮止血を要することも多い. 頬部の外傷では耳下腺管（Steno 管）とその開口部を, 口腔底の外傷では顎下腺管（Wharton 管）とその開口部を十分同定し確保する. さらに必要なら X 線検査を施行し, 顎骨の骨折などのないことを確認する.

初療・処置

　気道確保, 循環系の確保が最優先であるので, 外傷の種類によっては全身的損傷の有無・程度を確認し, 気道確保や循環系の確保は随時できるように準備しておく. 局所処置としては, 創部を十分消毒し, 異物除去, デブリードマンをし, 止血を確実にして, 太い血管は結紮する. 深い創部のとき, 止血を十分せずに表層のみを縫合すると, 死腔を生じ, 血腫, 感染創となることがあるので, 十分止血し, 死腔を生じないように埋没縫合をするか, 大きく深く縫合する（**図5-43**）. 口腔外傷部はすべて汚染創なので, 抗菌薬を使用して感染予防を十分に行う. 口腔創と顔面が交通している場合は整容性も考慮し, 顔面皮膚は, 皮下埋没縫合を十分に行い皮膚の緊張をとり縫合する. 口唇部の縫合では左右が非対称にならないように, 特に赤唇部がずれないように注意する. 耳下腺からの唾液腺管である耳下腺管とその開口部および顎下腺・舌下腺からの唾液腺管である顎下腺管は, その開口部を確認, 保護せずに縫縮すると, 耳下腺, 顎下腺, 舌下腺の有痛性腫脹や粘膜下への唾液漏をきたすことがあるので, それらの走行, 開口部には十分注意し, いずれも注意深く保存しなければならない. 組織の坐滅がひどく, 唾液腺管の同定が困難なときは, 唾液の口腔内

への流出を確保するため, 出血を完全にコントロールした後, 創部の縫合はやや疎に行い, 決して唾液腺管を埋没縫合あるいは結紮してはならない. 幼小児で口腔内の抜糸しにくい部位の縫合では吸収糸を用い, 吸収や自然脱落を待つ. 歯牙の破折や脱臼では安易に抜歯せず, 再生着の可能性もあることから保存的に対応し, 早期に歯科医師に紹介する.

🕐 コツとアドバイス

1. やるべきこと

- 気道確保, 循環系の確保が最優先であるので, 外傷の種類によっては全身的損傷の有無・程度を確認し, 気道確保や循環系の確保は随時できるように準備しておく.
- 創部を十分消毒し, 異物除去, デブリードマンをする.
- 止血を十分にかつ確実にし, 太い血管は結紮する.
- 創が深い場合は, 死腔を形成しないように注意深く縫合し, 密にしすぎない.
- 口腔外傷部はすべて汚染創なので, 抗菌薬を使用して感染予防を十分行う.
- 口腔創と顔面が交通している場合は整容性も考慮して縫合する.
- 顔面皮膚は, 皮下埋没縫合を十分に行い皮膚の緊張をとり縫合する.
- 口唇部の縫合では左右が非対称にならないように注意する.
- 耳下腺管とその開口部および顎下腺管とその開口部は, いずれも注意深く保存しなければならない. 組織の坐滅がひどく, 唾液腺管の同定が困難なときは, 唾液の口腔内への流出を確保するため, 出血を完全にコントロールした後, 創部の縫合はやや疎に行い, 決して唾液腺管を埋没縫合あるいは結紮してはならない.
- 歯牙の破折や脱臼では安易に抜歯せず, 再生着の可能性もあることから保存的に対応し, 早期に歯科医師に紹介する.
- 幼小児で口腔内の抜糸しにくい部位の縫合では吸収糸を用い, 吸収や自然脱落を待つ.

2. やってはいけないこと

- 深い創部のとき, 止血を十分せずに表層のみを縫合してはいけない. 死腔を生じ, 血腫, 感染創となることがあるので, 十分止血し, 死腔を生じないように, 埋没縫合をするか, 大きく深く縫合する.
- 耳下腺管とその開口部および顎下腺管とその開口部を確認, 保護せずに縫縮してはいけない.
- 耳下腺, 顎下腺, 舌下腺の有痛性腫脹や粘膜下への唾液漏をきたすことがあるので, それらの走行, 開口部には十分注意し, 保存する.

参考文献
1）切替一郎：第2章　口腔・咽頭の解剖. 新耳鼻咽喉科学, 第10版. pp394-399, 南山堂, 2004
（鈴木賢二）

異物症（異物誤嚥，下咽頭異物・魚骨異物）

「国民衛生の動向」（厚生労働統計協会）によれば，わが国における不慮の事故による死亡のうち，窒息事故死は交通事故に次いで第2位である．さらに，自治省消防庁委託研究報告書によると，気道異物事故の推定発生頻度は6.9件/10万人/年で，そのうち31%が死亡しており，米国の死亡発生頻度の約1.8倍と報告されている．成人ではもち（18.5%），米飯（10.1%），肉類（5.1%），乳幼児では食物以外におもちゃによる窒息が約10%認められたと報告されている．

異物症発症の現場

もち異物には必ず飲食時における不注意などのエピソードがあり，食べながら笑っていたり，話していたり，誤嚥することがある．また，高齢者で嚥下力の低下原因となる．もちをのどにつかえると，それまで楽しく会話していたのを突然しゃべらなくなる．

口腔・咽頭魚骨異物の多くは，食事中に患者自身が認識し，摘出している．しかし，加工食品の普及など近年の食品の多様化により，魚骨の混入に気づかないこともある．また，異物が扁桃の深部に入り込んだり，下咽頭や食道入口部付近の場合，診断が遷延することがある．

急激な呼吸障害とともにのどを手で押さえて吐き出そうとするため，画像診断や内視鏡診断は施行できないことがある．多くは食事をしているときに起こり，誰かがみていれば診断は容易であるが，独居老人や親がみていない小児などが問題で，緊急の内視鏡検査の適応となる．

魚骨異物は，患者が嚥下時の痛みを訴えるときは「異物は絶対にある」との心構えで診療すべきである．

魚骨異物が原因で喉頭蓋炎をきたし，呼吸困難に至った症例もあり注意が必要である．

症状・診断

嘔吐，嚥下困難（哺乳困難），嚥下痛，流涎などを呈する．また，消化管穿孔したものでは皮下気腫をきたしていることもあり，頸部の触診も必要である．さらに縦隔気腫や食道周囲膿瘍，縦隔炎の合併では重篤な症状を呈する場合もある．腹部消化管穿孔の報告も多く，「のど元過ぎれば…」と安心してはならない．

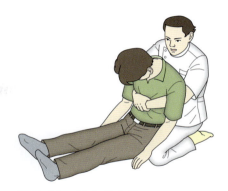

図5-44　Heimlich法

頸部軟X線撮影は側面像が有用で，陰影を認めることがある．CT，MRIは異物の診断と同時に，異物と食道周囲の位置関係が把握できる点で有用であり，喉頭ファイバーでは観察が難しい食道入口部直下の魚骨異物などの診断に有効である．近年，ヘリカルCTの出現で，画像の三次元構築が容易となり，喉頭内視鏡で発見できない口腔・咽頭魚骨異物症例でも，異物の介在方向などの把握に有用との報告がある．

初療・処置

1．用指摘出法

本法が第1選択となる．顔を横に向けて異物を指で掻き出すが，異物を奥に押し込むことのないよう注意を要する．

2．嘔吐反射法

指で舌根部を圧排し，嘔吐反射を起こさせ異物を吐き出させる．

3．背部強打法

頭を下にして背中を強く叩き咳払いをさせる．

4．吸引法

隅用吸引管を付けた電気掃除機を活用する方法である．最近，咽頭・喉頭部異物の吸引専用ノズルも安価で販売されている．

5．把持摘出法

マッキントッシュの喉頭鏡により喉頭を展開し，マギール鉗子を用いて把持摘出する．

6．Heimlich法

患者の背部から腕を回し，上腹部の肋骨弓より下で片方を拳にして他方の手でこれを掴み，この拳を一気に上方に引き上げ横隔膜を挙上，肺を下方より圧排して異物を喀出させる方法である（**図5-44**）．しかし，喉頭が異物によって完全に閉塞された状態でないと無効である．肉片には有効だが，もちへの効果が低いのはもちの粘性によると思われる．本法の施行にあたっては，異物嵌頓の状態を十分把握し施行する必要があり，第1選択の摘出法にはなりえないと考えている．

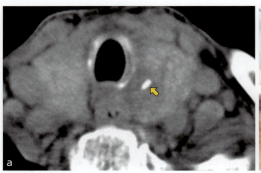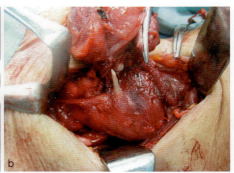

図 5-45　摘出法の実際
a：甲状腺に刺入した魚骨，b：術中写真．
魚骨が甲状腺を貫通している．

7．気管穿刺法

　経口的に異物摘出が不可能なときは，輪状軟骨と甲状軟骨間に太い針を刺し吸気を助ける．この方法は自発呼吸が保たれていないと有効ではないので，迅速な判断を要する．

○摘出法の実際

　扁桃部に刺さった異物は，リドカイン（キシロカイン®）による咽頭の局所麻酔後，鉗子で把持し摘出するのが最も安全である．アジやサンマなどの非常に細い骨では，鼓膜観察用の顕微鏡も診断の助けになる．食道入口部以下の異物では全身麻酔下で直達鏡下での摘出が安全である．

　術者の経験や異物の種類によってはファイバースコープでの摘出が試みられる．扁桃の下極や舌根部，喉頭蓋谷などの魚骨異物に適応である．

　また，上部消化管内視鏡にオーバーチューブを装着し，そのなかに異物を誘導することにより，粘膜損傷を防げ，安全に摘出できるようになった．また，バルーンを内視鏡の先端に装着し，食道入口部を拡張しながら異物を摘出する方法も有用である．

　咽喉頭・頸部食道内の観察で異物が認めなくても，痛みがあるときは，CT を行うべきである（図 5-45a）．食道粘膜を貫き甲状腺内に魚骨が刺入することもある（図 5-45b）．

（平林秀樹）

第 6 章

頸部・頸椎領域

- 頸部腫瘤・囊胞・瘻　　112
- 頸部リンパ節腫脹　　113
- 甲状腺病変，甲状腺クリーゼ，甲状腺機能低下症　　115
- 高カルシウム血症，テタニー　　116
- 頸部刺創　　118
- 頸椎の脱臼・骨折　　119
- 外傷性頸部症候群　　121

頸部腫瘤・囊胞・瘻

外来で遭遇する頸部の病変(**表6-1**)として比較的頻度の高いリンパ節腫脹，甲状腺疾患，また唾液腺疾患は他項で扱うので，本項ではそれ以外の病変(**表6-2，3**)について記述する．

● 頸部の解剖

頸部腫瘤，囊胞(瘻)の診断にはその発生部位(**図6-1**)についての理解が重要である．

● 囊胞性ヒグローム(cystic hygroma)

リンパ組織の形成異常が原因．乳幼児の頸部に透光性良好で圧縮可能な囊胞性腫瘤として認められる．小児外科への紹介となるが，囊胞部分は組織間に複雑に入り込んでおり，完全切除はしばしば困難で，不完全切除後には再発をきたす．硬化(癒着)性薬剤の注入が行われることも多い．

● 甲状舌管囊胞(瘻)＝正中頸囊胞(瘻)〔thyroglossal duct cyst (fistula), median cervical cyst (fistula)〕

胎児期に甲状腺組織は舌根部から前頸下部に降下するがその降下の道筋の組織〔甲状舌管(thyroglossal duct)〕が遺残し囊胞形成したもので，皮膚へ交通した場合は甲状舌管瘻となる．小児期に認められるが成人に発症することもある．下顎から甲状腺に至るほぼ正中線上に発生し，腫瘤をつまんで，患者の舌を前方に出させる(「あかんべー」をさせる)と，腫瘤が上方に牽引されることが診断の助けとなる．舌骨の正中部分を含めその上方(舌根部)まで遺残組織を完全に切除することが治療の基本である．

● 鰓(原)性囊胞(瘻)＝側頸囊胞(瘻)〔branchial (branchiogenic) cyst (fistula), lateral cervical cyst (fistula)〕

胎生期の鰓(えら)のような組織(鰓弓や鰓溝)が遺残すると囊胞や瘻孔となる．鰓原性囊胞(瘻)は第二鰓溝の遺残によるもので，小児期に発症するが，若年成人にみることも多い．側頸部上1/3で胸鎖乳突筋前縁から顔を出す囊胞性腫瘤が特徴で，しばしば細菌感染による炎症をきたす．まれに癌化する．完全切除が治療の基本となる．

● 梨状窩瘻(pyriform sinus fistula)

下咽頭の食道入口部の両側にある梨状窩から甲状腺に向かって延びる瘻孔で，細菌感染による前頸部の炎症を起こしやすく，繰り返す急性化膿性甲状腺炎をみたら，造影による梨状窩瘻の描出が必要となる．ほとんど左側で，乳幼児〜小児期の発症が主だが，成人で起きることもある．瘻孔の完全切除が治療の基本であ

る．

● 類皮囊胞(dermoid cyst)

胎生期の外胚葉組織が迷入したもので，囊胞壁が皮膚および付属器成分(毛髪など)よりなる．頸部では頸部伸展位で胸骨上にみられる囊胞をみたら，鑑別疾患として考慮する．

● 粉瘤(atheroma)

表皮囊胞(epidermal cyst)，皮脂腺腫(sebaceous gland cyst)などとも呼ばれ，体のどこにでもできるが，頸部にもしばしばみられる．皮膚から皮下に連なる囊胞性腫瘤で，中心に青または黒い点がみられるのが特徴である．内容は粥状で，細菌感染を起こせば感染粉瘤と呼ばれ，切開排膿が必要となる．感染を繰り返す場合には，感染が治まっている時期に皮膚を含め囊胞の完全切除を行う．

● 脂肪腫

皮下や筋肉内に発生し，体のどこにでも起こるが頸部にもしばしば認められる．皮下脂肪腫の場合，腫瘤

表6-1　頸部腫瘤・囊胞・瘻の原因疾患

A.	先天性囊胞(瘻)(表6-2)	
B.	皮膚・軟部腫瘍(腫瘤)(表6-3)	⇒「皮膚癌，悪性黒色腫」(68頁)，「疣贅(いぼ)，鶏眼・胼胝，ケロイド・肥厚性瘢痕」(70頁)を参照
C.	唾液腺腫瘍	⇒「唾液腺炎，唾石症」(105頁)を参照
D.	甲状腺腫	⇒「甲状腺病変，甲状腺クリーゼ，甲状腺機能低下症」(115頁)を参照
E.	副甲状腺腫	⇒「高カルシウム血症，テタニー」(116頁)を参照
F.	頸部リンパ節腫脹	⇒「頸部リンパ節腫脹」(113頁)を参照
G.	その他(頸動脈球腫瘍など)	

表6-2　頸部の先天性囊胞(瘻)

1) 囊胞性ヒグローム
2) 甲状舌管囊胞(瘻)　　＝正中頸囊胞(瘻)
3) 鰓(原)性囊胞(瘻)　　＝側頸囊胞(瘻)
4) 梨状窩瘻
5) 類皮囊胞

表6-3　頸部の皮膚・軟部腫瘍(腫瘤)

1) 粉瘤	⇒「表皮囊腫，皮様囊腫」(69頁)を参照
2) 脂肪腫	
3) 神経原性腫瘍	
4) その他(線維腫，血管腫など)	

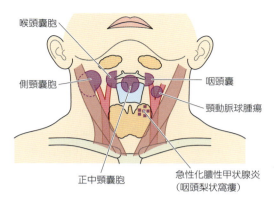

喉頭嚢胞
側頸嚢胞
咽頭嚢
頸動脈球腫瘍
正中頸嚢胞
急性化膿性甲状腺炎
（咽頭梨状窩瘻）

図 6-1　頸部腫瘤・嚢胞・瘻の発生部位

membrane)からの粘膜ヘルニアで，鼻をつまんで息ごらえ(Valsalva 手技)をすると頸部上部に膨隆をみる．トランペット奏者，ガラス工，慢性咳嗽患者などにみられる．

💡 コツとアドバイス

- 年齢（時に性別），発生部位（図 6-1）が診断の参考になる．
- 超音波検査は解剖学的位置，発生部位特定，腫瘤性状の確認などができ，有用である．
- 穿刺や造影が有用な場合もあるが，慎重に行う．
- 自身のみで治療完結できるものは少なく，疑う疾患により耳鼻咽喉科，小児外科，形成外科などへの依頼を考慮する．

（久保田光博）

縁を指で押さえると指先の上につるっと外れる現象をslipping sign と呼び，脂肪腫の特徴とされる．皮膚とは癒着せず，比較的境界明瞭な軟らかい腫瘤で，増大したり美容的に問題あれば切除する．

🟢 神経原性腫瘍

神経鞘腫〔neurilemmoma (Schwannoma)〕や神経線維腫(neurofibroma)などで，頸部では腕神経叢に発生した場合は側頸部の神経走行方向の可動性が制限された紡錘状腫瘤として認められ，穿刺などの刺激により上肢への放散痛をきたすことがある．切除は神経損傷を最小限に止めるよう注意が必要である．

🟢 頸動脈球腫瘍(carotid body tumor)

頸動脈外膜中の化学受容体の頸動脈球（頸動脈小体）から発生する傍神経節腫 paraganglioma で，主に頸動脈分岐部に発生し，横には動くが縦には動かない拍動性の腫瘤として触れる．腫瘤の圧迫は徐脈や失神をきたすこともあり注意が必要である．一部は家族性，両側性にみられ，大部分は良性だが，悪性転化の可能性も念頭に置く必要がある．極めて血流が豊富で，診断のための安易な穿刺は避けるべきである．治療は切除が基本だが，出血，血管損傷への対処が必要である．

🟢 咽頭嚢(pharyngeal pouch)

高齢者にみられる前頸部の嚢胞性腫瘤で，Zenker憩室とも呼ばれる．輪状咽頭筋の弛緩異常による嚥下時の下咽頭内圧の上昇による咽頭粘膜の突出(憩室形成)が成因と考えられ，欧米に比べ日本では少ない．嚥下障害，食物逆流，夜間咳嗽などがその症状で，一部嚥下時の上頸部の膨隆をきたすがほとんど左側で男性に多い．治療は主に内視鏡下の輪状咽頭筋切開，憩室切除が主流だが，対象が高齢者のため合併症に注意が必要である．

🟢 喉頭嚢胞(laryngocele)

喉頭内圧上昇による甲状舌骨膜(thyrohyoid

頸部リンパ節腫脹

頸部に腫瘤を認めた場合，まずはリンパ節なのか，それ以外なのかを鑑別する必要がある．リンパ節が疑われた場合には，臨床経過と随伴症状をチェックすることで，炎症性か非炎症性(腫瘍性)かを推測する．

頸部リンパ節は，浅頸(耳下)・オトガイ下・顎下・前頸・側頸(上内深頸・中内深頸・下内深頸)・後頸(副神経)・鎖骨上窩に分類され，どの部位のリンパ節が腫脹するかで臨床的な意味合いが異なってくる．

炎症性では，口腔や咽喉頭などの炎症を原因として反応性にリンパ節が腫脹する場合と，細菌やウイルスによりリンパ節そのものに感染を生じて腫脹する場合とがある．しかしながら，成人では頸部腫瘤の約60％が悪性腫瘍で，さらにその60％以上が頭頸部癌からの転移性リンパ節といわれている．そのほか，悪性リンパ腫，体幹部の悪性腫瘍による下頸部への転移(Virchow 転移)の場合がある．

症状・診断

問診ではリンパ節腫脹を自覚した時期，その後の増大速度，発熱や疼痛の有無を確認する．一般に炎症性のものでは数日前から数週間前から腫脹をきたし，比較的急速に増大し発熱や疼痛を生じることが多い．

それに比較して腫瘍性のものでは数週間から数か月にわたって徐々に増大し，あまり痛みは訴えないことが多い．微熱や体重減少をきたしていることもある．また 60 歳以上で喫煙指数 600 以上の喫煙歴や毎日 3合以上の飲酒歴のある場合は頭頸部癌の危険因子となる．

次に触診でリンパ節の詳細な情報を得る．左右同時

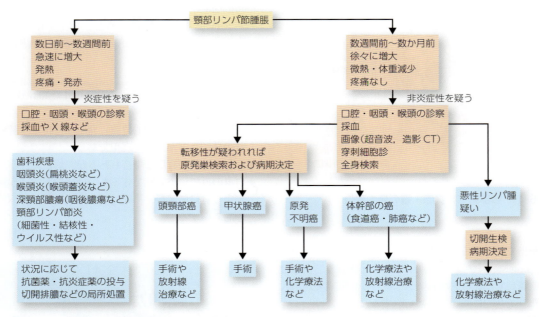

図6-2　頸部リンパ節腫脹における診断・治療のフローチャート

に触れながら行うと比較しやすい．側頸部は患者に正面を見てもらい，胸鎖乳突筋を自分の指で持ち上げながらその内側のリンパ節を探っていく．時に石灰化した頸動脈が硬く触れることがある．鎖骨に近いところは触診する側に少し頸部を傾けてもらうと触りやすい．顎下やオトガイ下は患者に顎を引いてもらって皮膚の緊張をとった状態で行うと容易になる．後頸部は指を滑らせるようにして行う．リンパ節の性状は重要な情報であり，炎症性や悪性リンパ腫では軟らかく扁平なものが多いが，転移性では硬く球形で，可動性も時に悪くなる．また多発しているものは腫瘍性の可能性が高い．

　炎症性のものを疑えば，口腔・咽頭・喉頭の診察が必要である．明らかな痛みのある場所があれば診断は容易であるが，リンパ節以外に明らかな炎症がなければ頸部リンパ節炎を疑う．時に悪性リンパ腫の鑑別が難しいことがあり，採血による炎症反応の確認も有用である．高齢者や結核の既往者では結核性リンパ節炎を常に除外しておく必要がある．

　腫瘍性が疑われる場合は原発巣の検索のため，頭皮・顔面・外耳・鼻腔・口腔・咽頭・喉頭を含む広く頭頸部の診察が必要となる．加えて画像診断が推奨される．頸部の評価で簡便で有用なのは超音波である．CTは造影剤の使用が可能なら得られる情報は多く，同時に原発巣の評価もできる．

　頭頸部に明らかな原発巣がない場合は，穿刺細胞診をまず行う．扁平上皮癌が疑われればやはり頭頸部に原発が潜在している可能性が高く，リンパ節の部位に応じた原発巣の検索をさらに重点的に行うが，下頸部のリンパ節の場合は食道・肺・子宮頸部も検索する必要がある．腺癌が疑われた場合は，上頸部なら耳下腺・顎下腺に原発がある可能性が高く，下頸部なら甲状腺や肺，腹部臓器からの転移を疑う．

　悪性リンパ腫は穿刺細胞診だけでは完全に除外できない．針生検も時に有用であるが限界もある．それらを含めて，正確な診断がつかなかったときには最終的に切開生検となる．全体のフローチャートを**図6-2**に示す．

初療・処置

　穿刺細胞診や針生検であれば，止血を確認して帰宅させ，当日の入浴も問題ない．

🔍コツとアドバイス

- 診断が確定しない間は常に悪性を考えておくべきである．
- 転移性を疑う場合は耳鼻咽喉科・頭頸部外科での専門的な診察が望まれる．
- **不用意な切開生検は慎むべきであり**，悪性の可能性を除外するのにもまず穿刺細胞診を行う．超音波ガイド下で行うと目的のリンパ節にあたりやすい．

（吉本世一）

表6-4　TSH値別の異常値出現頻度（%）

	TSH(mU/mL)				
	～10 (n = 140)	～20 (n = 78)	～50 (n = 45)	～100 (n = 28)	> 100 (n = 59)
T-Bil	2.14	1.28	6.67	7.14	0.0
AST	5.71	1.28	6.67	14.29	27.12
ALT	7.86	3.85	8.89	17.86	18.64
LDH	7.86	6.41	4.44	21.43	40.68
γ-GTP	12.86	15.38	17.78	17.86	16.95
ALP	1.43	3.85	6.67	3.57	1.69
ChE	4.29	1.28	6.67	3.57	5.08
CPK	11.43	8.97	11.11	28.57	71.19
T-Cho	32.86	21.79	44.44	46.43	71.19

T-Bil：総ビリルビン，AST：アスパラギン酸アミノトランスフェラーゼ，ALT：アラニンアミノトランスフェラーゼ，LDH：乳酸脱水素酵素，γ-GTP：6-グルタミルトランスペプチダーゼ，ALP：アルカリホスファターゼ，ChE：コリンエステラーゼ，CPK：クレアチンホスホキナーゼ，T-Cho：総コレステロール.

甲状腺病変，甲状腺クリーゼ，甲状腺機能低下症

　甲状腺疾患は機能の異常と形態の異常に分けて考えるとわかりやすい．機能の異常では，代表的な疾患はBasedow病と橋本病である．形態の異常で代表的な疾患は，腺腫様甲状腺腫と甲状腺乳頭癌である．

　腫瘍性疾患では超音波検査が有用であり，悪性の疑いがあれば細胞診を行う．

　甲状腺クリーゼは重度の甲状腺中毒状態により，多臓器における非代償性状態になる病態であるが，致命率が高く，診断と治療の遅れが生存率の低下につながるため，注意を要する疾患である．

　甲状腺機能低下症は文字どおり甲状腺ホルモンが不足している病態である．甲状腺ホルモン製剤の補充が必要であるが，高齢者や虚血性心疾患を有する患者では治療に注意が必要である．

症状・診断

　機能性の甲状腺疾患では甲状腺機能亢進症であれば，頻脈，息切れ，浮腫，体重減少，過食などが出現し，甲状腺機能低下症であれば，倦怠感，浮腫などが出現する．これらの疾患が疑われた場合は，まず甲状腺刺激ホルモン（TSH）および甲状腺ホルモン値の検査を行う．もし甲状腺機能亢進症であれば，TSH受容体抗体（TRAb）を測定し，亜急性甲状腺炎や無痛性甲状腺炎の鑑別をする．

　甲状腺機能低下症であれば，サイログロブリン抗体（TgAb）か甲状腺ペルオキシダーゼ抗体（TPOAb）を測定し，橋本病の鑑別を行うが，日常臨床では多くの橋本病患者は甲状腺機能が正常範囲である．甲状腺機能低下症では，肝機能障害や脂質異常を呈することがある．筆者の施設での検討によると，肝酵素やクレアチンホスホキナーゼの異常はかなり高度の甲状腺機能低下症でないと出現せず，総コレステロールの異常は軽度の甲状腺機能低下症でも出現することが判明した（表6-4）．

　腫瘍性疾患の診断では，超音波検査が有用である．微細な石灰化や辺縁不整な低エコーの腫瘤は，甲状腺癌を疑う所見であるので，細胞診を行う．

　甲状腺クリーゼの確定診断には甲状腺機能亢進症（程度は問わない）と不穏，せん妄，昏睡などの中枢神経症状があることが前提であるが，他疾患との鑑別は困難なケースも多い．かつてはBasedow病の亜全摘術後に発症するものが多かったが，昨今は術前コントロールが厳格になり，全摘術が主流となったため，内科的疾患による甲状腺クリーゼがほとんどであり，感染が引き金になることが多いとされる．

　患者が頸部の疼痛で救急外来を受診することがあるが，その場合は甲状腺腫瘤内での出血や亜急性甲状腺炎を疑う．両疾患とも炎症所見を認めるが，診断には甲状腺超音波検査が有用である．腫瘤内出血では，緊満・増大した囊胞を認め，亜急性甲状腺炎では，地図状の低エコー域を認める（図6-3，4）．亜急性甲状腺炎では疼痛部位が甲状腺内で左右に移動する特徴がある．

初療・処置

　甲状腺機能亢進症では，全例がホルモン抑制療法の対象になるわけではなく，基本的に治療が必要なのはBasedow病のみである．抗甲状腺薬（チアマゾール，プロピルチオウラシル）を投与するが，副作用の

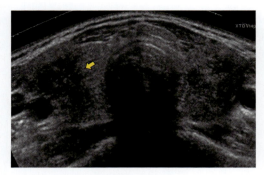

図 6-3　亜急性甲状腺炎
圧痛を伴う地図状の低エコー域を認めた（矢印）.

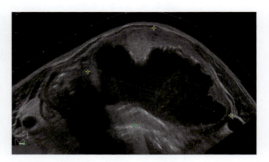

図 6-4　腫瘤内出血
急速に増大した囊胞を認めた. 穿刺吸引にて疼痛はほとんど消失した.

チェックのため，投与開始 2〜3 か月は 2 週おきに採血検査が必要である.

甲状腺機能低下症では，レボチロキシンの補充により TSH を基準値内に保つ必要がある. 通常は 50 μg/日程度から開始するが，高齢者や虚血性心疾患を有する患者では，通常より緩徐に補充量を増量する必要がある.

甲状腺クリーゼは迅速な診断・治療が必要である. 循環動態の管理と甲状腺ホルモン産生の抑制が重要である. 基本的に集中治療室などでの管理が必要であり，すぐに高次機能病院への搬送が望ましいが，即座に搬送できなければ，甲状腺クリーゼが疑われたら，副腎皮質ステロイド薬およびヨード造影剤を静注しておく.

甲状腺疾患において，救急で受診する可能性のある良性疾患で代表的なものは囊胞の急速増大と亜急性甲状腺炎であり，悪性の代表疾患は未分化癌である.

囊胞の急速増大の場合は，数日の経過で囊胞が増大し，疼痛をきたす. 超音波検査で囊胞を確認したら，穿刺吸引して除圧を行う. 穿刺後は早期に疼痛が改善する. 囊胞液が粘稠であれば経皮的アルコール注入療法の適応となる.

亜急性甲状腺炎の診断は比較的容易であり，治療は経口副腎皮質ステロイド薬投与を行う. 治療開始 1〜2 日で頸部の疼痛は改善するので，副腎皮質ステロイド薬を 2 か月程度かけて漸減する.

コツとアドバイス

- 抗甲状腺薬は，**副作用の頻度が他剤に比して高いため**，必ず皮疹，肝機能障害，白血球数減少の可能性を患者に伝えておき，発熱や皮疹などの自覚症状があれば，すぐに連絡するよう伝えておく.
- 未分化癌は数日〜1 週間の診断，治療開始の遅れが，予後に大きな影響を与えることもあるため，迅速さが必要である. 疑われたら専門医のいる施設で診断・治療を進める.

（向笠浩司）

高カルシウム血症，テタニー

カルシウムの出納

体内の総カルシウム（Ca）量は，体重の 1/50 となる. その 99％は骨にヒドロキシアパタイトとして存在し，残りの 1％が細胞内や血中で筋収縮，酵素活性や細胞内セカンドメッセンジャーとして働く. 骨は，血中 Ca 濃度調節の貯蔵庫として働き骨吸収と骨形成によって血中 Ca と動的平衡を保っている. 実際には細胞外液中には体内の総 Ca の 0.1％以下しか存在しない（**図 6-5**）.

測定された血中 Ca 濃度の意味は？

細胞外液中の Ca はその 50％がイオン化 Ca（iCa）として存在し，残りはアルブミンなどの蛋白と結合して存在し，iCa のみが生理機能を発揮する.

血清 Ca 値を測定した場合は補正 Ca 値を念頭に置く.

Pain の式：補正 Ca 値＝血中 Ca 値＋〔4.0 −血清アルブミン値（g/dL）〕

逆にアルカローシスでは Ca とアルブミンの結合率が高くなるため iCa が減少する. この場合は血中 Ca 濃度が正常にかかわらず低 Ca 血症の症状を起こすことになる（例：過換気症候群でのテタニー）.

高 Ca 血症≒高 Ca^{2+} 血症となるが，低 Ca 血症≠低 Ca^{2+} 血症である.

高 Ca 血症
1. 症状

さまざまな症状で現れるが最も多い症状は，倦怠感や健忘症となる. 高齢者で補正 Ca 12 mg/dL を超え，認知症と誤解される患者もいる. **表 6-5** に高 Ca 血症の症状をまとめた.

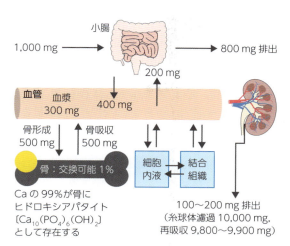

Ca の 99％が骨にヒドロキシアパタイト〔$Ca_{10}(PO_4)_6(OH)_2$〕として存在する

100～200 mg 排出（糸球体濾過 10,000 mg，再吸収 9,800～9,900 mg）

図 6-5　1 日あたりの Ca バランス

表 6-5　高 Ca 血症の症状

・全身症状：倦怠感，易疲労感など
・消化器系：食欲不振，嘔気・嘔吐，便秘，消化性潰瘍，急性膵炎
・中枢神経系：情緒不安定，記銘力低下，抑うつ，傾眠，意識障害
・神経・筋症状：近位筋力低下
・循環器系症状：高血圧，心電図上 QT 間隔短縮，血管石灰化
・腎尿路系症状：尿濃縮力障害（多飲多尿，夜間尿，口渇）とそれに伴う脱水（舌の乾燥），尿路結石，腎石灰化症，遠位尿細管性アシドーシス，急性腎不全，慢性腎不全

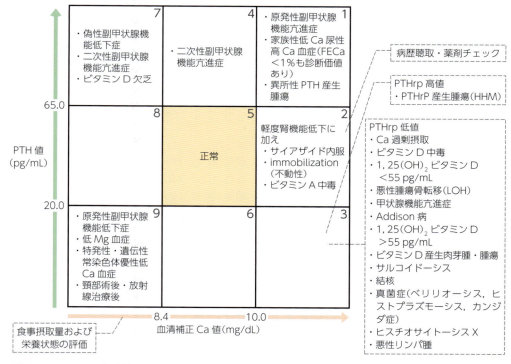

図 6-6　PTH と血清補正 Ca による病態鑑別

2．診断と鑑別

　Ca 調節の首座である副甲状腺ホルモン（PTH）と血清 Ca 値の関係で**図 6-6** に鑑別診断を示した．

　外来患者の病院で最も多いのは原発性副甲状腺機能亢進症となり，入院患者で多い原因は，悪性腫瘍と immobilization（不動性）である．

3．治療

　まず，食生活やサプリメント，服薬状況を確認する．これらが原因で症状がなければサプリメントや，原因薬剤の変更と飲水励行による利尿で十分である．別の原因や症候性の場合，**図 6-7** のような治療法がとられる．カルシトニンは，即効性があるが効果消失も早く頻回投与で効果が減弱する．

○テタニー

　低 Ca 血症を見た場合前述の低アルブミン血症によるものを除外するために補正 Ca 値を確認することが必要である．また，血清 Ca 値が正常でもテタニー症状を起こしている場合アルカローシスの存在を確認し

血清 Ca 濃度	治療手段
〜12 mg/dL	脱水の補正とカルシウム排泄の促進 1) 9% NaCl 点滴静注 2〜3 L/日 　（100〜200 mL/時で，持続静注） 2) フロセミド（ラシックス®）静注 　1 回 20〜40 mg（脱水是正後に 4〜6 時間）
	＋
12〜16 mg/dL	骨吸収抑制薬 1) ビスホスホネート 　① パミドロネート（アレディア®） 　　1 回 30〜45 mg 　　（4 時間かけて点滴　次回投与は，1 週間明ける） 　② ゾレドロネート（ゾメタ®）　1 回 4 mg 　　1〜2 週間に 1 回，100 mL の 9% 　　NaCl で 15〜30 分かけて点滴静注 2) カルシトニン ・エルカトニン（エルシトニン®） 　1 回 40 単位　1 日 2 回筋注 3) 副腎皮質ステロイド薬 ・プレドニゾロン（プレドニン®） 　1 mg/kg を 1 日 1 回内服
16 mg/dL〜	上記に加え血液透析

図 6-7　高 Ca 血症の治療
目標は補正 Ca < 12 mg/dL．重症の原発性副甲状腺機能亢進症では上記処置の後，速やかな局在検査と副甲状腺腫摘出術を施行する．

なければならない．Ca が測定されず，てんかんや原発性副甲状腺機能低下症の場合脳の石灰化を伴う場合もあり脳の器質的疾患と診断されてしまう場合もある．

1．低 Ca の診断と鑑別
図 6-6 に示す．慢性低 Ca 血症の細かい鑑別は省略した．

2．急性低 Ca 血症の症状
以下のような症状が生じる．
・神経筋症状（テタニー，痙攣）
・助産婦手位（手根部のスパスム，手首屈曲，母趾内転，手指関節屈曲）
・Trousseu 徴候：上腕にマンシェットを巻き収縮期血圧以上に 3 分間保つことにより，助産婦手位が生じる
・Chvostek 徴候：耳の前部で顔面神経をタップして，顔面筋群の収縮を誘発する．口角，鼻翼，眼輪筋，顔面筋の動きを観察する
・心症状：QT 延長，徐脈，心収縮力低下

3．急性低 Ca 血症の治療
補正 Ca < 7 mg/dL または症候性の場合グルコン酸 Ca（カルチコール®）10〜20 mL を 10 分以上かけて静注後 2〜4 mL/時程度で持続静注する（ジギタリス投与患者ではさらに緩徐に）．投与経路としては，静脈炎を起こしやすいため中心静脈が望ましい．頻回に血清 Ca 濃度を測定し補正 Ca を念頭に点滴量を調製する．同時に内服 Ca（炭酸 Ca やアスパラ Ca® など）を 9〜12 g/日，ビタミン D 受容体作動薬（VDRA）（アルファロール® 3 μg/日など）を投与し点滴量を減量する．

・静注 Ca 製剤を使用する場合，塩化 Ca は点滴漏れを起こすと組織壊死を起こしやすいためカルチコール® が汎用される
・低マグネシウム（Mg）血症を合併する場合 PTH 低下作用があるため遷延性となり硫酸 Mg（マグネゾール®）2 g（20 mL）を 10 分程度で静注し〜1 g/時程度で補正されるまで，持続投与する

（角田隆俊）

頸部刺創

頸部刺創や頸部切創の多くは，自殺企図や他害などによる．頸部は皮下に広頸筋，胸鎖乳突筋，前頸筋群が存在し，これら筋層の深部には血管（内頸静脈，総頸動脈，椎骨動脈），迷走神経，咽頭喉頭，気管，頸部食道などの重要臓器が密集している．これら臓器の損傷は直接生命に関係するため適切な緊急処置とその後の的確な診断と治療が必要となる．そのため頸部穿通性外傷では，解剖学的に 3 つの zone に区分される．zone Ⅰ は鎖骨〜輪状軟骨下端，zone Ⅱ は輪状軟骨〜下顎骨，zone Ⅲ は下顎骨〜頭蓋底の範囲としている．損傷頻度は zone Ⅱ が最も多い．各 zone での CT 所見と重要臓器について示す（図 6-8）．

症状・診断
症状は損傷臓器により大きく異なる．視診や触診で創部の深さや位置，出血や血腫，皮下気腫，喉頭や気管の偏位の有無を確認する．聴診では呼吸音，気道狭窄音，血管雑音などを検査する．生命への緊急性が高い状態は，気道閉塞による窒息と大量出血である．症状が安定していても臓器損傷の危険性があれば CT，気管損傷や食道損傷が疑われれば気管支鏡検査や内視鏡検査を行う．

初療・処置
緊急初期対応が必要な状況として気道系損傷と血管損傷の問題が挙げられる．

1．喉頭・頸部気管損傷
発声困難，喘鳴，喉頭浮腫，喀血などの所見が認められれば喉頭・頸部気管損傷を疑い，まず気管挿管し気

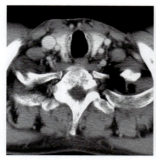 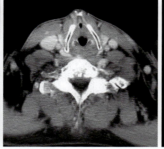 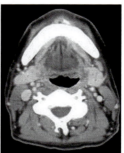

zone Ⅰ   zone Ⅱ   zone Ⅲ

zone Ⅰ：鎖骨〜輪状軟骨下端
　　　　（総頸動脈，肺，気管，食道，胸管，脊髄など）
zone Ⅱ：輪状軟骨〜下顎骨
　　　　（頸動静脈，椎骨動脈，気管，食道，脊髄，喉頭など）
zone Ⅲ：下顎骨〜頭蓋底
　　　　（頸動静脈，咽頭，椎骨動脈など）

図 6-8　穿通性頸部外傷における解剖学的区分

道確保を行う．気管損傷部より末梢側で挿管チューブのカフを膨らませる．気管の小裂創であれば保存的治療が可能とされるが，気管挿管後も呼吸状態が安定せず皮下気腫や縦隔気腫などの増悪を認めれば外科手術の適応となる．

2．頸動脈損傷

穿刺創からの大量出血による出血性ショックの状態では救命は極めて難しい．頸動脈損傷では，穿刺創が小さくても，血腫が増大すると気道閉塞となり，気管挿管とともに血腫除去が必要となる．緊急手術では，分枝から出血であれば結紮止血とする．本幹の損傷では血行を温存しての血管修復が原則とされる．

3．頸静脈損傷

外頸静脈の損傷による出血であれば結紮止血で対応できる．内頸静脈においても状態が不安定であれば，術後血栓の問題はあるが単純縫合術または結紮止血を行う．

コツとアドバイス

● 頸部刺創による頸動脈の大きな損傷では，急激な大量出血により，受傷早期に死亡する危険性が高い．

● 対処可能な緊急度が最も高い病態は気道閉塞である．呼吸に異常が認められた際には，まずは気管挿管で気道確保を行い，早急に血管損傷部を診断して止血術と損傷領域に対して適切な処置を行う．

（島田英雄，西　隆之）

頸椎の脱臼・骨折

頸椎の脱臼・骨折は，整形外科において扱う外傷の中で最も重篤なものの1つであり，脊髄損傷の合併率が高くそれによって予後が大きく左右される．また，頭部，胸・腹部，骨盤外傷などの他部位の重篤な外傷の合併が多いため初期に見逃されることもまれではない．受傷機転は，頭部や体幹部に加わる介達外力によるものが多い．

本損傷は，その発生高位により大きくC1（環椎），C2（軸椎）の上位頸椎損傷とC3以下の中下位頸椎損傷に分類される．上位頸椎損傷は，全頸椎損傷の約20（16〜29）％を占め，以前考えていられたほどまれではない．特に小児は，ほとんどが上位頸椎損傷である．生命維持に重要な下部延髄と上部脊髄がある半面脊柱管が広いため，神経症状はないか，あっても軽度のことが多いが，ある場合には重篤な呼吸性四肢麻痺となり時に致命的となる．損傷部位によって細分類されており，軸椎歯突起骨折，環椎破裂骨折，環軸関節亜脱臼の頻度が高い．中下位頸椎損傷は，全脊椎損傷の20〜30％を占め，C4〜6高位に多発し，この部の脊柱管が狭いため脊髄損傷の合併が高率（70〜80％）にみられ，かつ麻痺が高度なことが多く，予後は不良である．屈曲，伸展，回線，軸圧などの損傷外力による分類がなされ伸展損傷，屈曲損傷が多い．

脊髄損傷は，頸椎損傷のおよそ50％に合併し，生

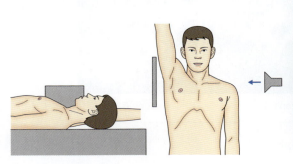

図 6-9　片側の上肢を挙上した位置での swimmer's position による側面像撮影

下位頸椎，上位胸椎損傷は，肩の陰影に重なり判読が困難な場合があるため，疑わしい際には，単純 X 線側面像は片側の上肢を挙上した swimmer's position で撮影する．

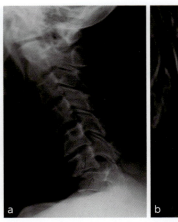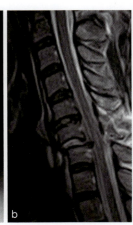

図 6-10　頸椎屈曲損傷の 1 例

単純 X 線側面像で C6 の前方脱臼を認める（a）．MRI T2 強調像で C6・7 高位を中心に脊髄の挫滅・損傷を示す髄内高輝度領域がみられる（b）．

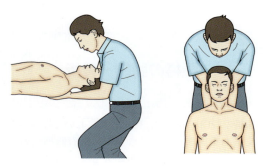

図 6-11　all in one piece での移動

頸椎・頸髄損傷の疑いのある患者を移動する際には，患者の頭頸部を両前腕で支えつつ頭部と体幹を一体として扱う all in one piece を心がける．

命予後のみならず社会的予後が極めて悪い．外力による脊髄の圧迫，挫滅による一次損傷とそれに引き続く出血，阻血，浮腫，低酸素，炎症による二次損傷があり，両者の兼ね合いにより麻痺の重症度が決まる．完全損傷と不全損傷に，後者はさらに麻痺の部位により横断型，中心型，Brown–Séquard 型，後部型に分類される．C4 高位より頭側の損傷では呼吸筋麻痺のため人工呼吸が必要となる．

症状・診断

　問診で交通事故，転落，スポーツなどの受傷原因を可能な限り把握し，外力の大きさ，合併症の有無などから予後を推測する．意識障害がある場合，目撃者や救急隊員からできるだけの情報を得る．頸部痛は必発であるが，特に上位頸椎損傷は，頸部痛が強く両手で頭を支える，大後頭神経の刺激による後頭部痛がみられるなどの特徴がある．

　四肢のしびれ，運動感覚障害がある場合，迅速に反射，感覚，筋力を含めた神経学的検査を行い，脊髄損傷の有無を判断する．頸髄がある程度以上の損傷を受けると急性期には完全，不完全損傷にかかわらず一過性にすべての脊髄機能が消失する脊髄ショックの状態となる．通常 24～48 時間で脊髄ショックを離脱するため受傷後 48 時間経過後の完全な運動，知覚の消失は非回復性の完全損傷と考えられる．一方，完全麻痺のようにみえても肛門部の知覚や長母趾屈筋の運動がわずかでも残っている場合（sacral sparing）は回復の期待がもてる．

　X 線は，臥位での正・側二方向が原則であるが，上位頸椎損傷が疑わしい場合，開口位正面も追加する．しかし，急性期の動態撮影は医師の厳重な監視下に行う場合を除き禁忌である．必ず頭部，胸・腹部，骨盤など他部位の損傷の有無を確認する．

　比較的見落としやすいのが，胸椎，腰椎など下部脊椎の損傷であり，必ず全脊椎撮影にて確認する．下位頸椎損傷を見逃さないよう両上肢を下方へ牽引し肩を引き下げつつ側面 X 線撮影を行い，それでも肩の陰影に隠れる場合は一側の上肢を挙上する swimmer's position（**図 6-9**）で撮影する．

　明らかな骨傷を認めない場合でも後咽頭腔陰影の腫大，椎間狭小あるいは開大，棘突起の配列の乱れの有無などに注意し，必要に応じ CT を追加する．特に環椎破裂骨折，環軸関節回旋位固定，中下位頸椎の回旋脱臼骨折や椎弓骨折の診断には CT が有用である．

　脊髄症状がある場合，MRI は脊髄損傷の程度，範囲，高位の確定に必須である（**図 6-10**）．また，X 線では診断困難な骨傷や合併する椎間板，靱帯など軟部

組織損傷の診断にも大変有用であり，麻痺がない例でも一度は実施すべきである．

初療・処置

　頸椎損傷の疑いがある患者を診察する場合，確定診断のつく前の段階でも頸椎の安定を保つため砂嚢や装具を用いて固定する．患者の移動，体位変換では，頭部と体幹が一塊となるように頭部を両前腕で抱え，両手を肩の下にいれる all in one piece（図6-11）を心がけ損傷の加重を防ぐ．その上でまずバイタルサインをチェックする．

　血圧低下がある場合は血管を確保し輸液，輸血を行う．呼吸状態によって酸素を投与するが，気管挿管は頸椎損傷の診断が確定し適切な固定を行うまでは安易に施行すべきではない．気管切開は後の前方手術との兼ね合いもあるため，救命上やむをえない場合を除き避けるべきである．挿管する場合は頸椎を可能な限り動かさないで行う経鼻挿管が望ましい．したがって，頸髄損傷の疑いがあり呼吸状態が悪い例では，麻酔専門医のいる機関へ救急搬送となる．

　脱臼のある場合は可及的早期に整復が必要であるが，直達牽引による整復が原則であり徒手整復は専門医以外は禁忌であるため，やはり可及的早期に専門機関へ搬送すべきである．搬送に際しては，可能な限り医師あるいは看護師が付き添う．

　上位頸椎損傷は保存的治療が原則であるが，不安定性の遺残が予測される例，粉砕が強く関節の不適合を起こす例，陳旧例で遅発性の麻痺を生じた例では観血的治療が適応される．中下位頸椎では骨折の安定性のみならず脊髄損傷合併の有無も考慮して治療方針を決定する．

　手術療法の目的は神経組織の除圧と損傷脊椎の固定により二次損傷を防止すると同時に早期のリハビリテーションを可能とする環境をつくることで脊髄の残存機能を最大限引き出すことである．完全麻痺の場合，除圧は無効ともいわれているが，わずかな麻痺髄節の下降が患者のADLを大きく改善することもあり，骨傷の安定化による早期リハビリテーション開始などの利点を考慮し積極的に適応している施設が多い．

　脊髄損傷に対しては，グリセオール®やマンニットール®急速静注による脱浮腫療法，超早期の副腎皮質ステロイド薬の大量投与，脊髄冷却療法，高圧酸素療法などが行われることがあるが，いずれもその有効性に関しては定説がない．特に副腎皮質ステロイド薬大量投与は合併症の観点から行わない施設が増えている．

コツとアドバイス

- 頸椎の脱臼・骨折がある場合，頭部外傷，胸腹部臓器損傷，骨盤外傷などの合併損傷ならびに脊髄損傷の有無を確実に判断することが最も大切である．

- 急性期は全身状態の管理，すなわち気道確保，呼吸，循環管理などの救急処置が中心となるが，特に呼吸障害による血中酸素分圧の低下，血圧低下による循環障害は損傷脊髄に悪影響を与えるので注意を要する．

- 脊髄損傷による麻痺の程度，したがってその予後は受傷時の外力による一次損傷によってかなりの部分決まってしまうが，受傷直後の適切な処置により損傷された頸椎，頸髄にさらなる損傷を加えずに脊髄の二次損傷の程度をできる限り抑えつつ専門機関へ搬送することが初療医の責務である．

（千葉一裕）

外傷性頸部症候群

　何らかの外力による頸部外傷のうち，X線上で明らかな骨折や脱臼を伴わず，椎間関節包，筋肉，腱，靱帯，時に椎間板などの頸椎支持軟部組織の損傷を主体とする病態を包括的に外傷性頸部症候群（むち打ち損傷）と呼ぶ．

分類

　多くは交通外傷によるが，スポーツ，転落，転倒などでも発生する．本損傷は症状に基づき，① 頸椎捻挫型，② 神経根症型，③ 脊髄症型の3型に分類されることが多く，そのほとんどは，はっきりとした神経症状がなく頸部痛，首から肩にかけての凝り，頸椎運動制限など局所の自覚症状が中心となる頸椎捻挫型である．その大多数は良好な経過をたどる反面，明らかな骨傷や神経症状がないため治療が安易かつ漫然と長期に行われる傾向があり，年余にわたり症状が持続する例，自律神経症状や精神症状が加重し病態が複雑化する例，補償問題が絡み医師・患者間の信頼関係が損なわれる例もまれではない．

　特に頭痛，めまい，嘔気，眼精疲労，耳鳴り，動悸，頭重感，発汗過多，情緒不安定，記憶力減退，不眠といった自律神経障害に起因する多彩かつ不定の愁訴が中心となる場合，自律神経型（Barré-Liéou症候群）と別個に呼ばれることもある．外傷を契機に頸部交感神経や固有感覚受容体が刺激されることで続発する脳幹を含む中枢神経系の機能障害，椎骨動脈循環不全，頸部筋緊張亢進などがその主因と推測されているが，被害者意識や補償問題など心理社会的因子の加重が病態をより複雑なものにしている．

　神経根症型で明らかな神経症状が持続する場合は既存の椎間板ヘルニアや骨棘による椎間孔狭窄が原因と

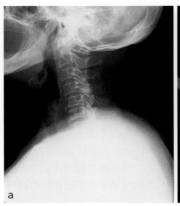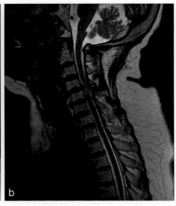

図6-12　66歳女性．追突事故で頸椎の過伸展を強制され受傷，救急車で搬送された中心性頸髄損傷例
受診時に頸部痛に加え上肢の強いしびれと異常感覚，上肢優位の四肢不全麻痺あり．単純X線では明らかな骨傷は認めないが，C4の軽度のすべりとC5・6の椎間狭小化，骨棘形成を認める（a）．MRIではC4・5高位で椎間板の膨隆と黄色靱帯の肥厚による脊髄の圧迫と髄内高輝度領域を認める（b）．

なっている場合が多いがその頻度は高くない．脊髄損傷型もほとんどが下肢に比し上肢に運動感覚障害が強い中心性頸髄損傷の型をとる．本損傷は，脊髄損傷のうち最も頻度が高く，頸椎後縦靱帯骨化症，頸椎症，椎間板ヘルニアなど既存の脊柱管狭窄因子があり，比較的軽微な外力により頸椎が過伸展されることで脊髄に動的圧迫が加わり発症する．脊髄の中心部に応力が集中し灰白質，錐体路深層，脊髄視床路が障害され，上肢優位の感覚障害や運動麻痺が生じ，膀胱直腸障害はないことが多い．狭窄が強い高齢者では，白質にまで及ぶ広範な損傷が生じ初期には完全横断障害との鑑別が困難で予後が不良な例もある．神経根症型，脊髄症型を外傷性頸部症候群に含むことに関しては異論も多く，特に後者はむしろ脊髄損傷の一型として分類されることが多い．

症状・診断

　頸椎捻挫型は，受傷直後に全く症状を認めない例から一過性の意識障害を伴う例まであるが，多くは受傷数〜48時間後より頭痛，頸肩腕痛，頸部運動制限が出現する．嘔気，項部硬直，上肢痛，頸部の不快感や違和感，四肢のしびれなどをみる例や，腰背部痛まで訴える例もある．筋硬直，圧痛，頸椎運動制限は認めるが不定の感覚障害以外，運動障害，反射異常や筋萎縮など明らかな他覚的神経症状を認めない．

　神経根症型は，一側上肢に痛みやしびれがあり，頸椎を患側へ後屈すると放散する痛み・しびれが再現される（Spurling徴候）．脊髄症型は，上肢のみならず下肢にも神経症状があり，他覚的にも腱反射異常，感覚障害，病的反射，膀胱直腸障害を種々の程度に認める．中心性頸髄損傷では両上肢末梢優位の強い疼痛，しびれ，異常感覚が特徴的である．

　X線上骨折や脱臼はみられない．頸椎配列の直線化いわゆるストレートネックをみる例もあるが，多くは病的意義はない．明らかな神経症状がみられる場合，発育性脊柱管狭窄，骨棘や椎間狭小などの頸椎症性変化，頸椎後縦靱帯骨化症の有無に注意する．神経症状を認める場合はもちろん，局所症状が強く，椎間すべり，棘突起配列の乱れ，後咽頭腔など軟部組織の腫脹をみる場合は，早期にMRIを撮像し，単純X線ではっきりしない骨傷や椎間板ヘルニア，骨棘，靱帯骨化巣による脊髄の圧迫の有無を確認すべきである（図6-12）．ただし，加齢性変化に伴う椎間板膨隆や骨棘形成による病的意義のない軽度の硬膜・神経根圧迫を外傷性ヘルニアと患者に告げ，後にトラブルとなる事例が絶えないため画像の説明は熟慮のうえで行うべきであり，できれば専門医への事前コンサルトが望ましい．

初療・処置

　頸椎捻挫型における軟部組織の損傷は，病理組織学上，① 受傷後1〜2週の出血・浮腫を伴う炎症期，② 2〜3週の炎症消退期，③ 3〜4週の瘢痕形成期，④ 以後の修復期の4つに分けることができ，各々の時期に応じた適切な治療を行うべきである．

　炎症期には消炎鎮痛薬，筋弛緩薬などの内服薬や湿布を適宜処方しつつ頸椎への負担を避け，症状が強い場合は頸椎カラーによるごく短期間の頸椎固定を行いながらでも，できるだけ休業，自宅安静はさせず就業を含めた通常の日常生活を送らせる．この時期の牽引や運動療法は禁忌である．2〜3週以降は軽い頸部等尺運動療法を開始する．4週以降は積極的な運動療法

を行う．牽引の是非に関しては異論も多く，エビデンスも明らかでないためその適応は限定される．3か月以上の保存的治療に抵抗するものや補償問題が絡み心理社会的因子の関与が強い症例では，MRIで骨傷や椎間板損傷など器質的損傷等の見逃しがないかを確認し6か月をめどに症状固定へもっていく．

極めてまれではあるが，何らかの責任病変が判明した場合は，必ず症状固定をしたうえで観血的治療を考慮する．中心頸髄損傷に対しては，原則として初期の頸椎の安静・固定と薬物療法，以後の理学療法を中心とした保存的治療が行われるが，麻痺の回復が悪くMRIで骨棘，ヘルニア，骨化巣などによる脊髄圧迫が強い例では手術療法が考慮されることもある．

コツとアドバイス

- 本損傷は軟部組織主体の損傷であり本質的に予後は良好だが，患者の被害者意識や補償問題のこじれなど心理社会的要因で治療が長期化したり医療側が被害者，加害者双方とトラブルになることもまれではない．特に交通事故や第三者行為の場合，患者の症状・所見に加え，事故状況（追突，自損，物損の大きさなど）をわかる範囲で聞き出し，できるだけ詳細にカルテに記載する．後遺症が生じるような大きな外力が働いた場合，受傷直後から強い症状ならびに他覚的所見があるはずであり，一定期間が経ってから発症することは考えにくい．

- 加齢に伴う変化を安易に外傷と関連付けない，安易に自宅安静，休業や入院を指示しない，受傷当日に診断書の発行を求められた場合は後日専門医の診察を受けてから発行する旨を伝える，受傷直後からの牽引や温熱療法といった外傷の治癒機転にそぐわない治療は控える，などの点に留意し，病態を十分理解した診療を心がけ慢性化やトラブルを防止すべきである．

（千葉一裕）

第 7 章

肩・上肢・手・指領域

- 頸肩腕症候群，肩関節周囲炎（五十肩）　126
- 鎖骨骨折　126
- 肩鎖関節脱臼　128
- 外傷性肩関節脱臼　130
- 野球肩，野球肘，テニス肘　132
- 前腕骨下端骨折　133
- 舟状骨骨折，手関節捻挫　134
- 中手骨骨折　134
- 突き指，指骨骨節，手指の腱損傷　135
- 手指の挫創，指末節部の切断創　137
- ばね指，de Quervain 病　138
- Heberden 結節　140
- ガングリオン　140
- 指輪の除去　142
- トゲ，釣り針の刺入，異物の迷入　143
- 爪剝離創・爪下血腫，爪甲周囲炎・瘭疽　145

頸肩腕症候群，
肩関節周囲炎（五十肩）

　頸肩腕症候群は上肢を同一肢位に保持，または反復使用する作業により生じる，頸部〜肩〜上肢における障害と定義される．業務による障害であり，非特異的障害とともに，後述する肩関節周囲炎や腱板損傷などの特異的疾患を含む．本項ではその代表的な疾患である肩関節周囲炎について述べる．

　肩関節周囲炎もまた包括的な概念であり，広義の肩関節周囲炎は肩周囲に発生した疼痛を生じる病態を示し，狭義の肩関節周囲炎（いわゆる五十肩）のほか，腱板断裂や石灰沈着性腱板炎などの疾患も含む．

Ⅰ　狭義の肩関節周囲炎（いわゆる五十肩）

症状・診断

　有痛性肩関節制動症とも表現され，関節拘縮による可動域制限と，それに伴う疼痛が主病態である．外傷を契機とすることもあるが，誘因なく発症することも少なくない．疼痛のため関節を動かせないうちに拘縮が進行し，患者は徐々に増悪する印象をもつことが多い．一般に発症から拘縮が進む炎症期，発症3か月ごろから可動域制限が慢性化する拘縮期，その後改善する回復期へと進み，約1年の周期で寛解する．

初療・処置

　治療としては炎症期には非ステロイド性抗炎症薬（NSAIDs）投与などの対症療法を行い，拘縮期以降に積極的な可動域訓練を行っていく．

Ⅱ　腱板断裂

症状・診断

　腱板断裂は五十肩と混同されやすく，しばしば診断が遅れる．腱板はその構成筋である棘上筋，棘下筋，小円筋，肩甲下筋の4つの筋が上腕骨停止部において腱が板状に付着する部位をさす．腱の加齢性変化による内的要因と，外傷や摩耗など外的要因の組み合わせで断裂が生じる．

　臨床症状は可動時や夜間を中心とした肩関節痛であり，終末期では挙上不能となり偽性麻痺と呼ばれる病態を呈する．五十肩と異なり拘縮を合併することは少ない．腱の病変であるため単純X線では捉えることができず，確定診断にはMRIが必要となる．

初療・処置

　保存的治療としてNSAIDsや肩峰下腔へのヒアルロン酸もしくは副腎皮質ステロイド薬の注射が行われる．軽快・増悪はあるものの五十肩と異なり寛解は難

しいため，60歳以下に発生した症例や明らかな外傷性断裂，6か月以上日常生活への支障をきたしている症例では手術が検討される．近年では関節鏡視下に修復術が行われることが多い．

Ⅲ　石灰沈着性腱板炎

症状・診断

　頻度はまれであるが，救急外来でみることが多い疾患である．単純X線やCT上で上腕骨周囲に石灰陰影を認める．腱線維の線維軟骨化生が原因となりカルシウム化合物が腱板に沈着するとされるが，詳細はいまだ不明である．形成期ではなく，石灰が融解する吸収期に強い疼痛が認められ，局所の熱感や発熱などを呈して化膿性関節炎との鑑別が必要となることもある．

初療・処置

　肩疾患で最も強い激痛を生じるといわれているが，この時期の石灰は吸収されていく過程を経ているため手術適応はなく，対症的に保存的治療が選択される．NSAIDs投与や穿刺，滑液包内への副腎皮質ステロイド薬注射などが行われる．1週間程度で激痛は軽快し，約1か月の経過で症状消失することが多い．

（松村　昇）

鎖骨骨折

　鎖骨骨折は全骨折の約10％を占め，最も頻度の高い骨折である．鎖骨はゆるいS字状を呈し，体部（中央部・中1/3部），外側端，内側端骨折に分類できる．体部骨折が75％と多く，外側端骨折が20％，内側端骨折は5％程度である．受傷機転としては転倒，転落などで肩の外側を強打し，介達外力により生じることが多い．体部骨折では近位骨片は胸鎖乳突筋に引かれ上方に転位し，遠位骨片は上肢の重力で下方に引かれ，さらに大胸筋により内側に転位する（**図7-1**）．体部骨折では多少転位していても骨癒合が得られれば問題ないが，骨片どうしが大きくオーバーライディングし，鎖骨が著明に短縮すると肩幅が狭くなり，整容的にも機能的にも障害が残る．

症状・診断

　体部骨折では受傷側の肩をすぼめ，健側の手で受傷側の腕を押さえているような肢位で診察を受ける．骨折部の腫脹，圧痛，叩打痛，骨折端の突出などをみる．二方向のX線撮影（正面像，尾側より20°仰いだ正面像）を行う．重篤な合併症として腕神経叢麻痺や鎖骨下動静脈損傷などがあり注意を要する．鎖骨外側

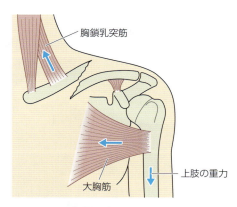

図7-1　骨折後の転位
体部骨折では近位骨片は胸鎖乳突筋に引かれ上方に転位し，遠位骨片は上肢の重力で下方に引かれ，さらに大胸筋により内側に転位する．

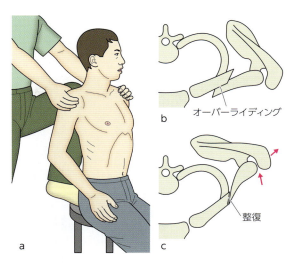

図7-2　徒手整復法
a：徒手整復法の図解．患者を椅子に座らせ，術者は患者の後ろに立つ．術者の膝を両肩甲骨間の背部中央にあてがい，術者の両手で患者の両肩を後方・外側に引く．
b：オーバーライディングし，短縮した骨折部．
c：肩を後方・外側に引くことにより骨折部が整復される．

端骨折では近位骨片の外側端が上方に転位し突出していることがあるが，肩鎖関節脱臼との鑑別を要する．肩鎖関節中心二方向のX線撮影を行い，可能であれば3D-CTも撮影する．

初療・処置

1．徒手整復

　体部骨折で転位がある場合は徒手整復を行う．徒手整復法としては患者を椅子に座らせ，術者は患者の後ろに立つ．術者の膝を両肩甲骨間の背部中央にあてがい，術者の両手で患者の両肩を後方・外側に引く（図7-2a）．これによりオーバーライディングし，短縮していた骨折部が整復位に近づく（図7-2b，c）．市販の鎖骨バンドから適切なサイズを選び装着する（図7-3）．この際，肌着の上から装着するとよい．疼痛が強い初期には数日間三角巾固定も併用する．

2．鎖骨バンドの固定期間

　鎖骨は一般に骨癒合しやすいとされ，転位の小さい例では2か月程度の固定で癒合する．しかし，X線で仮骨がみえるようになるまで3か月以上を要することがしばしばあり，鎖骨バンドの固定期間が3～4か月に及ぶこともある．

3．手術適応

　骨片間の離開が著明な例では，保存的治療では骨癒合に長期を要し，偽関節となる可能性もあり手術を勧めることが多い．特にスポーツ選手では解剖学的な整復や早期復帰を目的に手術となる頻度が高い．鎖骨外側端骨折では転位が大きい場合は保存的治療では骨癒合が得られず偽関節となることから，手術を選択すべ

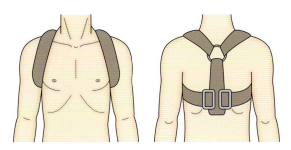

図7-3　市販の鎖骨バンドによる固定

きと考える．

4．手術方法

　プレート固定（鎖骨用プレート，鎖骨外側端用ロッキングプレート）が行われる（図7-4）．

🔧 コツとアドバイス

● 市販の鎖骨バンドを用意しておく．成人用のS，M，L，LLまで4種類ぐらいあるとほとんどの症例で対応できる．

● 鎖骨バンド装着の注意点：胸を張り，両肩を後方に反らせた位置で鎖骨バンドを装着するように指導する．鎖骨バンドを強く締めすぎると，腋窩部で神経血管が圧迫される可能性があるため手指のしびれがないかをチェックする．整復位を保持できる適度な緊張下で固定するが，その際マジックテープ先端の位置をボールペンなどでマーキングし，家族が再度容易に装着できるようにする．入浴時や着替えのときは鎖骨バンドを外すが，この間も胸を張っていることを

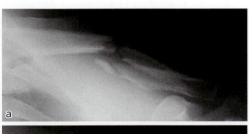
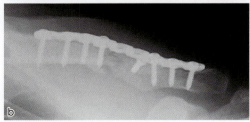

図 7-4　鎖骨体部骨折に対するプレート固定
a：鎖骨体部骨折で骨片間に転位がみられる.
b：鎖骨用プレート固定後.

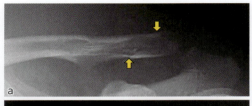
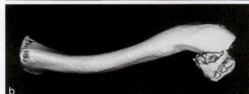
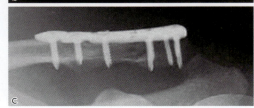

図 7-5　鎖骨外側端骨折
a：X 線正面像. 転位がないようにみえる（矢印は骨折部）.
b：3 D-CT 像. 近位骨片に後方への転位があることがわかる.
c：鎖骨遠位端用ロッキングプレート固定後.

心がけるように指示する. 手指や肘の運動は制限なしであるが, 肩の挙上運動は 90°以下にとどめる.

● 鎖骨外側端骨折では近位骨片外側端が後方に転位することがある. この場合, X 線正面像では全く転位がないようにみえるが（**図 7-5a**）, 3 D-CT を撮影することにより転位の状態が明白となる（**図 7-5b**）. 保存的治療では偽関節になることが多く, 鋼線締結法や鎖骨遠位端用ロッキングプレート固定が有用である（**図 7-5c**）.

（中川照彦）

肩鎖関節脱臼

　肩鎖関節は鎖骨遠位端と肩峰（肩甲骨）により形成される関節で, この関節の安定性は肩鎖靱帯（肩峰と鎖骨の間）, 烏口鎖骨靱帯（烏口突起と鎖骨の間）, 三角筋・僧帽筋（鎖骨の外側につく筋肉）により保たれている. 柔道・ラグビーなどのコンタクトスポーツやバイク・自転車事故, 作業中の転落・転倒などで肩の外側を強打することにより, これらの靱帯・筋肉が損傷し肩鎖関節が生じる.

　脱臼の転位の程度により捻挫, 亜脱臼, 脱臼に大別されるが, 靱帯・筋肉の損傷の程度, 脱臼の方向を考慮した Rockwood 分類（**図 7-6**）が現在最も汎用されている.

　本項では, 本分類に基づき病態, 症状, 治療法を解説する.

症状・診断

1．I 型（捻挫）

　肩鎖靱帯のみの伸張. 烏口鎖骨靱帯, 三角筋, 僧帽筋は正常. X 線で転位を認めないが, 肩鎖関節部の腫脹・圧痛・運動時痛を有する.

2．II 型（亜脱臼）

　肩鎖靱帯は断裂, 烏口鎖骨靱帯は伸張. 三角筋・僧帽筋は正常. X 線では関節裂隙が開大し鎖骨遠位端の上方転位を認めるが, 鎖骨を越えない.

3．III 型（脱臼）

　肩鎖靱帯・烏口鎖骨靱帯は断裂. 三角筋・僧帽筋も鎖骨遠位端より剥離. X 線では鎖骨遠位端は肩峰の上縁を越えて転位し, 烏口鎖骨間距離は健側の 25〜100％増しとなる. 外観上も鎖骨遠位端の上方突出が著明となり, 外側端が皮膚を持ち上げ階段状に飛び出してみえ, 突出部を指で押すと沈み込む浮動感（ピアノ演奏様現象という）を触知することができる.

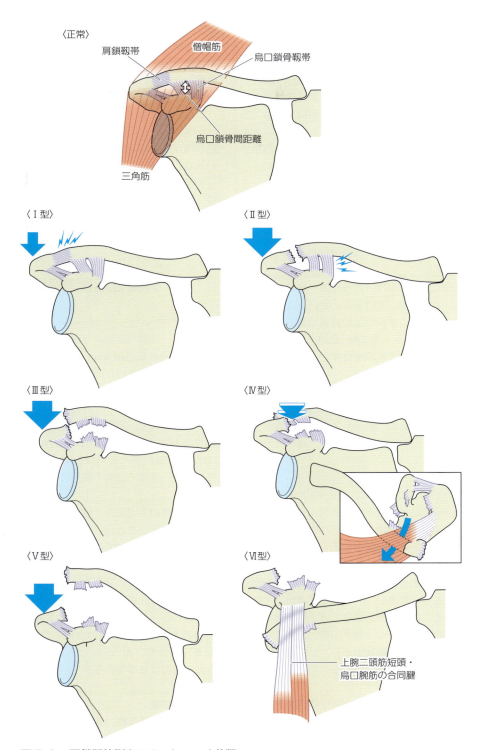

図7-6　肩鎖関節脱臼の Rockwood 分類
（Rockwood CA Jr, et al：Injuries to the acromioclavicular joint. Fractures in Adults, 3rd ed. pp1341–1413, Lippincott-Raven, Philadelphia, 1996 より）

4．Ⅳ型（後方脱臼）

　肩鎖靱帯・烏口鎖骨靱帯は断裂．三角筋・僧帽筋も鎖骨遠位端より剥離．鎖骨遠位端は後方の僧帽筋内へ転位．X線前後像では鎖骨遠位端の上方転位がなく，一見，正常にみえるが，肩関節軸射像で鎖骨遠位端の後方転位が明らかとなる．比較的まれな脱臼である．

5．Ⅴ型（高度脱臼）

　Ⅲ型の高度損傷例で，三角筋・僧帽筋は鎖骨外側半分より剥離．X線では烏口鎖骨間距離は健側の100〜300％増しとなる．

6．Ⅵ型（下方脱臼）

　肩鎖靱帯・烏口鎖骨靱帯は断裂．三角筋・僧帽筋も鎖骨遠位端より剥離．鎖骨遠位端は肩峰もしくは烏口突起の下方へ転位．非常にまれな脱臼である．

初療・処置

　整形外科分野で，本外傷ほど治療法の一致をみない問題は少ない．全く治療が必要でないという医師，保存的治療を勧める医師，手術療法が最善であると考える医師がおり，意見の不一致の幅は広い．患者の年齢，性別，職業，活動性，X線所見などを考慮し治療法を選択する．

1．Ⅰ型（捻挫）

　三角巾や包帯で患肢を固定し，受傷後2〜3日間は患部を冷却し，疼痛，腫脹の軽減とともに肩関節の自動運動を許可する．三角巾の固定は2〜3週間で十分である．

2．Ⅱ型（亜脱臼）

　三角巾やテーピングによる固定を2〜3週間行った後，肩関節の他動運動→自動運動→抵抗運動へと徐々にリハビリテーションを進める．2か月間は重量物の持ち上げやコンタクトスポーツを禁止する．

3．Ⅲ型（脱臼）

　中高年の事務職の患者ではⅡ型（亜脱臼）と同様の治療法が選択させることが多い．若年者やスポーツ・仕事による上肢の使用機会の多い患者では手術が選択される．種々の手術法があるが，各医療機関で得意な手術法が選択されているのが現状であり，いずれも肩鎖靱帯機能，烏口鎖骨靱帯機能の一方か，もしくは両方の再建が行われている．

4．Ⅳ型（後方脱臼），Ⅴ型（高度脱臼），Ⅵ型（下方脱臼）

　手術の適応である．

コツとアドバイス

● 同一症例であっても，臥位，立位，ストレス撮影時（立位で手関節に3〜5 kgのおもりを付け患側上肢を下方へ牽引）でX線上，脱臼の程度が異なって撮影される．特に上肢の重みがかからない臥位では，脱臼の程度が過小に評価されるため注意を要する．

● 肩甲帯部合併損傷（重複損傷）に注意する．まれに烏口突起基部骨折を合併することがあり，X線像で肩鎖関節脱臼が明らかであるにもかかわらず，烏口鎖骨間距離が健側と同じである場合は烏口突起骨折の合併を疑う．

　また，中高年例ではまれに腱板断裂を合併することがあり，一定期間の治療後も肩関節痛・可動域制限が残存する場合は腱板断裂の有無を精査する必要がある．そのほか，肩関節外側を強打したことにより発生する肩峰骨折，肩甲骨関節窩骨折，肋骨骨折，血気胸にも留意する必要がある．

（仲川喜之）

外傷性肩関節脱臼

　肩関節は，四肢の関節のなかで最も大きな可動域を有する ball and socket joint である．したがって，肩関節は自由度が大きい反面，脱臼しやすい関節といえる．その割合は全身の外傷性関節脱臼の約50％を占める．若年男性のスポーツ外傷に伴うものが多く，高齢者がそれに次ぐ．肩関節脱臼は脱臼した上腕骨頭の方向によって，前方，後方，下方に分けられるが，95％が前方脱臼で，そのほかは非常にまれである．したがって，本項では前方脱臼に関して述べる．

症状・診断

　患者は健側の手で患側上肢を支えて来院する．患肢は軽度外転内旋位をとり，服を脱がせると肩峰の異常な突出が目立つ．触診では，脱臼した上腕骨頭を肩関節前下方に触れる．次に神経血管損傷の有無を確認するが，血管損傷はまれである．最も多い合併症は腋窩神経麻痺であり，肩側方の三角筋あたりの知覚異常の有無を調べる．脱臼の確定診断はX線撮影によるが，整復前のX線撮影は患者の疼痛のために困難な場合がある．しかし，AP view と scapular Y など最低限二方向の撮影は必須である．

初療・処置

1．脱臼の整復

　脱臼の整復は受傷後，速やかにかつ愛護的になされなければならない．整復が遅れると，疼痛による筋緊張が高まってくるため整復操作自体が難しくなってくる．Hippocrates 法や Kocher 法は多くの成書に記載されている代表的な整復法で，短時間で容易に整復できるような印象を受けるが，必ずしも手技が容易かつ安全とはいいにくく，合併損傷の報告も多い．無麻酔でも安全に行える整復法としては，Stimson 法および

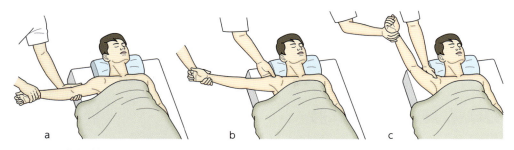

図 7-8　挙上整復法
a〜c の整復手順については本文参照.

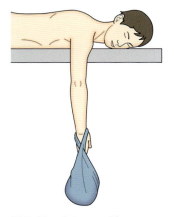

図 7-7　Stimson 法

挙上整復法がある．しかし，一部の患者はこれらの方法では整復できず，全身麻酔や手術が必要になることもある．

① Stimson 法（**図 7-7**）　患者をゆっくりと伏臥位にし，患肢が手前となるようにしてベッドから患肢を下垂させる．手関節付近にバンドを結んで 5 kg 程度のおもりを吊るす．力を抜かせた状態で 10〜15 分間そのままにしておくと脱臼は自然と整復される．患者を完全に脱力させることが大切で，そのためにはおもりを手に持たせてはいけない．整復までに時間がかかることが，この整復法の欠点である．

② 挙上整復法（**図 7-8**）　患肢をゆっくりと挙上していきゼロポジションに近い肢位をとることで整復する方法で，外転挙上法，Milch 法，ゼロポジション整復法と呼ばれることもある．患者を仰臥位とし，前額面上で患肢をゆっくりと外転させていく（**図 7-8a**）．患者自身に患肢の力を完全に抜かせることが大切で，数分間かけてでも痛みを感じないようにして行う．約 90°外転できたら手を持ちかえて（**図 7-8b**），術者の母指で骨頭の位置を確認しながら牽引力を加えて 90°前方挙上位まで水平屈曲していくと 45°あたりで整復される（**図 7-8c**）．

2．整復後の処置・固定

整復後は X 線撮影で整復状態および骨折の有無を確認する．神経血管損傷の有無も整復前と変わりないか確認しておく．高齢者では上腕骨大結節骨折，腱板断裂や腋窩神経麻痺の頻度が高いので注意を要する．脱臼が整復されると多くの場合，患者は今までの激痛から一気に解放される．時には脱臼前と何ら変わらずに上肢を動かすことも可能で，患者はもう治ったものと錯覚に陥ることもある．しかし，一度脱臼すると関節包が破れたり，関節唇および下関節上腕靱帯が肩甲骨側の関節縁から剥離する Bankart lesion が起こることが多い．これが十分に治癒しないと小さな外力や特定の肢位で容易に脱臼を起こすようになる．これを反復性肩関節脱臼という．反復性肩関節脱臼に移行して

しまうと，多くの場合，手術以外での治療は難しい．

若年者では，固定せずにいると非常に高率に反復性肩関節脱臼に移行することが知られているが，40 歳以上ではその率は急激に低下し，高齢者での頻度は低い．整復後の外固定に関しては，若年者では少なくとも 3 週間，高齢者では再脱臼よりも肩関節拘縮が起こりやすいので 1 週間程度とするのが一般的である．しかし，固定期間の長さと反復性脱臼への移行率に関しては，議論が分かれるところである．

脱臼整復後の固定法に関しては，Velpeau 包帯固定もしくは三角巾と弾性包帯などを用いて内転内旋位で体幹に固定する方法が一般的に行われてきた．しかし，現在では外旋位（いわゆる"前へならえ"の肢位）で固定したほうが脱臼によって裂離した関節唇（Bankart lesion）の整復状態がよいとされており，専用の装具も市販されている．

💡コツとアドバイス

- 整復はできるだけ早期に，かつ愛護的に行うこと．
- 整復の可否は，患者自身がいかに患肢の力を完全に抜けるかにかかっている．
- 整復の前後で神経脱落症状の有無を確認し，必ず X

線撮影を行うこと.
● 整復後の固定を確実に行うこと.

（吉原　潔）

野球肩，野球肘，テニス肘

野球肩，野球肘，テニス肘は，反復する投球・スイング動作によって肩関節・肘関節に疼痛が生じる病態の総称である．野球肩には肩峰下インピンジメント症候群，腱板損傷，上腕二頭筋長頭腱炎，上腕骨近位骨端線離解（リトルリーグ肩）などが含まれ，野球肘には，内側側副靱帯損傷，上腕骨小頭離断性骨軟骨炎，関節内遊離体などが含まれる．テニス肘は，一般に上腕骨外上顆炎をさす．いずれもほとんどがオーバーユース（使いすぎ）によるスポーツ障害であり，運動制限などの指示が必要となるが，疾患の緊急性は低い.

本項では，骨折や脱臼ではないことを前提に解説する.

症状・診断

症状は競技中または競技後の肩関節・肘関節の疼痛が中心であり，病態が悪化すると日常生活動作でも疼痛が誘発される.

それぞれの障害における診察のポイントを以下に解説する.

1．野球肩

① 肩峰下インピンジメント症候群　どの年齢でもみられ，日常診療でよく遭遇する．肩峰下面（烏口肩峰アーチ）と滑液包や腱板が肩の動きによって衝突（インピンジメント）する病態である．通常，滑液包炎や腱板炎であることが多く，腱板は断裂に至ることは比較的少ない．Hawkins 法（肩と肘を 90°屈曲させ他動的に肩内旋強制したときに疼痛が誘発されるインピンジメント徴候の 1 つ）が陽性となることがある．肩峰下滑液包内へのリドカイン（キシロカイン®）テストも有用である．単純 X 線では異常を認めないことが多いが，scapular Y 像で骨棘を認めることがある.

② 上腕二頭筋長頭腱炎　10 歳代にはやや少ないが，ほかのどの年代でもみられ，日常診療でしばしば遭遇する．繰り返す投球ストレスにより，上腕二頭筋長頭腱が通過する結節間溝において，炎症が引き起こされる．単純 X 線では異常を認めないことが多い．結節間溝に圧痛を認め，speed test（肩を 90°屈曲させ肘を伸展し，上にした手掌に抵抗を加えて結節間溝に痛みが生じる誘発テスト）が陽性になることがある.

③ 上腕骨近位骨端線離解（リトルリーグ肩）　10 歳代

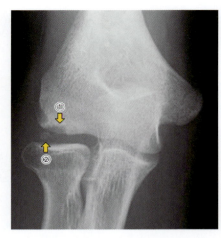

図 7-9　離断性骨軟骨炎の単純 X 線像
上腕骨小頭部に骨透亮像（①）と遊離体（②）を認める.

前半に多い．投球ストレスにより力学的に脆弱な上腕骨近位骨端線が損傷し離開が生じる．上腕骨頸部に圧痛を認めるが，日常生活動作ではほぼ無症状であることが多い．単純 X 線上では健側に対し上腕骨近位骨端線の拡大や不整像を認める.

2．野球肘

① 内側側副靱帯損傷　骨端線の閉鎖した高校生以降の競技レベルが高い選手に多い．成長期では上腕骨内側上顆の裂離骨折となることが多く，これは骨端線損傷である．投球時の繰り返す外反力によって起こり，多くは内側側副靱帯の上腕骨側での損傷であり，靱帯付着部の内側上顆下端に圧痛を認める．単純 X 線では骨棘や靱帯の骨化，外反ストレスによる関節裂隙の開大などを認めることがある.

② 上腕骨小頭離断性骨軟骨炎　10 歳代前半に多い．骨化の未成熟な小頭関節面の一部が離断する．投球時に肘外側部の痛みを訴えることが多く，肘の可動域制限を伴うことが多い．病態が進行すると，病変部は遊離体となり，ロッキングが生じることもある．単純 X線の正・側面像のみでは，初期病変が確認できないことがあるので，45°屈曲位正面像（図 7-9）や超音波検査もしくは MRI が有用である.

3．テニス肘（上腕骨外上顆炎）

30〜50 歳代に多い．上腕骨外側上顆には手関節と手指の伸筋群が付着しており，これらのオーバーユースにより付着部に炎症や変性が生じる．テニスでのバックハンドの多用で生じることが多く，テニス肘と呼ばれるが，テニス以外のスポーツや日常生活動作で発症することも多い．可動域制限や単純 X 線での異常は認めないことが多い．肘と手関節を伸展し，前腕回内位で椅子を持ち上げさせたときに，上腕骨外側上

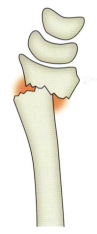

図 7-10　Colles 骨折

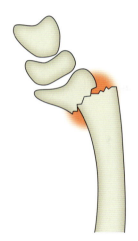

図 7-11　Smith 骨折

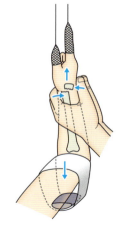

図 7-12　フィンガートラップを
用いた牽引下での整復
操作

顆に痛みが生じる誘発テスト(chair test)がある.

初療・処置

　疼痛や腫脹などの炎症所見が消退するまで，投球・スイングなどの疼痛誘発動作を禁止する．疼痛に応じて鎮痛薬の処方や三角巾固定などを行う．疼痛が持続する場合，局所の副腎皮質ステロイド薬注射を行うことがある．多くは保存的治療の適応であるが，治療に抵抗する症例や進行した離断性骨軟骨炎などは手術の適応となることがある.

　投球・スイング動作は全身運動である．肩や肘のみならず，下肢や脊椎，胸郭など，運動連鎖に関与するすべての運動器の障害により，そのバランスが乱れ，痛みが発生するきっかけとなりうることを念頭に置く.

💡コツとアドバイス

● 野球肩・野球肘・テニス肘の多くはオーバーユースによる障害である．競技を継続した状態での症状改善は難しい．病態の重症度や試合・練習の重要度にもよるが，競技の禁止や制限が必要となる.

● 多くは保存的治療の適応であるが，症状が長期にわたる場合や手術に至る場合もある．これらを回避するため，早期発見と適切な初療が重要である.

（小松秀郎）

前腕骨下端骨折

　前腕骨下端(橈骨遠位端)骨折は骨粗鬆症に伴う四大非椎体骨折の１つとされ，高齢者に好発する．若年

者では高エネルギー外傷に伴うことが多い.

　末梢骨片が背側に転位している関節外骨折は Colles 骨折(図 7-10)，掌側に転位している関節外骨折は Smith 骨折と呼ばれる(図 7-11)．Colles 骨折は Smith 骨折に比して，高齢者に生じることが多い.

症状・診断

　局所の疼痛，腫脹，圧痛，皮下出血などがみられる．典型的な Colles 骨折では背側に転位した骨片を反映し，フォーク背側変形と呼ばれる特徴的な変形を呈する．橈骨遠位端あるいは尺骨遠位端の骨折を正・側二方向の単純 X 線によって確認し，診断する．頻度は低いが，コンパートメント(筋区画)症候群を伴うことがあるので注意が必要である.

初療・処置

　骨折初療の原則に従い，可及的早期に骨折の整復ならびに外固定を行う．愛護的な骨折の整復には，フィンガートラップを用いた牽引下での整復操作が有用である(図 7-12)．骨折部の整復を行った後にギプスシーネなどによる外固定を行うのが理想的であるが，良好な整復が愛護的に得られない場合は，無理な整復操作を繰り返すことなく外固定して専門医に紹介する．外固定材は遠位手掌皮線をまたがないように注意し，指の運動が制限されないようにしたうえで RICE (rest, ice, compression, elevation)と手指運動の励行を指示する．経過中に母指伸筋腱断裂を生じることがまれにあるため，母指の自動運動励行はあまり強調しない.

💡コツとアドバイス

● Colles 骨折は保存的に治療できることも多いが，Smith 骨折では手術療法を要することが多い.

● コンパートメント症候群が合併した場合は緊急手術

を要するため，それを疑わせる徴候（顕著な疼痛，蒼白，錯感覚，麻痺，脈拍消失，手指他動時の疼痛など）が生じた場合は緊急受診するよう指示する．

（越智健介）

舟状骨骨折，手関節捻挫

症状・診断

舟状骨骨折は手根骨骨折のなかで最も頻度が高い．多くの場合，手関節背屈位で手をついて転倒することで受傷する．本骨折では腫脹などの局所所見に乏しいことがあるため，診断には anatomical snuff box といわれる舟状骨背側部の圧痛も参考にする．

一般に骨折の診断には正・側二方向の単純X線が有用であるが，舟状骨骨折はこれのみで診断できないことも多い．受傷機転や症状から疑った場合は，斜位撮影と舟状骨撮影（手関節尺屈位における正面像）を追加する．しかしながら，それでも診断が付かず，確定診断にはCTやMRIを要することもある．

手関節は橈骨遠位端や複雑な形態をした手根骨や靱帯によって形成されているため，受診時の単純X線で明らかな損傷がみられない場合でも，手根骨骨折や靱帯損傷が存在していることがある．診断には，丁寧な圧痛点の確認やストレステストなどが有用であるが，受傷直後は疼痛などのために不明瞭なことも多い．

初療・処置

舟状骨骨折やそのほかの手根骨骨折，靱帯損傷が疑わしい場合はギプスシーネなどによる手関節の外固定を行い，翌日の専門医受診を指示する．指の運動が制限されないよう，外固定材は遠位手掌皮線をまたがないように注意し，RICE（rest, ice, compression, elevation）と手指運動の励行を指示する．

コツとアドバイス

● 舟状骨骨折などの手関節部骨折や靱帯損傷は，受傷時に確定診断することが難しいことがある．単純X線で明らかな骨折が認められない場合でも，安易に捻挫として対応するのではなく，舟状骨骨折などの手根骨骨折や靱帯損傷の可能性を念頭に置き，患者に説明する必要がある．

● 症状や所見に応じて，必要なら外固定を行っておくことも重要である．

（越智健介）

中手骨骨折

症状・診断

転倒，交通事故など，さまざまな状況で生じる骨折である．特に中手骨頸部での骨折は握り拳で壁や他者を殴った際に高頻度に生じるため，boxer's fracture と呼ばれる（**図7-13**）．症状は手指の運動時痛と手背の腫脹，浮腫を認める．圧痛の局在部位によってまず骨折を疑う必要がある．

診断は単純X線二方向（正・側面）を撮影するが，示指から小指の中手骨は4本が重なることにより側面像の読影は困難であるため，斜位像を撮影する．単純X線で骨折が容易に診断可能な場合もあるが，CTでなければ判別困難な骨折も少なくないことには注意が必要である．

初療・処置

手術療法が望ましい骨折もあるが，開放骨折以外では緊急性はないため，初療としては外固定が必要となる．中手骨骨折では，指が回旋し指交差現象（cross finger）を生じる場合があるため，示指から小指が交差することなく屈曲可能であることを確認する．指交差現象を予防するためには骨折した指を隣接指とテーピングしたうえで，中手指節関節（MP関節）屈曲位のギプスシーネ固定が理想的である．ただし，初療場面で困難な場合には簡易的なアルミシーネで固定し後日専門外来の受診を指示する．

ほかの骨折も同様であるが，単純X線ではわからない骨折が存在する可能性があること，外傷後の浮腫を予防するために手を挙上することを指示して帰宅させる．

コツとアドバイス

● boxer's fracture では，患者自身が他者を殴ったことを言わない場合がある．

● MP関節背側（握り拳の出っ張り部分）に1cm程度の挫創がある場合には，相手の歯が刺さった可能性を疑う必要がある．関節内まで到達している場合には口腔内細菌により高率に化膿性関節炎，骨髄炎となり難治性となるため，十分に創部を洗浄し抗菌薬の投与を行う．

（岩本卓士）

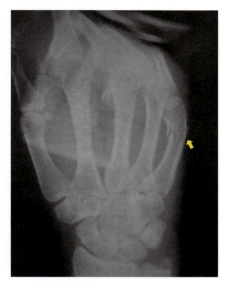

図7-13　中手骨骨折のX線像
第5中手骨頸部に骨折線を認める

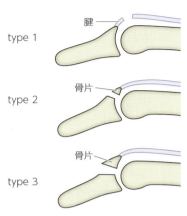

図7-14　槌指の分類
type1：伸筋腱損傷.
type2：末節骨基部背側の裂離骨折を伴う.
type3：末節骨の骨折と掌側亜脱臼を伴う.

突き指，指骨骨節，手指の腱損傷

Ⅰ　突き指（槌指）

　極めて多い一般的な外傷だが，的確な治療を要する．単純X線で骨折がなく関節の可動性に問題のない場合は関節挫傷の診断で問題ないが，関節の伸展ができない槌指は適切な治療が必要である．本項では槌指に関して詳説する．

症状・診断

　槌指は腱性と骨性に分かれる．ともに手指遠位指節間関節（DIP関節）の自動伸展不全とDIP関節の腫脹と疼痛・圧痛である．単純X線で骨折のある場合が骨性槌指で骨折のない場合が腱性槌指であり，以下の3型に分けられる（**図7-14**）．

・type1：腱性槌指
・type2：小骨片を有する骨性槌指
・type3：大きな骨片を有し末節骨が掌側に亜脱臼する場合

初療・処置

　type1の腱性槌指は保存的治療を原則とする．マレット装具（**図7-15**）を8週間終日装着しその後4週間夜間シーネとして使用する．可動域訓練は9週目から自動運動で開始する．type2の小骨片を有する骨

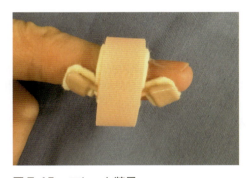

図7-15　マレット装具
DIP関節を伸展またはやや過伸展に保持する装具.
PIP関節の可動性を制限しない装具を終日装着する.

性槌指のtype1と同様に治療する．type3の骨性槌指は手術療法を行う．治療は局所麻酔の外来手術で可能な経皮鋼線刺入術が最も一般的に行われる．

💡コツとアドバイス

● 陳旧例になると治療が困難になるため，必ずX線像を確認し骨折の有無をチェックする．
● 保存的治療を行う場合，装具は終日装着とする．手指を洗う場合は装具を除去してもDIP関節は伸展位の保持を守る．決して装具装着期間は屈曲しないように指導する．

Ⅱ　指骨骨折

　手指は基節骨，中節骨，末節骨の3つの骨と各々

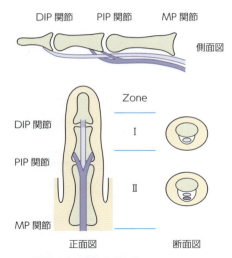

図 7-16　屈筋腱の解剖と zone 区分
末節骨に停止する深指屈筋腱と中節骨に停止する浅指屈筋腱がある．PIP 関節より末梢(zone I)では深指屈筋腱の単独損傷であるが，PIP 関節部を含めた近位(zone II)での損傷は両腱が重なって存在するため両腱が損傷されることがある．

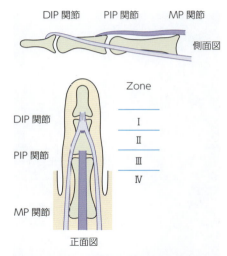

図 7-17　伸筋腱の解剖と zone 区分
指伸筋腱は正中索として中節骨基部に停止する．一方，骨間筋と虫様筋は側索を形成し指の掌側より末梢に行くに従い背側へ向かい，走行し，DIP 関節の近位で背側にて癒合し，終末腱として末節骨に停止する．DIP 関節背側(zone I)の損傷は終末腱の損傷で槌指変形を，PIP 関節背側の損傷(zone III)は正中索の断裂でボタン穴変形を生じる．この部位の切創では受傷時に見逃されやすいので注意を要する．zone IV は指伸筋腱の単独損傷により垂れ指を呈することが多い．

からなる近位指節間関節(PIP 関節)と DIP 関節にて構成される．この各部に関節外骨折と関節内骨折が生じうる．

症状・診断

手指の疼痛，腫脹と可動域制限を生じる．X 線で骨折を認めれば診断は容易である．

初療・処置

骨折の場合の初療では，開放骨折か閉鎖骨折かで方針が異なる．開放骨折の場合は golden hour と呼ばれる 6～8 時間以内に洗浄を行う．麻酔は，1％リドカイン(キシロカイン®)3～5 mL を 27 G 針で近位手指皮線から垂直に腱鞘に刺入し，抵抗のない場所で麻酔薬を注入する．駆血は上腕部でターニケットを用いるか，固有指部の PIP 関節から末梢の創は指基部を Nélaton チューブで巻きペアン鉗子で固定することでできる．十分な洗浄後は 5-0 ナイロンで閉創を行う．その後の専門治療のために神経損傷や腱損傷の有無も確認する．閉鎖骨折の場合は手掌から指尖部までフェンスシーネを掌側にあてて固定する．

骨折に対する治療法として保存的治療は，アルフェンスシーネ固定またはギプス固定が主流である．また，手術療法は鋼線固定またはスクリュー単独またはスクリューとプレートでの固定が行われることが多い．

コツとアドバイス

- X 線像で骨折があった場合は骨片の大小にかかわらず専門の受診を勧める．
- アルフェンスシーネをあてる際の肢位は中手指節関節(MP 関節)軽度屈曲位，PIP 関節と DIP 関節は可及的伸展位である．これは関節拘縮を生じにくい肢位である．

Ⅲ　手指の腱損傷

手指には屈筋腱と伸筋腱の 2 種類の腱が存在する．

屈筋腱は，指部にて末節骨に停止し DIP 関節を屈曲する深指屈筋腱と，中節骨に停止し PIP 関節を屈曲する浅指屈筋腱に分けられる．部位別に治療法を定める zone 分類があり手指では zone I と II がある(図7-16)．

伸筋腱の構造は複雑である，母指は長母指伸筋腱が存在するが，示指～小指では中節骨基部に停止する指伸筋腱の正中索と手掌に存在する骨間筋と虫様筋より生じた側索が末節骨に停止する(図7-17)．伸筋腱も zone 分類が存在し指部は zone I～IV に分かれる．

症状・診断

基本的には開放創に関連した損傷であるので腱の走行を認識して創部から腱損傷の有無を確認する．完全断裂では手指の可動性が障害されるが不全損傷では受

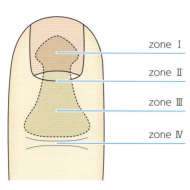

図7-18　手指末節切断に対する
　　　　区分法(Ishikawa)

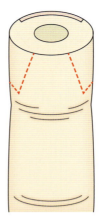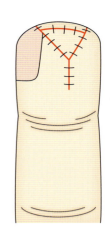

図7-19　Kutler法

傷時に可動性に問題のない場合も多く，手指の開放創は慎重に取り扱う必要がある．また，腱損傷と神経損傷が合併することが多いため知覚障害の有無を23G針でチェックすることは重要である．閉鎖性の腱損傷，いわゆる皮下断裂の診断は初療では困難である．

初療・処置

　処置は無血野で腱の損傷を確認しなくてはならないので上腕部でターニケットを用いて駆血する．固有指部のPIP関節から末梢の創は，指基部をNélatonチューブで巻きペアン鉗子で固定することで駆血できる．麻酔は1%リドカイン（キシロカイン®）3〜5 mLを27G針で近位手指皮線から垂直に腱鞘に刺入し抵抗のない場所で麻酔薬を注入する．開放創はgolden hour以内に洗浄を行う．十分な洗浄後は神経腱損傷の状況を把握して5-0ナイロンで閉創を行う．専門施設でない場合は神経腱を縫合することは控える．特に外固定を行う必要はない．

　腱は部位別に専門治療が行われるが基本的に腱縫合がなされる．

💡コツとアドバイス

● 腱の治療は3か月以上の時間を要する．的確な治療には初療時の情報は極めて有用である．正確に内部を把握するためにも無血野での腱損傷の確認は重要である．

（坂野裕昭）

手指の挫創，指末節部の切断創

指尖部切断の治療は，創傷被覆材による保存的治療，断端形成術や指尖部形成術などさまざまである．適応に関しては，利点と欠点について患者と相談して最も適した治療法を選択する．

初療・処置

1．皮膚あるいは指腹だけの指尖部損傷

① 創傷被覆材（親水性ポリウレタンフォームドレッシング材）　過剰な滲出液を吸収し，適度な浸潤環境を保持することで創傷治癒を促進する．一期的な閉鎖法に比べ治療期間を要するが，指長を温存できる利点がある．特に小児の切断された皮膚がない症例に適している．麻酔下〔1%リドカイン（キシロカイン®）5〜8 mLを手掌指節皮線レベルで腱鞘内注射〕に消毒液や生理食塩水で洗浄後，フォームを密着させる．2〜3日ごとに生理食塩水や流水で洗浄して交換する．切断端の止血が不十分なときには，初日はアルギン酸塩被覆材で止血をしてから本被覆材に交換する．

② 指尖部形成術

・composite graft：zone Iでは，切断皮膚をそのまま移植し縫合する（図7-18）.

・局所有茎皮弁（Kutler法，Atasoy法）：Kutler法は両側面に，Atasoy法は掌側に1個の三角形の皮弁を作製する（図7-19，20）．皮下組織の剥離に神経血管束を切離しないように注意する．斜切断では長く残った皮膚を移動する．

2．骨が露出した指尖部切断

① 創傷被覆材（親水性ポリウレタンフォームドレッシング材）　麻酔下に汚染・挫滅した組織は切除し，骨は軟部組織と同レベルまで切除するか，周囲の組織で覆い，フォームを密着させる．

② 指尖部形成術

・断端形成術：掌側の皮膚で断端部を覆い，背側で縫合する．骨はリュエルで短縮し，関節離断の際は関

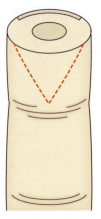
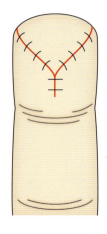

図7-20 Atasoy法

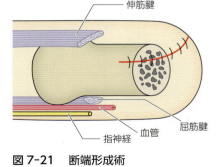

図7-21 断端形成術

節軟骨を切除する．血管は凝固または細い糸で結紮する．神経は末梢に牽引をして鋭利的に切離，退縮させる．腱は骨に固定しない（図7-21）．

・**局所有茎皮弁（掌側前進皮弁）**：指腹部の欠損例に適応．V-Y形成で前進する．

コツとアドバイス

● 断端形成の注意点としては，指長をなるべく長く残し，良断端を得ることが重要で，有痛性神経腫の形成や近傍関節の拘縮に気をつける．

● hooked nailをつくらない．末節骨が短いときは爪床も同レベルまで切除して，骨断端を爪床で閉鎖しない．

● zoneⅢやⅣの鋭利切断の場合では再接着適応の可能性があるため，患者が希望する場合には専門医にコンサルトしたほうがよい．

（小林由香）

ばね指, de Quervain 病

Ⅰ ばね指

手指屈筋腱のA1腱鞘と呼ばれる靱帯性腱鞘炎がばね指である．原因は不明だが妊産婦や40歳以降の女性に6〜7倍多くみられ，ホルモンの影響が考えられている．また，糖尿病も素因の1つと考えられている．

症状・診断

母指が最も多く，環指や中指にも多く，主症状は，①疼痛，②弾発現象である．臨床的には「Ⅰ 疼痛のみ」「Ⅱ 疼痛と弾発現象」「Ⅲ 弾発現象のみ」の3パ

ターンである．Ⅱ，Ⅰ，Ⅲの順に多くみられる．

他覚的診断として重要なのはA1腱鞘の圧痛であるが，パターンⅢでは圧痛は存在しないことがある．A1腱鞘の部位は母指では近位掌側母指皮線に，示指から小指では近位掌側指皮線の約1cm近位から長さ1cmにわたって存在する（図7-22）．

初療・処置

保存的治療では，軽度の場合は局所の安静と消炎鎮痛軟膏を塗布する．しかし，炎症が強い場合は腱鞘内注射が有効である．注射薬はトリアムシノロン（ケナコルト-A®）を使用する．ケナコルト-A®の腱鞘内注射は極めて有効であるが使用に関しては十分に注意する．高濃度の薬液注射や，頻回の注射は屈筋腱の断裂をきたす危険性が高い．注射回数の上限（下記「コツとアドバイス」を参照）をしっかり守ることが重要である．これを超える注射が必要な場合は，手術療法を選択する必要がある．ただし，パターンⅢの場合は腱鞘内注射の有効性は低いので手術療法が勧められる．

手術は局所麻酔でA1腱鞘を切開する外来手術である．低侵襲手術として鏡視下腱鞘切開術が行われているが，難易度も高く実施施設が少ない．18G針を使用した皮下腱鞘切開の方法もあるが推奨できない．

コツとアドバイス

● 1%リドカイン（キシロカイン®）0.5mLとケナコルト-A® 0.5mL（10mg）を混合して1mLのシリンジに充填し27G針を用いてA1腱鞘に0.5mL注射する．刺入法はA1腱鞘遠位部より45°近位に傾けて約1cm刺入し，緩徐に引きながら抵抗が消失した部位（loss of resistance）で薬液を注入する（図7-23）．

● ばね指ではケナコルト-A®の副作用である色素沈着や皮膚萎縮，皮下脂肪組織の萎縮などは出現しにくい．屈筋腱皮下断裂などの合併症を回避するため，

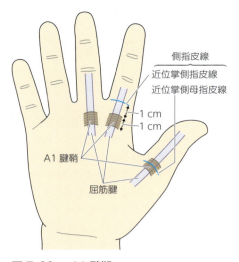

図 7-22　A1 腱鞘

手指屈筋腱の A1 腱鞘の腱鞘炎がばね指である．A1
腱鞘の部位は母指では近位掌側母指皮線に，示指か
ら小指では近位掌側手指皮線の約 1 cm 近位から長
さ 1 cm にわたって存在する．

1 年間に 3 回までを注射限度とし，かつ，注射間隔
を 4 週間以上とする．

Ⅱ de Quervain 病

　40〜50 歳代を中心とした女性に多い．原因は明ら
かでないが，繰り返される機械的刺激以外にホルモン
など代謝内分泌系の異常が関与している可能性もあ
る．

　de Quervain 病は伸筋腱第一区画の狭窄性腱鞘炎で
あり，通常長母指外転筋腱と短母指伸筋腱の 2 腱が
走行しているが，前者は破格が多く，2〜3 本の副腱
が走行していることがあるので注意を要する（**図
7-24**）．

症状・診断

　手関節部で橈骨茎状突起部の疼痛を主訴とするもの
で，疼痛は運動時痛のみのものから安静時痛を伴うも
のまでさまざまである．腱鞘の肥厚を皮下に触診でき
る場合もある．進行すると母指の外転制限や弾発現象
がみられることもある．

　橈骨茎状突起部の圧痛と Finkelstein test（母指を手
掌内屈曲位で保持し，手関節を尺屈させると疼痛を誘
発できる）陽性を認めれば診断は容易である．

　橈骨茎状突起部の突出が大きく，明瞭な場合は腱鞘
ガングリオンや腱鞘巨細胞腫，外骨腫などの腫瘍性疾
患を除外するために単純 X 線検査や超音波検査を行
う．

初療・処置

　保存的治療が多くの症例で奏効するが，効果の得ら
れない場合や保存的治療後も再発を認める場合に手術

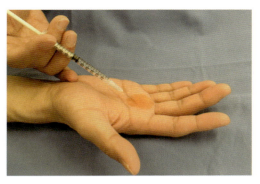

図 7-23　注入法

A1 腱鞘遠位部より 45°近位に傾けて約 1 cm 刺入し，緩
徐に引きながら抵抗が消失した部位（loss of resistance）で
薬液を注入する．

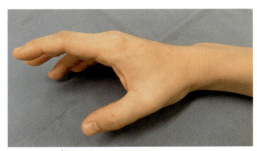

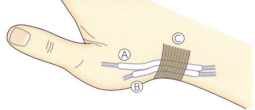

図 7-24　伸筋腱第一区画

長母指外転筋腱（A）が背側に，短母指伸筋腱（B）が掌側に
走行している．ともに伸筋支帯（C）により区画されてい
る．

療法が行われる．

1．保存的治療

　非ステロイド系の消炎鎮痛軟膏などの患部への塗布
が有効なこともある．

　最も効果的なのは腱鞘内への副腎皮質ステロイド薬
注入である．副腎皮質ステロイド薬と 1％キシロカイ
ン® 0.5 mL を混じて 27 G 針にて注入する．この際，
使用する副腎皮質ステロイド薬はデキサメタゾン（デ
カドロン®など）2 mg，またはケナコルト-A® 10〜
20 mg であるが，大切なのは少量を腱鞘内に確実に
注入することである．注入量は全量を入れる必要はな
く 0.5 mL も注入すれば十分である．

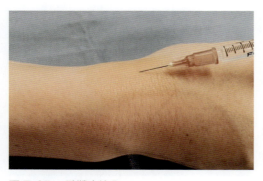

図 7-25　腱鞘内注入
手関節をやや尺屈し，圧痛の最も強い腱の腱鞘に遠位側から針を刺入し腱鞘内に注入する．遠位側の滑膜性腱鞘が注入された薬液で広がる状態が目視または触知できる．

効果は明らかにケナコルト-A® のほうが有効であるが，腱鞘外に漏らすと色素脱失や皮膚萎縮などの副作用を生じることがあるので適切な手技が要求されるとともにインフォームド・コンセントを行うことも大切である．腱鞘内注入はデキサメタゾンでは 1 週間に 1 回の割合で合計 3 回までとする．ケナコルト-A® では 4 週間に 1 回の割合で合計 3 回までとする．刺入部位は橈骨茎状突起部で最も圧痛が強い部位を探し，その腱鞘内に刺入する（**図 7-25**）．

腱鞘内注入療法と並行して装具療法を行わせることが大切である．特に，手関節を固定する夜間装具を併用させることが重要である．

2．手術療法

腱を狭窄している腱鞘を切開するのが手術であるが，同部位には橈骨神経の浅枝が走行しており，損傷すると母指から示指にかけてのしびれや疼痛を訴える．また，長母指外転筋腱には 2〜3 本の副腱が存在することもあり，そのすべての腱鞘を開放しなければ症状が改善しないこともある．さらに，皮切部の瘢痕形成が疼痛を起こす場合もある．

コツとアドバイス

● 腱鞘内へのステロイド注入が最も有効．1%キシロカイン® 0.5 mL とケナコルト-A® 20 mg を混じて総量 mL となる．これを 1 mL のシリンジで 27 G 針にて腱鞘内に確実に 0.5 mL 注入する．そして，夜間手関節固定を併用する．なお，ケナコルト-A® の副作用に関しては必ずインフォームド・コンセントを行う．手術時には橈骨神経の浅枝の損傷とすべての腱鞘の確実な開放を行う．

（坂野裕昭）

Heberden 結節

症状・診断

手指の末節部に生じる変形性関節症である．40〜50 歳代以降の中年女性に多く発症し，外傷などの明らかな誘因なく手指末節部に疼痛，腫脹を生じる．手指背側に関節液が貯留した腫瘤（粘液囊腫）を生じる場合もある．多数指に同時に生じる患者も多く，関節リウマチを心配して来院する場合も多い．

診断は二方向単純 X 線撮影により診断する．初期には関節裂隙の狭小化を認めるのみであるが，進行すると骨棘を形成し関節が腫大する（**図 7-26**）．関節リウマチによる腫脹は滑膜炎によるものであるため軟らかい腫脹を触れるが，Heberden 結節によるものは骨性に硬く腫大する点が異なる．

初療・処置

消炎鎮痛薬の内服薬，外用薬の処方を行う．幅 1 cm 程度のテーピングテープを用いて遠位指節間関節（DIP 関節）を取り囲むように巻き付けて関節の動きを制限することも除痛のために有効である．粘液囊腫を認める場合には安易に穿刺吸引することで感染を生じる場合もあるため，専門医での対処を勧める．

関節リウマチの場合には DIP 関節に症状が出ることはまれではないが，正確な診断には血液検査などの精査が後日必要であることを伝えて帰宅させる．

コツとアドバイス

● 骨棘を形成せず骨吸収を生じている場合は，乾癬性関節炎などの他疾患を疑う必要がある．
● Heberden 結節では，初期には強い疼痛を自覚することも多いが，進行し骨棘が形成されると可動域制限を生じるとともに疼痛は軽減する場合が多い．

（岩本卓士）

ガングリオン

ガングリオンは日常の外来診療で遭遇する比較的頻度の高い四肢軟部腫瘍の 1 つである．関節包，靱帯，腱鞘，骨膜などから発生する囊腫性腫瘍であり，囊腫内は透明で無色もしくは淡黄色を呈するゼリー状の粘度の高い内容物で満たされている．手関節周囲に好発するが，指屈筋腱腱鞘，肘関節や膝関節周囲，足趾などからも発生する．肘部尺骨神経管周囲，Guyon 管

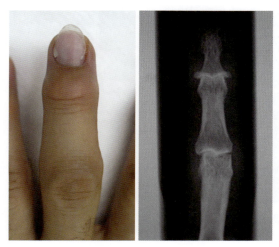

図 7-26　　中指 DIP 関節の外観および単純 X 線
DIP 関節に骨棘形成を伴う腫脹を認める.

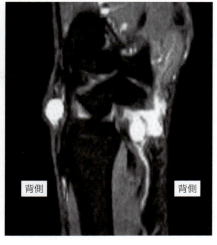

背側　　　　　背側

図 7-27　　手関節に発生したガングリオンの MRI
ガングリオンが手関節の背側と掌側にまたがって発育している.

内, 腓骨小頭周囲などに発生した場合は末梢神経を圧迫して麻痺症状を示す, いわゆる entrapment neuropathy を呈する. まれではあるが, 骨内や神経内に発生する症例もみられる.

　本項では, 日常経験することが多い手周囲のガングリオンについて述べる.

症状・診断

　手周囲に発生する軟部腫瘍のうち, ガングリオンは約 50～70％を占め, 30～40 歳代の女性に多く発症する. 手関節背側部に発生する頻度は約 60％と最も多く, 次いで手関節掌側部, 指屈筋腱腱鞘の順である. 手関節背側部のガングリオンのほとんどは舟状骨-月状骨間の関節包や靱帯から発生し, また指屈筋腱腱鞘ガングリオンの多くは中手指節関節（MP 関節）もしくは近位指節間関節（PIP 関節）掌側部に発生する. 初診時の主訴の多くは無痛性の腫瘤であり, 腫瘤の原因が心配で受診することが多い.

　触診では弾性硬, 表面は平滑な腫瘤で, 周囲との癒着は少ない. 手関節部のガングリオンが増大すると運動時痛や可動域制限を生じる場合がある. 一方, 指屈筋腱腱鞘のガングリオンでは腫瘤自体は小豆大から米粒大と小さいものの, 圧痛のため握り動作が困難となることが多い.

　発生部位と触診所見から診断は比較的容易である. 穿刺によりゼリー様の内容物が吸引されれば, 確定診断される. しかし, 時に腫瘤がガングリオン以外の充実性の軟部腫瘍である場合があり, 視診と触診で診断に難渋する症例では, 超音波や MRI で嚢腫性であるか否かを確認したほうがよい. MRI 画像では質的診断だけでなく, ガングリオンの大きさや占拠部位, 茎部の形態なども評価でき, 有用である. 通常, 視診で認められるガングリオンの膨らみは氷山の一角であり, 腫瘤はしばしば多房性で, 筋支帯や腱組織の間に発育し深部では茎状となって発生母地である関節包につながっている（図 7-27）.

初療・処置

　穿刺吸引法, 圧砕法, 副腎皮質ステロイド薬注入法などの保存的治療と手術療法に大別される. 一般には, 自然消失する症例も多いことから, 無症状の場合は経過観察か保存的治療とし, さらには軽度の症状の場合も原則として保存的治療を行う. 再発を繰り返す症例や神経症状を呈している症例, あるいは疼痛が強く日常生活動作が障害されている場合や美容上の理由で患者が強く希望する場合は手術療法を選択する.

　穿刺吸引法では 18 G の注射針を使用してガングリオンの内容物を吸引する. 注射針を抜いた後に腫瘤を徒手的に押しつぶすことにより穿刺孔から内容物を絞り出すことも可能である. 手関節掌側部ガングリオンでは橈骨動脈に接していることが多く穿刺に際し動脈を損傷しないよう注意する（図 7-28）.

　手術療法は一般に根治的と思われているが, 手術療法でも 3～33％の再発率が報告されている. 手関節部の深層を展開し処置するため, 局所浸潤麻酔ではなく腋窩神経叢もしくは腕神経叢麻酔下で施行することが望ましく, 手の外科用の手術器具を用い, 駆血帯を使用して無血野で行うことが必須である.

　頻度の高い手関節部背側のガングリオンでは, 前述したように, 皮下の部分は氷山の一角であり, 深部で

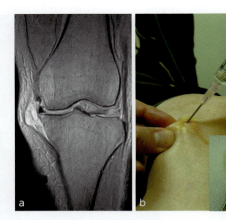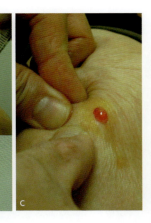

図 7-28　ガングリオンに対する穿刺吸引法
a：膝関節内側に発生したガングリオンの MRI 画像.
b：18G 注射針による吸引と吸引されたゼリー状の内容物.
c：穿刺孔より用手的に内容物を圧出している.

は茎状となって関節包につながっている. 手術ではこの茎部に関節包を一部付けて完全に摘出することが重要で，取り残すと再発をみることが多い. 摘出後，関節包が一部欠損したままとなるがそのまま放置しても構わない. 切除縁をバイポーラで焼灼しておくことは再発を防止するうえで有効である.

　術後合併症として，再発のほか，術創瘢痕，知覚障害，関節拘縮などがあり手術を計画する場合は十分なインフォームド・コンセントを行い，手の外科に精通した医師のもとで行うことが望ましい.

コツとアドバイス

- ガングリオン以外の軟部腫瘍と鑑別すること. 充実性腫瘍が疑われたら穿刺は行わず，超音波や MRI 検査などで評価する.
- 保存的治療を原則とする. **自然消失がありうる良性の腫瘍であることを十分に説明する.** 安易に手術療法は選択しない.
- 手関節背側と掌側にまたがって発育する症例がある. ガングリオンの大きさや占拠部位を評価するには MRI 検査が最適である.
- 手術では橈骨動脈，皮神経，腱組織をよけながら腫瘤を一塊として摘出するため繊細な手技が要求される. 手の外科に精通した医師のもとで行うことが望ましい.

（米澤嘉朗）

指輪の除去

　長時間指輪を付けていると指のむくみなどの理由で抜けなくなることがある. 指輪をはめている指が体重増加や指の損傷（骨折，裂傷，挫創，咬傷）により腫脹すると指輪が皮膚に食い込んだ状態となり，静脈系やリンパ系を圧迫することで腫脹がさらに増悪され，指輪がいっそう抜けなくなる. 放置しておくと動脈系まで圧迫され，最悪の場合には指の壊死にもなりかねない状態となるため，早期の抜去が必要となる.

初療・処置

1．用手的除去

　まず指輪と皮膚の間に石鹸やオリーブオイルを塗って滑りをよくする. あらかじめマッサージを行い，指の腫脹を平均化していくことが望ましい. 次に無理なく動くところまでで指輪を近位指節間関節（PIP 関節）に近づける. その後は，指と指輪は動かさず，指輪の下の皮膚を指元のほうに入るところより少しずつ全周性に動かす. 全周性に皮膚が動いたら，その分だけ指輪が自然に指先に進むのでこれを繰り返して抜いていく.

2．指輪切断

　この処置は救急外来での処置が中心であるが，リングカッターを使用して指輪を切断する方法である. 特に指の外傷や骨折がある場合に適応となる. 循環障害の徴候がみられた場合，処置が遅れると指の壊死に陥る可能性があるため，除去不能な指輪の切断を拒む患者には十分な説明と慎重な対応を行う.

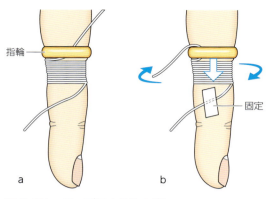

指輪

固定

a   b

図7-29 テープによる抜去術

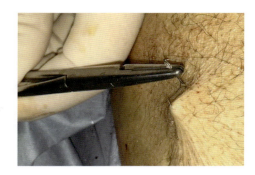

図7-31 針を返しの部分が出るまで進めている

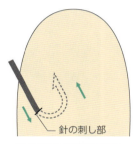

針の刺し部

針先を進め皮膚から出す

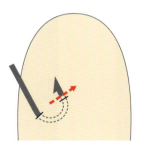

返しの部分を切る

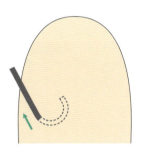

抜く

図7-30 釣り針の抜き方①

3．テープによる抜去術

用意したひも（血管テープあるいは綿テープ）をモスキート鉗子で指の末梢側から指輪の中にくぐらせる．指輪の末梢側をまずPIP関節の前まで，腫脹した指を強くひもで圧迫するように巻いていく（**図7-29a**）．ひもの端をテープなどで固定した後に，中枢側のひもを指先に向かって引っ張りながらほどいていくと，指輪は少しずつPIP関節まで滑りながら移動する（**図7-29b**）．この操作の前に巻き付けたひもにオリーブオイルなどの潤滑剤を塗って滑りをよくしておく．ここでいったんマッサージを行い，指の腫脹を平均化する．PIP関節を通ってしまうと，指輪は外れるのでPIP関節のところだけを重点的に再び上記の操作を繰り返す．

💡コツとアドバイス

- 骨折や外傷のひどいときには指輪の切断が絶対適応である．切断する部位は損傷部以外で指の掌側が望ましい．
- テープを巻き付けるときには疼痛を生じるくらい巻くことが重要である．
- 除去の方法はまず，用手的除去を行うが，大事なこ

とは決して指輪を押さないで皮膚を動かすことである．状況に応じて指輪切断，あるいはテープによる抜去術を選択する．

（髙田譲二）

トゲ，釣り針の刺入，異物の迷入

皮下異物は日常の診療で時々遭遇する外傷で，簡単に摘出できることが多い．しかし，刺入した異物の深さや異物の種類によっては処置に難渋することもある．特に釣り針は返しの部分があるために抜去法がやや特殊であり，その処置について知っておく必要がある（**図7-30，31**）．

症状・診断

患者からの問診は重要であり，表面から見えていれば問題ないが，どのようなものを，どこに刺したのかを聞く．刺さっているものが見えない場合や深さが不明なときは必要に応じてX線検査を行う．

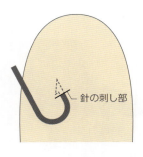
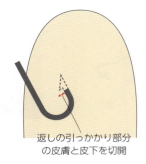
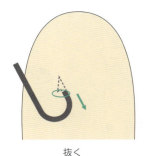

針の刺し部

返しの引っかかり部分
の皮膚と皮下を切開

抜く

図 7-32　　釣り針の抜き方②

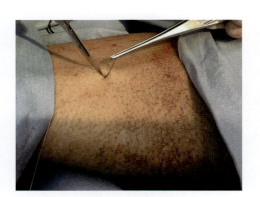

図 7-33　　返しの部分まで皮膚を切開

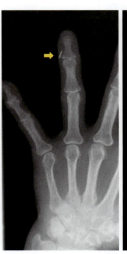
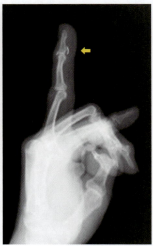

図 7-34　　左第 4 指に刺さった金属片
X 線透視下で摘出した.

初療・処置

　麻酔が不要な場合もしばしばあるが，疼痛を伴う場合は麻酔を施行する.

1．トゲ

　先端が外部に出ているものは棘抜き鑷子，またはモスキートペアン鉗子で除去する. 皮下に埋まっているものは異物に向かってメスで皮膚を切開し，鑷子またはモスキートペアン鉗子で除去する. 爪の下に入り込んでいる棘は爪を楔状に切開し，摘出する.

2．釣り針

　返しがあるためそのまま引き抜くことはできない. 局所麻酔下に針先を弯曲に沿って進め皮膚の外に針先を出し，医療用ニッパーなどで返しの部分を切断した後，釣り針を引き抜く（図 7-30，31）. 釣り針は弯曲が強いため，外科で使う縫合針と針先の進み方が違うことに注意する.

　刺さった釣り針が浅いときはあえて針先を進めるより，局所麻酔下に返しの部分まで皮膚皮下を切開し引

き抜く. 切開するときは針を引っ張ると皮膚にテンションがかかり切開しやすい（図 7-32，33）.

3．その他の異物

　砂などの異物は局所麻酔を行いブラシなどでこすり落とすか，鑷子にて砂粒を除去する. 細かいガラス破片などの異物は創部を生理食塩水などでよく洗い，鑷子でガラスを探りあてて摘出する.

　金属片などが表面から見えない場合は，モスキートペアン鉗子が挿入できる程度に皮膚を切開し，透視下で確認しながら異物を摘出する（図 7-34）.

　処置後は必要に応じ X 線で除去を確認する. 感染の可能性を説明し，適宜抗菌薬を処方する汚染創の場合は破傷風トキソイドを使用する.

コツとアドバイス

- 異物を摘出するのに切開を加える場合は皮切を慎重に最小限にとどめる.
- 異物は愛護的に摘出する.

（三井秀雄）

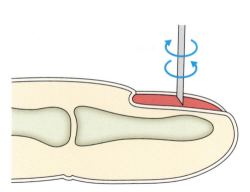

図 7-35　注射針によるドレナージ
針をドリルのように回転させながら爪甲に穴をあける．

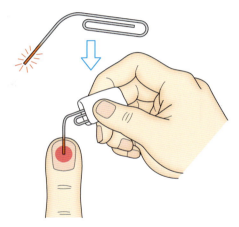

図 7-36　heated paper clip を用いる方法

爪剝離創・爪下血腫，爪甲周囲炎・癤疽

Ⅰ 爪剝離創・爪下血腫

　爪剝離は内臓疾患や感染症，かぶれなどが原因で起こることもあるが，本項では外傷による爪剝離創について述べる．爪剝離は爪甲が爪床から離れて浮き上がった状態で，爪と爪床の間にトゲや鉛筆の芯などの鋭利な異物が入るけがや爪を引っかけた際に起こる．

　爪下血腫は指をドアに挟んだ，重い物を指趾に落とした，合わない靴を履き続けたなど，鈍的外傷で爪床部損傷が起こり，生じた血液が，厚い皮膚と末節骨で囲まれた爪甲と爪床間の閉鎖腔（爪下腔）に貯留した状態をいう．通常は爪下血腫となっても，すぐには爪甲は剝離や脱落することはないが，徐々に爪剝離が進行し広がっていくこともある．強い外傷を受けた箇所が爪のつくられる爪母部分の場合，爪がしばらく生えてこないことも起こりうる．

症状・診断

　爪剝離は視診で簡単に確認できる．爪下血腫も爪下に黒紫色の血腫が透見でき，爪床には豊富な知覚神経終末があるので，強い疼痛（拍動性疼痛が多い）がある．ともに外傷の既往が確認できれば診断は容易である．

初療・処置

　爪剝離創のみならば消毒と感染予防の対処で十分である．浮いた爪は無理に切除するべきではない．爪床の損傷を伴う場合は，次に述べる爪下血腫の処置に準じる．爪下血腫は血腫の範囲が小さく疼痛が軽いとき

は冷却やシーネ固定のみで，血腫の自然吸収が期待できる場合がある．局所麻酔は不要なことが多いが，かなりの疼痛が予想されるときには Oberst 法麻酔を行い，爪を消毒後，爪甲に小孔を開けドレナージを図る．一般的には，以下の方法が施行されている．

1．注射針による方法

　18〜21 G 注射針をドリルのように回転させながら，血腫中心部の爪甲に小孔を数個作製する（**図7-35**）．

2．heated paper clip を用いる方法

　ペーパー・クリップの先端を一曲がり分伸展し，残った屈曲部にテープなどを巻き，把持しやすいようにする．伸展させたクリップ先端を赤くなるまで高熱に焼灼し，爪甲部表面に押しつけて穿通させ爪下腔に達する．クリップ先端が血腫に接すると冷却されて爪床を損傷することはほとんどない（**図 7-36**）．

3．小尖刃メスを用いる方法

　血腫が爪床先端まで達していれば，爪と床の間に小尖刃メスなどで小切開を加えて血腫除去が可能になる場合もある．以上の方法で，ドレナージ後，血液が流失してくるのを必ず確認する．爪を圧迫すると血液はほとんど排出されるのが通常であるが，ドレナージ孔が不十分の場合は 2〜3 度繰り返すことが必要な場合もある．十分な大きさの穴が開いていないと，凝血によりすぐふさがるので注意が必要である．

4．爪抜去

　爪は指尖部を保護し，シーネの役目もしているため，できるだけ温存的に取り扱い安易に抜爪はしない．しかし，血腫が爪甲の 50％以上を占めるような大量出血の場合は，爪甲を部分的に抜去して爪床を観察し，裂傷を細い吸収糸で丁寧に縫合したほうがよい場合がある．この際，抜去した爪は爪床保護のため，

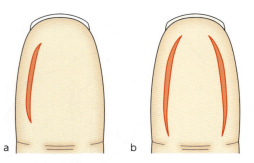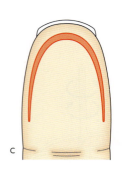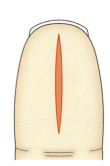

図 7-37　瘭疽の切開方法
a：側方切開，b：対側切開，c：魚口切開，d：掌側縦切開.

処置終了後，元に戻して固定しておく．全抜爪は爪が爪床から完全に剝離している場合には行ってもよい．いったん血腫を除去し，爪全体が爪床から完全に浮き上がった状態であることを確認してから行う．血腫のドレナージが終了したら，血液の再貯留を防ぐために3日ほど圧迫包帯をする．

5．末節骨骨折を伴う場合

前述の処置に加えてシーネ固定が必要である．さらに爪床損傷を伴う開放性末節骨骨折の場合には，爪甲を剝がし洗浄，整復が必要となるので専門医に委ねるべきである．

💡コツとアドバイス

- 爪床部の損傷の場合は後に爪の変形などをきたすこともあり，注意が必要である．
- 合併する損傷，特に末節骨骨折の有無を見逃さない．X線検査は行ったほうがよい．靱帯ならびに腱損傷が高度，開放骨折を伴う場合は専門医に委ねる．
- 局所麻酔を必要とする場合，アドレナリンを加えた局所麻酔薬は指尖部の血行障害を惹起することがあるので使用しない．
- 爪は指尖部を保護し，シーネの役目もしているため，できるだけ温存的に扱う．安易に抜爪はしない．
- 外傷の記憶がないのに爪下血腫を認めた場合には，鑑別診断としてまれであるが爪下悪性黒色腫の存在を忘れてはならない．

Ⅱ 爪甲周囲炎・瘭疽

爪甲周囲炎は指先皮膚の爪郭軟部組織に起こる急性化膿性炎症である．爪郭部の皮膚の傷（ささくれ，深爪）や陥入爪が原因で，黄色ブドウ球菌や連鎖球菌，大腸菌，緑膿菌などの細菌が入り込んで起こる．瘭疽も爪甲周囲炎とほぼ同義に用いられていることが多いが，厳密にいうと爪甲周囲炎は炎症が爪甲周囲に限局しているものをさし，瘭疽は深部の指尖球部に及んだ化膿性炎症で膿瘍形成に至る場合が多く，炎症がさらに深部に波及すると化膿性腱鞘炎，化膿性関節炎あるいは末節骨骨髄炎が合併することもあり，病態が異なる．

症状・診断

爪甲周囲炎は爪の縁に沿って生じる．数時間〜数日で痛みが出現し熱をもち，赤く腫脹し疼痛が出現する．進行すると爪縁の皮膚，まれに爪下に膿がたまってくることもある．この場合，圧迫すると爪郭の下のわずかな部位から膿が排出する．膿の性状が黄色なら黄色ブドウ球菌，緑色なら緑膿菌が疑わしいが，原因菌の同定には細菌培養が必要である．ひどくなると，爪母の障害により爪剝離症などの二次的な爪甲の変化をきたすこともあるので注意が必要である．

瘭疽は指腹部化膿性炎ともいわれ，指尖部の発赤および腫脹で発症した炎症が深部の小囊内脂肪織に波及し，解剖学的関係から一般的な化膿と異なり，化膿巣が深部に進みやすく，密集した知覚神経を刺激するため，疼痛は拍動性，持続性ともなり激痛となる．

初療・処置

爪甲周囲炎では，炎症が初期爪甲周囲の皮膚に炎症が限られた，軽微な場合は抗菌薬投与・冷湿布でよいが，膿がたまった場合は排膿処置が必要である．この場合，麻酔を要さないことも多い．膿貯留部位に局所麻酔後，皮膚切開することなく，器具で爪郭を持ち上げ排膿し，その後排膿しやすいように小ガーゼ片を24時間前後挿入しておく方法もある．Oberst法麻酔後に，側爪郭や後爪郭に切開を入れ，スピッツ鉗子で拡張し，たまった膿をドレナージする．

爪下に膿が貯留する場合は，前述の爪下血腫に準じてドレナージを行う．難治性爪甲周囲炎で爪自体が感染源になっている場合は全抜爪，部分抜爪や爪根部切除の適応となる．爪が根部から先端部まで完全に再生するのには6か月以上の期間がかかるといわれている．不良肉芽がある場合は切除を行い，健全な上皮化を促すべきである．陥入爪の治療については別書を参照されたい．

瘭疽を惹起している場合は，切開排膿を目的とした外科的治療が必要である．炎症を生じている小嚢をすべて開放することが重要で，切開法としては側方切開，対側切開，魚口切開，掌側縦切開がある（**図7-37**）.

一般的には爪の辺縁の2〜3 mm 掌側で長軸に平行に骨に沿った切開が行われる．それでもドレナージが不十分な高度進行例では，対側切開，皮膚を反転可能な魚口切開を行うことがある．魚口切開では血行障害のため皮膚壊死が起こりやすく，治療後の瘢痕が大きく目立つので注意が必要である．また掌側中央部の膿瘍に対する掌側縦切開も有痛性瘢痕による知覚障害が発生しやすく推奨できない．いずれの場合でも，切開後はデブリードマンを施行し，洗浄してドレーンを留置しておく．

コツとアドバイス

- 爪甲周囲炎は，カンジダや白癬菌などのカビが原因となることもある．この場合は強い症状を認めないことが多い．慢性化している場合には爪白癬を疑う.

- 爪甲周囲炎では切開排膿の適応・タイミングを見極めることが大切である．不必要な切開は避けたいものである．

- 爪甲切除の際は，爪床の損傷は爪の変形をきたすので，極力の爪床の保護に努める.

- Oberst 法麻酔では，アドレナリン混用の麻酔薬は血管収縮による指趾の壊死を起こす可能性があり，禁忌である.

- 瘭疽で指尖部に炎症が限局している場合，炎症が健常な腱鞘や関節に波及しないように，末節骨基部に切開創は達してはいけない.

- 炎症が深部に波及して化膿性腱鞘炎・関節炎あるいは末節骨骨髄炎を合併した場合，① 腱鞘炎合併時は腱鞘開放，② 関節炎合併時は関節を開放し掻破後関節固定術，③ 骨髄炎合併時は骨の掻破，腐骨摘除が必要になるので，整形外科との協力が必須となる．病態・進行度を迅速に見極めることが重要である.

（石川廣記）

● 胸背部痛の原因病態　　　150
● 呼吸困難　　　152
● 喀血　　　154
● 胸水　　　154
● 気胸，血胸　　　156
● 心タンポナーデ　　　157
● 胸部外傷　　　158
● 肋骨・胸骨骨折　　　160
● 骨粗鬆症性椎体骨折（胸・腰椎圧迫骨折）　　　161
● 気道内異物　　　163
● 胸郭出口症候群　　　164
● Boerhaave 症候群　　　165
● 女性乳腺腫瘤　　　166
● 急性乳腺炎，乳腺膿瘍　　　167
● 腋窩リンパ節腫大　　　169
● 男性乳癌，女性化乳房症　　　170

胸背部痛の原因病態

胸背部痛は，胸腔内臓器の組織障害の結果，組織の緊張や化学的因子などが痛覚神経末端を刺激するために発生する（**表8-1**）．疾患により特徴があり，問診では要領よく短時間で病歴をとることが重要で，診察と検査を進めながら同時に救急処置を始めなければならないことが多い．

本項では，胸背部痛をきたす，致命的な疾患の特徴を示す．

Ⅰ 急性冠症候群（acute coronary syndrome；ACS），狭心症，心筋梗塞

症状・診断

胸痛は，圧迫感や絞扼感として自覚され，顎，頸部，肩，腕，背部や上腹部に放散するが，胸痛がなく放散痛（心窩部痛，胃痛）や冷汗，嘔気のみの場合もある．狭心症では胸痛が労作やストレス時に突然発症し，安静やニトログリセリンの使用により数分以内に改善する．

喫煙歴や動脈硬化の危険因子（高血圧，糖尿病，脂質異常症，慢性腎不全）が存在する．糖尿病合併例や高齢者，女性では胸痛が典型的でない場合がある．重症の大動脈弁狭窄症でも心筋虚血により胸痛をきたす．

1．検査所見

① 心電図（モニター）　ST変化，Q波，新たに出現した脚ブロック，ST低下，陰性T，心室頻拍などを認める．

② 心筋障害のバイオマーカー　心臓由来脂肪酸結合蛋白（H-FABP），心筋トロポニンT，高感度心筋トロポニンI・T，クレアチンキナーゼMB分画（CK-MB）．

発作後2時間以内で陰性の場合は1〜3時間後に再検査を行う必要がある．

・H-FABP：急性心筋梗塞発症2〜3時間から2日間陽性．心筋特異性は低いが低リスク患者の除外に有用（偽陽性：急性大動脈解離，骨格筋障害，腎機能障害など）．

・トロップT（全血中心筋トロポニンT検出試験紙）：急性心筋梗塞発症6時間〜2週間陽性．

③ 心エコー　左心室壁運動異常（asynergy）を認める．

狭心症，心筋梗塞が疑われた場合は，専門医にコンサルトしてCCUに収容し，冠動脈造影検査やPCIを行う．

🍅 コツとアドバイス

● 中高年齢の心窩部痛では，必ず急性心筋梗塞を鑑別

診断すること．

● 高齢者は非典型的な症状を示すことが多い．

● 急性心筋梗塞患者が救急車で来院しない場合があり，歩いて来院する患者が必ず軽症とは限らない．

● 強い症状を訴える患者は改善するまで入院させておく．

Ⅱ 急性大動脈解離

症状・診断

突然の激烈な移動性の胸痛・背部痛が持続し高血圧を伴うが，心タンポナーデや破裂・臓器虚血を伴う病態では，ショック，低血圧，また意識障害（脳虚血），麻痺，対麻痺，腹痛を主訴とする場合がある．四肢血圧（左右上下の差）や高血圧の既往や動脈硬化危険因子，Marfan症候群や胸部外傷の有無にも注意する．

1．検査所見

Dダイマーの上昇（低値の場合：解離範囲が短い血栓閉鎖型など）．

2．画像検査

① 胸部X線　縦隔陰影の拡大，大動脈内膜石灰化と大動脈辺縁が5mm以上解離．

② CT　必ず単純と造影を行う．解離の確定診断や分類（Stanford，DeBakey），解離の否定に必須．

・単純CT：発症直後の早期血栓閉塞型では，解離腔内が新鮮血栓なので白く描出（**図8-1**）．また石灰化した内膜は内腔に偏位する．

・造影CT：解離した内膜がintimal-flapとして描出，解離の進展範囲，偽腔血流，心タンポナーデ，分枝閉塞による各臓器虚血梗塞の診断に必須．

③ 心エコー　上行大動脈の解離，大動脈弁閉鎖不全

表8-1　胸・背部痛の原因臓器と疾患

心臓
1）心筋虚血（急性冠症候群）
2）心膜痛（心膜炎，心嚢液貯留）
3）その他（不整脈，大動脈弁狭窄症）

胸腔内臓器
1）大動脈（急性大動脈解離，大動脈瘤破裂）
2）肺血管（急性肺動脈血栓塞栓症）
3）肺，気管気管支，胸膜（気管支炎，肺炎，肺結核，肺腫瘍，気胸，緊張性気胸，胸膜炎，胸膜腫瘍）
4）横隔膜（胸膜炎，横隔膜下膿瘍）
5）縦隔（縦隔腫瘍，縦隔リンパ節腫大，縦隔気腫，縦隔炎）
6）食道（逆流性食道炎，特発性食道破裂，Mallory-Weiss症候群，食道憩室，食道痙攣，食道癌）
7）胸壁（肋骨・胸骨骨折，骨転移，Tietze症候群，Mondor病，肋間神経痛，帯状疱疹）

心因性
1）心臓神経症，過換気症候群，パニック障害

腹腔内臓器（腹部臓器からの放散痛）
1）胃炎，胃十二指腸潰瘍，肝臓，胆石症，胆嚢炎，膵炎

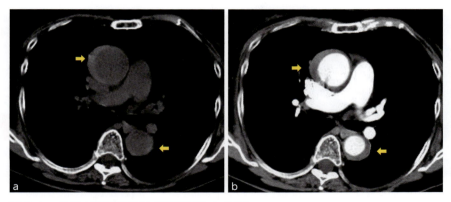

図 8-1　急性大動脈解離（血栓閉鎖型した偽腔）
a：単純，b：造影.

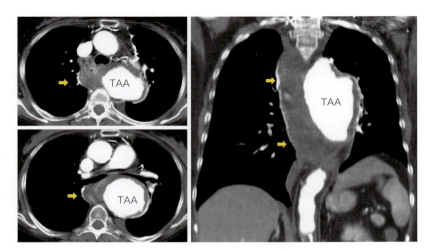

図 8-2　胸部下行大動脈瘤（TAA）破裂（縦隔側に血腫）

や心タンポナーデ，冠動脈閉塞による左心室壁運動異常などを診断.

④ **心電図**　急性心筋梗塞を伴う上行大動脈基部解離では，典型的な ST 変化を伴う.

🔥コツとアドバイス

- 大動脈解離を疑ったら，ただちに降圧療法開始し CT や超音波で診断し専門医にコンサルトして ICU に収容する.
- 冠動脈閉塞を合併した大動脈解離に注意する.

Ⅲ　胸部大動脈瘤破裂

症状・診断

胸部大動脈瘤（手術）の既往歴があった場合には，胸部大動脈瘤破裂や切迫破裂が疑われる. 胸背部痛が持続し，縦隔内に破裂した場合は出血性ショックのために一時的に止血され小康状態を保っている例もある（**図 8-2**）. また胸腔内に破裂した場合には出血性ショックが持続し，急速な輸液や輸血を行いながら，

迅速な CT による診断と緊急手術が必要である.

1．画像検査

① **胸部 X 線**　縦隔陰影の拡大.
② **造影 CT**　大動脈瘤と血腫，周囲臓器の圧排偏位（**図 8-2**）

Ⅳ　急性肺動脈血栓塞栓症

症状・診断

突然の呼吸困難. 失神，頻呼吸，頻脈，チアノーゼ，下肢の腫脹〔深部静脈血栓症（deep venous thrombosis；DVT）の合併〕，DVT のリスク（安静臥床後，整形外科手術の既往，悪性腫瘍や経口避妊薬の使用など）.

1．検査所見

① **D ダイマー**　陽性（陰性では肺動脈血栓塞栓症，DVT は否定的である. Wells スコアシステムが有用）.
② **心電図**　洞性頻脈，ⅠS 波，ⅢQ 波，陰性 T 波（急性右心負荷）がみられる.

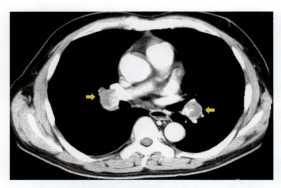

図 8-3　　両側肺動脈血栓塞栓症

③ 血液ガス　低酸素・低炭酸ガス血症，呼吸性アルカローシスとなる．

2．画像検査

① 心エコー　右室拡大，肺動脈圧の上昇．

② 造影 CT　胸部から下肢まで行う．肺動脈内血栓（図 8-3），骨盤下肢静脈内血栓（DVT 合併）．

③ 肺血流シンチグラフィ

④ 肺動脈造影　陰影欠損．肺動脈圧の上昇．

⑤ 下肢静脈エコー　ドプラ超音波で DVT の診断を行う．

Ⅴ　緊張性気胸

症状・診断

突然の胸痛，呼吸困難，ショックを呈する．片側の呼吸音消失（左右差），反対側にシフトした心音がみられる．

1．検査所見

胸部 X 線，単純 CT を行う．気胸と反対側にシフトした心陰影がみられる．

Ⅵ　特発性食道破裂：Boerhaave 症候群

症状・診断

突然の胸やけ（胸痛），心窩部不快感，激しい嘔吐の後に発症する（Mallory-Weiss 症候群）．皮下気腫（頸部・鎖骨上窩・胸骨上縁）頻呼吸，チアノーゼがみられる．

1．検査所見

胸部 X 線や単純 CT を行う．縦隔気腫，皮下気腫，胸水，気胸がみられる．食道造影検査で確定診断する（⇒ 165 頁，「Boerhaave 症候群」項を参照）．

Ⅶ　Tietze 症候群

1921 年にドイツの Alexander Tietze が報告した．原因不明の疼痛を伴う第 1〜4 肋骨軟骨関節の腫脹．若年者に多い，男女差はない．

症状・診断

前胸部痛の発症は突然や緩徐で，腕や肩に放散する場合がある．鑑別疾患は悪性腫瘍の転移，関節リウマチ，強直性脊椎炎などである．

初療・処置

NSAIDs の経口投与や湿布薬などで行う．

Ⅷ　Mondor 病

1939 年にフランスの Henri Mondor が報告した．

症状・診断

乳房や胸壁の表在静脈の血栓性静脈炎．中年女性にみられ，皮下の索状硬結として触れることができる．超音波検査で皮膚直下の細長い低エコーの脈管構造がみられる．

初療・処置

NSAIDs の経口投与や湿布薬などで行う．

*

● 胸背部痛をみたときにやるべきこと

・ACS，急性大動脈解離，急性肺動脈血栓塞栓症，胸部大動脈瘤破裂，緊張性気胸などの致命的な疾患を鑑別しながら診察と検査を進める．

・初療を行いながら，病歴と理学所見は初期検査を含めて 5 分以内に終了する．胸背部痛の発症状況，部位，程度評価，持続時間，放散痛，増強・寛解因子などを聴取し，随伴症状（意識障害，顔面蒼白，冷汗，チアノーゼ，呼吸困難，嘔気・嘔吐，末梢冷感など）をチェックする．

・問診と同時にバイタルサイン，心電図，動脈血ガス，胸部 X 線（ポータブル）や酸素投与を行う．

🔍 コツとアドバイス

● 忙しいときこそ冷静に患者の訴えを聞き，身体所見と検査結果で誰にでも納得のいく診断を行うこと．

● 繰り返し患者の訴えを聞いても鑑別疾患がわからなければ，迷わず専門医にコンサルテーションすること．

● 明らかな致死的疾患が除外できたら，消化管疾患，胸膜・筋骨格・皮膚由来の疼痛をきたす疾患または心因性を考慮する．

（金渕一雄）

呼吸困難

呼吸器疾患における最も特徴的な症状の 1 つに呼吸困難（dyspnea），息切れ（breathlessness, shortness of breath；SOB）がある．

表 8-2　Fletcher-Hugh-Jones 分類

Ⅰ度	同年齢の健常者とほとんど同様の労作ができ，歩行，階段昇降も健常者並みにできる
Ⅱ度	同年齢の健常者とほとんど同様の労作ができるが，坂，階段の昇降は健常者並みにはできない
Ⅲ度	平地でさえ健常者並みには歩けないが，自分のペースでなら 1 マイル(1.6 km)以上歩ける
Ⅳ度	休みながらでなければ 50 ヤード(約 46 m)も歩けない
Ⅴ度	会話，衣服の着脱にも息切れを自覚する　息切れのため外出できない

(Fletcher CM：The clinical diagnosis of pulmonary emphysema. Proc R Soc Med 45：577-584，1952 より)

表 8-3　呼吸困難(息切れ)を評価する修正 MRC (mMRC)質問票

グレード分類	あてはまるものにチェックしてください(1 つだけ)	
0	激しい運動をしたときだけ息切れがある	☐
1	平坦な道を早足で歩く，あるいは緩やかな上り坂を歩くときに息切れがある	☐
2	息切れがあるので，同年代の人よりも平坦な道を歩くのが遅い，あるいは平坦な道を自分のペースで歩いているとき，息切れのために立ち止まることがある	☐
3	平坦な道を約 100m，あるいは数分歩くと息切れのために立ち止まる	☐
4	息切れがひどく家から出られない，あるいは衣服の着替えをするときにも息切れがある	☐

〔日本呼吸器学会 COPD ガイドライン第 4 版作成委員会(編)：COPD(慢性閉塞性肺疾患)診断と治療のためのガイドライン，第 4 版. メディカルレビュー社，2013 より〕

本項では，呼吸困難とは何か，いかに診断し評価するか，また専門医に紹介する際のコツとアドバイスを解説する.

症状・診断

呼吸困難は，呼吸に伴う不快感あるいは苦痛という主観的な感覚，自覚症状である. 米国胸部学会(American Thoracic Society；ATS)は，呼吸困難を"a subjective experience of breathing discomfort that consists of qualitatively distinct sensations that vary in intensity"と定義している[1]. つまり，「呼吸困難とは，呼吸に伴う不快感」である. しかし，呼吸困難と一言でいっても，そのなかには呼吸努力感(respiratory effort)，空気飢餓感(air hunger)，胸部絞扼感(chest tightness)などさまざまな用語が含まれ，極めて多様で複合的な感覚であることがわかる. 病態生理学的機序は単一でないことを念頭に，患者の息切れを診断する必要がある.

これまで低酸素血症は呼吸困難の主たる原因と普通に考えられてきたが，実はその詳細な機序については十分に解明されていない. 低酸素血症で発症する呼吸困難が「酸素が足りないこと」による direct effect なのか，呼吸中枢に低酸素であるとの信号が伝わることによって換気が亢進するステップ(hypoxic drive)を介する間接的なものか，あるいは両者なのかも議論が続いている. PET で中枢を解析すると，低酸素血症と高炭酸ガス血症とでは，それぞれ反応する脳の局所が異なる. 患者は，呼吸困難を「呼吸がしにくい」「胸が重苦しい」「空気が足りない」「息が詰まる」などさまざまな表現で訴えるが，パルスオキシメータで酸素飽和度(SpO₂)を測定すると，90％を下回る低酸素血症になっていないことはしばしば経験する. 低酸素とは異なるさまざまな要因が呼吸困難をつくり出している点を理解してほしい.

初療・処置

呼吸困難の程度を客観的に評価し，カルテに記録することは大切である. これまで Fletcher-Hugh-Jones 分類(**表 8-2**)が一般的であったが，現在では modified British Medical Research Council(修正MRC，mMRC)質問票(**表 8-3**)が推奨される. 欧米では mMRC 質問票が一般的であり，論文やガイドラインでも広く使用されている. 一方，Fletcher-Hugh-Jones 分類はわが国のみで使用されてきた印象がある. 日本呼吸器学会による慢性閉塞性肺疾患(chronic obstructive pulmonary disease；COPD)のガイドライン(第 4 版)においても mMRC 質問票が推奨されている[2]. 専門医に紹介する際には，この客観的評価方法を利用することが 1 つポイントになるであろう.

なお，SpO_2 が 90％以下となるような低酸素血症がある場合は，まずは酸素吸入を開始すべきである. このとき，Ⅱ型慢性呼吸不全では高炭酸ガス血症の増悪により CO_2 ナルコーシスになる危険があるので，パルスオキシメータで SpO_2 が 90％を維持するよう 1〜2 L/分の低流量の酸素から開始することが大切である. そのうえで専門医に至急相談する.

🔍 コツとアドバイス

- 呼吸困難が強く，明らかに低酸素血症や高炭酸ガス血症が進行し，ガス交換障害が悪化している場合，可及的速やかに専門医に紹介する.
- COPD など慢性呼吸器疾患では，急性増悪でなく週単位のゆっくりした増悪もしばしば経験されるので，日常生活のなかでの息切れの微妙な変化を見逃さないことが非常に重要である. たとえ胸部単純 X

線などの画像所見に変化がない場合でも，神経筋疾患による呼吸筋の障害や，不整脈や肺血栓塞栓症などの循環器系の異常も鑑別に入れる必要がある．

- 確定診断には，次のステップとして，専門施設でのスパイロメトリーなどの呼吸機能検査，心電図，心エコー，造影 CT などが必要となる．過換気症候群などの心理的要因の強い病態を除き，胸部単純 X 線が一見正常の呼吸困難には慎重な対応を行うことが大切である．

参考文献

1) Parshall MB, et al；on behalf of the ATS Committee on Dyspnea：An official American Thoracic Society statement：update on the mechanisms, assessment, and management of dyspnea. Am J Respir Crit Care Med 185：435-452, 2012
2) 日本呼吸器学会 COPD ガイドライン第 4 版作成委員会（編）：COPD（慢性閉塞性肺疾患）診断と治療のためのガイドライン，第 4 版．メディカルレビュー社，2013

（桑平一郎）

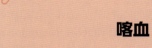

喀血

鼻腔，口腔，咽喉頭，気管支，肺胞など上下気道のあらゆる部位からの出血が血痰・喀血として認められる．痰の中に血液が混入しているものを血痰，咳とともに血液そのものを喀出するものを喀血という．血痰の多くは気管支粘膜のびらんに伴うもので，ほとんどは経過観察のみで止血が得られる．一方，大量に喀血している場合は急激な呼吸状態の悪化や窒息のリスクがあり，緊急の対応を要する．

症状・診断

問診では，出血の量や時間経過を聴取する．大量出血の定義には一定したものはないが，一般的には 1 日に 400～600 mL 以上出血した場合，また救急室で観察中に 100 mL 以上出血した場合や，進行性の低酸素血症を呈する場合，重症例として緊急の対応が必要である．発熱や呼吸困難，胸痛などの随伴症状はないか，喀血に関連する既往歴はないかを確認する．喫煙歴，抗凝固薬・抗血小板薬の服用歴，体重減少の有無，胸部外傷歴なども重要である．血痰・喀血の原因としては，気管支炎，肺癌，気管支拡張症，肺結核，非結核性抗酸菌症が多い．近年，肺アスペルギルス症も増加傾向にある．そのほかの原因としては肺血管炎症候群，肺梗塞，肺水腫，心臓弁膜症（僧帽弁狭窄症）などがある．約 30% は精査をしても原因が特定できないが（特発性），そのような例は多くが自然軽快し予

後は比較的良好である．小児や高齢者では，鼻出血や吐血を誤嚥している場合があるので注意を要する．聴診所見や X 線・CT などの画像所見から出血側を推定する．一般血液検査に加え，血液ガス分析，凝固系検査を行う．また，喀痰検査（一般細菌培養，抗酸菌，細胞診）も提出しておく．

初療・処置

まずバイタルサインを把握し，循環動態・呼吸状態が不安定であれば，輸液ルートを確保し，気道確保および十分な酸素投与を行い緊急処置を勧める．出血部位がわかれば出血側を下にした側臥位をとり，健側に血液が垂れ込むのを予防する．止血剤としてカルバゾクロムスルホン酸ナトリウム（アドナ®），トラネキサム酸（トランサミン®）を点滴投与する．感染を伴っている場合は抗菌薬を投与する．気管支鏡は，出血源を特定するためには最も確実な方法となるが，気管支鏡による刺激が咳嗽を誘発し症状を悪化させるリスクもあるため，その適応を慎重に判断する．気管支鏡を行う場合は，出血部位を確認したうえで，アドレナリンを加えた生理食塩水を用いて止血を図る．責任気管支のファイバー先端での楔入・圧迫や，Fogarty バルーンカテーテルの留置も効果的である．専門医による気管支動脈塞栓術（bronchial artery embolization；BAE），気管支閉塞術やレーザー止血術などの気管支鏡的インターベンション，外科的切除が必要になる場合もある．

🔴 コツとアドバイス

- 出血が少量である場合や，画像検査などで異常所見を認めず，呼吸状態に問題がない場合は，必要に応じて止血剤・鎮咳薬・抗菌薬などを処方し帰宅させることも可能である．
- 肺癌など重大な疾患が隠れている可能性もあるため，後日専門医への受診を勧めることが望ましい．

（永井明日香）

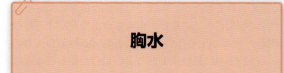

胸水

胸水は壁側胸膜の毛細血管から産生され，胸腔内のリンパ網から吸収される．健常者でも，胸膜腔内に 5 mL 程度存在し，胸膜間の摩擦を和らげ，呼吸を円滑にしている．胸水は，その産生が吸収を上回ると貯留する．

臨床症状は基礎疾患により異なるが，胸水貯留量が多くなれば，呼吸困難，咳嗽，胸部圧迫感などが出現する．身体所見としては，胸水貯留部位が打診上濁

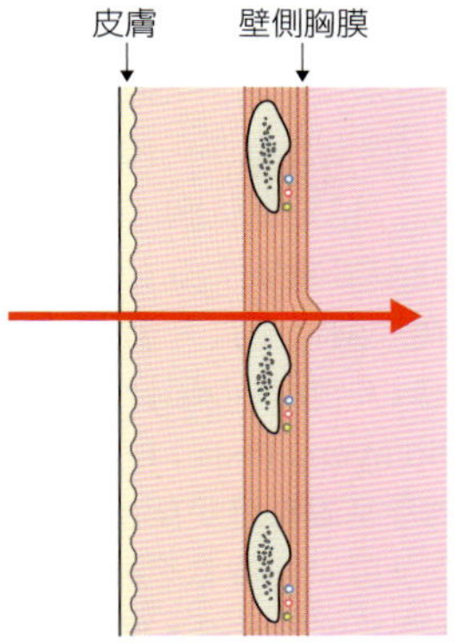

図 8-4　胸腔穿刺経路
肋間動・静脈を損傷しないよう肋骨上縁から穿刺する.

表 8-4　胸水の鑑別疾患

漏出性胸水
1)心不全
2)肝硬変
3)ネフローゼ症候群
4)腹膜透析
滲出性胸水
1)悪性腫瘍
① 転移性腫瘍，② 悪性中皮腫
2)感染性疾患
① 細菌，② 結核，③ 真菌，④ ウイルス，⑤ 寄生虫
3)消化器疾患
① 膵炎，② 食道穿孔，③ 腹腔内膿瘍
4)膠原病
5)アスベスト曝露
7)尿毒症
8)薬物
① ダントロレン，② アミオダロン，③ メトトレキサート

音，聴診で呼吸音減弱，触診で音声振盪の低下を認める．胸部単純X線正面像では，患側の肋骨横隔膜角の鈍化や肺底部の透過性低下を認める．原因の確定には，胸腔穿刺で胸水の性状を検討することが有用である．

● 胸腔穿刺法

1．体位

坐位で，両腕をテーブルの上で枕などを抱いて組み，肋間を広げる．

2．穿刺部位

胸部X線やCT，超音波検査を行い，液体貯留範囲を確認して，穿刺部位を決定する．肺疾患の既往がある症例は，肺が壁側胸膜に癒着していることがあり，CTが有用である．

3．手技

以下の手順で行う．

1)穿刺部位周辺の広範囲な消毒を行い，滅菌シーツをかける．
2)23 G針(胸壁が厚い症例はCathélin針)で皮膚を麻酔し，肋間動・静脈を損傷しないように肋骨上縁から陰圧をかけながら慎重に穿刺する(**図8-4**)．体格により異なるが，皮膚から約3 cm進めると，胸腔内に到達し，陰圧をかけると胸水が引けるので針を止める．その後，2〜3 mm針を引き，壁側胸膜を十分に麻酔する(壁側胸膜は知覚神経が豊富)．麻酔薬は1%リドカイン(キシロカイン®)が一般的であり，痛みがないか患者に声をかけながら，適宜追加する．
3)シリンジに留置針を付け，肋骨上縁に沿って陰圧をかけながら，皮膚に垂直に穿刺する．胸水が吸引されたら，外筒のみを進め，内筒を引き抜く．このとき，胸腔内に空気が入らないように，外筒

口をすばやく指で押さえる．
4)外筒口にシリンジを付け，陰圧をかけて，排液を行う．
5)留置針を抜去し，出血や胸水の漏れがないことを確認し，絆創膏を貼付する．
6)胸部X線で以下の合併症(特に再膨張性肺水腫，肺損傷，肋間動・静脈損傷)が生じていないか，残存胸水の程度，排液により拡張した肺の評価を行う．

4．合併症

① **ショック**　大量の胸水(1,000 mL以上)を急速に排液すると，血圧が低下することがあるため，緩徐に排液し，事前に末梢静脈路を確保しておく．

② **再膨張性肺水腫**　穿刺の場合，ドレーン挿入時より起こりにくいが，急速な排液によって起こるため，1回に500 mL程度に抑え，ゆっくりと間欠的に行う．肺虚脱時間が長時間に及ぶ症例のドレナージの際は，特に注意を要する．

③ **肋間動静脈損傷**　穿刺時の損傷によって大量出血をきたす場合がある．事前に抗凝固薬内服の有無や凝固能を確認しておく．

④ **肺損傷**　胸腔穿刺後は，胸部X線で気胸発生の有無を調べる．

⑤ **感染症**　清潔操作を徹底する．また，帯状疱疹，蜂窩織炎，粉瘤などの上から穿刺すると感染が胸腔内に及ぶ危険性があるため，これらを避けて穿刺する．

⑥ **胸腔外穿刺**　横隔膜が挙上した症例や低い肋間から穿刺する場合，肝損傷や脾損傷を引き起こす場合がある．穿刺前に超音波やCTで入念に横隔膜の位置を確認しておく．

＊

採取した胸水の性状，生化学的検査所見により原因診断を行う．

表 8-5　Light の基準

1）胸水蛋白/血清蛋白 > 0.5
2）胸水 LDH/血清 LDH > 0.6
3）胸水 LDH > 血清 LDH 正常上限の 2/3
　　1）～3）の 1 つでも満たしていれば，滲出性胸水の可能性
がある．滲出性胸水であれば，局所性疾患の原因を診断する
ために，さらに検索が必要となる．
　　a）胸水の外観：外観を評価することにより，膿胸，血胸，
乳び胸などの診断が可能である
　　b）細胞数や分画：急性炎症あるいは細菌感染では好中球
優位に，慢性炎症ではリンパ球優位となる（結核性胸膜
炎・癌性胸膜炎・膠原病）
　　c）グルコース：< 60 mg/dL の場合には，肺炎随伴性胸
水，癌性胸膜炎，結核性胸膜炎，関節リウマチの可能
性が高い
　　d）細胞診：癌性胸膜炎の診断には必須である
　　e）細菌学的検査：感染性疾患を疑う場合には，塗抹グラ
ム染色，培養（好気性，嫌気性）を行う．結核性胸膜炎
を疑う場合には，抗酸菌検査（塗抹・培養・遺伝子検査）
を行う
　　f）生化学的検査：アデノシンデアミナーゼ（ADA）> 45～
60 U/L であれば，結核性胸膜炎の可能性が高い．膵炎
では P 型アミラーゼ，食道破裂では S 型アミラーゼが
上昇する．癌性胸膜炎で腫瘍マーカーが増加する（血清
中より 6 倍以上高値であると診断的意義が高い）．悪性
胸膜中皮腫上皮型では，ヒアルロン酸 > 100 μg/mL
を示す

　胸水は産生の機序から，漏出性と滲出性の大きく 2
つに分類される（**表 8-4**）．漏出性胸水の主な原因は
心不全（80％）と低蛋白血症（肝硬変・ネフローゼ症候
群）である．滲出性胸水の原因は主に，悪性腫瘍
（40％）と感染（30％），膵炎（5％）である．漏出性と
滲出性の鑑別には，Light の基準を用いる（**表 8-5**）．
　　　　　　　　　　（今村奈緒子，中川知己，岩﨑正之）

気胸，血胸

　胸腔内に血液が貯留した状態〔胸水のヘマトクリッ
ト（Ht）が末梢血の Ht の 50％以上〕を，血胸という．
貯留物の成分は病歴と CT 値により推定可能である
が，胸腔穿刺により血液の存在が証明できれば診断が
確定する．血胸の多くは外傷や腫瘍が原因であり，そ
の診断と治療は各病態への対応となるため，本項で
は，主に気胸について述べる．
　気胸とは，胸腔内に空気が貯留し肺が虚脱した状態
であり，原因機序によって自然気胸，外傷性気胸，人
工気胸，医原性気胸に分類される．
　自然気胸は，原発性気胸，続発性気胸，原因不明
の自然気胸に分類されるが，通常の（救急）外来で接

する機会が多いのは，胸膜表面の気腫性嚢胞性病変
（ブラ，ブレブを統括する用語）の破綻によって発症
する原発性気胸である．15～30 歳のやせ型で身長の
高い男性に多い（男女比は 7～10：1）が，性差の理由
は明らかでない．続発性気胸は，臨床的に明白な疾
患・薬剤に関連して発症するもので，びまん性肺疾
患，腫瘍性病変，副腎皮質ステロイド薬などが原因
であることが多い．女性の場合，リンパ脈管筋腫症
（lymphangioleiomyomatosis；LAM）や胸腔内子宮内
膜症などの特殊な基礎疾患が存在することがある．
　患者が重篤な状態に陥るおそれがある気胸は，緊張
性気胸〔胸部単純 X 線で縦隔・横隔膜が健側に偏位し
ていて吸気相にもその復位がないか，または，偏位が
あって cardiorespiratory embarrassment（呼吸困難・
血圧低下・頻脈など）を示している場合〕，同時両側気
胸（同一時点で両側に気胸が存在することを X 線上確
認できるもの），血気胸（血胸を伴う気胸）（**図 8-5**）
である．
　外傷性気胸は，胸壁・肺・気管・気管支・食道など
の外傷性破綻による気胸であり，胸壁の状態により開
放性外傷性気胸と閉鎖性外傷性気胸に分類される．ま
た，これに出血を伴えば，外傷性血気胸となる．気
管・気管支に損傷があった場合は，患者がただちに重
篤な状況となりうる．

症状・診断

　気胸の自覚症状は，急性発症の呼吸困難・（主に患
側の）胸痛が特徴的であるが，発症からの経過が週単
位以上と思われる場合には，長引く咳嗽が主訴となる
こともある．理学的所見としては，肺の虚脱が高度で
あれば，患側胸郭の呼吸性移動の減少や呼吸音の減弱
を確認しうる．SpO_2 は，急性期には低下するが，時
間の経過とともに換気血流の不一致が解消され改善し
ていく場合もある．
　診断は，胸部単純 X 線や CT にて肺の虚脱を確認す
ることにより確定する．

初療・処置

　気胸に対する治療の目的は，胸腔内の空気をドレ
ナージして肺を再膨張させることと，再発を防止（原
因治療）することであり，初療にあたっては前者が期
待される．
　肺の虚脱が軽度で（胸腔内に癒着がない場合は，肺
尖が鎖骨より頭側に）ある場合は，経過観察のみでも
改善が期待できるが，帰宅後に症状の増悪があれば必
ず対応することを告げ，また仮に症状が改善しても翌
日には専門家を受診するように促すことが望ましい．
それ以上に虚脱している場合には，その場で穿刺脱気
やチューブ留置によるドレナージを行う．ただし，気
腫性変化が高度な場合，巨大肺嚢胞を認める場合（**図**

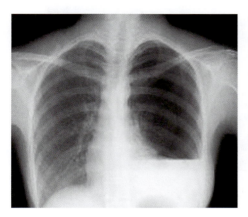

図 8-5　血気胸の胸部単純 X 線
左肺の虚脱と同側のニボー像を認める.

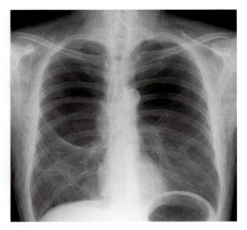

図 8-6　巨大肺嚢胞
両側に巨大肺嚢胞を認めるが，肺は虚脱していない.

8-6）や胸腔内に癒着がある場合などには，ドレナージチューブを肺実質内へと誤挿入することがないように注意を要する.

　ドレナージを行った後は，再膨張性肺水腫の発症に注意する. 再膨張性肺水腫とは，肺の急速な再膨張の結果生じた血液の再灌流および血管透過性亢進によって発症する肺水腫で，虚脱時間が長く虚脱率が大きいほど発生しやすく，ドレナージ後 1 時間以内に起こることが多い.

　原発性気胸の再発率は，初回発症後で 25〜50%，2 回以上発症した後では約 60% と報告されている. 再発防止としての治療は，手術と胸膜癒着療法となる. 原因治療としては手術が主体であるが，全身状態や肺の状況により適応が難しい場合もある. 続発性気胸では，手術に加えて原因疾患への対応が必要となる場合が多い.

コツとアドバイス

- 緊張性気胸と同時両側気胸に対しては，迅速なドレナージが必要である.
- 血胸を伴う原発性気胸は，原則として緊急手術の適応である.
- 再膨張性肺水腫が発症した場合，酸素投与，陽圧呼吸，副腎皮質ステロイド薬投与などを検討する.
- 胸部外傷に際しては，気管・気管支損傷の存在を念頭に置き，特に縦隔気腫を認めた場合は専門医への早急なコンサルトを検討する.

（儀賀理暁，青木耕平）

心タンポナーデ

　心タンポナーデは外傷（鋭的損傷＞鈍的損傷）や非外傷（Stanford A 型急性大動脈解離，心筋梗塞合併症の心破裂）が原因で惹起される重篤な病態である. 迅速な診断・処置がなされなければ患者を失う.

症状・診断

　心外膜は心臓を包む強靭な結合組織性の嚢で，漿膜性心膜と線維性心膜より構成される. したがって血液が貯留したときに急激に拡張することができず，わずか 75〜100 mL で心タンポナーデ状態となりショック状態を呈する. 緊張性気胸とともに閉塞性ショックの代表格である.

　外傷性ショックで明らかな出血源がないのに，急速輸液に反応しないときには第 1 に心タンポナーデを念頭に置いて診断を進める. 胸痛が主訴の非外傷患者でショックを呈しているときにも心タンポナーデ，急性心筋梗塞などを想定する. 胸部刺創患者で心嚢に先端が達しうると判断される位置に刺創痕を認めたら心損傷，心タンポナーデを強く疑う. 理学所見では Beck の三徴（血圧低下，頸静脈怒張，心音減弱）が挙げられるが，心タンポナーデ確定患者の約 30% にしか認めなかったという報告もある. Kussmaul 徴候（吸気時の頸静脈怒張），奇脈（吸気時に収縮期血圧が 10 mmHg 以上低下する），頻脈などを認めたら心タンポナーデの所見である. 診断は，FAST（focused assessment with sonography for trauma）で心嚢液貯留を認め心嚢穿刺で血液が吸引されれば確定する（図 8-7）.

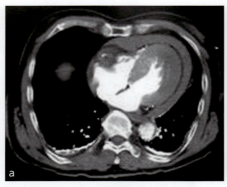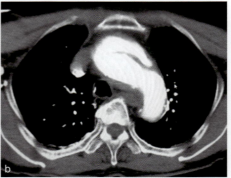

図 8-8　急性大動脈解離が原因の心タンポナーデ
a：著明な心嚢液貯留，b：Stanford A 型大動脈解離．

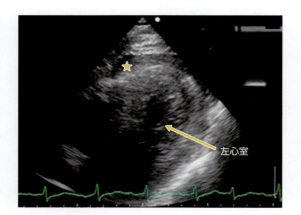

図 8-7　FAST
心嚢液貯留が認められる．

左心室

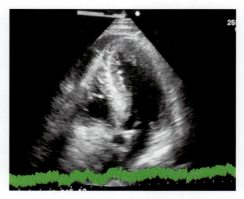

図 8-9　心嚢穿刺ドレナージ後
心嚢液の減少と左心室拡張障害の軽減がみられる．

初療・処置

　酸素を投与し，輸液ラインを確保する．急速輸液を行いながらタンポナーデ解除の準備を行う．急性大動脈解離が原因の心タンポナーデではただちに心臓血管外科医をコールする．心タンポナーデの病態は心筋の拡張障害なので急速輸液による前負荷で血圧の維持に努め，基本的に昇圧薬は使用しない．理由は急性大動脈解離ではタンポナーデ解除後に昇圧薬の影響で血圧が急激に上昇し，再破裂の危険性があるからである．心嚢穿刺は超音波ガイド下に剣状突起下から施行する．わずかな血液の吸引で血圧が上昇する．**図 8-8**は急性大動脈解離症例で，穿刺吸引前の血圧は50〜60 mmHgであったが，約100 mLの血液の吸引で血圧が80〜90 mmHgへと上昇した．**図 8-9**は穿刺後の心エコー所見であり，心嚢液は減少し，左心室の拡張障害が改善されていることがわかる．引き続きカテーテルで持続ドレナージを行う．この際，血塊で吸引が妨げられることも少なくない．その場合には剣状突起下心嚢開窓を必要とするので手術室に搬送し，心

嚢開窓術に引き続き胸骨縦切開を施行し，出血源検索，止血を行う．心タンポナーデの麻酔時のピットフォールは気管挿管である．陽圧呼吸で静脈還流をさらに悪化させ，ショック心停止を惹起する可能性がある．十分な輸液で前負荷を上昇させ，心嚢穿刺後に挿管を行うことが安全につながる．

（本竹秀光）

胸部外傷

　わが国では外傷患者の約80％は何らかの胸部外傷を伴っているといわれている．胸部外傷は**鋭的(穿通性)胸部外傷**と**鈍的(非穿通性)胸部外傷**に大別され，わが国での比率は1：2〜3である．銃社会の諸外国とは異なる背景がある[1, 2]．胸部は，生命維持に必要な重要臓器を骨性胸郭で単に保護するだけでなく，ダ

イナミックな閉鎖空間での生理学的機能も維持されている．そのため，胸部外傷は短時間で致命的な結果を招くことが多く，時々刻々と変化する病態の的確な診断と治療が重要である．

Ⅰ　鋭的胸部外傷（穿通性胸部外傷）

交通災害，労働災害やスポーツ外傷などで発生する．次いで鋭的な刃物や銃弾による外傷である．胸腔と外気が交通し，肺が虚脱する．気胸の発症である．同時に，血管の破綻により血胸が生じる．この両者の合併によって呼吸状態が悪化し，急性呼吸不全となる．心大血管損傷の合併は，50%以上の死亡率である．

初療・処置

1．緊迫した呼吸苦と皮下気腫の存在

多くの場合は，刺入部位の限局した痛みと軽度の呼吸苦を訴える．刺入部が広い場合は皮下気腫が広がり，出血量が多く血胸を伴っていることが多い．したがって，ただちに患部を保護し外界と遮断をし，SpO_2の確認と同時に血管確保や酸素投与が必要である．

2．刺入物は抜去せず切断して搬送

刺入物は抜去せず刺さった状態で搬送する．救急隊には刺入物を留置させたまま切断して移送を依頼する．貫通している物はルートを確保した後，手術室で抜去する（二輪車のバックミラーや扉のフェンスなど）．不用意な抜去は大出血を招き不幸な転帰を招く．

3．救命救急室での治療

意識状態の程度とSpO_2を確認して血管を確保し検査に入る．画像診断で気胸，血胸，大血管損傷の有無を確認し，胸腔ドレーンの挿入基準を確認し，必要があれば胸腔ドレーンを挿入する．肺結核患者の多いわが国では皮下気腫の確認だけで胸腔ドレーンを挿入することは癒着した肺を損傷ししばしば治療に難渋することがある．慎重な対応が必要である．意識喪失時には緊張性気胸と血気胸の存在に注意し，気道および血管の確保と同時に胸腔ドレーンを挿入し，その後に本格的な人工換気と諸検査を行う．

なお，気道確保は最優先であるが，胸腔ドレーン留置前に人工換気を行ってはならない．人工的に緊張性気胸を増悪させ，静脈還流と心拍出量の減少を招き短時間で心停止に至る（救急搬送時のアシストした呼吸管理に注意する必要がある）．保存的治療で管理できないほどの大量の脱気や時間500 mL以上の出血には外科的治療を決断する．

Ⅱ　鈍的胸部外傷（非穿通性胸部外傷）

胸部に強力な外力を受け，骨性胸郭の破綻（肋骨骨折，胸骨骨折，鎖骨骨折，椎体骨折など）や内臓損傷（気管・気管支，肺，心大血管，食道など）を伴うこと

が多い．迅速な診断と治療が重要である．

1．肋骨骨折

局所の圧痛が主体で，呼吸によって強弱する激痛（疼痛）が特徴的である．1〜2本の肋骨骨折では，患部の固定（バストバンド）と除痛が必要である．しばしば痛みのため深い呼吸ができずに無気肺を生じることがあり，続発する肺感染症の発症に注意を要する．したがって，初期からの疼痛対策が重要である．

また，多発肋骨骨折によるフレイルチェスト（胸壁動揺）は重要で，呼吸状態の悪化を招き重症化することがある．早期の患部固定と酸素投与が重要で，人工呼吸器による管理が必要となる．

2．胸骨骨折

胸骨骨折はハンドル損傷（steering wheel injury）で起こることが多かったが，乗用車のシートベルト義務化とエアバッグの普及で頻度は低下している．バストバンドの装着のみで症状は軽減することが多いが，胸骨を離断するような骨折線の場合には偽関節となることがあり，固定術が必要となる．

3．鎖骨骨折

鎖骨骨折は，偽関節となることが多い．また整容性の点でも早期に手術を選択することが多い．初療としての疼痛軽減やさらなる神経血管損傷を防ぐ目的で鎖骨バンドが有用である（⇒126頁，「鎖骨骨折」項を参照）．

4．肩甲骨骨折

胸部外傷で肩甲骨損傷を伴う確率は極めて低い．しかし，同部の損傷を伴う時には相当な外力が加わったものと推察できる．保存的治療が選択される．

5．血胸

肋間動静脈からの血胸は頻度が高いが胸腔ドレーン挿入後300 mL程度の出血で済むことが多く，保存的に治癒することが多い．外科的治療の必要性は500 mL以上の出血の場合に生じる．最近では500 mLを超えそうな場合は審査胸腔鏡を行うことが多い（⇒156頁，「気胸，血胸」項を参照）．

6．肺損傷（肺挫傷，肺挫創）

胸部外傷の重要臓器損傷で最も多いものは肺挫傷である．受傷時の衝撃波が胸腔を介して肺実質に伝導し，胸膜，肺胞，血管や気管支の破綻を招く．この際に，胸膜の破綻を招くと気胸や血気胸が生じる（肺挫創）．肺損傷が激しいとシャント血流が増加し酸素化能が低下して急性呼吸循環不全を生じる．特殊なものとして，肺胞の破綻のみで生じる外傷性肺嚢胞（traumatic pneumatocele）と外傷性窒息（通称"赤鬼"）がある．肺損傷があり補助呼吸の必要があるときには，胸腔ドレーンを留置して緊張性気胸の予防を講じる必要がある．

7．気管・気管支損傷

外傷性気管・気管支損傷の好発部位は気管分岐部を中心とした前後約 2 cm の領域である．多くは，瞬時の息ごらえによる気道内の急激な圧上昇で膜様部が裂けるとされているが，軟骨部の破綻も散見される．しかしながら，気管鞘・気管支鞘が完全に断裂することは少なく，胸部単純 X 線でさまざまな縦隔気腫を呈することにより疑いをもつことが多い．気管支鏡検査では膜様部の膨隆した所見が確認されることがあり，早急な修復手術の必要がある．

8．心大血管損傷

鈍的胸部外傷に伴う心大血管損傷の好発部位は，鎖骨下動脈分枝直後の下行大動脈である．胸腔内に穿破した場合はほぼ即死で，生存者の多くは仮性動脈瘤を形成して搬送される．胸部単純 X 線で縦隔陰影の拡大などがあれば診断は容易である．

参考文献

1)　American College of Surgeons Committee on Trauma：Advanced Trauma Life Support, 6th ed. American College of Surgeons, Chicago, 1997
2)　Poole GV, et al：Computed tomography in the management of blunt thoracic trauma. J Trauma 35：296-300, 1993
（岩﨑正之）

肋骨・胸骨骨折

Ⅰ 鈍的胸壁外傷

鈍的胸壁外傷（blunt trauma to the chest wall）の原因の大部分は交通事故で，高所からの転落が続く．肋骨骨折，胸骨骨折，鎖骨骨折，フレイルチェスト（胸壁動揺）などが生じる．鈍的胸壁外傷の単独受傷は 16％程度で，重症の胸部外傷や腹部外傷を伴うことが多い．

Ⅱ 肋骨骨折

肋骨骨折（rib fracture）は，日常，比較的よくみられる骨折であり，その発生頻度は全骨折中の 10～20％といわれている．一般的には，肋骨骨折は大きな直達外力により生じるが，骨粗鬆症や代謝性疾患がある場合には，軽微な外力によっても生じうる．ゴルフなどのスポーツや同一作業の繰り返しによる疲労骨折も多い．また，原発性および転移性骨腫瘍による病的骨折もまれではない．第 5～8 肋骨骨折が多く，第 1，2，11，12 肋骨骨折はまれである．これは第 1，2

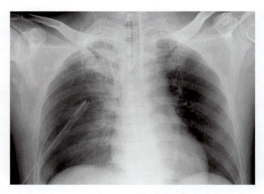

図 8-10　多発肋骨骨折症例の胸部 X 線像
高所からの落下にて受傷．肩甲骨骨折，骨盤骨折，肺挫傷，血気胸を合併した．

肋骨が鎖骨や胸骨で保護されており，また，第 11，12 肋骨は可動性があり，外力を逃しやすいためである．

症状・診断

症状は骨折部の自発痛で，深呼吸や咳嗽，あるいは体動時に増強する．圧痛，介達痛の部位が，自発痛，運動痛の部位と一致する．骨折端を触れ，軋音を認めることもある．強い痛みは受傷後 1～2 週間で軽減するが，咳嗽，体動時の痛みを感じなくなるには 6 週間以上要することが多い．診断は X 線撮影にて確定するが，骨折線がはっきりしないことも多い（**図8-10**）．その場合，斜位撮影が有用なこともある．

骨折端が肺実質や肋間動静脈を損傷し，気胸，血胸を合併することもある．複数の肋骨骨折は重症外傷の指標となり，肋骨骨折の数は胸腔内臓器損傷の程度と相関するといわれている．肋骨骨折の部位と臓器損傷との関係は，第 2 肋骨骨折では大動脈損傷の合併の可能性があり，第 4～9 肋骨の骨折では気管支・肺・胸膜・心臓損傷を伴うことがあり，第 9～12 肋骨の骨折では胸腔内臓器損傷よりむしろ腎臓，肝臓，脾臓などの腹部臓器損傷を伴うことが多い．第 1 肋骨骨折では頸髄損傷・腕神経叢損傷や頭蓋内出血を伴う頻度が高い．

初療・処置

治療は，フレイルチェストがみられない 1～数本の肋骨骨折では，胸郭の動きを抑制し骨折部の安静を保つ目的で，バストバンド固定や絆創膏固定を 4 週間程度行う．疼痛のため深呼吸や咳嗽ができず，呼吸が抑制されることがあるので，疼痛の程度により，鎮痛薬の投与，肋間神経ブロック，硬膜外麻酔を組み合わせる．高齢者では疼痛のため喀痰排出が困難となり，肺炎を併発しやすいので注意を要する．合併外傷がある場合はその治療が必要となる．骨折端の転位が著しくても偽関節を生じるなどの機能障害を残すことは少

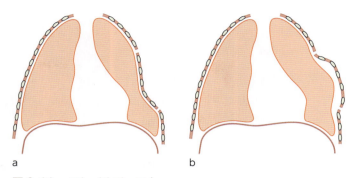

図8-11　フレイルチェスト

フレイルセグメントが吸気時（a）は胸腔内の陰圧により内腔側に引っ張られ陥没し，呼気時（b）には外側に突出する（点線の部分），奇異性運動を呈する.

なく，4〜8週間で化骨し治癒する.

Ⅲ フレイルチェスト

3本以上の連続した肋骨が2か所以上で骨折すると，フレイルセグメント（flail segment）が吸気で陥没し，呼気時に突出する，奇異呼吸（paradoxical breathing）が生じ，換気障害をきたす（**図8-11**）．前方のフレイルチェストは胸骨の骨折と肋骨・肋軟骨接合部の複数箇所の骨折により，後方のフレイルチェストは肋骨頭の転位あるいは骨折を伴う中腋窩線での骨折により，側方のフレイルチェストは肋骨弓の前方および後方の骨折により生じる．胸壁外傷患者の5〜13％がフレイルチェストを発症するとされている．小児は胸壁が柔軟なためフレイルチェストは発症しにくい．交通事故，高所からの転落などの高エネルギー外傷により生じる．多くの場合，気胸や血胸を合併する．肺挫傷を伴うことも多く，肺炎，無気肺，急性呼吸窮迫症候群などの合併症を併発する危険性がある.

初療・処置

治療は疼痛管理と気管支内清浄に努める．呼吸状態が不良の場合は，気管挿管し陽圧換気による人工呼吸器管理，いわゆる内固定を行う．ワイヤーや金属プレートなどを用いた，外科的固定を行うこともある．外科的固定の適応は開胸止血が必要なとき同時に行う場合，人工呼吸器からのウィーニングができない場合，高度の胸郭変形がある場合などである.

Ⅳ 胸骨骨折

比較的まれな骨折で，全骨折中の約0.1％の頻度といわれている．この骨折はハンドル損傷（steering wheel injury）とも呼ばれ，交通事故時のハンドルの打撲で起こることの多い骨折である．また，シートベルトの急激な圧迫によって生じることもある．骨折部位は胸骨柄と胸骨体の境界に多く，横骨折が生じる．単独骨折はまれで，肋骨・肩甲骨・鎖骨・胸椎骨折を併発することが多い．内臓損傷のリスクも高く，心タンポナーデ，縦隔血腫，血気胸，大血管損傷を伴うことがある.

症状・診断

疼痛は強く，呼吸により増強し，患者は肩をすぼめたような形で呼吸が浅くなっていることが多い．診断は胸部X線側面像が有用である.

初療・処置

治療は，保存的治療の場合，骨折部に軟らかいパッドをあて，バストバンド固定を3〜4週間程度行う．転位が高度で，呼吸・循環器系の障害がある場合は外科的治療が行われ，4〜6週間のワイヤーあるいはピン固定が行われる.

（山崎弘資）

骨粗鬆症性椎体骨折（胸・腰椎圧迫骨折）

本損傷は，骨粗鬆症性脆弱骨折のなかで最も頻度の高い骨折であり，そのほとんどは高齢者に転倒などの軽微な外力で，時に明らかな外傷の契機なく発生する．好発部位は，外力による負荷がかかりやすいT11〜L2の胸腰椎移行部，次いで後弯の頂点である中位胸椎部である．本損傷は急性疼痛だけでなく，脊柱変形による内臓障害や醜状によるうつのため患者のADLひいてはQOLを低下させ，さらに遅発性麻痺を生じたり廃用症候群による寝たきりへとつながったりすることもあり，生命予後をも悪化させる．特に不安定性の高い胸腰椎移行部の椎体骨折は10〜30％程度

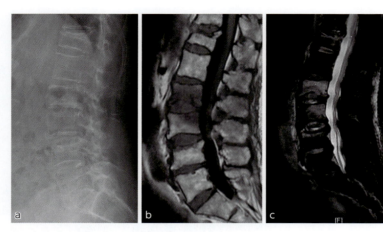

図 8-12　MRI で診断が確定できた 1 例
73 歳女性．誘因なく腰痛が出現．徐々に増悪し寝返りも困難となり受診．初診時単純
X 線側面像で T12，L4 に椎体変形を認めた（**a**）．MRI 上 L2，L3 椎体に T1 強調像（**b**）
で低輝度，T2 強調脂肪抑制像（**c**）で高輝度領域を認め，この高位の新鮮骨折が判明し
た．

が偽関節に陥るとの報告もあり，本損傷の予後は以前
考えられていたほど良好ではない．偽関節を含めた成
績不良の危険因子として高度の骨粗鬆症，高齢，多椎
体骨折，後壁損傷を伴う破裂骨折などの患者側の因子
に加えて，初期診断・治療の遅れ，不適切な固定など
治療側の因子も挙げられる．

症状・診断

　高齢者で転倒など明らかな外傷後に強い腰背部痛を
訴える場合，まず本損傷を疑う．しかし，骨粗鬆化が
強い場合，患者が記憶できない程度の外傷（軽い尻も
ち，咳嗽など）で生じることもある．実際本損傷の
1/2〜2/3 は外傷の既往が明らかでない不顕性骨折で
あるとの報告もある．また，胸腰椎移行部の損傷でも
腰痛が主症状のこともあるため，X 線は下部胸椎部を
含めて撮影すべきである．

　一方で，受傷直後の椎体変形がごく軽微な場合や，
加齢による変形が強い場合，多発の陳旧性骨折がある
場合は正確な診断は困難である．このような例では，
MRI が極めて有効であり T1 強調像で低輝度，T2 強
調脂肪抑制像で高輝度であれば診断が確定する（**図
8-12**）．ただし，すべての事例で早期に MRI を撮像
することは困難であることから，「寝返りや起き上が
りの際に腰背部に激痛が生じ，一度起き上がってしま
うと痛みが軽減し歩行も可能となる」という本損傷に
特徴的な症状を見逃さないことが肝要である．

初療・処置

　従来，本損傷に対する治療は，急性疼痛が治まるま
でベッド上安静，臥床中にダーメンコルセットを作製
し，2〜3 週間後の完成後に装着して離床という比較
的画一的な方法がとられてきた．しかし，患者の高齢

化が進み臥床に伴う合併症予防の観点から，早期の離
床が推奨されるようになった．それに伴い骨癒合不全
を生じ骨折椎体が遅発性に圧潰し，疼痛や変形が遺
残，時に麻痺を生じて侵襲性の高い矯正固定術を要す
る例が増えている．日本整形外科学会が実施した多施
設共同前向き比較試験の結果，受傷後のベッド上安静
は椎体変形の防止や骨癒合の促進には何ら寄与しない
こと，既製の腰痛ベルトに比し，硬性装具のほうが椎
体変形率が小さいことが示された．ただし，椎体変形
の程度と臨床成績との相関はなかった．したがって，
早期に診断を確定し何らかの治療を行えば，臨床成績
は比較的良好であることが示された[1]．

💡 コツとアドバイス

- 高齢者の急性腰背部痛をみた際にはまず本損傷を疑
　う．経時的 X 線，あるいは MRI で確定診断が得ら
　れればただちに装具を作製し，装具完成まではでき
　ればギプス，高齢者でコンプライアンスが悪い場
　合，既存の腰痛ベルトでもよいので何らかの固定を
　行う．

- 超急性期の数日を除き安静臥床させない．方法いか
　んにかかわらず，早期に治療を始めることが成績不
　良を防止するうえで極めて重要である．

- 一度椎体骨折を生じると他部位の新規骨折を生じる
　危険性が極めて高くなることから，その予防が大切
　であり，ただちに骨粗鬆症治療薬の投与を開始すべ
　きである．椎体骨折予防のエビデンスがあるのはア
　レンドロネート，リセドロネート，ミノドロネート
　などのビスホスホネート製剤，ラロキシフェン，バ
　ゼドキシフェンなどの選択的エストロゲン受容体調
　整　薬（selective estrogen receptor modulator；

表8-6　気道内異物に対する初療

1) 意識があれば，背部を叩き咳嗽をさせる（乳幼児は頭を下げた腹臥位にする）．速やかに喉頭鏡にて咽頭・喉頭を観察，異物があれば直視下に除去する
2) 除去困難な咽頭・喉頭異物による窒息に対しては，ただちに輪状甲状靱帯切開を行う
3) 気管・気管支内の異物が疑われる場合（一過性の急性気道閉塞症状，原因不明の無気肺など）には，積極的に気管支鏡を施行する
4) 耳鼻咽喉科医，麻酔科医，胸部外科医などに，早めに連絡をしておく

表8-7　気道内異物治療時の注意点

1) 盲目的な操作で異物を奥に押し込まないこと
2) 切迫窒息状態に対しては，画像診断に時間を空費しないこと

SERM），抗 RANKL 抗体であるデノスマブ，テリパラチド，活性型ビタミン D 製剤である[2]．

参考文献

1) 千葉一裕，他：骨粗鬆症性椎体骨折に対する保存療法の指針策定—多施設共同前向き無作為化比較パイロット試験の結果より．日整会誌 85：934-941，2011
2) 骨粗鬆症の予防と治療ガイドライン作成委員会（編）：骨粗鬆症の予防と治療ガイドライン 2015 年版．pp64-65，ライフサイエンス社，2015

（千葉一裕）

気道内異物

　気道内異物は，健康な成人（青壮年）に起こることは少なく，主に，① 小児（特に乳幼児），② 高齢者，③ 泥酔・薬物乱用などにより意識の低下した成人，④ 神経・筋疾患などの既往例，にみられる．また，食物（豆類，飴，もち），コインや玩具あるいは義歯などの誤嚥が原因となることが多い．

　咽頭・喉頭および気管内の異物は，しばしば気道閉塞をきたして呼吸困難や窒息の原因となるが，主気管支より末梢側の気道閉塞では，ある程度換気が維持される．気道閉塞によって窒息もしくは切迫窒息をきたした場合，数分のうちに心停止に陥る可能性があるので，迅速な対応が必要である．また，窒息をきたすと死亡率は高く，意識消失あるいは心肺停止状態で医療機関へ搬送されることも少なくない．

症状・診断

　異物によって咽頭・喉頭および気管の完全閉塞（窒息）をきたすと，突然呼吸ができなくなり，声も出なくなる．当初は苦悶表情を呈するが，時間とともに意識が消失し，頻脈から徐脈となって心停止に至る．患者は声によって状況を伝えることができない．また，小児の異物は，誤嚥の状況を目撃されないことも多い

ので注意を要する．上部気道が不完全に閉塞した場合には，突然の激しい咳嗽，呼吸困難，胸内苦悶，喘鳴などがみられる．この状態では窒息が切迫しており，極めて危険である．

　いったん喉頭を通過した異物は，気管を通って左右主気管支，あるいはその末梢側に位置することが多く，この場合には臨床症状が乏しくなる．しかしながら，早期に診断・除去しないと炎症・感染・気管支拡張症などをきたすので，積極的に気管支鏡を行うことが重要である．特に末梢気管支にある X 線透過性のよい異物（ピーナッツなど）は画像診断が困難であり，早期には呼吸音の左右差以外に明らかな診察所見がない場合も多い．したがって，原因不明の無気肺，肺炎，皮下気腫などに対しては，気道内異物を鑑別診断の 1 つとして考慮しなければならない．また，これらの所見に加えて，突然の激しい咳嗽，呼吸困難，胸内苦悶，喘鳴などが，病歴上一過性であっても明らかに認められる場合には，気管・気管支内異物の可能性が高いので，速やかに気管支鏡を行って診断を確定すべきである．気管・気管支内にある異物の移動により，間欠的な呼吸困難・喘鳴がみられる場合があり，しばしば喘息と間違えられる．末梢の異物が移動して，喉頭や気管の完全閉塞をきたすこともある．

初療・処置

1．初療の手順（表8-6，7）

　意識のある状態で異物による切迫窒息が疑われた場合には，まず背部を叩き，咳嗽による除去を試みる．乳幼児では，頭位を下にした腹臥位で背部を叩く．成人では Heimlich 法（腹部圧迫による異物除去⇒ 109 頁参照）を試みてもよいが，臓器損傷などの重篤な合併症をきたすことがあるので注意すること．

　この方法で除去できない場合や，すでに意識が低下している場合には，ただちに喉頭鏡により咽頭・喉頭を観察し，異物があれば除去する．

　喉頭・咽頭の異物による窒息あるいは切迫窒息で，喉頭鏡による異物除去が困難な場合には，速やかに輪状甲状靱帯切開を行って，まず気道を確保する．

一方，気管・気管支内の異物では，気管支鏡か開胸手術による異物除去が必要である．ある程度全身状態が安定していれば，頸部・胸部 X 線撮影(正・側面)を行うとともに，耳鼻咽喉科医，麻酔科医にも連絡して万全の体制のもとに治療を進めるのが望ましい．

2．咽頭・喉頭の異物除去

咽頭・喉頭の異物が疑われた場合には，ただちに喉頭鏡により喉頭展開を行い，直視下に異物を確認する．鉗子(マギール鉗子)あるいは吸引(太い吸引管をそのまま使用するとよい)によって異物除去を行う．この際に異物を押し込まないよう注意する．声帯直下の喉頭異物はまれであるが，義歯などの鋭利な先端をもつ異物や，大きな異物を押し込んだ場合などにみられる．危険なため喉頭鏡でよく確認し，見逃さないようにする．

3．気管・気管支内の異物除去

気管・気管支内の異物に対しては，気管支鏡による異物除去が必要であり，まれに緊急開胸手術が必要となる．気管支鏡には，気管支ファイバースコープと硬性気管支鏡がある．気管支ファイバースコープは，局所麻酔下に直接行うか，気管挿管後に挿管チューブを介して施行する．事前に咽頭・喉頭をよく観察して異物のないことを確認し，挿入時に異物を押し込まないよう注意する．まず気管・気管支の観察を行い，異物を確認したら把持鉗子などを用いて除去する．小児(乳幼児)では通常は全身麻酔を要し，また細いファイバースコープを用いるので異物除去は技術的に容易でない．

硬性気管支鏡は，気管・気管支の異物除去にはファイバースコープよりも適しており，乳幼児の異物除去に対しても長い間使用されている．しかしながら，熟練した耳鼻咽喉科医が全身麻酔下に施行する必要があり，検査には適していない．状況が許せば，両者に加えて緊急開胸術が施行可能な状態で，特に小児では全身麻酔下に検査および異物除去を行うのが望ましい．

(猪口貞樹)

胸郭出口症候群

胸郭の最も頭側で，第 1 肋骨，鎖骨，斜角筋などで形成される胸郭出口に原因があるとされる疾患の総称である．腕神経叢や鎖骨下動静脈が圧迫または牽引されて，神経症状や血流障害として，上肢の痛み，しびれ，だるさ，頸部または肩甲帯のこりや痛みなどが生じる．

病型は，血管圧迫型，神経牽引型，両方の要素をも

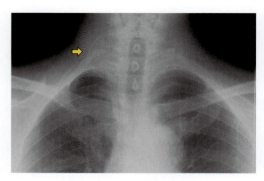

図 8-13　　頸肋(矢印)，48 歳男性

つ混合型に分類される．血管圧迫型は，頸肋，鎖骨，第 1 肋骨，斜角筋群，鎖骨下筋，異常な線維性索状物などによって鎖骨下動脈が圧迫され(**図 8-13，14**)，血流障害を生じる．血管圧迫型は男性に多く，筋肉質でいかり肩を呈する例が多い．

一方，神経牽引型は，なで肩の女性に多く，斜角筋群は緊張している．腕神経叢は上肢の重みによる牽引力を受けているため，症状は上肢下垂時に強く，肩をすくめると軽減する．

症状・診断

特に原因がなく，上肢のだるさ，しびれ，脱力，肩こりなどを訴えるときは本症を疑い，症状が出やすい肢位を確認し，肩すくめなどで自覚症状の改善があるかを調べる．

1．Morley 試験

鎖骨上窩で斜角筋三角部を圧迫して末梢への放散痛があれば陽性．神経牽引型の胸郭出口症候群である可能性が高い．

2．Adson 試験

頸椎を伸展して回旋し，深呼吸時の橈骨動脈の拍動減弱または消失をみる．

3．Eden 試験

上肢，肩甲帯を後下方に引き下げて橈骨動脈の拍動減弱または消失をみる．

4．Wright 試験

両上肢を挙上して徐々に外転外旋位にしたときの橈骨動脈の拍動減弱または消失をみる．

5．Ross 試験

Wright 試験の肢位で 3 分間手指の屈伸運動をして，疲労としびれ感の出現をみる．

初療・処置

症状を悪化させるような動作，肢位を避ける．血管

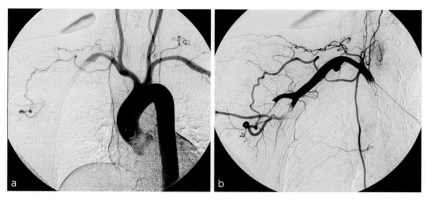

図 8-14　動脈造影
a：大動脈造影，b：右鎖骨下動脈造影.
頸肋の接する右鎖骨下動脈に動脈瘤を形成，上腕動脈起始部で完全閉塞をきたし，側副血行路がみられる.

圧迫型では挙上位の作業，神経牽引型では荷物をぶら下げることや長時間事務作業を避ける. 運動療法としては，肋鎖間隙を広げる肩すくめ運動を勧める. 症状が強い血管圧迫型では手術適応になりうるが，神経牽引型では通常手術を行わない.

🍓 コツとアドバイス

- 頸椎牽引は神経牽引型の症状を悪化させるので行ってはならない.
- 血管圧迫型で橈骨動脈や尺骨動脈の拍動消失や血栓・塞栓症状がみられる場合には，早急に専門医による治療が必要になる.

（南雲正士）

Boerhaave 症候群

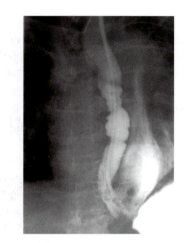

図 8-15　縦隔内限局型特発性食道破裂
食道造影では穿孔部より縦隔内への造影剤の漏出を認める.

　Boerhaave 症候群（特発性食道破裂）は，1724 年オランダの Herman Boerhaave が剖検で発見したのが初例である. その定義は食道に随伴性疾患がなく健常な食道壁に発症した食道壁全層の損傷である. 比較的まれな疾患であるが，初期診断が比較的困難で診断・治療が遅れることがある. 治療手技が難しく，縦隔膿瘍や膿胸を併発しやすい重篤な救急疾患である.

症状・診断

　食道内圧の急激な上昇が主因であり，大量飲酒後の嘔吐に伴い発症することが多い. 好発部位は横隔膜直上の胸部下部食道左壁である. 自覚症状は胸背部痛，上腹部痛，吐血，胸内苦悶，呼吸困難などでショック状態の場合がある. 検査は，① 胸部単純 X 線，② 胸部 CT，③ 水溶性造影剤を用いた食道造影（**図 8-15**）

の手順で行う. 縦隔気腫，皮下気腫，気胸，胸水，造影剤の食道外流出所見で診断を得る.

　穿孔形式は，縦隔胸膜が損傷され胸腔内と交通する胸腔内穿破型と縦隔胸膜が維持される縦隔内限局型に分類される. 前者は膿胸を併発するため後者に比較して重篤化する. 重症度や治療方針も異なるため，その鑑別が必要である.

初療・処置

1．外科的治療

　原則的には緊急手術による穿孔部縫合閉鎖と胸腔ドレナージ術を施行する（**図 8-16**）. 胃底部や大網などで縫合部を被覆する縫着術が有効である. 東海大学医学部付属東京病院では左開胸操作による食道破裂部縫合閉鎖および胃底部縫着術と左胸腔ドレナージ術を基

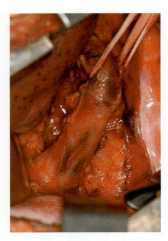

図 8-16　術中所見

本術式としている．破裂部が大きく食道損傷と胸腔汚染が著明な場合には食道切除，二期的再建術を施行することもある．また，縦隔内限局型で穿孔径が比較的小さく，縦隔汚染が軽度で破裂孔を通して縦隔から食道内へドレナージされる症例では中心静脈栄養，抗菌薬投与，食道胃内減圧による保存的治療で軽快する場合がある．

2．術後合併症と周術期管理

　急性期は人工呼吸器を用いた集中治療管理を行う．術後合併症として膿胸や縦隔膿瘍，縦隔炎，敗血症，縫合不全，創感染などを併発することがある．術後膿胸は胸部下行大動脈沿いから左横隔膜上背側に発生することが多い．術後経過が良好な場合は術後 7〜10 日目に食道造影と CT を施行し縫合不全と膿胸の有無を確認する．

コツとアドバイス

- 内視鏡検査は誤嚥や緊張性気胸，縦隔炎の増悪など全身状態悪化が危惧されることから必須ではない．内視鏡検査の実施には全身状態の安定や胸腔ドレーン挿入後であることなどが必要条件となる．
- 本症は早期の診断と適切な治療方法の選択が重要である．発生頻度は低いものの日常診療でも遭遇することがあり，予備知識をもって慎重に対処することが望まれる．

（千野　修）

女性乳腺腫瘤

　乳腺疾患の診察に関して，最も重要なことの 1 つは，乳癌を常に念頭に置いて，主訴が乳癌に関連するものではないこと，乳癌のリスクを高める背景の有無を情報収集することである．

　乳房腫瘤は乳腺疾患で最も頻度の高い主訴である．特に乳癌の好発年齢においては，乳癌を否定することが大切である．乳癌と鑑別すべき良性疾患は，乳腺嚢胞，線維腺腫，放射性瘢痕，葉状腫瘍，乳管内乳頭腫，脂肪腫，脂肪壊死，異物性肉芽腫，糖尿病性乳腺症，過誤腫などがある．また，異型乳管・小葉過形成は，乳癌の危険因子であり，定期的な検診が必要である．

問診

　腫瘤に気づいた時期，その後の変化，月経周期との関係を聴取する．特に乳房の外傷，生検や豊胸術の既往歴は，視診や画像の所見と照らし合わせて再聴取することも重要である．家族歴（特に遺伝性乳癌，卵巣癌を念頭に置きつつ，乳癌や卵巣癌など，少なくとも第二度近親者まで調査），初経年齢，最終月経，妊娠・出産・授乳歴，婦人科診察歴，経口避妊薬やホルモン補充療法も確認する．

視診，触診

　視診では，腫瘤直上や近傍の皮膚の発赤や浮腫などを観察する．また，乳房あるいは乳房近傍の皮膚腫瘍が，マンモグラフィ上，乳房内の腫瘤陰影として認識されることもあるので注意する．乳頭の形状，乳頭表面のびらんの有無の観察も重要である．乳房内に浸潤性の病変があると，体位や肢位によってひきつれが出ることがある．

　腫瘤を触診し，大きさ，形状，硬度，境界，可動性，圧痛，波動性などについて観察する．なお，腫瘤の上の皮膚を両側から寄せるプラトー試験で，皮膚陥凹が初めて判然となる場合に“えくぼ徴候”陽性と呼び，Cooper 靱帯を巻き込むような病変（主として乳癌）の存在が示唆される．

　乳頭分泌は授乳の数年以上後でも正常者でしばしば認められるが，単一の乳管口からの新たな分泌，特に血性乳頭分泌の場合は要注意である．圧迫で分泌を認める圧迫点と腫瘤との関連を確認し，分泌液の細胞診や試験紙などによる潜血反応を調べる．血性の分泌液の原因としては，乳管内乳頭腫が多いが，乳癌の可能性もあるため，専門医に紹介する．

　領域リンパ節の触診も，腋窩，頸部，鎖骨上窩に引き続いて，鎖骨下領域も行う．

画像診断

　以上の診察から，腫瘍性の病変が否定できない場合には，近くの乳腺専門医を紹介する．専門医リストは，日本乳癌学会のホームページに公開されている．さらに，以下の装置が利用可能な施設では，疾患をあ

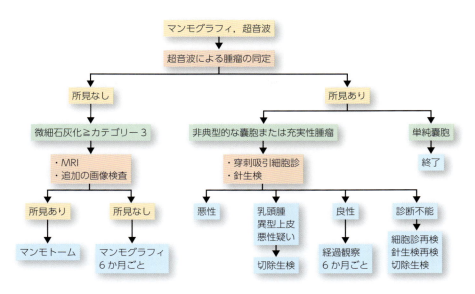

図 8-17　乳房腫瘤の評価アルゴリズム

る程度絞り込むことができる．

1．超音波検査（US）

　乳房では，7.5〜12 MHz の高周波数探触子を用いる．基本は B-mode であるが，これに付加する情報としてドプラ法による腫瘤や周囲組織の血流情報，エラストグラフィによる病変の硬さをみることのできる装置もある．

　乳房腫瘤を触知する場合には，乳癌腫瘤は US 画像上，典型的には，形・辺縁が不整な低エコー腫瘤像で，悪性反射量と呼ばれる不規則帯状の高エコー境界像を伴い，内部エコーは不規則不均一で，後方エコーは減弱ないし欠損するものが多い．腫瘤像の縦横比（DW ratio；D/W）が 0.7 以上（深さ/幅 ≧ 0.7）で低エコー腫瘤の中に微細石灰化像を示す不規則な高輝点がしばしば認められる．詳細は，「乳房超音波診断ガイドライン」（日本乳腺甲状腺超音波診断会議 編）を参照されたい．US は腋窩や領域リンパ節腫大の診断にも有効である．超音波カラードプラ断層法では，増加している局所血流が画像化される．したがって，充実性腫瘤と囊胞との鑑別に有用な場合がある．明らかな囊胞は，良性と判断してよいが，囊胞内腫瘤を呈する非腫瘤は，アルゴリズムに則り精査を進める（**図8-17**）．

　腫瘤以外の乳腺や腋窩のリンパ節，また，対側乳房の観察も忘れずに行う．

2．マンモグラフィ

　乳癌腫瘤は典型的には，形・辺縁が不整な濃厚腫瘤陰影を示し，周囲に放射状〜棘状突起（スピクラ）を伴う．また，病巣内部から近辺に認められる多数の砂粒状・棒状・索状の不規則な微細石灰化像が認められる．乳癌の間接的な所見には，皮膚の陥凹や肥厚，乳頭の陥凹，Cooper 靱帯や乳管の引き込み像，血管怒張などがある．マンモグラフィ読影の精度管理を図るために『マンモグラフィガイドライン（第 3 版増補版）』（日本医学放射線学会，日本放射線技術学会 編）が作成されているので利用するとよい．

　以上にて，腫瘤が同定されれば，乳房腫瘤の評価アルゴリズム（**図 8-17**）に基づいて，診断を進める．アルゴリズムのどこまで自施設で施行可能かを考え，必要に応じて専門医に紹介する．「乳房のしこりは完全に除外できるまで乳癌として扱う」ことが鉄則で，誤った安心感を患者に与えてはならない．

（徳田　裕）

急性乳腺炎，乳腺膿瘍

　乳房に発生する急性炎症の多くは，授乳期，ことに産褥期に発生する産褥性乳腺炎であり，うっ滞性乳腺炎と急性化膿性乳腺炎に分類される．一方，慢性乳腺炎は，原因や病態別に，乳管拡張症，乳輪下膿瘍，肉芽腫性乳腺炎，結核性乳腺炎に分類される．

　本項では，急性乳腺炎と慢性乳腺炎（乳輪下膿瘍）について述べる．

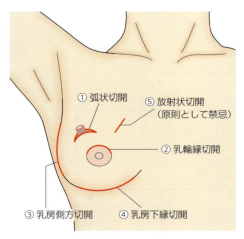

　① 弧状切開　　⑤ 放射状切開
　　　　　　　　（原則として禁忌）
　② 乳輪縁切開
　③ 乳房側方切開　④ 乳房下縁切開

図 8-18　化膿性乳腺炎に対する皮膚切開の
　　　　　種類

Ⅰ　急性乳腺炎

　産褥性乳腺炎(puerperal mastitis)は全妊産婦の1.0〜8.9％と報告され，膿瘍形成を伴うものは4.8〜11％である．また産褥期以外に，後述の乳輪下膿瘍が起因となり，あるいは誘因なく発症する急性乳腺炎もある．一般に妊婦は分娩直後から乳汁の分泌がみられるが，最も盛んなのは産褥1〜2週目である．その時期は，初産婦では授乳，搾乳が不慣れで乳汁のうっ滞が起こりやすくうっ滞性乳腺炎となることが多い．また乳頭の亀裂や表皮剥離，咬傷を通してブドウ球菌の感染が起こることもある．

● うっ滞性乳腺炎(stagnation mastitis)

　乳汁の排出が不完全なため，乳汁がうっ滞して起こる非細菌性の乳腺炎である．通常，初産婦の産褥早期(1〜2週目)に発症することが多い．

1．症状

　乳房のびまん性の腫脹と疼痛を訴える．

2．治療

　治療の第1は乳汁のうっ滞を除去することで，局所の冷湿布を使用し，乳頭・乳輪を清潔に保ち，乳房や乳頭のマッサージで乳管を開通させ，授乳を積極的に行い，授乳後は射乳や搾乳も有効である．

　局所の炎症性変化を観察し，全身所見と合わせ超音波で膿瘍形成の有無を確認することが重要である．膿瘍形成がなければ上述のように保存的治療で経過をみるが，疼痛の著明な症例や血液学的検査で炎症所見の強い場合は消炎鎮痛薬，予防的抗菌薬の投与を行う．

　起炎菌はブドウ球菌が多いので，第1選択としてセフェム系抗菌薬，第2選択としてニューキノロン系抗菌薬が適応になる．ただし，ニューキノロン系抗

菌薬は母乳中への移行が問題になるので，授乳は中止してから投与することが望ましい．American Academy of Pediatrics(米国小児科学会)による薬剤，化学物質の母乳中への移行に関する記載があるので参照されたい．

● 急性化膿性乳腺炎(acute purulent mastitis)

　産褥の2〜3週目や離乳期に起こりやすく，うっ滞性乳腺炎に乳管口から逆行性に，あるいは乳頭の亀裂や表皮剥離，咬傷からリンパ行性に細菌が感染することにより発症する．起炎菌の半数は，黄色ブドウ球菌，表皮ブドウ球菌で，次いで連鎖球菌，大腸菌である．

1．症状

　症状は乳房全体あるいは一部の疼痛，発赤，腫脹，腫瘤，熱感などで，悪寒戦慄を伴う38℃以上の発熱がみられることもある．腋窩リンパ節の腫脹や圧痛を認めることもあり，膿瘍の形成により波動を触知する．

2．治療

　このようにうっ滞性乳腺炎から化膿性乳腺炎に移行したり，膿瘍形成が疑われるときには抗菌薬の投与が必要となる．排膿した膿汁の細菌学的検査は必要不可欠であるが，起炎菌の同定と抗菌薬の感受性情報が得られるまでは，うっ滞性乳腺炎と同様，セフェム系・ニューキノロン系抗菌薬を選択する．

　局所的には，患部の冷罨法と安静が第1である．うっ滞した母乳のドレナージの役割を果たすので搾乳，射乳は可能であれば継続する．膿瘍が形成されているときは，速やかに外科的に切開，排膿，デブリードマンを行う．その際の切開線は，皮膚割線に沿った乳輪縁切開(傍乳輪切開)，弧状切開で行う．放射状切開は原則として行わない．膿瘍の広がりによっては，乳房側方切開，乳房下縁切開が用いられることもある(図8-18)．乳腺内の膿瘍はしばしば多房性であり，治癒を遷延させるので注意が必要である．

Ⅱ　慢性乳腺炎（乳輪下膿瘍）

　日常診療で，比較的よくみられる乳腺の慢性の炎症性疾患である．非授乳性乳腺炎のなかで最も頻度が高く，幅広い年齢層に発症する．Haagensenがその著書で"recurring subareolar abscess"と記載しているもので，その言葉どおり，再発を繰り返す乳輪下の慢性化膿性炎症である．その本体は主乳管上皮が扁平上皮化生を起こし，その結果，ケラチンの塞栓を生じて乳管拡張をきたし，管外に破壊して膿瘍，瘻孔をつくるものである．

　急性乳腺炎と同様，起炎菌はブドウ球菌が多い．乳輪下膿瘍と乳頭陥凹の関係について，Atkinsは68％

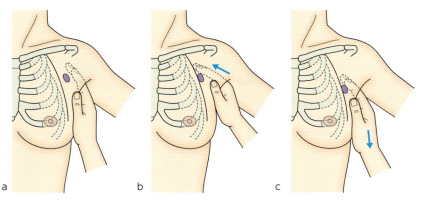

図 8-19　視触診方法
a：触診する手を胸壁から離して腋窩深部に挿入.
b：指先を胸壁に密着させる.
c：そのまま手を胸壁に沿って下方に移動し腫大リンパ節を触知する.
なお，始めから胸壁に沿って腋窩へ手を挿入してしまうと，腫大リンパ節を挙上してしまい触知
することができないことに注意する.

に乳頭陥凹を認め本症との関係を指摘しているが，Haagensen は，乳頭陥凹は乳頭部の炎症の二次性変化としている．また喫煙との関係も報告されライトスモーカーで 9.2，ヘビースモーカーで 26.4 の相対リスクがあるとされている.

1．症状

症状は，乳輪下に有痛性の硬結が生じ，徐々に増大するにつれ乳輪部の皮膚が膨隆，発赤，やがて膿瘍が形成される.

2．治療

この膿瘍は切開または自潰によりいったん治癒するが多くは再発し長期にわたり再燃を繰り返す．これまでに本症を根治させるために種々の手術方法が考案されている．代表的なものに，膿瘍の切除と乳管の開放にとどめるもの，膿瘍とともに罹患側から乳頭にかけて 1/4～1/3 の乳頭を切除するもの，膿瘍と乳頭を全切除する方法，膿瘍の切除に加え，乳頭をくり抜き外周を残す方法などがあるが，いずれも整容的な側面と再発を繰り返さないようにする側面を考慮して治療法を選択する必要がある.

コツとアドバイス

● 乳腺炎は予後不良な炎症性乳癌との鑑別が問題になることがある．少しでも炎症性乳癌の可能性が否定できない場合には，速やかに専門医にコンサルトすべきである.

● ドレナージを行う場合，放射状切開は行わない．症例に応じ，十分かつ整容的な面にも留意した切開線を選択するように心がける．乳腺内の膿瘍はしばしば再燃を繰り返すので患者への十分な説明が必要となる.

（鈴木育宏）

腋窩リンパ節腫大

腋窩リンパ節は同側の上肢・胸壁・乳房からのリンパ流を受けとるリンパ節であり，正常では直径 1 cm 以下である．これを超える大きさのリンパ節や数が異常に増加している状態がリンパ節腫大といえる.

症状・診断

腋窩リンパ節の触診法は，胸壁より離れた位置から腋窩深部の胸壁方向に手を挿入し，手指先を胸壁に沿って下方に移動してリンパ節を触知する（図8-19）．診察は一側だけではなく両側を行うべきである．腋窩リンパ節腫大を認めた場合は，その数や大きさ，硬さ，圧痛の有無，周囲組織や胸壁への癒着の有無なども合わせて診察する．小さなリンパ節であっても上記の所見を認める場合は，慎重な診察とその後の検査などが必要である.

両側の腋窩リンパ節腫大を認める場合は，さらに耳下腺部，顎下部，頸部，鎖骨上，鎖骨下や鼠径部などの表在から触知可能なリンパ節の腫大やその他異常の有無を確認する.

診察時には，リンパ節腫大に気づいたきっかけ，出現の時期とその後の経過，リンパ節腫大以外の症状，既往歴，薬剤の服用歴，アレルギーの有無，渡航歴，外傷の有無などを詳しく聴取することも鑑別に重要である.

全身性のリンパ節腫大をきたす疾患には，感染症や炎症に対する免疫反応，リンパ節自体への感染，内分

泌疾患，腫瘍性疾患などがある．一般的に炎症性の場合は，表面は平滑で軟らかく可動性があり，時に自発痛や圧痛を伴うことがある．一方，腫瘍性疾患に伴う場合は，表面不整で硬く，また可動性に乏しく圧痛なども伴わないことが多い．

　腋窩リンパ節腫大を認めその原因を検索し確定診断を得るためには，まず血液や X 線などの検査を行い，その結果から非腫瘍性疾患を疑えば，ウイルス抗体価，自己抗体，感染性疾患の検索目的に細菌学的検査を行う．悪性疾患として白血病を疑う場合は骨髄生検，リンパ腫や癌の転移を疑う場合は腫瘍マーカー，超音波検査，CT や MRI 検査，消化管内視鏡，PET/CT などの施行後にリンパ節の細胞診，針生検もしくは摘出生検による確定診断を行う．

　一側性腋窩リンパ節腫大に特徴的な炎症性疾患にはネコひっかき病がある．また，一般的な上肢・胸壁・乳房の外傷や感染症，さらには乳房にシリコンなどを挿入している場合も，腋窩リンパ節腫大を認めることがある．上肢の炎症や外傷が認められない場合や3～4週間以上の長期にわたる腫大は，悪性疾患を考慮する必要がある．

　腫瘍性悪性疾患による孤立性腋窩リンパ節腫大を示す疾患では乳癌が最も頻度が高く，50％以上を占める．乳癌以外にはリンパ腫，悪性黒色腫，肉腫，皮膚癌，甲状腺癌，肺癌，婦人科癌，胃癌などでもみられる．これらは前述した画像検査や生検による病理学的検査によって鑑別可能であることが多い．

（齋藤雄紀）

男性乳癌，女性化乳房症

Ⅰ　男性乳癌

　一般に全乳癌の1％前後の頻度といわれるが，実際には通常の女性乳癌手術200～300例に，男性症例を1程度みる．罹患年齢は60～70歳代が多く，女性乳癌より高齢の傾向である．女性同様，家族歴にも注意を要する．

　社会一般では「男性にも乳癌がある」という認識が十分に行きわたっていないため，受診が遅れることがある．

症状・診断

　男性乳癌の腫瘍は乳頭乳輪下の領域に占拠することが多く，周囲組織との空間的余裕が女性乳房より乏しいため，浸潤による皮膚のひきつれや潰瘍，あるいは

胸壁への固定などを生じやすい．このため，女性の乳房内に触知する「しこり」に比べて，よりはっきりと形状不整で硬い腫瘍として認識される．触診時の手応えは，女性化乳房症の腫瘍とは相当に異なり，初めてみる場合であっても，ただならぬ何かを感じる．

初療・処置

　通常の女性乳癌に準じた画像検査を考慮・施行しつつ，穿刺吸引細胞診あるいは針生検にて確定診断を得る．病理組織型とその分類の割合は，女性乳癌とほぼ同じであるが，ホルモン受容体の発現については女性乳癌より多いといわれている．治療は女性乳癌に準じる．

コツとアドバイス

● 近年，女性乳癌に対する社会的関心は高まっているが，男性乳癌という疾患の認識は，一般に低い．

● このため，「男が乳癌になるわけがない」と思い込み，病悩期間が長くなった結果，予後不良となりうる．

● 男性にも乳癌があるということを，積極的に啓発していく必要がある．

Ⅱ　女性化乳房症

　文字どおり男性の乳頭乳輪部が，女性乳房のように膨らんだ状態をさすが，肥満により生じる単なる形状の変化とは区別される．乳頭乳輪下の小さい腫瘍から女性乳房と見間違えるほどの大きさになることもある．10歳代半ばのいわゆる思春期と，50歳代以上の壮年～高齢期に多いといわれる．

　原因は，ホルモンの変動による生理的範囲内のものから，薬剤の副作用，内分泌疾患，あるいは慢性肝疾患に伴うものなど多岐にわたるが，その本質は，相対的に低テストステロン・高エストロゲンとなったホルモンの不均衡である．

症状・診断

　内分泌疾患の有無，ならびに男性乳癌との鑑別が肝要で，詳細な問診と注意深い視触診が不可欠である．睾丸の状態や性機能に変化がないか，スピロノラクトンなどの内服や何かホルモン治療を受けていないか，といった聴取を行う．身体所見では，片側性・両側性のどちらもあり，乳頭乳輪下にコリッとした腫瘍として触知し，乳癌との鑑別を迷うこともあるが，境界明瞭な円形・楕円形または小円盤状で，弾性硬の域を出ない．圧痛を伴うことが多い．

　超音波では女性と同様，帯状に乳腺を認め，これに連続する比較的均質な低エコー像として描出される．触診上は片側であっても，超音波にて対側にも同様の変化を認めることが多い．

初療・処置

　必要に応じて穿刺吸引細胞診を行う．タモキシフェンの内服が有用とする報告がある．高齢者では抗乳腺腫瘍薬であるメピチオスタン（チオデロン®）の内服で改善することが多い．左右非対称が強く整容上の訴えがある場合には，腫瘤切除も選択肢の1つとなる．

コツとアドバイス

● 臨床現場では20～30歳代の症例も多く，原因を特定できず経過観察中に徐々に自然改善することが多い．

（田島厳吾）

第
9
章

腹部領域

● 腹痛　　174
● 心窩部不快感　　175
● 急性腹症，腹腔内出血　　177
● 消化管閉塞　　178
● 上部消化管出血，吐血　　179
● 下部消化管出血，下血　　181
● 黄疸　　182
● 腹水　　185
● 腹壁腫瘤　　185
● 腹部腫瘤　　187
● 腹部鈍性外傷・穿通性損傷　　187
● 消化管異物　　190
● 腹壁ヘルニア，内ヘルニア，閉鎖孔ヘルニア　　190
● Sister Mary Joseph's nodule　　192
● ストーマ異状　　192

腹痛

腹痛は初療場面で最もよく経験する訴えの１つである．しかしながら，その原因疾患は多岐にわたり，単に消化器疾患のみにとどまるものではない．腹痛を主訴とする患者の初療場面では，第１に緊急性の高い疾患を見落とさないこと，次に多くの疾患とその特徴を想起しうる能力を備えたうえで鑑別を進めていくことが要求される．

◯ 腹痛診療のための基礎知識

腹痛発生にはさまざまなメカニズムがあるが，初療のため，最低限知っておかなければいけない知識としては，疼痛の種類とその性質を理解しておくという点が挙げられる．以下にその概略を述べる．

1．内臓痛（visceral pain）

文字どおり，腸管や胆道，膵などの内臓自体に発する疼痛であり，平滑筋の過伸展，収縮などにより発生し，無髄神経線維であるＣ線維により伝達される．痛みの性質としては，比較的鈍い痛みであり，重苦しい，締め付けられるといったように表現されることもあり，また，管腔臓器由来の場合は収縮による周期性がみられることも多い．上部消化管では腹腔神経叢，下部消化管では下腹神経叢を介して疼痛を感知するため，痛みの部位は限局しないことも多く，実際の原因臓器の位置とやや異なることも経験される．

2．体性痛（somatic pain）

壁側腹膜，腸間膜，横隔膜などに発し，炎症や物理的，化学的刺激により誘発される疼痛であり，有髄神経線維であるＡ-δ線維により伝達される．痛みの性質は内臓痛と対照的に，痛みの部位が明確な鋭い持続痛である．筋性防御や反跳痛などの腹膜刺激症状は体性痛に属し，壁側腹膜，腸間膜が強く刺激されることにより生じる．

3．関連痛（referred pain）

強い内臓痛により，脊髄内で近傍の神経線維も刺激されるため，対応する皮膚分節に痛みとして感じられるものである．放散痛とも呼ばれる．時に痛覚・感覚過敏を伴う．胆石による右肩，虫垂炎による心窩部痛，膵疾患による背部痛などが有名である．

症状・診断

診断を進めていくためにまず必要なことは，腹痛の性状や特徴を把握することである．原則として，まず問診をし，その後に必ず腹部診察を行う．

1．問診

疑う疾患が異なってくるため，可能であれば必ず問

表 9-1　腹痛での問診のポイント

部位	局在性が明らかか否かは内臓痛と体性痛の鑑別にも有用 背部痛は後腹膜臓器を疑うが，関連痛であることもある 虫垂炎の心窩部痛のように，時に原因臓器の位置と異なる
性状	疝痛は管腔臓器を疑う 持続痛は一般的には実質臓器 腹膜刺激時は管腔臓器が原因でも持続痛となる
程度	一般的には強い痛みは何らかの処置を要することが多い 心因性でも強い痛みを訴えることはまれにみられる
発症	急性発症か慢性発症かにより，疑う疾患も異なる 魚の生食とアニサキスのように，契機があれば疑える疾患もある
経過	徐々に悪化しているのか，消長しているか，改善しているか
食事や排便との関係	典型例としては，空腹時であれば十二指腸，食後なら胃，食後２時間なら胆・膵を疑う 排便により軽快する場合は，過敏性腸症候群の可能性を考慮する 食事，排便と関係があれば，消化器疾患の可能性は高い
腹痛以外の症状	下痢，嘔吐，便秘，下血，血便，血尿，発熱などその組み合わせにより疑う疾患が異なる
月経周期や妊娠可能性（女性）	妊娠可能年齢にある女性の場合は必ず確認する 特に下腹部痛の場合は診断に直結する可能性がある
既往歴	腹部手術歴があれば腸管癒着の可能性も考慮する

診を行う．**表 9-1** にそのポイントを示す．

2．腹部診察

診察室に入ってくる様子や，診察台の上でとっている姿勢も参考にする．身体を前屈させている場合は上腹部の伸展により痛みが増強している可能性があり，急性膵炎を疑う１つの所見である．顔面蒼白，四肢冷感などは強い痛みやショックを疑う徴候であり，急性腹症として緊急対応が必要となる可能性が高い．

腹部診察の前に，眼球結膜黄染の有無，眼瞼結膜貧血の有無，頸部リンパ節腫脹の有無については最低限チェックをする．黄疸は胆管系疾患，貧血は出血を伴う疾患，頸部リンパ節は悪性疾患の可能性についての示唆を与えてくれる．費やす時間は 10 秒程度であり，行う習慣を身に付けたほうがよい．

腹部診察は仰臥位で行うのが原則であるが，急性膵炎などでは上腹部が伸展できず，前屈位しかとれないこともある．視診，聴診，打診，触診の順に診察する．鼠径ヘルニアへの小腸嵌頓もあり，鼠径部の観察が必要なこともある．打診，聴診の前に，まず痛む部位を患者本人に示してもらう．打診，聴診を行いつつ，会話や表情の確認を通じて，痛みの場所の確認，

筋性防御，反跳痛の有無と部位，腫瘤の有無などを確かめる．本人の示す痛みの場所と診察による痛みの中心点が異なることもあるが，この場合，診察による痛みの中心点のほうが実際の原因臓器の場所との関連が強いといわれる．ただし，急性虫垂炎の心窩部自発痛と右下腹部圧痛・反跳痛のように，本人の訴える痛み部位と診察所見との乖離が診断の一助になることもある．背部痛が強ければ後腹膜臓器を第1に疑うが，関連痛である場合もあるため腹部診察の結果と対比する．尿管結石など腎尿路系疾患では側腹部に圧痛がある場合もあるが，肋骨脊柱角（costovertebral angle；CVA）叩打痛が鑑別に有用である．

　注意すべき疾患として，上腸間膜動脈閉塞症（superior mesenteric arterial occlusion；SMAO）のような腸管虚血を伴う疾患がある．この場合，初期には自発痛が強いわりには腹部所見に乏しいことが多く，腸管壊死に至って腹膜刺激症状などをきたすため，見逃すことのないよう，常に念頭に置くべきである．

　また，心筋梗塞や大動脈解離のように，腹部消化器以外の原因で腹痛をきたす場合もあるので，やはり，これらの可能性を念頭に置いて，慎重に診断を進める必要がある．

3．検査

　問診，診察により，ある程度疑うべき疾患を絞り込んだうえで，必要な検査を行い診断と治療につなげていく．以下，主な検査について述べる．

① 血液検査　注意すべき点をいくつか示す．クレアチンキナーゼ（CK）は腸管壊死の際には上昇するが，初期には必ずしも上昇しない．膵荒廃がある程度進んだ急性膵炎では，アミラーゼは正常範囲のこともある（リパーゼ，エラスターゼⅠなどは通常は高値を示す）．血栓性疾患にDダイマーは有用だが，時に正常上限程度のこともある．

② 尿検査　尿管結石の場合は血尿となるが，他の疾患でも陽性を示すことがあるので注意する．

③ 腹部X線　原則として立位，仰臥位で撮影する．イレウス，腸管穿孔，肝脾腫，異常ガス像（急性膵炎でのcolon-cut-off sign，S状結腸軸捻転でのcoffee bean signなど）についての情報が得られる．イレウス初期では鏡面形成のみられない，いわゆるgas-lessイレウスを呈することがあるので，必要なら超音波検査（US）やCTで確認すべきである．

④ US　有用な検査であるが，ガスや厚い皮下脂肪により視野が不十分となることがある．したがって，見えているものに対する診断能は高いが，見えないものは評価不能である．例えば，急性虫垂炎で腫脹した虫垂が同定できればUSのみで診断できるが，盲腸背側などにあって同定困難であれば，虫垂腫脹を指摘でき

ないからといってその可能性を除外することはできない．

⑤ CT　有用な検査である．可能であれば造影することにより，炎症や腫瘍の局在や質的診断をより明確にすることができる．また，SMAOのように血流障害を伴う場合には，動脈の走行を追うとともに灌流される臓器の造影度をみることにより，虚血の有無を判断することができる．さらに，腸管穿孔での少量の遊離ガスの検出感度も高い．

初療・処置

　原則的に，診断前に鎮痛を図るべきではないが，非常に強い痛みの場合，診察自体が不可能，あるいは耐えがたい苦痛と考えられれば，鎮痛薬の必要が生じることがある．基本的に疝痛であれば，管腔臓器の収縮による痛みであるため，禁忌がなければ抗コリン薬の筋注もしくは静注が有効である．さらに痛みが強い場合や持続痛の場合，ペンタゾシン（ペンタジン®）など準麻薬系鎮痛薬が必要なこともある．

コツとアドバイス

● 緊急性の高い疾患か否かをまず鑑別する．血圧低下，四肢冷感，腹膜刺激症状などに注意する．
● 必ず腹部診察を行う．問診だけでは見逃しが起こりうる．
● 腹部大動脈瘤（abdominal aortic aneurysm；AAA），SMAOなどの血流障害を伴う疾患は，初期には意外に腹部所見に乏しく見逃されることがある．常に念頭に置いておくことが肝要である．

（松嶋成志）

心窩部不快感

　心窩部不快感は患者受診時の訴えとして，「胸やけ」「気持ち悪い」「吐き気」という形で表現されることが多い．なかでも「胸やけ」は，心窩部，胸骨下部のやけるような不快感，灼熱感をさし，医学用語のなかでは比較的一般的に使用される言葉であり，またそれが上部消化管に関係する症状であることも広く知られている．しかしながら，「胸やけ」という患者の一言で，循環器疾患，脳神経疾患，感染症，呼吸器疾患，悪性疾患を鑑別から外すには注意が必要である．医療面接により，どの程度前から自覚していたのか（発症時期と持続時間），めまい症状や胸部痛の有無，発熱，妊娠の可能性，労作時・安静時との関連，食事との関連，腹痛・下痢の有無，ストレスの有無，常用薬の有無，既往疾患，生活歴の情報を得たうえで身体所見をとる．

表9-2　GerdQ 問診票

過去7日間のあなたの症状を振り返ってみてください	全くない	1日	2〜3日	4〜7日
1. 胸やけ（肋骨の後ろがやけるような感じ）はどのくらいありましたか？	0	1	2	3
2. 胃に入っているもの（液体または食物）が喉や口のほうまで上がってきたこと（逆流）はどのくらいありましたか？	0	1	2	3
3. 上腹部中央の痛みはどのくらいありましたか？	3	2	1	0
4. 吐き気はどのくらいありましたか？	3	2	1	0
5. 胸やけや逆流のために，夜，快眠が得られなかったことはどのくらいありましたか？	0	1	2	3
6. 胸やけや逆流のために医師から指示された以外の薬（市販の胃薬など）を服用したことはどのくらいありましたか？	0	1	2	3

GERD の診断：総スコアが8以上.
治療効果の判定：太字の部分に1つ以上チェックがあれば，「治療効果不十分」.

症状・診断

「心窩部不快感」を主訴する上部消化管疾患以外の要緊急対応疾患は，心筋梗塞，脳出血，糖尿病性ケトアシドーシス，腎盂腎炎などであり，身体所見に加えて適時，心電図，白血球数，AST，ALT，乳酸脱水素酵素（lactate dehydrogenase；LDH），血糖，尿の検査を行う必要がある．一方で医療面接の結果，上部消化器疾患を疑った場合には胃・十二指腸潰瘍，Helicobacter pylori 感染胃炎，胃食道逆流症（gastroesophageal reflux disease；GERD），機能性ディスペプシア（functional dyspepsia；FD），過敏性腸症候群（irritable bowel syndrome；IBS），胆道系疾患を鑑別診断として考える．

GERD は，2006年の Montreal Definition にて「胃内容物の逆流によって不快な症状あるいは合併症を起こした状態をさす」と定義付けられ，特に食道粘膜傷害がある状態を「逆流性食道炎」，ない状態を「非びらん性胃食道逆流症（nonerosive reflux disease；NERD）」として区別されている．症状は「胸やけ」のほか，呑酸，胃もたれ，胃の痛み，お腹の張り，おくび，嘔気，食欲不振などさまざまであり，消化器病専門医は上部消化管内視鏡検査による食道粘膜傷害をロサンゼルス分類（Grade A〜D）で評価し診断する．

一方で「GerdQ」（表9-2）は，プライマリ・ケア医の GERD の診断・管理に有用なツールとして英国で開発された質問票で，症状に関する4項目（胸やけ，呑酸，上腹部痛，嘔気）および生活への影響に関する2項目（睡眠障害，市販薬の追加使用）で構成されており，過去1週間の症状発生頻度を回答する簡便な診断ツールである．その他の2項目（上腹部痛，嘔気）は他疾患との鑑別のための質問となっており，日常臨床においてわが国でも広く使用されている[1]．ほかに，患者自記式質問表〔Fスケールや QUEST（Questionnaire 問診票）〕がある．

「心窩部不快感」を認めるが上部消化管内視鏡検査で食道粘膜傷害を認めず，そのほかに明らかな原因が同定できない場合，「機能性消化管障害（functional gastrointestinal disorders；FGID）」と呼び，NERD，FD，IBS がここに含まれ，3疾患は互いにオーバーラップする．GERD と FD の心窩部不快感の違いは，FD が心窩部中心に症状を認めるのに対し，GERD では心窩部やや上方に症状が現れる傾向があることである．IBS は，腹痛や腹部不快感などの下腹部を中心とした腹部症状，便秘あるいは下痢などの便通異常を認めるものの，その症状の原因となる器質的障害を認めない腸管の機能性疾患である．時に心窩部の痛みやもたれ，膨満感などを有する場合がある．FD と IBS の症状は類似する場合があるが，FD が胃と十二指腸の機能障害であるのに対し，IBS は主に大腸の機能障害が原因と考えられている．

初療・処置

GERD に対する治療は生活習慣改善を指導しながら，プロトンポンプ阻害薬〔オメプラゾール（オメプラール®），ランソプラゾール（タケプロン®），ラベプラゾール（パリエット®），エソメプラゾール（ネキシウム®）〕による内服治療を行う．さらに2015年2月からは強力な胃酸抑制効果を発揮するカリウムイオン競合型アシッドブロッカー〔ボノプラザン（タケキャブ®）〕が治療薬の選択肢として加わった．

FD は生活習慣改善で症状緩和が期待できるため，FD に影響しうる生活習慣（過食，早食い，欠食，深夜の食事，喫煙，アルコール，過労，睡眠不足，ストレス）を避けるよう指導する．薬物療法は消化管運動改善薬が一般的である．アコチアミド（アコファイド®）は消化管蠕動運動関連物質アセチルコリンの分解酵素であるアセチルコリンエステラーゼを阻害し，モサプリド（ガスモチン®）は消化管内在神経叢に存在する5-HT$_4$ 受容体を刺激し，アセチルコリン遊離の増大

を介して消化管運動促進作用および胃排泄促進作用を促す薬剤である．イトプリド（ガナトン®）とドンペリドン（ナウゼリン®）はドパミン受容体遮断作用による消化管運動の改善により効果を発揮する．また，漢方薬（六君子湯）や，ヒスタミン H_2 受容体拮抗薬，プロトンポンプ阻害薬の投与も有効な場合がある．さらに，*Helicobacter pylori* 感染胃炎を認める場合には除菌治療も有効である．

　IBS は器質的障害を伴っていないため保存的治療が基本であるが，便性状に合わせてポリカルボフィルカルシウム（コロネル® など）などを投与したり，自律神経失調症状や精神症状がみられる場合には抗不安薬を使用したりする場合がある．

○ コツとアドバイス

● 上記鑑別に加え，少子高齢化が進むわが国において，季節性発症であるノロウイルス感染症（12〜3月ごろがピーク）にも注意する必要がある．

● 特に高齢者は下痢症状ではなく「吐き気」「突然の嘔吐」で受診し，誤嚥性肺炎の併発にまで至ることがあり，また，施設入所高齢者においては施設内感染拡大につながる場合がある．

参考文献

1)　Jones R, et al：Development of the GerdQ, a tool for the diagnosis and management of gastro-oesophageal reflux disease in primary care. Aliment Pharmacol Ther 30：1030-1038, 2009

（渡邊嘉行）

急性腹症，腹腔内出血

　急性の腹痛は救急外来で 5〜10％ と比較的頻度が高い．そしてなかには緊急対応が必要な急性腹症がある．初療の限られた時間で速やかに対応するには，成人で急性腹症（非外傷性）をきたす疾患について事前学習しておくことが欠かせない（**表 9-3**）．そうすることで，多くの症例は適切に対応できる．

症状・診断

　まずバイタルサインをチェックする．外観，意識状態，血圧，脈拍，体温，呼吸状態，SpO_2 などで緊急性を把握し，緊急静脈路確保，気道確保の必要があればほかのスタッフに応援を頼む．特に敗血症性ショック，腹腔内出血によるショック，腹部大動脈瘤破裂は最も緊急性が高い．ショックの診断では低血圧（収縮期血圧 90 mmHg 以下），頻脈（100/分以上），微弱な脈拍，皮膚蒼白，冷汗を指標にする．バイタルサイン

表 9-3　急性腹症および急性腹痛で緊急対応を要する代表的疾患

	緊急対応	準緊急対応
消化器疾患	消化管穿孔 絞扼性腸閉塞 結腸軸捻転 ヘルニア嵌頓 急性腸管虚血 腹腔内出血	腸閉塞・腸重積 急性虫垂炎 結腸憩室炎 急性胆嚢炎・胆道結石 急性膵炎
泌尿器疾患	精巣捻転	尿路結石 膀胱炎
産婦人科疾患	異所性妊娠破裂 卵巣腫瘍捻転・破裂	骨盤内腹膜炎 子宮付属器炎 子宮内膜症
循環器疾患	腹部大動脈瘤破裂 急性冠症候群 肺動脈血栓塞栓症	腹部大動脈解離
呼吸器疾患		肺炎

が安定していれば落ち着いてみていくことになる．

1．問診

　年齢，性別，既往歴・腹部の手術歴，内服薬を問う．非ステロイド性抗炎症薬（NSAIDs）による消化性潰瘍，抗菌薬での菌交代現象による下痢，副腎皮質ステロイド薬で自覚症状と腹部所見が軽減すること，抗血栓薬は侵襲的検査・処置に影響することなどがある．

　妊娠可能年齢の女性では放射線被曝と薬剤使用で胎児へのリスクが生じるため，妊娠の有無を以下の 4 項目で確認する．① 月経の遅れ，② つわり症状，③ 妊娠の機会，④ 避妊法である．問診のみで妊娠を確実には除外できないとされており，妊娠反応を実施すると確実である．尿または血清ヒト絨毛性ゴナドトロピン（human chorionic gonadotropin；hCG）で予定月経のころの妊娠 4 週には陽性となる．陽性であれば産婦人科に相談する．

2．症状

　① 発症（突発性は穿孔），② 誘因（脂肪食で胆石発作，飲酒で膵炎），③ 性状（疝痛は結石嵌頓），④ 経過（虫垂炎の典型例は心窩部痛で始まる）などである．泌尿器・産婦人科・循環器疾患では腹痛以外の消化器症状に乏しい．腹痛が強く診察に支障が生じる場合は，鎮痛薬を使用し患者の苦痛を和らげるとよい．痛みそのものが軽減していることを十分念頭に置けば，診断に支障をきたすことはないとされる．

3．理学所見

　圧痛とは別に腹膜刺激徴候（peritoneal sign）を調べる．筋性防御（muscle guarding），反跳痛（rebound tenderness），筋強直（muscle rigidity），打診痛（percussion tenderness）は腹膜に炎症が波及している所見である．直腸診はルーチンには実施されないが，骨盤

内炎症を調べる場合には役立つ．骨盤内腹膜炎では内診で骨盤内に強い痛みが響くが(シャンデリアサイン)，直腸指診で子宮頸部を動かすと同様の所見がみられる．

4．検体検査

一般検査として血算，電解質，肝・腎機能，CRP，血糖などを検査する．特異的検査として，① 急性膵炎の診断でリパーゼは発症後4〜8時間で上昇し1〜2週で正常値に戻るがアミラーゼより異常高値の持続時間が長い．② 急性冠症候群では心筋マーカーのトロポニンT，クレアチンキナーゼMB分画(CK-MB)，ヒト心臓由来脂肪酸結合蛋白(H-FABP)，③ 血液凝固能ではプロトロンビン時間(PT)，活性化部分トロンボプラスチン時間(APTT)，フィブリン分解産物(FDP)，Dダイマーを検査する．

5．画像検査

胸部(立位)と腹部単純X線撮影(立位と仰臥位)が一般的である．腹部超音波はスクリーニングで利用できる．虫垂炎を診断できる経験豊富な術者もいれば，そうでない場合もあり，結果の解釈では術者の技量も考慮に入れる．医師は超音波ガイド下腹腔穿刺の手技ができる程度に習熟しておくと，腹腔内出血や腹膜炎の確定診断を得るのに随分役立つ．やせた患者は超音波で観察しやすいが，肥満の患者では観察が難しく，CTがよい．ヨードアレルギー，喘息の既往，腎機能障害がなければ，CT(単純＋造影)を撮影するのがよい．CTを撮ることがわかっていれば，胸腹部の単純X線は省略できる．

初療・処置

「急性腹症ではなさそうだ」となり帰宅する症例でも，原因を特定できない場合が少なくない．腹痛が続く場合は，再診することを指示しておく．急性腹症が疑われるときは，入院させ経過観察するとよい．腹腔鏡手術に慣れた外科医のいる施設では，今後は診断的腹腔鏡検査も試みられるようになるであろう．

コツとアドバイス

- 虫垂が盲腸の背側にある retrocecal appendix では腹膜刺激症状に乏しい．
- 大腸穿孔では腹部所見が強く，比較的早期に敗血症性ショックをきたす．
- 急性腸管虚血(上腸間膜動脈の血栓・塞栓，非閉塞性，静脈血栓)の初期は，腹痛が強いわりに圧痛と腹膜刺激徴候が乏しく，血液・血液ガス検査で異常がみられない．腸壊死に至る前に早期診断するには，高齢者で疑わしい場合は早期に造影CTを行うのがよい．
- 急性冠症候群(狭心症，心筋梗塞)では心窩部痛のみの場合がある．危険因子(高齢，糖尿病，喫煙歴，肥満，高血圧)のある症例では心電図も調べる．
- 肥満では腹部診察が難しいのでCTでの確認も考慮する．
- 急性腹症には受診時に所見が明らかでない非典型例が必ずある．すなわち，担当医は絶えず見逃しの危険を抱えていることになる．虫垂炎でも非典型例では診断が難しい．診断が遅延すると患者・家族は不信感を抱く．患者帰宅時に「何かあったら来てください」では不十分で，想定される疾患を念頭に置き，より具体的に指示する．例えば，「虫垂炎の初期症状の可能性が否定できないので，明日の朝になっても治らない場合は必ず再診してください」「今より痛みが強くなる場合は必ず再診してください」などである．そして，カルテに指示したことを記載しておく．患者にメモを渡しておくとより手堅い．

(安田聖栄)

消化管閉塞

消化管閉塞とは口から肛門までの消化器官の役割である食物や液体，ガスの通過が何らかの原因によって妨げられ，通過障害・停滞によりその口側腸管が異常拡張し，腹部膨満感や腹痛，消化管内容の嘔吐をきたす病態である．消化管閉塞は部位により上部消化管閉塞・下部消化管閉塞に大別されるが，本項ではそのなかでも頻度が高い下部消化管閉塞の腸閉塞を中心に概説する．

腸閉塞は，原因によって機能的と機械的とに分類される．機械的腸閉塞では閉塞部より口側での腸管の拡張と肛門側での腸管の虚脱がみられるが，機能的腸閉塞では明らかな閉塞機転はなく，消化管運動機能の障害により生じる．

さらに機械的腸閉塞では絞扼性腸閉塞などのように消化管の血行障害を伴う複雑性腸閉塞と血行障害を伴わない単純性腸閉塞に分類される．絞扼性の場合は，早期に動脈血流障害をきたし血行障害が腸管壁の透過性を亢進させ，細菌や細菌由来の毒素が腹腔などから吸収されて血中に流入するため，敗血症やエンドトキシンショックをきたし，腎血流の低下による腎不全へと進行する．さらに腸管壊死，穿孔，腹膜炎なども生じる．

亜腸閉塞とは閉塞の状態が完全閉塞まで至らず，一部でも通過しているような病態である．癒着性腸閉塞とは開腹手術後の癒着が原因である場合をいう．閉塞の原因として悪性腫瘍，異物，術後変化，炎症などが

あるが，なかでも小腸による術後腸閉塞が多い．小腸閉塞（small bowel obstructive；SBO）では術後閉塞（小腸癒着）が多く，ヘルニア嵌頓，悪性腫瘍，Crohn病，捻転などがある．大腸閉塞（large bowel obstructive；LBO）では悪性腫瘍に起因するものが多く，そのほか捻転，憩室，ヘルニア嵌頓，便嵌頓，癒着などがある．主に悪性腫瘍が原因であり，まずその診断把握が重要である．

そのほかに麻痺性腸閉塞（adynamic ileus）や急性大腸偽閉塞もあり，術後，心肺疾患，薬剤性，感染，神経疾患，腹部外傷などが原因として挙げられる．

症状・診断

嘔吐，腹痛，腹満，排便・排ガス異常などが主な症状である．診断としては胸・腹部X線，腹部超音波検査，CT，造影検査などが有用である．治療方針を決めるために閉塞部が一部でも通過しているのか，あるいは完全閉塞なのか，血行障害を伴っているか，穿孔を起こしていないかの判断が重要である．

画像評価では，小腸閉塞か大腸閉塞かについては単純X線で容易に診断可能である．小腸では立位で液面〔ニボー（niveau）〕形成がみられ，仰臥位で正常ではみられないKerckring襞がみられる．大腸ではKerckring襞よりも太いハウストラ（haustra）がみられる．単純X線での注意点は，ニボーがみられても閉塞症状がなければ，腸閉塞とは診断できないということである．

CTでは，腸管の拡張と内圧の上昇に伴い静脈還流が障害されるため，腸管壁の浮腫性変化がみられる．また，腹腔内への水，ナトリウム（Na）の漏出により気液界面（air-fluid）が形成される．さらに腸管内圧が上昇すると動脈血流が障害され，腸管壊死や穿孔をきたす．鑑別としては急性腹膜炎，胆石症，急性虫垂炎，急性膵炎，尿路結石，異所性妊娠，卵巣嚢胞茎捻転などが重要であり，腹痛の種類および症状，経過，排ガス停止，腹部X線所見などにより他疾患と鑑別される．

食道癌，胃癌，大腸癌などの悪性腫瘍で生じるオンコロジック・エマージェンシーの消化管閉塞も念頭に置いて診断する必要がある．これらでは緊急手術や緊急処置の必要性は少なく，診断の際には悪性腫瘍の既往の有無やその病期（術後ステージ）の把握が重要で，特に原発か再発転移か，再発形式では播種か局所再発なのかが重要である．

一般的に原因がはっきりしている小腸閉塞では内視鏡検査は行わないが，悪性腫瘍などによる消化管閉塞では診断・治療のための内視鏡検査（カプセル内視鏡やダブルバルーン内視鏡）が有用である．内視鏡検査を行う場合には送気は最小限にとどめ，検査後も十分

に抜気を行う．カプセル内視鏡では閉塞部で通過障害をきたすと想定されるため手術も念頭に置いておく．

初療・処置

初療では待機的に治療可能かどうかがポイントであり，症状が強い場合や血行障害がある場合には手術を考慮する．特に絞扼性では急速に全身状態が悪化し，死に至る危険があるので，ただちに手術が必要である．

絞扼性腸閉塞が否定されれば，絶飲食による腸管の安静と補液による脱水や電解質異常の補正を行う保存的治療が第1選択となる．健常人では1日に7〜8Lの電解質を含んだ腸液が分泌・再吸収されているが，これに加え血管内から漏出した水分やNaが嘔吐などにより大量に体外に失われ，細胞外液，循環血漿量が低下するため，年齢，心機能，採血データなどを考慮し適正な輸液を行う．

嘔吐・腹痛が強い場合には，胃管やイレウスチューブによる減圧も考慮する．イレウスチューブ挿入の際に，挿入困難例では内視鏡ガイドによる挿入も有用である．

🔎 コツとアドバイス

- 問診では手術の既往や悪性腫瘍の既往の有無は必ず聴取する．
- 診察では腹部の聴診・触診は当たり前であるが，鼠径・大腿ヘルニア嵌頓などによる腸閉塞がないか鼠径部の診察を行い，手術歴の有無や既往歴などを把握することも重要である．
- ショック状態，発熱，腹膜刺激症状の増悪，圧痛のある腹部腫瘤，腸雑音の消失，腹水の増量，白血球数の異常高値，代謝性アシドーシスなどがある場合には手術適応となる．絞扼性腸閉塞などは緊急性を要するので，腹部症状が強い場合や意識の混濁などがみられる場合にはCTや腹部超音波検査などを施行し，closed loopの有無を確認する．特に高齢者では意識の低下や呼びかけによる反応なども重要である．症状が軽度なので苦痛を伴う検査や治療を行わず，診断が遅れるケースがあるため，慎重に経過観察を行う．
- 単純性腸閉塞が拡張腸管の捻転，嵌頓などにより，絞扼性腸閉塞に移行することもあるので注意する．

（田中洋一）

上部消化管出血，吐血

上部消化管出血はTreitz靱帯より口側からの出血

表9-4　上部消化管出血の原因

口・鼻咽腔	歯肉出血，鼻出血
食道	食道潰瘍 逆流性食道炎 Mallory-Weiss 症候群 食道静脈瘤 食道癌 胸部大動脈瘤破裂
胃	胃潰瘍(消化性，NSAIDs) Dieulafoy 潰瘍 急性胃粘膜病変(AGML) 毛細血管拡張症(GAVE) 胃静脈瘤 門脈圧亢進症性胃症(PHG) 胃癌
十二指腸・小腸	潰瘍(消化性，NSAIDs) 異所性静脈瘤 胆道出血(胆管癌，肝癌) 腫瘍

表9-5　shock index

shock index	重症度	出血量 (循環血液量減少率)
0.5	正常	
1.0	軽症	1.0 L (約23%)
1.5	中等症	1.5 L (約33%)
2.0	重症	2.0 L (約43%)

shock index：心拍数/収縮期血圧.

と定義される．その原因は表に示すように多岐にわたるが(**表9-4**)，下部消化管出血に比べショックを併発することも多く，循環動態の安定を含む適切な全身管理，および迅速な専門医との連携が求められる．

症状・診断

1．自覚症状・問診

消化管出血においては，出血部位，出血量，出血速度が致死率，重症度と密接に関係し，またその後の検査，治療の選択にも大きくかかわるため詳細な問診を必要とする．特に**吐血・下血の色調は出血部位，量，速度を反映していることが多く重要である**．

① 吐血　消化管内の血液は一定時間胃酸に曝露すると黒色に変化する．このため黒色(コーヒー残渣様)の吐物は長時間胃酸に曝露した胃・十二指腸からのゆるやかな出血が示唆され，逆に鮮紅色や暗赤色の場合は胃酸の影響を受けにくい口腔内や食道，もしくは胃・十二指腸でも急速・大量に出血した場合が考えられる．

② 下血　一般的に上部消化管からの出血(50〜200 mL 以上)は，**黒色便やタール便を呈するが**，1,000 mL 以上の大量出血や急速な出血の場合は，暗赤色便や鮮血便となることがある．逆に小腸や右側結腸からの出血でも，長時間腸管内に停滞すると黒色に変化するため，色調だけで出血部位が完全に同定できるわけではない．また，鉄剤の内服時にも便が黒色になることを忘れてはならない．

③ その他　抗血小板薬や抗凝固薬，非ステロイド性抗炎症薬(NSAIDs)，副腎皮質ステロイド薬，抗菌薬の服薬の有無，肝硬変の既往の聴取も重要である．また，頻回の嘔吐後の吐血は Mallory-Weiss 症候群を疑うなど，病歴により診断に近づくこともあるため，

詳細な病歴聴取を心がける．

2．身体所見

消化管出血においては，出血性ショックの有無をまず判断する必要があるため，バイタルサインのほか，ショックの五徴(5P)である，① 蒼白(pallor)，② 虚脱(prostration)，③ 冷汗(perspiration)，④ 脈拍触知不能(pulselessness)，⑤ 呼吸不全(pulmonary insufficiency)を確認する．ショックの重症度と出血量の推定には shock index(**表9-5**)が簡便で有用である．

3．検査

血管確保と同時に血液検査(血算，生化学，凝固，血液型，動脈血ガス分析，クロスマッチ用採血)を行う．急性出血時には体液による希釈がないため，赤血球数，ヘモグロビン値，ヘマトクリット値は軽度の低下にとどまり，出血量を過小評価してしまうため注意を要する．上部消化管からの出血を示唆する所見として血液尿素窒素(BUN)/クレアチニン(Cr)比の上昇も診断の参考となるので覚えておきたい．活動性出血の有無・部位を同定するうえで造影 CT は有用である．特に動脈相で消化管内への造影剤の漏出がみられる場合，内視鏡的に止血困難な動脈性出血の可能性があり，インターベンショナル・ラジオロジー (interventional radiology；IVR)や緊急手術を視野に入れ行動する．

初療・処置

1．輸液

まずは循環動態の安定が最優先である．自覚症状やバイタルサインの変動がなくても循環血漿量の喪失はあるため，モニターを装着のうえ速やかに点滴ルートを確保し，生理食塩水や細胞外液補充液にて静脈輸液を行う．ヘモグロビン値が 7.0 g/dL 以下，もしくは体液による希釈後 7.0 g/dL 以下になることが予想される場合には輸血を考慮する．胃酸は凝固系，血小板凝集を阻害するため，プロトンポンプ阻害薬(PPI)による胃酸抑制は有効である．

2．胃管

胃管は内容液の性状確認，および内視鏡検査の前処置としての胃洗浄も可能なため有用である．なるべく太めの胃管を挿入し，誤嚥に気をつけながら行う．排

液が徐々に透明になってくる場合には活動性出血は否定的だが，鮮血〜暗赤色の排液が持続する場合には活動性出血が示唆され，内視鏡治療を考慮する．

3．緊急内視鏡検査

大部分の上部消化管出血は内視鏡的に止血が可能であり，第1選択の治療法である．専門医への連絡も含め，可及的速やかに内視鏡検査を行える体制を整える必要がある．基本的には循環動態を安定させたうえで行うのが望ましいが，動脈性出血など止血をしない限りショックから離脱しえない場合には，厳重な全身状態管理のもと内視鏡検査を行い速やかな止血を目指す．また食道胃静脈瘤破裂の場合には，Sengstaken-Blakemore チューブ（S-B チューブ）で止血可能であることが多く，使用方法をマスターしておくことが望ましい．

上記治療でも止血困難な場合には，時機を逸することなく IVR や外科手術を考慮すべきである．

（塩澤宏和）

下部消化管出血，下血

下血・血便などの下部消化管出血を主訴に救急外来を受診する患者は比較的多い．頻度順に特徴を要約するが，そのほかに急性出血性直腸潰瘍，宿便潰瘍，直腸静脈瘤破裂，大腸血管形成異常（angiodysplasia），Meckel 憩室，下部小腸絞扼性イレウス，上腸間膜動脈閉塞症（superior mesenteric arterial occlusion；SMAO），悪性リンパ腫，膠原病および類縁疾患（腸管Behçet 病など），非特異性小腸潰瘍，小腸腫瘍などが挙げられる．

Ⅰ　痔核，裂肛

症状・診断

下血で，最も頻度が多い疾患は痔核・裂肛による肛門部出血であり，肛門鏡で内痔核や血栓性外痔核を観察することが多い．便器が真っ赤に染まることが多く，患者はびっくりして来院する．女性の慢性便秘に伴う裂肛出血では貧血を伴うこともあるが，初発エピソードで貧血はなく，肛門鏡挿入時にしみるような灼熱感を訴えることが多い．白色の裂創，治癒再発を繰り返した線状瘢痕や肛門狭窄などを認める．

初療・処置

肛門内洗浄と清潔を指導し，痔核に対する坐薬治療と緩下薬による便通管理が有用である．後日，全結腸内視鏡検査（total colonoscopy；TCS）を施行すれば確実である．

Ⅱ　大腸癌

症状・診断

大腸癌の増加は著しく，女性では死亡原因の第1位である．特に肛門近傍の下部直腸癌による出血では鮮血であることが多く，直腸指診で診断は容易である．また，結腸癌では鮮血よりもむしろ暗赤色・黒色系の軟便であることが多い．近年では大腸造影検査やTCS を行う前に，CT や超音波検査でおおよその部位や深達度診断までが容易に行えるようになった．腫瘍マーカーやステージングに加え，術前のリスク検索まで早めに決定するよう心がける．

Ⅲ　大腸憩室出血

症状・診断

日本人には右側の上行結腸憩室からの出血が多いとされてきたが，筆者の私見では左右差は少なく，左側のS状結腸憩室も多いようである．

初療・処置

大量出血であることも多く，貧血の有無をチェックして検査前には末梢静脈ルート確保が必須である．止血剤を至急オーダーし，内視鏡医への速やかなコンサルトが必要である．近年では積極的に内視鏡治療によるクリップ縫合閉鎖術や吸引（反転）ゴム輪結紮術などのほか，血管造影下塞栓術なども報告されている．まれではあるが緊急手術例も認められ，確実な左右の部位診断が必須である．

コツとアドバイス

- S状結腸憩室で狭窄が強く，口側のS状結腸癌などの除外が問題となることがある．この場合，大腸内視鏡の挿入よりも上部消化管内視鏡（gastro-fiberscope；GF）のほうが細径で先端の操作性がよく，狭窄部の通過性に優れる．東海大学医学部付属東京病院では，最も古い GF が常に緊急下部用として用意されているが，長さ（尺）と硬さがなく右側深部挿入には熟練を要する．

Ⅳ　虚血性大腸炎

症状・診断

心血管病変や高血圧などにより循環器内科に通院歴がある患者に多く，比較的派手な鮮血で来院することが多い．著明な炎症反応に加え左側腹部痛や反跳痛を伴う重症例から下血以外に全く症状を伴わない症例まで，程度はさまざまである．

初療・処置

強い理学所見を伴う症例では末梢静脈ルートを確保し CT 検査まで至急行い，遊離ガスを伴う症例では消

化器外科に早めに相談する．また，遊離ガスを認めても炎症反応や腹部所見が弱く保存的に経過観察可能な症例も認められ，プロスタグランジン E_1 投与などによる慎重な総合的判断が必要である．

コツとアドバイス

● 以前は水溶性造影剤（ガストログラフイン®）による脾弯曲部周辺の母指圧痕像（segmental thumb-printing）を確認したが，近年では熟練した大腸内視鏡医が送気せず愛護的な操作により慎重に分節状の虚血を診断する機会が多くなった．また，経時的な検査データの追跡や CT の比較が治療方針の決定に有用である．

Ⅴ　S 状結腸軸捻転症

高齢者の女性に多く認められ，腹部が著明に膨隆しており，診断は単純 X 線で比較的容易に coffee bean sign が証明できる．初発では軸捻転の内視鏡的整復術が試みられることが多いが，頻回に繰り返す症例では諸検査の後に S 状結腸切除術が有効である．

Ⅵ　炎症性腸疾患

炎症性腸疾患による下血は，ほとんどの場合が初発の潰瘍性大腸炎（ulcerative colitis；UC）か加療中 UC の急性増悪期であることが多い．Crohn 病では下血で来院することは少なく，肛門部病変を伴い治療中であることが多い．また，放射線性腸炎では過去の放射線治療歴を伴う．

Ⅶ　急性腸炎

症状・診断

各種の病原体により腸管内の急性炎症が惹起された病態である．細菌性，ウイルス性，真菌性，寄生虫性などが挙げられるが，細菌性かウイルス性であることが多い．夏季にはサルモネラ，カンピロバクター，腸管出血性大腸菌や腸炎ビブリオ感染に伴う細菌性腸炎が，冬季には嘔吐や下痢などの消化器症状を発症するウイルス性腸炎が増加する．薬剤性腸炎は，主として抗菌薬投与による菌交代現象により異常増殖した細菌や，その菌体外毒素などにより惹起される大腸粘膜障害である．偽膜性大腸炎では *Clostridium difficile* が，ペニシリン系抗菌薬などによる出血性腸炎では *Klebsiella oxytoca* の関与が指摘されている．

初療・処置

治療は，水分補給・電解質輸液とニューキノロン系抗菌薬やホスホマイシン（ホスミシン®）などの投与である．薬剤性腸炎では速やかに原因となる薬剤投与を中止する．バンコマイシンやメトロニダゾールなども有効である．

コツとアドバイス

● 腸管出血性大腸菌感染症（O157 大腸菌感染症）では，便培養や採血による菌の同定やベロ毒素の証明が必須である．
● 小児では溶血性尿毒症症候群（hemolytic uremic syndrome；HUS）をきたす重症例もあり，保健所への届出義務がある．

Ⅷ　その他

まれではあるが，急性出血性直腸潰瘍がある．透析患者や脳神経系の患者などで全身状態の悪い長期臥床患者に認められることが多い．下部直腸の前壁に単一の潰瘍を認めることが多く，時に動脈性の大出血をきたすこともある．また，直腸静脈瘤破裂では肝硬変による門脈圧亢進症が著明であり，脾腫と食道静脈瘤を伴うことが多い．

初療・処置

肛門鏡で病巣を確認したら，30 万倍ボスミン®ガーゼを肛門内に挿入し，圧迫によるパッキングを行い止血し，全身状態の改善を促す．下血が止まった段階で，後日 TCS を施行する場合が多いが，保存的な対症療法が主体である．

（向井正哉）

黄疸

黄疸とは，血中に増加したビリルビン色素が，皮膚や眼球結膜に沈着して黄色を呈する状態である．日本人においては，血清の総ビリルビン値が 2〜2.5 mg/dL を超えると認められるようになり，その状態を顕性黄疸と呼ぶ．皮膚を黄染させているのは直接型ビリルビンで，尿は赤みを帯びた褐色尿となる．黄疸への対処方法は原因によって異なるため，初療では原因の見極めが重要である．

症状・診断

高ビリルビン血症による症状は「皮膚瘙痒感」程度であり，ビリルビンとともに血中に高濃度となった胆汁酸が皮膚の痛覚神経末端を刺激するために発生する．すなわち，黄疸による症状は黄疸を発生させている原因によって起こっていると考えてよい．一方，黄疸を呈するほど原因が悪化していても，何ら症状をもたないことも多い．黄疸を発生する疾患を**表 9-6** に，系統的な診断手法について**図 9-1** にまとめた．

1．問診

便が灰白色であれば閉塞性黄疸が疑われ，発熱を伴

う場合は閉塞性化膿性胆管炎の可能性が高く，入院のうえ，できるだけ早く体外ドレナージを行う．直近で新たな薬物（特に肝代謝性）を使用していれば薬物性肝障害を，日常的にアルコールを摂取する者が特に多量に摂取した後に発生した場合はアルコール性肝炎を，性交渉があればB型肝炎を，貝類の生摂食が最近あればA型肝炎を，南方への海外渡航歴があればマラリアなどの外来寄生生物の感染を疑う．

2．理学所見

視診において，初期あるいは軽度の黄疸では眼瞼結膜のみが黄色となる．総ビリルビン値が長期にわたって10 mg/dLを超えた場合，皮膚は褐色に近くなることもある．ビリルビンは肝臓で産生されるため，触診や打診では肝臓，胆嚢，脾臓に一致する部位について詳細に診察する必要がある．Courvoisier徴候は左右肝管と胆嚢管が合流するいわゆる3管合流部以下が閉塞し，胆嚢が緊満するために体外より触知される状態である．急性胆嚢炎ではMurphy徴候と呼ばれる

表9-6　高ビリルビン血症（黄疸）の原因疾患

I．直接型優位の高ビリルビン血症
1）閉塞性黄疸：膵臓癌，胆管癌，胆嚢癌，Vater乳頭部癌，転移性肝癌，総胆管結石，胆嚢結石胆管嵌頓（Mirizzi症候群），自己免疫性膵炎など
2）肝内胆汁うっ滞
　a）急性：ウイルス性肝障害，薬物性肝障害
　b）反復性：良性反復性黄疸，妊娠性反復性黄疸
　c）慢性：原発性胆汁性肝硬変，原発性硬化性胆管炎，慢性薬物性胆汁うっ滞
3）肝細胞性黄疸：急性ウイルス肝炎，アルコール性肝炎，薬物性肝障害，末期肝硬変
4）体質性黄疸：Dubin-Johnson症候群，Rotor症候群
5）その他：血球貪食症候群，移植片対宿主病（GVHD），異型輸血など

II．間接型優位の高ビリルビン血症
1）ビリルビン産生過剰：溶血性黄疸，シャント高ビリルビン血症
2）体質性黄疸：Gilben症候群，Crigler-Najjar症候群

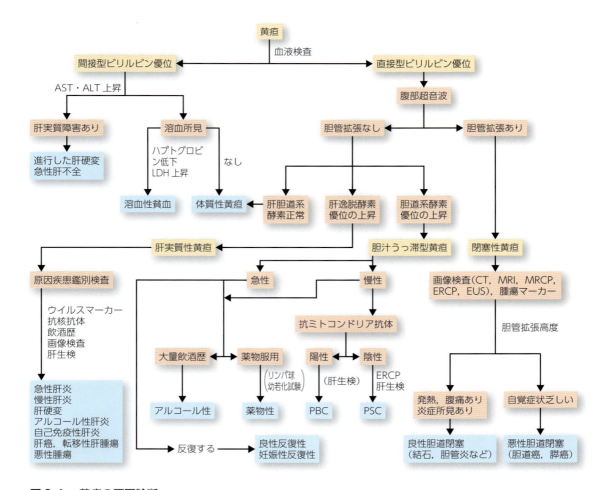

図9-1　黄疸の原因診断
PBC（primary biliary cirrhosis）：原発性胆汁性肝硬変，PSC（primary sclerosing cholangitis）：原発性硬化性胆管炎．

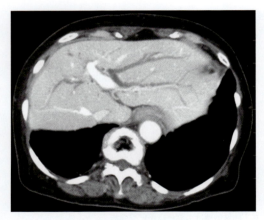

図 9-2　閉塞性黄疸による肝内胆管拡張の CT 画像

右季肋部の圧痛が認められる．通常肝臓は第 12 肋骨より内側にあるが，それを越えて触知あるいは打診上の肝濁音界が拡大していれば，炎症や腫瘍などにより腫大している状態が疑われる．また脾臓は，通常の腹部理学的検査では認識されないが，打診や触診でその存在が確認されれば，一定の大きさと硬度をもった状態と理解し，門脈圧が上昇していることを考える．

3．検査所見

採血検査では直接型，間接型のいずれが優位であるかまず見極め，その後超音波，CT や原因検索のためのさまざまな検査が行われる．

① **直接型が優位な場合**　超音波検査を行い，胆管の拡張があれば閉塞性黄疸と診断できる．さらに原因を確認するために造影 CT（**図 9-2**）や MRI，MR 胆管膵管造影（MR cholangiopancreatography；MRCP）や内視鏡的逆行性胆管膵管造影（endoscopic retrograde cholangiopancreatography；ERCP）を実施する．肝硬変では肝内胆管が拡張しにくくなっているが，画像検査で全くその徴候がみられなければ，肝硬変の進行による肝不全と考えることができる．

非閉塞性の場合，肝細胞性酵素（AST，ALT）が優位なら肝実質性，胆道系酵素（γ-GTP，ALP）が優位なら肝内胆汁うっ滞性と診断する．前者は肝細胞の破壊により，後者は組織や細胞レベルでの胆汁の輸送障害によってビリルビンが血中に逸脱している．前述の検査がすべて正常である場合は，体質性黄疸の Dubin-Johnson 症候群や Rotor 症候群と診断される．

② **間接型が優位な場合**　肝障害の有無について AST や ALT，γ-GTP や ALP で確認する．肝障害がみられなければ，ハプトグロビンによって溶血の存在を確認する．溶血がみられなければ体質性黄疸の Crigler-Najjar 症候群や Gilbert 症候群と診断される．溶血が

明らかであれば，貧血の有無を確認し血液内科にコンサルトする．何らかの肝障害が存在すれば，肝細胞で抱合されないビリルビンが肝細胞の破壊とともに逸脱している状態であり，重度の薬物性肝障害やアルコール性肝炎，肝硬変末期や劇症肝炎などを考えなければいけないが，頻度的にはまれである．

初療・処置

頻度として高く，また早期の処置を必要とするのは，肝外性胆管閉塞，すなわち閉塞性黄疸であり入院が必須である．化膿性胆管炎を伴っている場合は，胆道移行性のよい抗菌薬を投与しつつ，可及的速やかに体外への胆汁のドレナージが必要となる．

1．内視鏡的ドレナージ術

ERCP を行って，総胆管から肝内胆管に至るどこに閉塞や狭窄が存在するかを見極め，問題部位よりも肝臓側にドレナージの先端を置く手技である．内視鏡的経鼻胆管ドレナージ（endoscopic nasobiliary drainage；ENBD）と内視鏡的逆行性胆管ドレナージ（endoscopic retrograde biliary drainage；ERBD）が存在し，ENBD は胆汁を排泄する管を鼻から外に出す．一方，ERBD は管を挿入するが体の外に出さない方法で，チューブステントや金属ステントがこれに相当する．

2．体外的ドレナージ術

造影剤が閉塞部位以上に圧入できなかったり，ガイドワイヤーが通らない場合，経肝的な体外ドレナージが必要となる．拡張した肝内胆管や胆嚢への超音波ガイド下に経皮経肝胆道ドレナージ（percutaneous transhepatic biliary drainage；PTBD）や経皮経肝胆嚢ドレナージ（percutaneous transhepatic gallbladder drainage；PTGBD）が行われる．

3．その他の治療法

顕性黄疸，特に閉塞性黄疸では，腸管内に胆汁が排出されないことからビタミン K の吸収が障害され，血液凝固機転が障害されているため，ビタミン K を外的に投与する．瘙痒が強い場合，胆管の完全閉塞以外ではコレスチラミン 2〜8 g/日の投与で回復することが多い．一方，非閉塞性である劇症肝炎，急性肝不全，術後肝不全，同種肝移植後に発生する黄疸に対しては，透析膜を用いた血漿交換（plasma exchange；PE），二重濾過血漿交換（double filtration plasmapheresis；DFPP），血漿吸着（plasma adsorption；PA）が保険適用となっている．

参考文献
1) 西﨑泰弘，他：黄疸．Medicina 35：187-190，1998
2) 滝川　一：黄疸．矢崎義雄（総編集）：内科学，第 10 版．pp52-53，朝倉書店，2013

（西﨑泰弘）

腹水

腹腔内には内臓相互の摩擦を少なくし，消化管の運動を円滑にするために少量(約 100 mL)の漿液が存在しているが，体液流入と吸収の不均衡により，腹腔内に生理的な量を超えて病的に液体が貯留した状態が腹水である．腹水の発現には種々の因子が関与する．心拍出量，循環血液量は増加するが，多くは皮膚，筋肉，諸臓器における動静脈吻合部に奪われ，有効循環血液量はむしろ減少する．これが交感神経系，レニン-アンジオテンシン系，抗利尿ホルモン(antidiuretic hormone；ADH)などを介して，腎血流量低下，尿細管でのナトリウム(Na)・水再吸収亢進の原因になると考えられる．また肝硬変による肝静脈枝，肝内門脈枝の圧迫の結果，類洞内静水圧，門脈圧が上昇し，肝静脈枝・肝内門脈末梢枝の透過性亢進を招き，低アルブミン血症による血漿膠質浸透圧の低下と相まって腹水発現につながる(図 9-3)．

症状・診断

腹水貯留時には腹部膨満感を訴え，腹囲，体重が増加する．多量の腹水では波動(fluctuation)を認め，少量の腹水では体位の変換により濁音と鼓音の境界が移動する体位変換現象(shifting dullness)を認める．肥満，鼓腸や巨大腹部腫瘤，卵巣嚢腫などとの鑑別が可能となる．腹部超音波検査では，100 mL の腹水の存在で無エコー域として確認することができる．Morison 窩や Douglas 窩，脾周囲腔，右肝下部，特に右傍結腸溝などで認める．腹部単純 X 線では，腹部全体の X 線透過性低下，肝下縁消失(hepatic angle sign)，肝側縁徴候(肝右葉の辺縁の一部が描出)，側腹線条徴候(背臥位でみられやすい)，dog's ear sign がみられる．

初療・処置

腹水をみた場合に試験穿刺を行い，性状，pH，総蛋白，アルブミン，血算(赤血球数，好中球数，リンパ球数)，一般細菌培養，細胞診などを検査する．腹水蛋白濃度が 2.5 g/dL 以下なら漏出液，4.0 g/dL 以上なら滲出液であるが，血清と腹水のアルブミン濃度差が 1.1 g/dL 以上であれば漏出液，それ未満であれば滲出液とする基準がより信頼性が高い．

💡 コツとアドバイス

● 肝癌など腫瘍が疑われる場合は，腹水中の乳酸脱水素酵素(LDH)や腫瘍マーカーも測定する．
● 腹水は多くの場合淡黄色透明である．一般に，混濁がみられれば感染を疑い，血性の場合は癌性腹水や

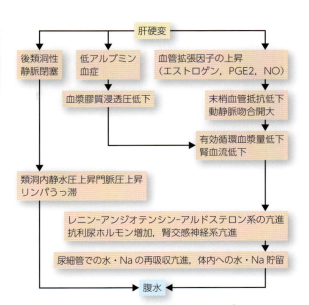

図 9-3 肝硬変における腹水発生メカニズム
PGE2：プロスタグランジン E2，NO：一酸化窒素．

肝癌破裂，結核性腹水を考え，乳び性の場合には癌のリンパ節転移やリンパ腫を鑑別する．
● 結核性腹膜炎では腹水中のアデノシンデアミナーゼ(adenosine deaminase；ADA)が高値で，悪性中皮腫では腹水中のヒアルロン酸が高値となり，原因不明の炎症性腹水の診断に有用である．
● 肝硬変による腹水では特発性細菌性腹膜炎を合併することがあり，診断には穿刺液の細菌培養と好中球数算定が必須である．

(菊池真大)

腹壁腫瘤

Ⅰ 炎症性腫瘤

慢性炎症性腫瘤で代表的な疾患は Schloffer's tumor である．これは主に腹部手術瘢痕部に生じる異物や肉芽腫を核として発生した慢性炎症性結合織性腫瘤である．発育は緩徐で，術後数年が経過して見つかることがある．原因は手術遺残異物であり，異物としては，縫合糸(特に絹糸)，ガーゼなどが報告されている．発生機転としてまず，腹壁深部の異物が弱毒菌に感染することが挙げられる．

症状・診断

手術部位に一致し，腫瘤を触知する．CT にて低吸

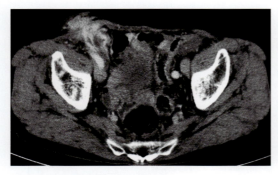

図 9-4　炎症性腫瘤の CT 所見

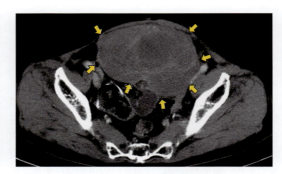

図 9-5　デスモイド腫瘍の CT 所見

収域として描出される．異物は高吸収域として描出されることもある．

初療・処置

膿瘍形成や感染があれば，抗菌薬投与や切開排膿などの感染コントロールを行う．手術による腫瘤切除や異物除去を行うこともある．

コツとアドバイス

● 鼠径ヘルニアに対してメッシュを用いた手術が標準術式になりつつあるが，メッシュ（感染）による腫瘤形成の報告もみられる（図 9-4）．

Ⅱ　腹壁良性腫瘍

脂肪腫，血管腫，神経鞘腫，線維腫などがある．通常診療で最も多く目にする脂肪腫（lipoma）は脂肪由来の軟部腫瘍であり，40〜60 歳代の中高年に発症する．皮下組織に存在する浅在性脂肪腫もしくは筋膜下，筋肉内などの深在性脂肪腫がある．

症状・診断

弾性軟の腫瘤として触知する．確定診断には腫瘤を切除し，病理組織検査を行う必要がある．発生部位の同定，良・悪性の鑑別には超音波や CT が有用である．

初療・処置

治療としては外科的治療（辺縁切除）が行われる．

コツとアドバイス

● 5 cm を超える腫瘍の場合は悪性疾患も念頭に置くべきである．

Ⅲ　腹壁悪性腫瘍

癌の腹壁転移，腹膜播種の皮膚浸潤やリンパ節転移などがある．腹壁転移は大腸癌，胃癌，肺癌，子宮癌，卵巣癌などに多い．

症状・診断

真皮内転移では単発ないし多発性の弾性硬の丘疹あるいは結節で，表面は光沢を有し，次第に潰瘍化して触知する．深部での皮下転移例では皮下硬結や枝状硬結として触知する．超音波検査では低エコー域で後方エコー

の減弱を伴う．

初療・処置

生検による組織診断が必要である．

コツとアドバイス

● 腹壁転移が疑われた場合，原発巣の確認が必要である．

Ⅳ　デスモイド腫瘍

デスモイド腫瘍は，筋膜や腱膜より発生する線維腫症の 1 つで，分化した線維芽細胞から構成され，良性の像を示す腫瘍である．腹壁以外から発生するものを腹壁外デスモイドと呼んでいる．家族性大腸ポリポーシスの患者では 10％に発生するとされる．好発年齢は 20〜30 歳代，70〜80％を女性が占め，外傷・高度エストロゲン被曝が誘因となる．

症状・診断

症状は徐々に増大する深部に位置する腫瘍で硬く，圧痛がなく，腹筋を緊張させると腫瘤がより著明となる．呼吸性の移動を示さず，下腹部の腹直筋，腹直筋鞘から発生する．腹腔内へも増殖することがある．CT では比較的境界明瞭な腫瘍として描出される（図 9-5）．

初療・処置

健常部も含めた外科的切除が第一選択である．残存症例や再発症例に対しては，放射線療法，薬物療法が試みられているが，一定の見解は得られていない．

コツとアドバイス

● デスモイド腫瘍は特徴として，被膜をもたず周囲組織へ浸潤する傾向がみられるため，切除不能症例も多い．また完全摘出例においても，70〜90％が手術後 2 年以内に再発するという報告もあり，摘出後の十分な経過観察が必要である．

（青木久恵）

腹部腫瘍

主な腹部腫瘍として消化管間葉系腫瘍（gastrointestinal stromal tumor；GIST），悪性線維性組織球腫（malignant fibrous histiocytoma；MFH）などの間葉系腫瘍や，腫瘤形成性の消化器癌が，腹部腫瘍として発見されることがある．良性の腫瘍では，巨大肝嚢胞なども腹部腫瘍として発見されることもある．

Ⅰ 悪性線維性組織球腫（MFH）

MFH は，50〜70 歳の男性に多く，大腿，上腕，後腹膜から発生する間葉系細胞由来の腫瘍である．

症状・診断

後腹膜から発生した場合，腹部腫瘍として触知されることもある．診断は CT，MRI などの画像診断で行われる．

初療・処置

外科的切除を行う．

コツとアドバイス

- 病理組織学的診断によって確定診断が得られる．MFH に続いて，脂肪肉腫や横紋筋肉腫・平滑筋肉腫などの腫瘍が多いとされている．

Ⅱ 消化管間葉系腫瘍（GIST）

GIST は，消化管，腸間膜に発生する腫瘍で，その頻度は 10 万人に 1〜2 人とまれである．わが国においては，胃に発生する頻度が高いという特徴がある．

症状・診断

消化管粘膜下腫瘍として発見されることもあるが，腹部腫瘍として発見されることもある．初期画像診断では GIST に特異的な画像所見はなく，画像での確定診断は困難であるが，腫瘍の検出，局在診断病期診断が可能で，治療方針決定において重要な役割を果たす．

初療・処置

外科的切除が第 1 選択である．不完全切除例や切除不能例，再発例にはイマチニブ（グリベック®）投与が行われる．

コツとアドバイス

- GIST を含む間質性腫瘍が疑われる場合は，特に腫瘍の大きさが，その後の治療方針の目安となるので，腫瘍のサイズを計測することが必要である．
- 病変の局在および悪性所見である転移・浸潤傾向などを CT，MRI などで評価することは必須である．

（青木久恵）

腹部鈍性外傷・穿通性損傷

わが国では銃創は少なく，銃創や事件性のある鋭的損傷は，多くの場合高度救命救急センターに搬送される．したがって，二次救急までの医療施設に来院あるいは搬送される腹部外傷の多くは，鈍性外傷である．

Ⅰ 腹部鈍性外傷

鈍性外傷の多くは，交通事故や転落事故，スポーツによる受傷など，高エネルギー外傷を機転としており，多くの場合に多発臓器損傷を伴うことを念頭に置くべきである．

患者の訴えばかりでなく，詳細な受傷歴・病歴聴取と視・触診を含めた身体診察が重要である．どの部位にどのような方向でエネルギーが加わったかが，診断のヒントとなる．

CT（図 9-6）を提示した症例は，48 歳男性で，1.8 m 程度の脚立に乗って作業をしていたところ，脚立が倒れ転落し，右肋骨部の打撲受傷．近医受診し，X 線にて肋骨骨折と診断され帰宅，その後 3 日間普通に生活をし，その後右腹痛および嘔気，血尿を認め当院徒歩外来受診となった症例である．血液データにて肝機能異常を認め，来院後にプレショック状態となった．造影 CT にて日本外傷学会肝損傷分類Ⅲa 肝中心性破裂と診断し，緊急血管造影を行い，肝動脈塞栓術を施行し救命した症例である．深部肝損傷の場合，胆道損傷を伴うことも多く，本症例も動脈塞栓術後，胆汁漏・胆汁腫となり，胆道系インターベンショナル・ラジオロジー（interventional radiology；IVR）を要した．

筆者らは，スノーボードハーフパイプ転倒時の打撲による脾破裂となり，受傷後 1 週間で徒歩来院で仮性脾動脈瘤を診断治療した症例や，酪農家で牛に蹴られ，2 週間後に胆汁性腹膜炎で来院した深在性肝損傷症例などを経験しており，どの症例も受傷直後に受診した医療機関では早期診断が困難であった．

高エネルギー鈍性外傷では，受傷直後に症状が軽度であっても，血液検査に加え，実質臓器に対する超音波検査，できれば CT まで実施することが重要である．

症状・診断

本項では，外傷初期診療ガイドライン（JATEC）におけるプライマリ・サーベイが不要と判断され搬送されたか，自力で外来受診した腹部外傷を中心に解説するが，前述のように初期症状の乏しい高度外傷も存在し，急激に症状が悪化し，プライマリ・サーベイが必

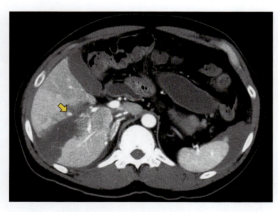

図 9-6　転落外傷後 3 日目に徒歩来院した患者の造影 CT
深在性肝損傷（矢印）と右肝動脈後区域枝仮性動脈瘤を認めた.

要になることもあることを忘れてはならない. 搬送時あるいは受診時の症状は, 外傷受傷+腹痛背部痛を訴えるが, 常に急性腹症としての腹腔内出血や腹膜炎の可能性に注意が必要である. **図 9-7** に腹部臓器の特徴と推奨される検査を示した. 受傷機転を確認し, 高エネルギーがどのような方向で加わったかを情報収集し, 迅速に検査を進めるべきである.

初療・処置

　腹部鈍性外傷では, 救急車で来院する場合は, 外傷の程度がわかっているので, 高エネルギー外傷の情報があれば, 搬送直後に情報収集しながら静脈ルートを確保する. その際に末梢血・生化学検査に加え, 感染症, 血液型, さらに出血や貧血の可能性があればクロスマッチ試験まで採血を行う. そのままベッドサイドで超音波検査を行い, 異常なガス像や腹腔内液体貯留の有無を確認する. バイタルサインに注意しながら胸・腹部 X 線, 造影 CT 検査に移行する.

　超音波診断時に腹腔内液体貯留が認められた場合, 瞬時に穿刺吸引を行えば, 出血・消化管損傷の有無についてより早い確定診断が可能である.

　肋骨骨折が疑われる場合は, 血気胸による呼吸状態の悪化もありうるため, 心電図モニターや SpO$_2$ モニターが必要である.

　肝・膵・脾臓の深在性損傷では, 非観血的処置（IVR）や手術が必要になるため, 手術室や麻酔科, ICU などの必要部署への情報伝達を行う. その対応が困難な施設では, 高次医療施設への搬送が必要である. 深在性損傷では, 急変の可能性があるため, 速やかに転院搬送を行うべきである.

　腹腔内出血や腹膜炎が否定できれば, 軽度の鈍性外傷では禁食・輸液管理下の経過観察も可能であるが, 仮性動脈瘤の遅発性破裂や消化管穿孔は, 受傷直後に指摘できないこともあり, 注意が必要である.

　徒歩外来受診の患者では, 受傷機転や程度, 症状についてもあいまいなこともあるため, 腹部診察を慎重に行わなければならない.

Ⅱ 腹部穿通性損傷（鋭的外傷）

　前述のとおり, わが国では, 外傷のうち鋭的外傷は少ない. 腹部銃創症例は, 高次救急センターに搬送され, 二次救急に搬送される症例の多くはバイタルサインの安定した, 刃物（包丁, ナイフ, 刀剣, アイスピックなど）による鋭的外傷症例である. 腹腔内に達する鋭的外傷では, 腹腔内臓器損傷の可能性を念頭に置くべきであるが, 腹腔内に達しているか否かの判断が困難な場合が多い. 逆に超音波, CT などで腹腔内に異常が認められない症例でも, 消化管穿通をきたしている場合があり, 慎重に診断を進めなければならない.

診断・初療

　救急車搬送直後に静脈ルートキープ（ショック, プレショック対策）, 血液生化学検査, 血液型, 感染, クロスマッチ試験を行いながら, 以下のことを確認する.

① 腹腔内に達しているか？　創部消毒, 滅菌手袋装着のうえで創底の検索を行う. 外科ブジー（ゾンデ）を使用すると, 小さな穿通創を確認できることがあり, また刺創路造影（stabography）が有効なこともある.

② 腹壁創からの止血　検査に手間取ると出血量は増えてしまうため, 患者のバイタルサインを観察しながら, 迅速に止血処置をすべきである.

③ 腹腔内出血の確認　超音波検査を行い, 腹腔内出血の有無を確認する. 出血量が経時的に増加すれば緊急手術適応となる. 増えないまでも, 出血があれば, 腹腔内臓器損傷を疑う. 大量の液体貯留があれば, 腹腔穿刺を行うことにより, 臓器損傷の大きなヒントを得られる.

④ その他　腸管や大網などの脱出があれば, 手術適応と判断する.

　肋骨部側腹部刺創では, 胸部にも注意が必要である.

　消化管穿通・実質臓器損傷（肝・膵・脾・腎臓など）を造影 CT で確認する. 小さな遊離ガスを見落とさないように注意が必要である.

　腹腔内に到達していない, あるいは腹腔内臓器損傷が否定できれば経過観察も可能であるが, アイスピックのような細い鋭的外傷では判断が難しく, 腹膜刺激症状があれば試験開腹（鏡視下手術を含む）の適応である.

肝損傷

症状・特徴：腹痛，圧痛，腹膜刺激症状に注意．遅発性に肝機能異常や黄疸が出ることもある

必要な検査：肝損傷を疑う高エネルギー鈍性外傷では，採血に加えて超音波，造影 CT は必須．早期相 CT で仮性動脈瘤も診断できる

脾損傷

症状・特徴：最近は，交通事故外傷だけでなく，人や馬に蹴られたり，スノーボードなどのスポーツを原因とすることが多い

必要な検査：血液，超音波で脾周囲に液体貯留がある場合は，念のため造影 CT を行っておいたほうが無難

膵損傷

症状・特徴：腹痛，圧痛，腹膜刺激症状に注意．シートベルトなしのハンドル外傷や，正面から蹴られるなどの高エネルギー鈍性外傷で発生する

必要な検査：採血（膵外分泌酵素含む），外傷で膵臓を超音波で詳細な観察は困難な場合は，造影 CT を

右腎損傷

症状・特徴：腹痛・背部痛，血尿

必要な検査：血液，尿，超音波，造影 CT

左腎損傷

症状・特徴：腹痛・背部痛，血尿

必要な検査：血液，尿，超音波，造影 CT

消化管損傷

症状・特徴：腹痛，腹部膨満，腹膜刺激症状（出血・腹膜炎）に注意

必要な検査：血液，X 線（遊離ガスの有無，消化管麻痺の可能性），超音波，造影 CT

大網・腸間膜損傷

症状・特徴：腹痛，腹膜刺激症状（腹腔内出血・消化管虚血）の有無に注意

必要な検査：血液，超音波，造影 CT（出血の有無）

膀胱損傷

症状・特徴：下腹部痛，血尿・乏尿・無尿

必要な検査：血液，尿，超音波，造影 CT

骨盤損傷

症状・特徴：下腹部痛，骨盤周囲膨隆腫脹，血尿・乏尿・無尿

必要な検査：骨盤動揺の有無，X 線，造影 CT

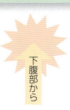

図 9-7　腹部鈍性外傷の受傷部位別臓器損傷と症状検査の特徴

（飛田浩輔）

消化管異物

消化管異物とは，飲み込んだ食物以外の物が消化管内に存在している状態である．好発年齢は生後 6 か月〜4 歳前後であるが，まれに成人でも起こる．多くは誤飲を主訴に来院するが，腸閉塞や消化管穿孔をきたして発見されることもある．大部分が自然排泄されるが，存在する部位や異物の性状によっては早急な対応が必要であり，注意を要する．

本項では主に成人での消化管異物について示す（小児については 13 章を参照⇒ 275 頁）．

症状・診断

1．問診

異物の大きさや誤飲時間などの情報をもとに治療方針を決定するが，誤飲に気づかず縦隔炎や急性腹症を呈して来院することもある．成人の場合は原則本人に聞くが，認知症などの場合は家族に聞く．

2．症状

無症状であることが多いが，食道異物では，食欲低下，嚥下困難，胸痛や呼吸困難を訴えることがある．呼吸器症状は長期停滞で生じることが多く，合併症の存在を示唆するので十分に注意する．また，発熱や胸痛，縦隔気腫の場合は食道穿孔や縦隔炎を疑う．

3．検査

消化管異物が疑われる場合，重複異物や気管異物との鑑別のために，頸部・胸部二方向，腹部の単純 X 線を撮影する．また，必要に応じて CT や MRI を追加施行する．X 線透過性の異物の場合は造影検査が有効である．

初療・処置（図 9-8）

1．食道異物

生理的狭窄部に停滞しやすく，入口部が 60〜80％を占める．高齢者では義歯や薬剤の PTP（press through package）シート，一般成人では魚骨など，小児・乳幼児では硬貨やボタン型電池，おもちゃなどが多い．食道疾患や食道術後の狭窄では，食塊が詰まり異物となりうる．危険な異物は，① 粘膜傷害をきたす硬貨やボタン型電池，② PTP シートなどの角が鋭利な異物，③ 鉤状や針状の異物（義歯，魚骨，ピンなど）などである．特にボタン型リチウム電池は短時間で組織傷害をきたすので，早期の摘出を要する．大部分の異物は内視鏡下での摘出が可能であるが，食道穿孔や縦隔炎，瘻孔形成をきたした場合は手術適応となる．

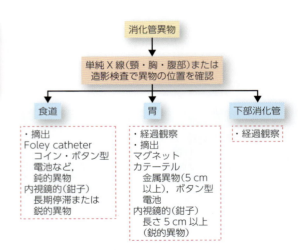

図 9-8　消化管異物治療のアルゴリズム

2．胃内異物

胃内に到達した異物の多くは，自然排泄されるので経過観察でよい．胃内に長時間停留している場合や，先端が鋭利な異物，5 cm 以上の異物，ボタン型電池などは合併症をきたす危険があるので，内視鏡下に摘出を試みる．また，先端が鋭利な異物が腸管壁に刺入し，腸管外に移動した場合は手術適応となる．

3．下部消化管異物

十二指腸より肛門側の消化管に達した異物については経過観察とする．異物の形状によっては穿孔などの合併症をきたすことがあるので，内視鏡下での摘出，外科的治療も考慮する．

（青木　純）

腹壁ヘルニア，内ヘルニア，閉鎖孔ヘルニア

Ⅰ 腹壁ヘルニア

以下の 4 つが，鼠径ヘルニア以外の主な腹壁ヘルニアである．

● 腹壁瘢痕ヘルニア

開腹術後，瘢痕組織に置換された筋膜層が腹圧により離開し，ヘルニア門となる．膨隆した手術創を触診すると，皮下にヘルニア内容を触知し，辺縁に離開した筋膜層が確認できる．発症の危険因子は，高齢者，栄養障害，糖尿病などによる創傷治癒の遅延や，創感染であり，イレウスや咳の多発など，術後早期の腹圧上昇も発症の一因となる．

治療は手術による腹壁の修復であるが，嵌頓あるい

は嵌頓の危険があるもの，非還納症例が適応となる．大きなヘルニア門で，容易に還納できるものや嵌頓の危険性がないものは，手術を行わなくてもよい．

● 臍ヘルニア

成人での頻度は少ないが，中年女性の経多産者や肥満者，肝硬変などによる腹水貯留患者などに発症することが多い．しばしば非還納状態となり，脱出腸管とヘルニア嚢が癒着し，絞扼性イレウスを生じることがあるため，診断が付けば手術を行うのが原則である．

● 上腹壁ヘルニア

上腹部正中の白線上で臍と剣状突起の間に発生するヘルニアである．白線が脆弱な場合（先天性，肥満などによる後天性）に，肥満，過度な運動，分娩などが誘因で発症する．疼痛など症状がある場合に手術適応となる．

● Spigel ヘルニア

前腹壁の腹直筋外縁の半月状線上（Spigelian 腱膜部）に発生する腹壁ヘルニアで，90％以上が，両側前上腸骨棘を結ぶ棘間線より頭側の幅約 6 cm の帯状部分（spigelian hernia belt）に発生するといわれている（図 9-9）[1]．加齢や肥満などによる脆弱化が誘因となる．ほとんどが後天性で，外傷性発症の報告が散見される．皮下に脱出せず，外腹斜筋腱膜下にとどまることも多く，診断が比較的難しい．疼痛を伴う腫瘤を触知した場合，本ヘルニアを念頭に置き診断を進めることが重要である．治療は手術である．

Ⅱ 内ヘルニア

内ヘルニアは，1932 年 Steinke が，「体腔内の異常に大きい fossa，fovea（くぼみ，窩，陥没），foramen（裂孔）の中に臓器が嵌入すること」と提唱したのが始まりとされている．

症状・診断

腹膜窩ヘルニアとしては，十二指腸空腸窩（左または右傍十二指腸窩）・盲腸窩・横行結腸間膜窩・S 状結腸間膜窩・網嚢孔（Winslow 孔）・傍上行結腸窩・子宮間膜のヘルニアがあり，胎生学的奇形が多い．異常裂孔ヘルニアは，腸間膜裂孔・網嚢異常裂孔・卵管間膜異常裂孔へのヘルニアなどが報告され，外傷，感染，加齢など後天的要因も提唱されているが，一定の見解はない．

比較的まれな疾患であるが，近年腹腔鏡手術の普及により，手術により形成された間隙への臓器の嵌入による内ヘルニアの報告が増えている．Roux-en-Y（R-Y）法の挙上空腸と横行結腸間膜の間の間隙（Peterson's defect）への内ヘルニアは，肝移植や肥満症手術での R-Y 法の増加と，腹腔鏡手術では同部を縫合閉鎖しないこともあるため，頻度が増加しており，Peterson's defect は腹腔鏡手術でも縫合閉鎖する

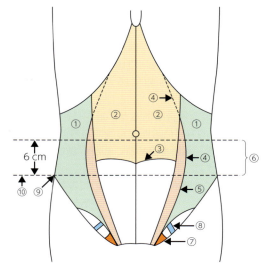

図 9-9　Spigel ヘルニアの腹壁局所解剖
外腹斜筋，内腹斜筋および腹直筋は切り取ってある．
① 腹横筋，② 腹直筋後鞘，③ 半環状線（of Douglas），④ 半月状線（Spigelii），⑤ Spigelian 腱膜，⑥ Spigelian hernia belt，⑦ Hesselbach 三角，⑧ 下腹壁動静脈，⑨ 前上腸骨棘，⑩ 棘間線．
（Spangen L：Spigelian hernia. World J Surg 13：573-580, 1989 より）

必要がある，とする報告がある．腹痛，嘔気・嘔吐などイレウス症状で発症する場合が多い．

診断には，CT，特に MDCT やこれによる 3 D 画像が有効である．そのほか小腸造影，注腸，イレウス管造影などが行われる．開腹歴のないイレウス症例では，内ヘルニアを念頭に置く必要がある．まれに，数か月～1 年あまりにわたる間欠的な症状（腹部膨満，腹痛など）を呈する症例もあり，原因不明で前記症状がある場合，内ヘルニアも念頭に置き，発症時に CT も行う必要がある．

初療・処置

治療は手術で，整復と，必要かつ可能な場合に裂孔や fossa の閉鎖を行う．臓器が壊死に陥っている場合には，切除も必要となる．近年，腹腔鏡手術の報告もみられるが，全身状態が比較的安定しており，開腹歴がないなど癒着が軽度で，広範囲の壊死がないことが予想され，イレウス管で減圧されている場合にはよい適応と考えられる．

Ⅲ 閉鎖孔ヘルニア

症状・診断

骨盤部ヘルニアであり，閉鎖神経やその枝に沿ってヘルニアが発生する．発生要因は，女性，老化，るいそう，多産，慢性閉塞性肺疾患（chronic obstructive pulmonary disease；COPD）などの肺疾患などであり，60歳以上の発生が多い．主たる症状は，腸閉塞症状，Howship-Romberg徴候，腫瘤であり，嵌頓による腸閉塞の頻度が高い．嵌頓形態にRichter型が多く，最初は下腹部痛や大腿内側部痛を訴え，時間とともに腸閉塞症状を呈する．

診断が困難な場合もあるが，近年は超音波検査やCTにて比較的容易に診断が可能である．本ヘルニアを念頭に置き，診断を進めることが重要である．

初療・処置

治療として，腟内診による整復の報告もあるが，腸閉塞で手術適応となることが多い．嵌頓例では腸切除が必要となる場合が多い．ヘルニア門を閉じない，または腹膜のみ縫合する報告も多いが，再発リスクとなるため，恥骨骨膜と閉鎖膜の直接縫合によるヘルニア門の狭小化や周辺臓器縫着による閉鎖なども行われる．

参考文献

1）沖永功太（編）：ヘルニアのすべて．p219，へるす出版 1995年

（葉梨智子）

Sister Mary Joseph's nodule

Sister Mary Joseph's nodule（SMJN）とは，内臓悪性腫瘍の臍転移の総称であり，1949年にBaileyによって命名された．その頻度は内臓悪性腫瘍の転移全体の1％未満と比較的まれであるが，臍腫瘍の38％は悪性であり，そのうち80％以上は転移性のものとされる．ゆえに日常臨床において臍腫瘍を認めた際には，SMJNを念頭に診断，治療を進めることが重要である．

原発部位としては，胃が最も多く，次いで大腸，膵臓，卵巣，子宮体部などの報告があるが，原発不明癌も少なくない．根拠のある転移機序は明らかではなく，腹腔内からの直接浸潤，血行性，リンパ行性などが考えられている．最近では，腹腔鏡手術後ポート創再発などの手術操作によるimplantationが報告されている．ただし，孤立性転移は極めてまれであり，多くは多臓器転移を伴うため，一般的にSMJNは予後不良因子と考えられている．

症状・診断

SMJNは臍部に表面不整で経時的に増大する結節性病変として認識され，疼痛や発赤を伴うことが多い（図9-10）．潰瘍や出血，膿などの分泌物を認めるこ

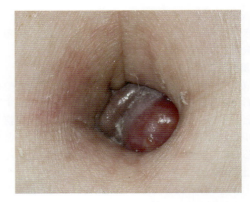

図9-10　Sister Mary Joseph's nodule の臍腫瘤
（慶應義塾大学医学部皮膚科学教室より提供）

ともある．吸引や擦過細胞診の正診率は決して高くなく，必要があれば切除生検を行う．問診や臨床経過から本疾患を疑い，CTや内視鏡検査による原発巣検索から診断に至ることが多い．

初療・処置

原則は原発巣に準じた治療を行う．適応があれば，SMJNを含めた原発巣に対する手術療法を検討するべきであるが，前述のように高度進行症例であることが多く，その場合は，化学療法や放射線治療などを選択する．また，全身状態やQOLを考慮し，臍結節のみを切除することもある．

コツとアドバイス

● 臍部腫瘤をみた場合にはSMJNを念頭に置いて精査・治療を行う．
● SMJNの多くは原疾患である内臓悪性腫瘍の終末期であり，患者への説明には十分な配慮が必要である．

（鶴田雅士）

ストーマ異状

ストーマ異状として，外来で遭遇する頻度の高い，ストーマ傍ヘルニアとストーマ脱出について述べる．

ストーマ傍ヘルニア

ストーマ傍ヘルニアとは，ストーマ造設に際し腹壁に形成した孔から腹腔内臓器が脱出し，ストーマ周囲の皮膚が膨隆した状態であり，膨隆が高度になると装具の装着が困難になることがある．腸閉塞をきたす場合は，入院・外科手術の適応である．保存的に経過をみる場合は，専用のサポートベルトでストーマ周囲皮

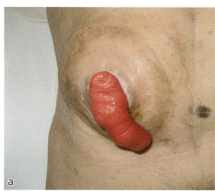 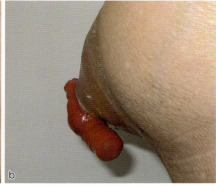

図9-11　ストーマ傍ヘルニアとストーマ脱出を合併した症例
a：正面像，b：側面像.

膚を押さえ，ヘルニアの脱出を防止する.

●ストーマ脱出

　ストーマ脱出は，腹腔内圧などにより，通常よりも腸管が翻転し脱出した状態である．長時間脱出していると循環障害を併発し，腸管壊死をきたすことがあり，早急な対応が必要である．脱出を認めたら仰臥位にし，腹壁の力を抜かせ，ゼリーやオリーブ油などの潤滑剤を用いて用手的に脱出腸管の還納を図る．生食ガーゼを2～3枚つなげて脱出腸管の内腔に鑷子で押し込むと，還納しやすい.

　所見としてストーマ傍ヘルニアとストーマ脱出を合併した症例を提示する（**図9-11**）.

参考文献

1）ストーマリハビリテーション講習会実行委員会（編），貞廣荘太郎：ストーマリハビリテーション—実践と理論. pp54-56，金原出版，2006

（西　隆之，中村知己）

第 10 章

鼠径部・会陰部・直腸・肛門・腰部病変

- 鼠径リンパ節腫脹　　196
- 鼠径部ヘルニア（鼠径ヘルニア・大腿ヘルニア）　　196
- 外陰 Paget 病　　197
- 直腸脱，脱肛　　198
- 直腸内異物　　199
- 糞便充塞　　201
- 直腸・肛門周囲膿瘍，痔瘻　　201
- 痔核・嵌頓痔核，裂肛　　203
- 化膿性汗腺炎　　205
- 毛巣洞（瘻）　　206
- 尖圭コンジローマ　　207
- 褥瘡　　208
- 腰痛，坐骨神経痛　　209
- 腰ヘルニア　　210

鼠径リンパ節腫脹

　リンパ節は全身に約600〜800個存在するといわれており，微生物の捕捉・抗体産生・リンパ球の産生・分化をつかさどっている．リンパ節腫脹とは，リンパ節の大きさや数が異常に増大した状態と定義できる．リンパ節腫脹の84%が良性であり，良性腫脹の65%がウイルス感染などの非特異的な腫脹で，35%が特異的疾患（伝染性単核球症，トキソプラズマ，結核など）によるものとされる．残りの16%が癌の転移や悪性リンパ腫などの悪性疾患によるものとされる．

　リンパ節腫脹の原因は大きく分けて，リンパ節原発の疾患（リンパ腫や白血病などの造血器腫瘍）によるものと，他の疾患に付随するもの（感染症，自己免疫性疾患，薬剤，腫瘍，その他）とに分けられ，腫脹部位は全身のリンパ節が腫脹する場合（ウイルス性感染，自己免疫性疾患，白血病，リンパ腫など全身性の疾患）と，その所属リンパ節が腫脹する場合（局所炎症，癌転移，結核などの臓器の疾患）がある．リンパ節は顎下，頸部，腋窩，鼠径部などの表在での触知が多い．深在では縦隔・腹腔内があり注意を要する．本項では鼠径リンパ節腫脹を中心に述べる．

症状・診断

　鼠径リンパ節は horizontal node group と vertical node group の2か所に大きく分かれる．前者はいわゆる鼠径部に存在し，主に腹腔内・骨盤腔内・陰部からのリンパ流を受け，後者は主に下肢からのリンパ流を受ける．そのため，horizontal node group のリンパ節腫脹は直腸などの骨盤内臓器や外陰部，性感染症，リンパ腫などを疑い，vertical node group のリンパ節腫脹は下肢の外傷や腫瘍，リンパ腫などを念頭に置く．

1．問診

　一般のリンパ節腫脹時と同様に，局所症状（腹痛，腰痛，血尿など），全身症状（発熱，体重減少，盗汗など），原因曝露（ペット飼育，性行動，職業，既往歴，海外渡航歴など），服薬歴などが重要である．

2．触診

　示指〜環指の爪から指腹を軽く皮膚に密着させ，皮膚を動かしながら行う．強い圧迫はリンパ節の凹凸を触知しにくくなるため，軽度の圧迫にとどめる．鼠径部では健常人でも2cm前後のリンパ節を触知することもありうる．鑑別診断として，大きさが2cm以上，あるいはそれ以下の大きさでも，① 硬性軟，圧痛あり，弾性あり，可動性良好の場合は**反応性腫脹**を疑う．② 硬性硬，圧痛なし，弾性なし，可動性不良の場合は**癌の転移**を疑う．③ 硬性硬，圧痛なし，弾性あり，可動性良好の場合は**リンパ腫**を疑う．

3．検査所見

　リンパ節腫脹の鑑別に特異的な検査項目はない．サイトカインの1つである可溶性インターロイキン2レセプター（sIL-2R）や乳酸脱水素酵素（LDH）などは非特異的な項目であるが，これらの上昇は生検を施行する要因になりうる．

4．画像所見

　リンパ節の分布・壊死の有無や周囲臓器・血管との関係の把握，生検時に超音波やCTが施行されるが，近年では生検前検査としてPETが有用である．

初療・処置

　問診・触診を行い反応性（良性）腫脹か転移性（悪性）腫脹かの鑑別を行う．その後，リンパ節の局在や形状の確認を目的に超音波検査を施行する．超音波は非侵襲的かつ疼痛などの苦痛を伴わない簡便な検査であり有用である．超音波画像では反応性（良性）腫脹の場合，リンパ節は楕円形に描出され，かつリンパ節門（いわゆる central echoic part）を認める場合が多い．

　一方で悪性腫脹が疑われる場合は，リンパ節が緊満した球状に描出されることが多い．そのため，良性と判断した場合でもリンパ節の大きさが2cmを超える場合や形状から悪性を疑った場合は，採血やCT，PET-CTなどを施行し全身検索を開始する．さらに確定診断目的に腫脹したリンパ節の局在を超音波ガイド下にて確認しながら局所麻酔下にリンパ節生検を行う．良・悪性の診断には，生検による病理組織検査は必須である．さらに悪性リンパ腫の場合は，フローサイトメトリーによる検索が望まれる．

（中村知己）

鼠径部ヘルニア
（鼠径ヘルニア・大腿ヘルニア）

　鼠径部ヘルニアは，総合診療医として初療場面で経験することが多い．鼠径部の膨隆が臥位や用手圧迫で消失するため診断は容易であるが，圧迫によって消失せず，疼痛を伴うものは嵌頓ヘルニアの可能性があり，ヘルニア内容の血流障害を回避するため，緊急手術を要する場合がある．

症状・診断

　ヘルニアは脱出する「内容」，この内容を包み込む「嚢」，およびヘルニア脱出の「門」から構成される．鼠径部ヘルニアは50〜60歳代の男性に発生率が高い．

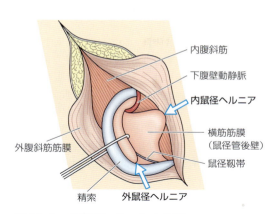

図 10-1　鼠径部ヘルニアの分類

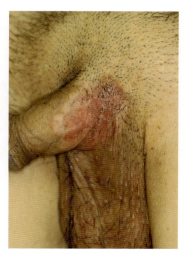

図 10-2　68 歳男性の外陰 Paget 病
陰嚢から陰茎にかけて，周囲の脱色素斑と紅斑を認める.

鼠径部ヘルニアとは鼠径部にヘルニア門を有し，① 内鼠径輪（下腹壁動静脈の外側，頭側）をヘルニア門とする外鼠径ヘルニア（間接ヘルニア），② 鼠径管後壁の Hesselbach 三角（下腹壁動静脈の内側，尾側）をヘルニア門とする内鼠径ヘルニア（直接ヘルニア），③ 鼠径靱帯背側の大腿輪をヘルニア門とする大腿ヘルニアの総称である.

　症状は咳などによる腹圧の上昇に伴う鼠径部の膨隆であり，不快感を訴える程度の症例が多いが，慢性的な経過をとるため，ヘルニア囊の大きさはわずかに膨隆する程度のものから，小児頭大を超えるものまでさまざまである.

　鑑別診断として，鼠径部に腫瘤としてみられる疾患は，女性では Nuck 水腫，男性では精索水腫，精索静脈瘤などがあるが，圧迫で消失せず痛みや不快感を伴わない点で鑑別可能である.

初療・処置

　鼠径部ヘルニアは原則的に予定手術の適応がある.ヘルニアの修復は腹腔鏡法を選択する施設もあるが，メッシュを用いた tension-free 法が一般的である.皮膚切開，浅腹筋膜切開の後，筋鉤を用いて外腹斜筋腱膜を広く露出すると，鼠径管がわずかな膨隆として認められる.膨隆の中央で外腹斜筋腱膜線維のやや疎な部分を線維方向に切開し，鼠径管を開放する.神経を温存しながら鼠径管後壁の剝離を行い，精索，横筋筋膜，鼠径靱帯，Cooper 靱帯，下腹壁動静脈，内鼠径輪，ヘルニア囊を確認する（**図 10-1**）.補強を必要とする面積によってメッシュの種類やサイズを決定することが大切である.

💡コツとアドバイス

● 術前に下腹壁動静脈を確認することは困難なため，外・内鼠径ヘルニアを鑑別することは容易ではない.手術に際しては，下腹壁動静脈を確認することが必須である.

● 手術は腰椎麻酔で可能であるが，超高齢者では鼠径部神経ブロックを応用した局所麻酔で行うことができる.

（近藤泰理）

外陰 Paget 病

　Paget 病は，発生部位より乳房および乳房以外の皮膚に分類される表皮内癌である.乳房外 Paget 病は，主に外陰，腋窩，肛門に発生するが，外陰が圧倒的に多いため外陰 Paget 病と呼称されている.病因としては，好発部位よりアポクリン汗腺由来説や表皮由来説などがある.全皮膚癌中，乳房外 Paget 病は約 10% を占め，60 歳代に多く，3：1 と男性に多い.

症状・診断

　自覚症状のない軽微な脱色素斑として発症し，数年の経過で境界不明瞭な紅斑，びらんを伴い，瘙痒を訴えることがある（**図 10-2**）.紅斑の一部が隆起し結節となると浸潤癌の可能性があり，リンパ節転移や遠隔転移がみられ，予後は不良となる.部位的理由から，特に女性では浸潤癌になるまで放置する傾向がある（**図 10-3**）.

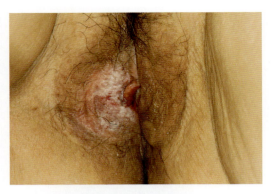

図 10-3　65 歳女性の外陰 Paget 病
外陰唇に脱色素斑と結節を認める．滲出液が多く，我慢できずに受診した．

診断するためには，症状が多彩なため，注意深い外陰部の診察と病変部からの生検を施行し，表皮内の胞体の明るい大型の異型細胞（Paget 細胞）の増殖を確認する必要がある．

初療・処置

治療は，手術が基本である．境界が明らかであれば病変から 1 cm 程度離して切除，境界不明瞭な部位については，3 cm 程度のマージンが推奨される．脱色素斑を見極められれば明瞭となるので，注意深い診察が重要である．しかし，境界不明瞭な場合でも，病変の周囲から数か所生検を施行し，組織学的に陰性が確認できれば，1 cm 程度の切除マージンでよい．切除不能例には，症状緩和のための姑息的治療として放射線治療が勧められる．

コツとアドバイス

● 初期病変においては，湿疹，細菌感染，白癬が鑑別となり，治療しても変化がなければ病変から生検を行う必要がある．

● 病変が肛門周囲に及ぶ場合は，直腸肛門癌が連続的に肛門周囲に進展（Paget 現象）している症例も多いので，全身の検索を行う必要がある．

● 病変が離れた部位に多発する性質があり，陰部と同時に片側もしくは両側腋窩に発症する症例もあるので，Paget 病と診断したときは，腋窩の診察が必要である．

（高須　博）

直腸脱，脱肛

直腸脱は完全直腸脱と不完全直腸脱に分けられ，単

に直腸脱というときは完全直腸脱をさすのが一般的である．完全直腸脱とは，直腸の全層が翻転し肛門の外に脱出する病態で，性別では女性に多く，年齢別では幼児から 80 歳以上まで広く発症するが，高齢者に多い傾向にある．その成因については諸説が報告されているが，すべてを説明しうる説はない．主な成因としては，Douglas 窩をヘルニア嚢とする滑脱ヘルニア説，上部直腸の全周性重積に続発する形態学的変化とする説，骨盤底筋群および肛門括約筋の弱体化による説，排便反射に関する肛門挙筋および肛門括約筋の機能失調説がある．先天的因子に便秘や過度のいきみ，長時間の排便動作などの後天的誘因が加わり発症するものと考えられている．

治療としては，幼児を除き，観血的治療が適応となる．その術式は成因や誘因と同様，数十にものぼり，数多く報告されている成績もまちまちである．術式は一般に会陰式と腹式に大別され，わが国では Gant-三輪法を主とした会陰式が多く施行されているが，腹式に比し再発率が高い．欧米における直腸脱の標準術式は，腹式としては Frykman-Goldberg 法（縫合による直腸固定術＋S 状結腸切除）が，会陰式としては経会陰的直腸 S 状結腸切除が用いられている．高齢者が過半数を占める本疾患の患者には，会陰式は侵襲が少ないが再発率が高く，一方腹式は再発率が低く成績は良好であるが侵襲が高く，適応とならないことが少なくない．しかし近年では，低侵襲で再発も少なく，本疾患によい適応である腹腔鏡下の直腸固定術が，欧米においてもわが国でも施行されるようになってきた．

脱肛は肛門が脱出することで，内痔核が基礎疾患として存在し，排便時のいきみや腹圧により脱出して戻らない状態である．

症状・診断

直腸脱の症状は脱出の程度，期間，日常の管理によっても異なるが，主なものは直腸の脱出，排便困難，便失禁の 3 つである．手術により直腸が脱出しなくなっても，排便障害の改善は個々によって差があり，それぞれに応じた対処療法が必要である．手術後の食事や薬剤による排便の調節，肛門括約筋の機能回復訓練や排便習慣の指導が，症状の改善には必須である．脱肛は硬便のときのいきみや，排便が長時間になったときなど内痔核が基礎にある．症状としては，肛門が脱出することにより，熱感や肛門に物が挟まった感じ，痛みなどがある．

診断は，脱出している直腸を視診により確認することが第 1 であるが，脱出していない場合は，患者にいきませて脱出を促すことも必要である．直腸の全層が脱出する完全直腸脱は脱出部が長く，重症例では小

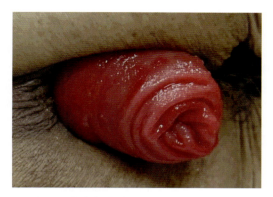

図 10-4　完全直腸脱

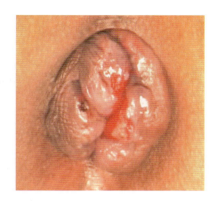

図 10-5　脱肛

児頭大にもなることがある．また，粘膜の皺が直腸の管腔を中心とした円周状になるのが特徴である（**図10-4**）．脱出が小さいときは，粘膜だけが脱出する不完全直腸脱や脱肛との鑑別が必要であるが，この場合は皺が放射状になり，指で挟むように触診すると，間に筋層を触知しない（**図10-5**）．病態を知るうえで必要な検査としては，排便造影検査，直腸肛門内圧検査，注腸造影検査，CT，MRI などがある．これらはいずれも専門性が高く，一般には容易にできないものであるが，直腸脱の病態を知り最適な治療法を選択するためには重要である．

初療・処置

　基本的に外来での根治的治療は不可能であり，一時的に脱出を還納することが処置である．その他の特別な処置はできないし，すべきでない．便の貯留が多いときは浣腸が必要になることもある．とにかく脱出を還納し，病態を患者に説明して治療方法を決定すべきである．不完全直腸脱においても同様である．

コツとアドバイス

- 用手的に還納するが，その要領としては管腔の中心に向かって外側から包み込むようにして押し込むようにすることである．時間をかけて愛護的に行い，粘膜を損傷しないようにする．
- 初回の脱出や肛門括約筋の機能が正常なとき，あるいは粘膜の浮腫が強いときは容易に還納できない．特に直腸脱では患者を十分リラックスさせ，砂糖を粘膜面に十分振りかけてタオルで包み，浮腫を取ってから還納するとよい．それでも不可能なときは腰椎麻酔が必要になる．
- 還納後すぐに動くと容易に再脱出するので，しばらく安静にさせてから帰宅させる必要がある．また日常生活における注意として，無理のない排便の方法（排便時間，いきみ方，食生活など）を指導し，必要に応じて緩下剤を投与する．脱肛の場合は痔核用の軟膏を処方し，使用方法について説明するととも

に，入浴や坐浴（洗面器にお湯を入れ殿部だけを浸ける），安静時の臥床を勧めるとよい．再び脱出する場合は，すぐ用手的に還納することを指導する．特に高齢者にとって脱出はストレスとなり，QOLを低下させるので，早期に根本的な治療を勧める．

- 患者あるいは家族への説明としては，直腸脱や脱肛は安易に考えず専門医に相談すること，根治的治療を行う前には，大腸癌をはじめとする他疾患の検査をしてもらうことも勧める．

（黒水丈次）

直腸内異物

　臨床的に問題になる症例の大部分は，性的快楽を求めて経肛門的に挿入した異物が，回収不能となり来院する患者である．自験 22 例においても，経口摂取された異物が直腸内異物として問題になったのは，魚の釣り針と缶キャップを誤飲した各 1 例に過ぎない．まず，経肛門的に挿入された異物による腸管穿孔の有無を確認することが重要である．回収不能となった異物は大きさ，材質，形態など多種多様であり，異物の除去にあたっては，異物の位置，形状，材質に適した方法ならびに用いる道具を個々の症例ごとに工夫する必要がある．さらに異物を除去した後，内視鏡で直腸内の損傷の有無および程度を確認することが重要である．

　諸家の報告，および自験 22 例いずれにおいても，男性が大部分を占め，女性の比率は 10% 以下である．典型例は 30～40 歳代の男性の同性愛者と報告されているが，高齢者でも決してまれではなく，自験例では20 歳代から 60 歳代後半まで偏りなく分布していた．病院を訪れるのは，直腸内に挿入された異物の自己回

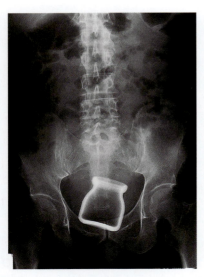

図 10-6　直腸内異物症例の腹部単純 X 線

64 歳男性．小骨盤内にヨーグルト瓶の残存が認められる．

収が不能となるか，腸管穿孔を併発するか，直腸粘膜あるいは肛門括約筋の断裂を併発した症例のみであるため，発生頻度および用いられている異物の全体像は不明である．医療機関で回収された異物として，バイブレーター，ゴム製の人工ペニス（dildo），プラスチック製のヘラ，歯ブラシ，ガラス瓶，電球，バナナ，キュウリなどの野菜が報告されている．

症状・診断

1．腸管穿孔併発例

　突然の腹痛，下腹部痛を訴えて来院する．身体所見で下腹部に圧痛，筋性防御，反跳痛などの腹膜刺激症状を認め，腸管穿孔を疑えば，血液検査を行い腹部 X 線，CT で遊離ガスを確認する．直腸指診ではしばしば少量の血液の付着がみられる．穿孔併発例では，来院時に原因となった異物が直腸内に残存していることは少ない．病歴を聴取し，最近直腸内への異物挿入の既往があれば，rectosigmoid あるいは直腸の穿孔として手術することを前提に，ただちに輸液と抗菌薬の投与を開始する．疑わしいが診断が確定しない場合には，水溶性造影剤の注腸で穿孔の有無および部位を確認する．

2．直腸内異物残存例

　回収不能になった異物を，自分自身あるいはパートナーとともに除去しようと奮闘した後に来院するので，正直な病歴が聴取可能なことが多いが，時には頑なに空想的な話に終始する患者もみられる．腹痛，発熱がなければ腸管穿孔の可能性は少ない．直腸指診で異物の性状，形態，位置を確認する．患者の多くは習慣性に肛門内に異物を挿入しているため，肛門括約筋が弛緩していることが多く，これも診断の助けになる．腹部 X 線，CT で異物全体の大きさ，存在位置を評価するが，金属製異物あるいはガラス瓶などの空気を含む異物は容易に判別可能であるが，ゴム製の人工ペニスなど，異物の材質によっては識別しにくいものもある．図 10-6 に症例の腹部単純 X 線を示す．

初療・処置

1．腸管穿孔併発例

　他疾患が原因となった S 状結腸，直腸の穿孔症例と治療方針は変わらない．全身状態の評価，輸液および抗菌薬開始後に手術を行う．異物が残存している場合は多くないが，その場合は用手的に経肛門的に除去するか，結腸切開術を行って除去する．腸管断裂部の位置および状態，穿孔部周囲の糞便汚染状態および腹膜炎所見により，穿孔部の閉鎖±近位腸管にストーマ造設，穿孔部にストーマ造設（exteriorization），穿孔部を切除して単孔式ストーマ＋遠位側に粘液瘻造設などが選択される．腹膜翻転部よりも肛門側の直腸の穿通では，穿孔部はそのままにして近位腸管にストーマを造設して糞便を遮断する．周囲組織の炎症程度によっては，仙骨前腔にドレーンの挿入が必要になる．いずれの場合も，直腸内が空虚になるように直腸内の固形便は可能な限り除去する．

2．直腸内異物残存例

　身体所見，単純 X 線，CT などにより腸管穿孔が否定され，なおかつ直腸内に異物が残存している症例に対しては，まず外来で異物除去を試みる．直腸内に複数の指を挿入して異物を確認して把持する．これらの患者では，以前からの肛門内への異物挿入によって，すでに肛門括約筋が弛緩していることが多く，直腸内に複数の指を挿入可能であるが，不快感や痛みを訴える場合には鎮痛薬や肛門周囲に局所麻酔薬を用いる．

　異物は仙骨の陥凹内に落ち込むように位置する場合が多く，異物を把持して手前に引き寄せる．もう一方の手で下腹部を圧迫し，双手診のようにすると役立つ場合がある．体位は Sim 位，砕石位，腹臥位いずれでもよく，適宜変更する．肛門鏡や硬性直腸鏡，あるいは手術用の開肛器を用いると直視下に異物を観察可能である．異物の形状，材質により，異物を把持するのに適した鉗子，スネアなどを適宜選択する．

　外来で不成功の場合，また患者の苦痛が強い場合には入院させ，手術室で脊椎麻酔あるいは全身麻酔下に，すでに述べた手技を繰り返す．これでも成功しない場合には手術とし，開腹創から用手的操作で，あるいは腹腔鏡によって肛門側に異物を移動させ，経肛門的に異物を除去するか，結腸切開術を行って腹腔内で異物を除去する．

コツとアドバイス

- 異物を除去した後には，腸管穿孔併発例および直腸内異物残存例のいずれの場合も，S状結腸までを内視鏡的に観察し，粘膜損傷の程度，他部位の損傷について評価する必要がある．
- 患者の大部分は，原因となった性的な習慣について隣人に知られることなく長年暮らしてきている．したがって，医療関係者からの興味本位と受けとられる言動，視線には極めて敏感であり，プライバシー保護には特に注意を払う必要がある．

（貞廣莊太郎）

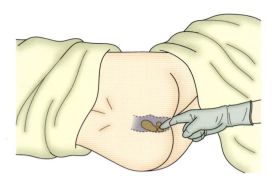

図 10-7　摘便の方法
示指の指先でほぐしながら，少しずつ便塊を掻き出す．

する．

コツとアドバイス

- 口呼吸することで，腹壁の緊張がとれ，肛門括約筋の緊張をゆるめる効果がある．
- 硬便を一度に取り出すと疼痛があるため，肛門部に近い便塊から徐々に指でほぐすように掻き出し，腸粘膜や肛門を傷つけないように注意する．
- 強い疼痛や出血が認められた場合は手技を中止する．

（石津和洋）

糞便充塞

便が直腸内に長く滞留して固まった状態を，糞便充塞または糞便塞栓症（fecal impaction）という．原因としては，先天的に便秘傾向にある体質，無理なダイエットによる生活習慣，下剤（便秘薬，浣腸，センナ茶など）の連用障害，加齢による排便反射機能の低下，ストレスによる神経症，血流の低下，他疾患の薬剤の副作用（抗不安薬，睡眠薬，筋弛緩薬など）などがある．直腸への硬便の貯留は，腹痛や宿便性穿孔を起こす危険性がある．

症状・診断

直腸診や肛門鏡検査で，直腸下方に自力で排出できない硬便の貯留を認めれば糞便充塞と診断できる．

初療・処置

直腸下方に貯留した便を自力で排出できない場合，人為的に便を排出させる必要がある．直腸内に手指を挿入し，直腸内および肛門部に停滞する便塊を摘出する行為を摘便という．

摘便の手順としては，以下のとおりである．

1) 左側臥位をとり，両膝を軽く曲げ，患者をリラックスさせる．
2) ディスポーザブル手袋を着用し，示指に十分に潤滑剤（オリーブ油・リドカインゼリーなど）を塗布する．
3) 患者に声かけしながら，静かに示指を肛門に挿入する．
4) 患者にはゆっくり口呼吸してもらい，力を入れないように説明する．
5) 直腸内に停滞している便の性状を触診し，直腸壁に沿うようにゆっくり示指を回しながら便を掻き出す（**図 10-7**）．
6) 便塊が大きい場合は，砕いてから掻き出すように

直腸・肛門周囲膿瘍，痔瘻

直腸・肛門周囲膿瘍の多くは，解剖学的な直腸と肛門の境にある肛門陰窩から細菌が侵入して，内外肛門括約筋間に存在する肛門腺に感染が生じ，これが水平・垂直方向に進展して膿瘍が形成される肛門陰窩〜肛門腺感染（crypt-glandular infection）によって引き起こされる．そのほか，Crohn病や結核などに起因する膿瘍もある．痔瘻は直腸および肛門と交通する瘻管であり，多くは直腸・肛門周囲膿瘍が切開されるか自壊して形成される．痔瘻は，① 細菌の侵入口である肛門陰窩（原発口），② 内外肛門括約筋の肛門腺の感染部（原発巣），③ その枝である瘻管，④ 瘻管の出口である二次口から構成される．Crohn病では，原発口が肛門陰窩でなかったり，原発巣が明らかでないことが多い．

症状・診断

膿瘍の症状は，肛門周囲の痛みを伴う腫脹と発赤や発熱である．痛みのために腰かけられないことも少なくない．痛みと排便とは直接関連はないが，多くの場合，痛みのために便秘である．痔瘻の症状は二次口か

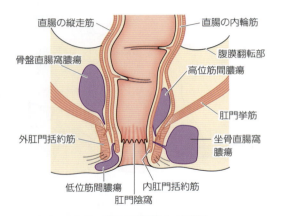

図 10-8　直腸・肛門周囲膿瘍の種類

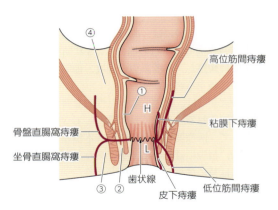

図 10-9　痔瘻の分類（隅越による分類）
① 皮下もしくは粘膜下（Ⅰ）．② 内外括約筋間（Ⅱ）．③ 肛門挙筋下（Ⅲ）．④ 肛門挙筋上（Ⅳ）．H：歯状線の口側．L：歯状線の肛門側．

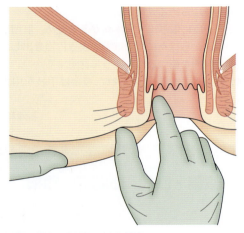

図 10-10　低位筋間痔瘻の診断
二次口の皮膚を外側に牽引しながら，肛門と二次口間を触診もしくは双指診し，瘻管の走行を索状物として確認する．

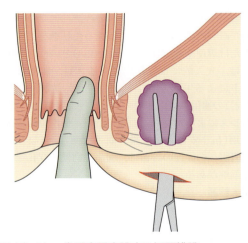

図 10-11　坐骨直腸窩膿瘍の切開排膿
皮膚側から切開し，曲がりのペアン鉗子で膿瘍腔を十分に展開して排膿する．肛門内に示指を挿入してペアン鉗子との距離を認識すると，直腸肛門の損傷を回避できる．

らの持続的な排膿や間欠的な肛門周囲の腫脹や圧痛である．高位の痔瘻では，小骨盤の鈍痛や背部痛を認めたり，排便困難や便柱狭小などの直腸肛門部の狭窄症状を呈することもある．

　視・触診および肛門指診で，膿瘍の局在および進展程度の診断（直腸・肛門周囲膿瘍の種類，痔瘻の病型）を行う（図 10-8，9）．膿瘍では肛門周囲の発赤や腫脹，同部の圧痛がみられる．示指を肛門内に挿入して母指で肛門縁を挟むように触診する双指診で局在診断を行う．痔瘻の場合には，さらに二次口を外側に牽引すれば，瘻管の走行を触知することができる（図 10-10）．肛門鏡では原発口の確認を行う．経肛門的超音波，CT，MRI，二次口からの瘻孔造影や色素注入は

膿瘍の種類，痔瘻の病型診断や原発口の部位の確認に有用である．

　肛門周囲膿瘍や痔瘻は，膿皮症や毛巣洞などほかの肛門周囲の化膿性疾患との鑑別が必要である．皮膚垂（見張り疣）や多発痔瘻，湿性の肛門所見などがあればCrohn 病による痔瘻を疑う．

初療・処置

　直腸・肛門周囲膿瘍の治療原則は切開排膿とドレナージである．広範囲な蜂窩織炎を併発している場合や全身的な合併症を有する場合，ドレナージだけでは改善しない場合には抗菌薬を使用する．

　皮下膿瘍や低位筋間痔瘻などの比較的浅い膿瘍の場合には局所麻酔下で，高位筋間膿瘍やさらに深部の膿

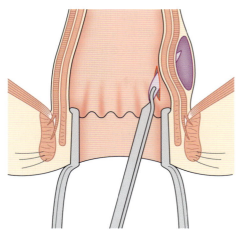

図 10-12　高位筋間膿瘍の切開排膿
粘膜側からアプローチし，血管の走行に注意しながら
直腸の長軸方向に切開し，ペアン鉗子で排膿する．

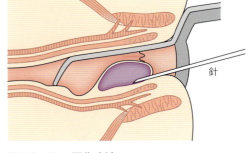

針

図 10-13　硬化療法

瘍の場合には硬膜外麻酔や腰椎麻酔下で切開排膿を行う．麻酔後に左示指を肛門内に挿入し，膿瘍の波動を指先で確認しながら切開排膿を行う（**図 10-11**）．高位筋間膿瘍の場合には，直腸内よりアプローチして切開排膿を行う（**図 10-12**）．切開は肛門に対して環状もしくは放射状に行うが，肛門括約筋を損傷しないように注意が必要である．切開後には鎮痛薬と胃粘膜保護薬，必要ならば抗菌薬の投与を行う．

　小児痔瘻以外の痔瘻の自然治癒はまれなため，痔瘻で炎症所見がなければ予定手術を考慮する．痔瘻でも炎症所見があり，ドレナージが十分にされていない場合には，膿瘍と同様の処置を行う．

コツとアドバイス

● 直腸・肛門周囲膿瘍の切開排膿の場合には，治癒後に痔瘻への移行がありうることを説明しておく．膿瘍切開後の痔瘻への移行率は 30 数％程度と報告されている．

参考文献
1）　日本大腸肛門病学会（編）：肛門疾患（痔核・痔瘻・裂肛）診療ガイドライン 2014 年度版．南江堂，2014
　　　　　　　　　　　　　（前田耕太郎，小出欣和）

痔核・嵌頓痔核, 裂肛

I　痔核・嵌頓痔核

　痔核は肛門疾患のなかで最も頻度の高い疾患である．痔核は歯状線を境に内痔核と外痔核に大別され，その好発部位は左側方，右後方，右前方（3 時，7 時，11 時）である．内痔核と外痔核が混在することも多い．症状が軽微な場合には保存的治療が選択されることが多いが，疼痛・出血・痔核脱出が顕著になった際には処置が必要となる．また，過度の努責，下痢などを契機に内痔核が脱出したまま血栓形成し，浮腫・炎症の合併から自然還納ができなくなった状態を嵌頓痔核と呼ぶ．

症状・診断

　主たる症状は，出血・肛門内違和感・腫脹・脱出である．血栓性外痔核・嵌頓痔核の際には強い疼痛を伴うことが多い．診察は砕石位もしくは左側 Sim 位にて行い，視診，直腸診，肛門鏡診で病変を確認する．

初療・処置

1．硬化療法（図 10-13）

　Ⅰ度およびⅡ度の内痔核で，出血を主訴とする症例が適応となるが，Ⅲ度の内痔核や粘膜脱も本法の適応となる．即効性はあるが，長期の硬化は期待できない．筒型肛門鏡の先端を目的とする内痔核上端に合わせ，その部分の粘膜下に 20 G カテラン針および注射器を用いて，0.5％フェノールアーモンドオイル（パオスクレー®）を注入する．注入の際には，針先が血管内に入っていないか，血液の逆流を確認する．薬液が浸潤して内痔核全体に広がり，歯状線上縁に至ったら注入を中止する．

2．ゴム輪結紮術（図 10-14）

　孤立性のⅠ度およびⅡ度の内痔核がよい適応であるが，外痔核を伴わないⅢ度の痔核も適応となる．Mcgivney 式結紮器先端部に，あらかじめゴム輪を装着しておく．次に肛門鏡を挿入し，結紮器を通して痔

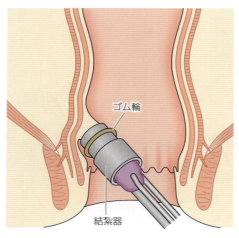

ゴム輪

結紮器

図 10-14　　ゴム輪結紮術

核把持鉗子で目的とする痔核を把持し，痔核を結紮器のドラムの中に引き込む．このとき，あまり肛門側が引き込まれないように，結紮される部分が歯状線より 1 cm 以上離れているかに注意する．結紮器のハンドルを握り，痔核を結紮する．

3．血栓除去術

血栓性外痔核に対して行う．血栓を浮かせるように局所麻酔を行う．血栓直上の肛門上皮を放射状に切開し，圧出して血栓を除去する．

4．初回還納

血栓形成がそれほど進んでいない嵌頓痔核に対して行う．十分にリドカイン（キシロカイン®）ゼリーを塗布し，愛護的に肛門管上縁まで右手示指を挿入する．右手示指をゆっくりと引き抜き，嵌頓痔核を右手示指ないし母指で還納する．主たる嵌頓痔核が還納されれば，ほかの部分も引き込まれるように整復できることが多い．還納後は軟膏・消炎鎮痛薬の内服を続けるが，還納できない場合には専門医への相談を行う．

🔆 コツとアドバイス

● 痔核・嵌頓痔核は致死的な疾患ではなく，保存的治療により症状が軽快することもあることを患者に説明する．
● 0.5％フェノールアーモンドオイルの注入は粘膜下に確実に行い，決して血管内に注入しないように留意する．
● ゴム輪結紮療法では，ゴム輪が歯状線より外側にかからないように留意する．

Ⅱ　裂肛

裂肛とは，肛門上皮に発生した亀裂，びらん，潰瘍の総称である．急性期には肛門上皮の浅い裂創がみられるが，慢性期には肛門上皮に深い難治性潰瘍が形成

され，潰瘍底には横走する内括約筋線維が認められるようになる．また，裂肛に伴い肛門ポリープや見張り疣が形成され，肛門狭窄をきたすこともある．

症状・診断

主な症状は疼痛と出血である．診察は痔核と同様の方法で行う．視診では見張り疣に注意し，その直腸側に潰瘍が存在していることが多い．直腸診では，肛門括約筋の緊張の程度や伸展性の状態に注意する．

初療・処置

裂肛に対する治療は急性期と慢性期では異なる．急性期ではまず，緩下薬や整腸薬，坐薬や軟膏を投与し，保存的治療を行う．保存的治療でも寛解しないものや慢性化したものが外来処置・手術療法の対象となる．

1．用手的肛門拡張術

グリセリン浣腸もしくは新レシカルボン®坐剤により直腸内容を除去しておく．示指を肛門管内に挿入し，肛門管 6 時方向から，直腸内に貫通しないように注意しながら針を刺入し，1％キシロカイン®E を用いて十分に浸潤麻酔を行う．同様に 12 時方向，3 時，9 時方向にも浸潤麻酔を行う．十分に麻酔が効いていることを確認し，示指を 1 本挿入し，肛門管の方向を確認する．次に両手の示指を挿入し，左右方向にゆっくりと 1〜2 分間肛門を拡張する．次いで両手中指も挿入し，4 本の指を用いて左右方向にゆっくりと 1〜2 分間肛門を拡張する．さらに前後方向にもゆっくりと 1〜2 分間肛門を拡張する．

2．内括約筋側方切開術（lateral sphincterotomy；LST）

open 法と blind 法に大別される．open 法では肛門上皮を切開し，直視下に肛門括約筋を切開するため確実ではある反面，創が大きくなり術後出血のリスクも高くなる．そのため，外来では blind 法が適していると考えられる．blind 法ではメスを肛門上皮と内肛門括約筋の間に挿入し外側に向けて切開する Notaras 法と，メスを内外肛門括約筋間に挿入し内側に向けて切開する Hoffman 法，Goligher 法がある．ここでは Notaras 法について述べる．

示指を挿入し，肛門狭窄の有無を確認する．肛門鏡を挿入し，肛門管の 3 時方向が視野となるように肛門鏡を開く．肛門縁皮下に 1％キシロカイン®E で浸潤麻酔を行う．内括約筋やや外側の肛門皮膚に，メスの刃を寝かせるように刺入し，歯状線をやや越える高さまで挿入する．メスの刃を立て，外側に向けて内括約筋を切開する．切開した後，示指による圧迫止血を十分に行う（通常 3〜5 分程度）．

🔆 コツとアドバイス

● 急性期・慢性期の診断を確実に行う．
● 用手拡張術は拡張の程度の調節が難しく，乱暴な操

作は便失禁を引き起こす可能性がある．

- 内括約筋切開では，メスの刃が肛門管粘膜を破らないように注意する．
- 術後出血を予防するために圧迫止血を十分に行う．

（岡林剛史，長谷川博俊）

化膿性汗腺炎

化膿性汗腺炎（hidradenitis suppurativa）は，アポクリン汗腺の導管が閉塞されることによって引き起こされ，まず有痛性の膿瘍および滲出を伴う瘻孔が形成され，寛解と増悪を繰り返しながら，皮下組織に瘢痕を形成する．治療後もしばしば再発を繰り返し，徐々に周囲の健常な皮膚に広がっていくやっかいな疾患である．殿部や会陰部では，痔瘻，毛巣洞などと誤診されることがある．

アポクリン汗腺は腋窩，鼠径部，会陰部，乳輪，小陰唇，陰嚢，頭皮などに分布し，真皮を貫いて皮下の脂肪組織内に位置し，導管は毛根部につながっている．アポクリン汗腺の導管が角質（ケラチン）により閉塞することが化膿性汗腺炎の原因と考えられている．この閉塞によって，近位導管が拡張し，表皮ブドウ球菌などの細菌の増殖と周囲の炎症が併発する．アポクリン汗腺は思春期以降に活動が始まるため，患者のほとんどは 16～40 歳に発症すると報告されている．男性患者では同時に尋常性痤瘡を有する頻度が高いこと，女性患者では月経前に増悪することから，性ホルモンとの関連性が考えられている．誘因として，不衛生，過度な剃毛，肌に密着しすぎる着衣，脱毛剤，防臭剤，糖尿病，尋常性痤瘡が提唱されている．男女比は，男性に多いとする報告が多いが一定していない．

症状・診断

アポクリン汗腺の導管が閉塞し，二次的に近位導管が拡張し，細菌の増殖と周囲の炎症が併発する．この炎症により線維化が引き起こされ，構造が破壊されたアポクリン汗腺は皮下に膿瘍を形成し，さらに皮下に伸長する洞（sinus）が形成される．根本的な治療を受けずに経過した典型例では，広い範囲で皮下に洞が形成され，膿性滲出液が炎症の増悪に伴い繰り返し排出され，徐々に周囲の健常皮膚に広がり，皮膚の構造が破壊されていく．皮下の深部に及ぶ炎症はしばしば有痛性で，膿性滲出液を伴い，社会生活に支障をきたす．部位としては腋窩，鼠径部，会陰部に多く，65％の患者では同時に複数の離れた部位に病変が認められる．自験例を**図 10-15** に示す．

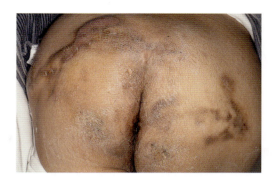

図 10-15　肛門周囲から会陰部，殿部にまで及ぶ化膿性汗腺炎症例

広範囲の皮下組織を複数の洞が走行している．左側殿部の洞の一部は皮膚に開孔し，膿の排出が認められる．会陰右側部と左側殿部の洞には交通は認められない．

初療・処置

急性期には切開排膿，抗菌薬の内服投与が一時的に有効であるが，根本的な治療としては，罹患した領域内の病変をすべて切除することが推奨されている．切開排膿のみでは治癒しない．長期間の抗菌薬投与によって，本疾患の自然史が変わるというエビデンスはない．

外科的治療にあたっては，罹患している皮下組織まで十分に深く切除することが大切である．そのため範囲の広いものでは，入院させ，麻酔下に手術する必要がある．根本的な治療を外来ベースで行うことは困難である．罹患組織を切除後，一期的切除縫合法，分層植皮あるいは有茎皮弁を用いる方法，開放創として二次的な治癒を図る方法があるが，創の大きさや部位によって使い分ける．

一般に再発率は高く，広範囲切除を行っても再発率はそれぞれ 17％，22％，37％と高い値が報告されている．手術前にストーマを造設する治療法も報告されているが一般的ではない．再発例の 50％以上は，術後 2 年以降の再発であり，手術後も長期間経過を追う必要がある．また 1/4 以下の患者ではあるが，治療した領域とは離れた領域に再発することが報告されている．

コツとアドバイス

- 腋窩などほかの部位にも併存病変が認められることがあるのでチェックする．
- 殿部，会陰部では痔瘻，毛巣洞などと誤診しないことが大切である．
- 化膿性汗腺炎では歯状線レベルで内括約筋部に病変がないことがキーポイントである．
- 痔瘻は多くの場合，歯状線付近から瘻管が伸びていることで鑑別可能である．
- Crohn 病の肛門部病変は，大腸内視鏡，注腸造影検

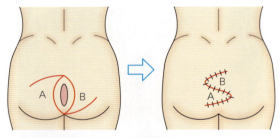

図 10-16　Z-plasty（Z 形成術）
皮膚を切除し，縫合後の皮膚のたるみを少なくする形成外科手法である．
（下位洋史，他：毛巣嚢洞．外科治療　79：439-442，1998を改変）

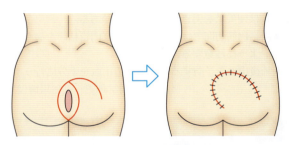

図 10-17　rotation flap（回転皮弁法）
（下位洋史，他：毛巣嚢洞．外科治療　79：439-442，1998を改変）

査などにより診断可能である．
● 化膿性汗腺炎の洞の走行が仙骨前腔へ伸びている場合には毛巣洞と鑑別を要する．

（貞廣荘太郎）

毛巣洞（瘻）

　毛巣洞（pilonidal sinus）は，肛門の背部から仙骨部の皮下に難治性の瘻孔や膿瘍をつくる化膿性肉芽腫性疾患である．原因としては先天説と後天説がある．治療は病巣部の完全切除が必要であるが，切除後の死腔が大きい場合は，皮膚移植や Z-plasty（Z 形成術）が必要な場合がある．

●原因
1．先天説
　胎生期の脊髄管の遺残．新生児期からみられる仙骨部に，皮膚のくぼみがみられる．胎生期の神経溝形成後の，神経上皮と皮膚への外胚葉分離不全によって起こる．

2．後天説
　皮下に埋没した毛髪が膿胞を形成し，感染することによって起こる．長時間の坐位などにより毛髪が皮下に迷入し，慢性の刺激が加わり感染する．毛深い肥満男性や白人に多い[1]．

症状・診断
　仙骨部の皮膚正中部に発赤，腫脹，圧痛を伴う硬結が出現し，排膿後に陥凹を呈する．多くの場合，正中皮膚の陥凹部から瘻管が頭側の皮下に広がり，二次口がみられる．陥凹部の毛根のない毛髪（dead hair）の存在は重要な所見である．鑑別疾患として，痔瘻，肛門周囲膿瘍，化膿性汗腺炎，化膿性粉瘤，仙骨前嚢胞，壊死性筋膜炎などがある[2]．

　鑑別のポイントは，以下のとおりである．
　1）仙骨部の陥凹，dead hair の存在
　2）頭側皮膚の二次口
　3）直腸肛門管との交通がない
　4）局所所見に比べ全身症状が軽微

初療・処置
　炎症の急性期には抗菌薬を投与し，切開排膿施行後，待機的に根治術を行う．手術の原則は病巣の完全切除である．完全切除ができなかった場合には，局所再発する可能性が高い．完全切除するためには，病変の範囲を的確に把握することが大事であり，CT やMRI も参考となる．術中には色素を注入して病変範囲を確認することもある．

1．一期的切除縫合法
　一般的な方法．完全切除することが基本．切除範囲が広範囲になる場合は創傷治癒が遅れ，感染を起こし，創哆開が起こる場合があるので，皮膚縫合部に緊張がかからないように工夫する．死腔スペースが大きくなると遺残膿瘍を形成することもあるので，死腔を残さない工夫が必要である．

① **単純閉鎖法**　比較的単純で範囲があまり大きくない毛巣洞に適応がある．切除後はガーゼなどで tie over による圧迫を行い，死腔を埋めるようにする．ドレナージが必要な場合は closed drain とし，持続吸引が必要である．

② **Z-plasty 法**（図 10-16）　皮膚欠損部が大きくなると予想される毛巣洞に行う．あらかじめ仙骨部皮膚に皮切デザインを置き，完全切除後に形成術を行う．

③ **rotation flap（回転皮弁法）**（図 10-17）　大殿筋筋膜を付けた有茎皮弁を作成し，死腔を充填する方法である．広範囲な膿瘍腔を伴った毛巣洞に対して行われる．

2．開放創
　一期的切除縫合法が不可能な場合に行われる．創傷の二次的治癒で肉芽を形成し，上皮化を図る方法であ

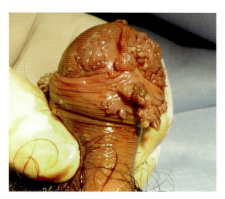

図 10-18　陰茎，冠状溝尖圭コンジローマ

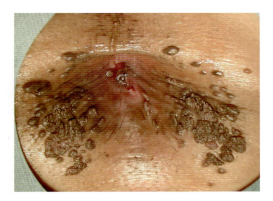

図 10-19　肛門部の尖圭コンジローマ

る.

① 単純切除法　瘻孔部を切除し開放創とし，二次的治癒を図る方法である．術後の感染は少ないが，治癒までに長期間を有する．また，瘢痕を残すので，現在では第 1 選択の手術手技ではない.

② 造袋術(marsupialization)　瘻孔を開放し，鋭匙で不良肉芽を除去した後，創部の底部に残る線維組織を残存させ，その線維組織の縁に皮膚を縫合させる方法である[3]．このようにすると開放創の大きさが狭くなり，二次的治癒が促進されるという利点がある．術後，創部の安静を保つことが重要である．皮膚縫合部が離解すると，単純切除法と同じことになる.

コツとアドバイス

- 毛巣洞の診断に関しては問題ないが，特殊な病態を呈する痔瘻とは鑑別しなくてはならない．特にCrohn 病などの難治性痔瘻を呈する疾患では，しばしば仙骨部にまで瘻孔が及ぶことがあるので注意を要する.
- 毛巣洞の治療に関しては，病期に応じた適切な処置が必要である.
- やるべきこととして以下が挙げられる.
  1)急性期には切開排膿，抗菌薬投与を行う
  2)手術の大原則は，瘻孔部の完全切除
  3)理想的な手術法は一期的切除縫合閉鎖
  4)術後は創部の安静が大事である
  5)一期的切除縫合閉鎖が不可能な場合は，造袋術が有効
- やってはいけないこととして以下が挙げられる.
  1)他疾患特に複雑性痔瘻との誤診
  2)急性期における根治術
  3)病巣の不完全切除
  4)術後創離解を起こすような運動(非安静化)

参考文献

1)　長谷川正樹：毛巣洞炎，毛巣洞瘻，臨床外科，52：194-195，1997

2)　田中良明，他：直腸肛門周囲膿瘍の鑑別診断と治療方針．消化器外科　25：1291-1300，2002

3)　下位洋史，他：毛巣囊洞．外科治療　79：439-442，1998

（大谷剛正，坂本いづみ）

尖圭コンジローマ

尖圭コンジローマはウイルス性性感染症の一種で，ヒト乳頭腫ウイルス(human papilloma virus)6 型および 11 型が原因となる．患者の大部分は性活動の盛んな年齢層であるが，まれに成人を介して幼児に発症することもある．通常 2〜3 か月の潜伏期間を経て発症する．わが国では，1999 年以降はほかの性感染症と同様に増加傾向にあり，女性の占める割合が高くなってきている．性交またはその類似行為によって感染し，世界中に分布している.

症状・診断

疣が小さいうちは一般に自覚症状に乏しく，疣状隆起物を触知することで偶然発見されたり，増大すると違和感，帯下の増加，瘙痒感，痛み，二次感染による悪臭などが初発症状となる．淡紅色〜褐色を呈する乳頭状，顆粒状の尖った隆起物が集簇的に増殖し，鶏冠状あるいはカリフラワー状となる．特徴的な形態のため視診で容易に診断が付くが，悪性病変の潜在もあるため，確定診断として原因ウイルスの同定と型の判定が必要である．好発部位は，男性では陰茎の亀頭部，冠状溝(**図 10-18**)，包皮，陰囊で，女性では腟前庭，大・小陰唇，会陰部，また男女の肛門および周辺部(**図 10-19**)，尿道口である.

初療・処置

発生部位によって皮膚科，泌尿器科，婦人科および

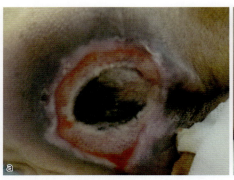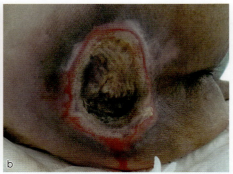

図 10-20　褥瘡のステージ
a：黒色期，b：黄色期.

肛門科・外科にまたがる疾患であり，各科と協調して病巣部位を確定し治療する必要がある．治療は薬物療法と外科的治療がある．薬物療法としては，5-FU 軟膏やブレオマイシン軟膏などが使われたが，現在は日本初の尖圭コンジローマ治療薬であるイミキモドクリーム（ベセルナ® クリーム）が発売され使われている．しかし，病巣が大きいときや小さくても多発しているときは外科的治療が必要であり，液体窒素による凍結療法，電気メスによる焼灼，CO$_2$ レーザー蒸散法がある．

🔍 コツとアドバイス

- 病巣の取り残しがないように，十分に観察しながら丁寧に処置を行う．処置の最後に抗菌薬軟膏を塗布し，二次感染を予防する．

- 細胞診で陰性になれば治癒であるが，発症までの時間を考えると，治療終了後最低 3 か月は経過観察をして再発のないことを確かめる必要がある．

（黒水丈次）

褥瘡

褥瘡は，「身体に加わった外力は骨と皮膚表層の間の軟部組織の血流を低下，あるいは停止させる．この状況が一定時間以上持続されると組織は不可逆的な阻血性障害に陥り，褥瘡となる」（日本褥瘡学会，2005）と定義されている．この外力には圧迫以外にも摩擦，ズレといった力も関与している．また，外力のみでなく，褥瘡を引き起こす患者背景として，ADLの低下，皮膚の過剰な湿潤環境（尿・便失禁），摩擦，低栄養，加齢による組織耐久性の低下が関与している．したがって褥瘡の初療では，局所だけでなく包括的に全身状態を評価する必要がある．

症状・診断

発赤を呈する物から皮膚の壊死や潰瘍形成を認めるものまでさまざまである．感染が進めば，Fournier症候群などの致死的な敗血症につながる可能性もある．発熱で来院した高齢者の熱源が褥瘡だったということもまれではなく，注意が必要である．褥瘡の好発部位は，仙骨部，坐骨部，大腿転子部である．

褥瘡の存在自体の診断は肉眼的に比較的容易であり，その褥瘡の状態を評価する必要がある．

深さが，真皮深層以深の褥瘡では，創面の「色」に着目した色調分類が多く使用されている．ここでは重症なものから，黒色前期，黒色期，黄色期，赤色期，白色期の 5 段階に分類している（図 10-20）．

また，褥瘡の状態評価の指標として，2002 年に日本褥瘡学会が提唱した「DESIGN」スケールがある．これは創面の評価を深さ（depth），滲出液（exudate），大きさ（size），炎症・感染（inflammation/infection），肉芽組織（granulation tissue），壊死組織（necrotic tissue），の 6 項目（＋ポケットの有無）に分け，それぞれ数量化したもので，数値が大きいほど重症となる．主に褥瘡の経過を評価する指標として使われていたが，さらに 2008 年には DESIGN のそれぞれの数値に重みづけを加え，D（深さ）を数値として判定しないこととした「DESIGN-R」（R は rating；評価）が発表された．これにより，より客観的に褥瘡の重症度を判定することが可能となった．

初療・処置

治療の基本は減圧・局所管理であるが，同時に包括的な全身管理を行うことが重要である．軟膏や被覆材の選択などの局所処置ばかりに意識を奪われず，患者ごとの背景を理解することが褥瘡治療では重要となる．

1．減圧

頻回に体位変換を行い，除圧マットを使用する．

2．局所管理（図 10-21，表 10-1）

壊死組織の除去（デブリードマン），感染管理，創面

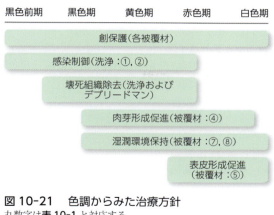

黒色前期　　黒色期　　黄色期　　赤色期　　白色期

創保護（各被覆材）

感染制御（洗浄：①, ②）

壊死組織除去（洗浄および
デブリードマン）

肉芽形成促進（被覆材 :④）

湿潤環境保持（被覆材 :⑦, ⑧）

表皮形成促進
（被覆材 :⑤）

図 10-21　色調からみた治療方針
丸数字は**表 10-1** と対応する.

表 10-1　外用薬・被覆材などの主な作用

		主な作用
外用薬	① スルファジアジン銀クリーム（ゲーベン® クリーム）	抗菌，補水
	② ポビドンヨード・シュガー（ユーパスタ®）	殺菌，吸水
	③ ポリマービーズ	吸水
	④ トレチノイン・トコフェリル（オルセノン® 軟膏）	肉芽形成促進
	⑤ ブクラデシンナトリウム（アクトシン® 軟膏）	表皮形成促進
被覆材など	⑥ ハイドロコロイド（デュオアクティブ®）	抗菌，創保護，肉芽・表皮の形成促進
	⑦ ハイドロゲル（グラニュゲル®）	補水，肉芽・表皮の形成促進
	⑧ アルギネート（カルトスタット®）	補/吸水，肉芽・表皮の形成促進
	⑨ ポリウレタンフォーム（ハイドロサイト®）	吸水，創保護，肉芽・表皮の形成促進
	⑩ ポリウレタンフィルム（テガダーム™，オプサイト®）	補水，創保護，肉芽・表皮の形成促進
	⑪ ヨードホルムガーゼ	殺菌，吸水

の保護，湿潤環境の保持.

3．包括的な全身状態の管理

基礎疾患のコントロール（脳血管障害，糖尿病など），微量元素を含めた栄養状態の改善，廃用症候群の予防.

コツとアドバイス

● 褥瘡の初療にあたっては，その後経時的にフォローできるようきちんと状態評価をすることが肝要である．そして局所制御を行ったうえで，総合的に褥瘡対策を考える必要があることを忘れてはならない.

● 褥瘡は何よりも予防が大切である．体圧，骨突出，栄養状態，関節拘縮など褥瘡発生にかかわる要因の1つひとつを評価して，それらを排除することを試み，初療後，新たな褥瘡をつくらないように注意する必要がある.

（平田雄紀，出口倫明）

腰痛，坐骨神経痛

腰痛および坐骨神経痛は外来診療で最もよく遭遇する症状の1つであり，専門性のいかんにかかわらず診察を求められることが多い．治療上，緊急性を要するケースが少ないため，とりあえず安静の指示と消炎鎮痛薬の投与を行って帰宅させ，翌日以降に専門医への受診を勧めることで済まされているのが実際であろう．しかしながら，本症状を呈する病態のなかには，診断の遅れや間違いが致命的な結果を引き起こすものも含まれており，診療にあたっては慎重な対応が望まれる.

腰痛および坐骨神経痛の原因となりうる脊椎疾患についての基本的な診断や診療方法については成書を参

照してもらうこととし，本項では，トラブルになりやすい，見落としてはいけない，あるいは見落としやすいと思われるケースを列記し，そのなかから導き出される診察上の留意点や考え方を明らかにする.

腰痛および坐骨神経痛で発症する大動脈瘤

大動脈瘤で背中や腰に強い痛みが生じることは広く知られているが，なかには，腰椎椎間板ヘルニアと症状が同じであるケースが存在する．大動脈瘤でも初発症状は下肢のしびれや痛みが主で，背中や腰の痛みは軽度か，あるいは全くない場合もありうる．それゆえ，腰痛と坐骨神経痛で受診した患者であっても，下肢の血行障害の有無を必ず確認しておく必要がある．具体的には大腿，膝窩，足背動脈の拍動と下肢皮膚温の低下の有無をチェックすることである．また，血行障害のチェックによって，慢性動脈閉塞症などの存在も明らかとなる.

高齢者の腰痛および坐骨神経痛

高齢者の腰痛および坐骨神経痛を訴えるケースで見落とされやすい疾患として，化膿性脊椎炎と結核性脊椎炎（カリエス）がある．細菌や結核菌によって椎間板および椎間板に接している椎体が破壊されることから腰痛が生じるが，X線で椎体や椎体終板の破壊像，椎間板腔の狭小化がはっきりするまでに数週間の経過を要するため，診断が遅れがちになる．初発症状としては腰痛だけを訴えることが多く，高齢者では変形脊椎症やいわゆる腰痛症として対処されることが多い.

一般的に，先行して何らかの感染症に罹患していた

り，抵抗力が低下しているときに発症するといわれているが，必ずしも該当しないケースも多い．最近は，肺結核の既往がなくとも結核性脊椎炎を発症するケースが増えているので注意が必要である．少なくとも高齢者の腰痛をみたら，発熱や先行感染の有無について確認する．

● 腫瘍性病変による腰痛および坐骨神経痛

腰椎はもちろんのこと骨盤に腫瘍ができても，症状は腰痛として現れることがある．腫瘍が仙骨や腸骨にある場合，X線上で骨破壊が生じていても異常所見を見落としやすい．腸管ガス像と重なったりすれば，いっそうその診断は難しくなる．腰椎椎間板ヘルニアとして診断されていて，後で仙骨部の腫瘍が明らかとなったケースも少なくない．また，殿部に軟部腫瘍があっても，神経が圧迫されて坐骨神経痛として症状が出現することがあるので，殿部の触診も重要である．腰痛や坐骨神経痛をきっかけに転移性脊椎腫瘍が明らかとなり，後から原発癌が見つかるというケースも最近は増えている．

● 圧迫骨折と麻痺

骨折が生じていてもおかしくない受傷機転（高所から転落したなど）があったときは，受診時のX線で骨折が認められなくとも，後から椎体が圧潰してくることがあるので注意が必要である．高齢者では，発症から遅れてつぶれた骨が神経を圧迫して麻痺が生じることもあるので（遅発性椎体圧潰），骨粗鬆症性圧迫骨折の診断で通院している患者が，「足に力が入らない」と言ってきた場合は要注意である．腰が痛いために足も動かしづらいのだろうと，安易に判断し診断が遅れることは珍しくない．このようなケースでは早急に手術が必要である．

● 帯状疱疹による腰痛および坐骨神経痛

帯状疱疹による痛みが腰痛や坐骨神経痛として表現されることがある．患者は強い痛みを訴えるが，その痛みの訴え方は坐骨神経痛のそれと極めて似通っており，いわゆるぎっくり腰や坐骨神経痛の症状と間違われることも少なくない．服を脱がせれば診断は容易であるが，初期には見落とされることが多い．局所の視診を怠らないことが肝要である．

● 緊急手術が必要な椎間板ヘルニア

腰椎椎間板ヘルニアではどんなに痛みが強くても，基本的には抗炎症薬の投与と安静で問題はない．しかし，下肢の麻痺や排尿排便障害が認められる場合は緊急手術の適応となることがある．注意が必要なのは，救急外来で診察して，腰痛や坐骨神経痛が強いためとりあえず週末に入院させたといった場合である．週明けに診察したら麻痺が完成していて，手遅れといった事態が起こりうるからである．入院後も，定期的に麻痺がないかチェックすることが肝要である（自分で足がうまく動かせるかどうかで判断可能）．

🅠 コツとアドバイス

- 腰痛や坐骨神経痛を訴える患者であっても，下肢の血行障害の有無の確認を必ず行う．
- 服を脱がせての視診および触診を怠らない．
- 麻痺の有無（筋力低下，排尿排便障害）を確認する．患者が入院している場合には，そのチェックを継続するよう指示する．
- 日々，増強する腰痛を訴える場合，化膿性脊椎炎などの感染性疾患，腫瘍性病変の存在を思い浮かべる．

（米澤郁穂）

腰ヘルニア

腰部には解剖学的に2か所の抵抗減弱部位が存在する．1つは上腰三角（Grynfelt-Lesshaft triangle）で上方は第12肋骨と下後鋸筋の下縁，前方は内腹斜筋後縁，後方は仙棘筋（脊柱起立筋）で形成され広背筋で覆われている．もう1つは下腰三角（Petit triangle）で前縁は外腹斜筋，後縁は広背筋，下縁は腸骨稜で形成され腹横筋腱膜，内腹斜筋腱膜で覆われている（図10-22）．前者から発生するヘルニアを上腰ヘルニア（Grynfelt hernia），後者からのものを下腰ヘルニア（Petit hernia）という．両者から発生する広範腰ヘルニアもある．

発生要因は先天性と続発性があり，先天性は先天異常に伴うもので，10%以下とまれである．続発性はさらに外傷性，特発性に分けられる．外傷性は事故や手術が原因となる．特に腎臓手術，腸骨移植片の採取手術，広背筋を使った乳房再検手術などが原因となりうる．最も多いのは**特発性**で，高齢者に多く，肥満，るいそう，慢性気管支炎，重労働，腹圧亢進，加齢による腹壁の脆弱化などが誘因となる．わが国では上腰ヘルニアは女性に多く，下腰ヘルニアは男性に多い．左側に多く，下腰ヘルニアより上腰ヘルニアのほうが多い．右側に少ない理由は肝臓があるためと考えられる．

ヘルニア内容は後腹膜脂肪織，腸管，腎臓，大網などで，時に嵌頓もある．

まれな疾患ではあるが，超高齢社会の現在，特発性の腰ヘルニアは増加すると考えられるので，この疾患はぜひ知っておきたい．

症状・診断

　腹圧上昇時に増大する腰部膨隆の存在とヘルニア門の触知ができれば診断は可能であるが，確定診断にはCT や MRI が有用である．まれに痛みを伴う．鑑別診断には脂肪腫，横紋筋腫瘍，肉腫，血腫，膿瘍などがある．

初療・処置

　坐位または立位で腹圧をかけた状態で診察し，腰部膨隆の確認とヘルニア門の触知を試みる．まれではあるが痛みを伴えば，ヘルニア嵌頓も考慮に入れ，用手還納を慎重に行う．

　腰ヘルニアの自然治癒は期待できない．時間とともにヘルニア門は開大し，膨隆は増大し修復が困難になる．全身状態が許せば，治療は手術が原則である．術式は，ヘルニア門が小さい症例では腹斜筋群と背側筋群を直接縫合する Petit の手術が行われるが，周囲組織が脆弱なことも多く，術後の突っ張り感などもあり，tension-free の考え方から各種メッシュが広く使われている．

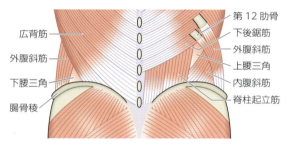

図 10-22　上腰三角，下腰三角の位置関係（右側は広背筋なし）

図中ラベル：第 12 肋骨，下後鋸筋，外腹斜筋，上腰三角，内腹斜筋，脊柱起立筋，広背筋，外腹斜筋，下腰三角，腸骨稜

🔵 コツとアドバイス

● まず立位などの腹圧をかけた状態で診察し，次いで**患側を上にした臥位**にするとヘルニア内容が還納され，膨隆が消退することが多い．このときヘルニア門を触知しやすい．嵌頓時もこの体位にすると用手還納しやすい．

（伊藤　孝）

第 11 章

泌尿器・外性器・産婦人科領域

- 無尿・腎不全，尿閉　　214
- 血尿，尿路結石　　215
- 尿路外傷，尿道内異物　　216
- 陰囊水腫　　217
- 精巣炎，精巣上体炎　　218
- 嵌頓包茎　　219
- 前立腺炎症候群　　219
- 男性不妊症　　221
- 性感染症　　222
- 月経困難症　　225
- Bartholin 腺囊腫　　226
- 卵巣出血(黄体の破裂)，卵巣囊腫茎捻転　　227
- 女性器出血　　228
- 異所性妊娠，切迫流産，胞状奇胎　　230
- 正常分娩介助の概要　　231

無尿・腎不全, 尿閉

Ⅰ 無尿・腎不全

　無尿とは, 腎不全で, 尿が産生されていない状態である. 1 日尿量が 100 mL 以下の状態で, 尿が産生されていないため, 膀胱内に尿の貯留を認めない. 膀胱に尿は貯留するが排泄できない尿閉とは異なる. 急性腎不全は, 有効循環血漿量減少による腎前性, 腎毒性物質や腎炎の急性増悪などによる腎性, 両側尿管の閉塞による腎後性に大別される. ここでは, 腎後性腎不全について記述する.

症状・診断

　腎後性腎不全の患者は水腎症による背部痛を訴えることがあり, 肋骨脊柱角 (costovertebral angle ; CVA) 叩打痛を認める. 超音波や CT で両側腎の水腎症を確認することで診断することができる. 両側の尿管狭窄を同時にきたす疾患としては, 悪性腫瘍, 後腹膜線維症, 尿管結石, 骨盤内臓器脱, 尿閉などが挙げられる.

初療・処置

　水腎症の解除を行う必要がある. 尿管ステントの挿入や, 腎瘻の造設を行うが, 専門的な処置を要するので専門医にコンサルトすべきである.

Ⅱ 尿閉

　尿閉とは, 下部尿路の閉塞が原因で, 尿は膀胱まで達するが排尿ができない状態である. 悪化すると両側水腎症および腎後性腎不全に至ることもある.

症状・診断

　患者は強い尿意や頻尿を訴えることが多く, 下腹部の膨隆や触診で緊満した膀胱を確認できる. 超音波でも拡張した膀胱を確認できる. 下部尿路閉塞をきたす疾患としては, 前立腺肥大症, 神経因性膀胱, 悪性腫瘍, 尿道損傷, 膀胱尿道結石 (異物), 尿道狭窄などが挙げられる.

初療・処置

　尿道カテーテルを挿入することで解除できるが, 原因によっては困難な場合があり, その際には膀胱瘻を造設する.

　尿道カテーテル挿入時のポイントは, 男性の場合, 仰臥位で患者に下半身の力を抜いてもらうようにして, 陰茎を垂直に持って引き上げるようにするとスムーズに挿入できる. スムーズに挿入できない場合には無理をせず, 10 mL のシリンジに潤滑用ゼリーを

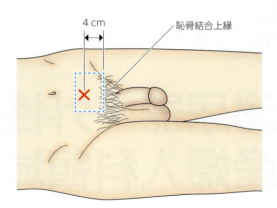

図 11-1　穿刺部位
〔池永昌之:導尿・尿道留置カテーテル・膀胱穿刺, 小泉俊三, 他(編):レジデント臨床基本技能イラストレイテッド第 2 版. p116, 医学書院, 2001 より〕

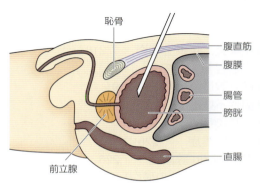

図 11-2　膀胱穿刺部位の位置関係
穿刺が恥骨に近いと前立腺を穿刺し出血を生じることがあり, 臍部に近いと腸管を穿刺しやすい.
〔池永昌之:導尿・尿道留置カテーテル・膀胱穿刺, 小泉俊三, 他(編):レジデント臨床基本技能イラストレイテッド第 2 版. p116, 医学書院, 2001 より〕

入れ, 外尿道口より注入すると挿入できることがある. 女性の場合は外尿道口を確認して挿入するが, 高齢の場合, 腟側に尿道が引き込まれており確認が困難な場合がある. その際は触診で腟前壁の外尿道口を確認して挿入する. カテーテル内に尿が流出しない場合は腟内に挿入していないか確認が必要である. 男性, 女性とも尿の流出が確認できない場合は 50 mL の生理食塩水でスムーズに膀胱洗浄ができることを確認してからカフを膨らませる. 尿道カテーテル留置が困難な場合には, 膀胱穿刺を行う. 膀胱が拡張していないと穿刺は困難で, 膀胱が尿で満たされていない場合は施行すべきでない. 超音波で, 拡張した膀胱を確認し, 恥骨結合より約 4 cm 頭側を穿刺 (**図 11-1, 2**) する. 穿刺部位が臍に近いと腹腔を穿刺してしまうリスクが高くなる. 一時的に膀胱瘻を造設する際には 16～18 G のサーフロー針かエラスター針を用いる.

持続的膀胱瘻を造設する際には専門医にコンサルトすべきである．

（川上正能）

血尿，尿路結石

尿路結石による痛みは時に激烈で，突然起こることが多く，体をエビなりに曲げて救急搬送されることも多い．腎疝痛ともいわれ，側腹から下腹部にかけて放散し，嘔気を伴う．腎で発生・成長した結石が腎盂尿管移行部や尿管内に下降してきて，尿流を閉塞し尿管が痙攣して疼痛が起こる．血尿は必発である．

肉眼的血尿はさほどまれではないが，それまで泌尿器科に縁のなかった患者にとっては不安な徴候であり，週末の救急外来を訪れることがある．泌尿器・生殖器疾患のすべてが血尿を伴うことがあると言っても過言ではない．

症状・診断

1．肉眼的血尿の鑑別診断

初尿，中間尿，終末尿のいずれか，あるいはすべてかによって出血部位が推定できる．初尿は尿道から，終末は前立腺から，中間尿の場合は全尿が血尿のことが多く，膀胱か尿管，腎臓由来と考える．排尿痛や頻尿を伴っていれば，膀胱尿道炎や前立腺炎である．側腹部痛に引き続いての血尿であれば，尿管・腎結石である．無痛性の血尿で急を要する診断や治療が必要になるのはまず腎外傷である．これは既往から診断が容易であるが，膀胱や腎盂・尿管の尿路上皮癌，肥大した前立腺から大量に出血することもまれにある．腎からの出血はこのほか，従来，特発性腎出血と考えられてきた疾患のうち，IgA 腎症は鑑別を要する．まれではあるが，腎動静脈瘤や嚢胞腎も大出血する．

来院時に肉眼的血尿は消失していても潜血尿は持続していることが多いので，必ず dipstick test を行い，できれば沈渣を鏡検し，多数の白血球や細菌が確認できれば，感染症の診断は確定する．下腹部の超音波検査は必須である．下腹部に尿が過充満した膀胱が見えたら，血塊が膀胱の出口を閉塞して尿閉を起こしている証拠である．そして膀胱内に突出した前立腺肥大があれば，前立腺からの出血と考えてよい．いずれにしても前立腺肥大は，前立腺結石の有無を含め十分に観察する．直径 1 cm 以上の膀胱癌は注意深く観察すれば発見できるが，血塊との鑑別はドプラ超音波を利用するなどの技術を要する．

2．尿路結石の診断

腎疝痛と尿路結石以外の原因による腹痛との鑑別は内科，外科の心得があれば容易である．泌尿器科医不在の場合，最も重要なのは尿路感染を合併しているかどうかである．もし，腎盂尿管移行部または尿管内に感染している結石が嵌頓して，尿路が閉塞され水腎症が発症すると，急性腎盂腎炎，場合によっては敗血症を併発するからである．腎疝痛で来院したら腹部超音波検査を行い，検尿はルーチンで白血球尿があれば細菌培養に提出する．血尿はあっても一過性，軽微である．結石の位置，大きさは CT でみる．この際，必ず前後像も撮ってもらう．

過去に腎結石の既往があるような再発尿路結石症の場合，患者の気がつかないうちに一側の尿管結石で腎機能が消失していると（特に破砕治療を受け，その後の経過観察を怠っていたケースは要注意），健側に新たに尿管結石が嵌頓すると無尿になるため，既往歴の問診は重要である．特に再発のケースでは，過去に排出した結石の成分や痛風，カルシウム代謝疾患などの有無を聴取する．

初療・処置

1．肉眼的血尿

排尿痛，頻尿があり問診，検尿から細菌性膀胱炎，前立腺炎が疑わしかったらセフェム系抗菌薬経口投与を，急性腎盂腎炎や急性前立腺炎を合併して高熱がある場合はセフェム系抗菌薬 1〜2 g の点滴静注を行う．

尿路感染を伴わない血尿は血塊によって尿道が閉塞され尿閉や排尿困難を起こしてないかどうか知る必要がある．無痛性の血尿でも排尿がスムーズであれば水を多めに飲み，1〜2 時間安静にして痛みが増強してこなければ，後日，早急に泌尿器科を受診してもらう．

血塊の排出を伴う血尿は腎あるいは膀胱，前立腺から一気に多量の出血があったときに生じる．内視鏡手術後 2〜3 週目が多いが，たまに未診断の膀胱癌や腎癌，膀胱内に突出した大きな前立腺肥大症によることもある．

腹部超音波検査で膀胱内に血塊や多量の残尿を認めたら，まず尿道内にリドカイン（キシロカイン®）ゼリーを十分に注入した後，24 Fr バルーンカテーテルを挿入する．ゆっくり，腹式呼吸下で入らない場合は，12 Fr のディスポーザブルの Nélaton カテーテルか Tiemann カテーテルを試みる．カテーテルが膀胱内に達すると残尿が排出されてくるので，膀胱が空になるまで待つ．24 Fr バルーンカテーテルが入った場合は，カテーテルチップ先のシリンジで膀胱洗浄が可能なので，血塊の吸引排出を試みる．

洗浄液が回を追うたびに薄くなってきたらカテーテ

ルの留置は不要であるが，洗浄液を 1 L 使っても強い血尿が止まらなければ，カテーテルのバルーンを膨らませて留置し，三方活栓を付けて生理食塩水で持続洗浄をする．この後，入院させて泌尿器科医を待つ．この間，カテーテルの閉塞に注意する．12 Fr のカテーテルしか入らなかった場合は，残尿の排出だけにとどめておく．

2．尿管結石

腎疝痛に対しては，非ステロイド性抗炎症薬（NSAIDs）の坐薬が効果的である．4〜6 時間ごとにコントロールされるまで使う．検尿，血液検査では尿路感染がなくても，軽度の白血球増多症や白血球尿はみられることが多い．痛みが軽減してきたら単純 CT を撮る．結石の大きさ，位置の診断が可能である．

発熱と重病感があり，細菌尿がみられれば尿路感染の合併を考え，セフェム系抗菌薬 1〜2 g の点滴静注を 12 時間ごとに行う．発熱や白血球増多，CRP 上昇などがなく，痛みも 1〜2 回の坐薬使用で治まれば帰宅可能であるが，痛みの再発に備え，数個の坐薬のほか尿管の攣縮を軽減する α-ブロッカー〔タムスロシン（ハルナール®）など〕を処方し，痛みがないかぎり，水の摂取を勧める．排尿時に小結石の排出もありうるので，注意を促しておく．

🔵 コツとアドバイス

- 尿路感染による血尿，尿路感染を合併した尿路結石が確実と診断したら，ただちに広域スペクトラムの抗菌薬の使用を躊躇しないこと．特に留意しなくてはならないのは高齢者，糖尿病，慢性腎臓病などの慢性疾患を合併している患者である．
- 腎疝痛が強いときはまず NSAIDs 坐薬で軽減してから，次のステップ（血液生化学検査，検尿，X 線検査）に進むこと．
- 再発尿路結石症では，できたら緊急血清クレアチニン値を確認してから帰宅させる．
- 血尿の処置でカテーテルの挿入が必要になっても，入らなければ無理に入れないほうが，つまり尿道を損傷しないほうが予後にはベターである．尿と血液で膀胱が充満すると，その内圧でたいていの出血は止まることを知っておくとよい．

（松下一男）

尿路外傷，尿道内異物

🔵 尿路外傷

尿路外傷は一般的に交通外傷，スポーツ外傷による

腹部外傷，骨盤外傷に伴うことが多いとされる．輸血が必要になり，開腹手術をしなければならない場合もある．バイタルサインに注意し，適切な処置を施さなければならない．

🔵 腎外傷

腎は後腹膜臓器であって，解剖学的に外力から保護された位置に存在する．外傷全体からみて腎損傷の頻度は低い．しかし，交通事故，スポーツ外傷，転落事故などによる鈍的外傷に合併し重篤になることがある．主な症状は，血尿，限局性疼痛，腰背部腫脹，ショックなどがある．その診断には造影 CT が最も有効である．損傷の程度によって Ⅰ〜Ⅳ型まで分類される．原則として Ⅰ・Ⅱ型，Ⅲ型の一部までは保存的治療とし，Ⅲ型の一部とⅣ型は腎摘出が考慮される．Ⅱ・Ⅲ型で出血コントロールができず輸血が必要な場合は，動脈塞栓術が推奨される．

🔵 尿管損傷

尿管は一般的に外力による損傷は少ない．尿管損傷の原因としては，尿管に対する内視鏡操作や骨盤内手術による医原性損傷が多いとされる．診断には CT，排泄性および逆行性尿路造影が用いられる．治療法としては，軽度であれば可及的に尿管ステント留置を行うのがよい．骨盤内手術の際の損傷では尿管端々吻合，尿管膀胱新吻合などの尿路再建術を目標とする．不可能な場合は腎瘻造設術，尿管皮膚瘻，腎摘出も考慮される．

🔵 膀胱外傷

尿がたまった状態で交通外傷にあったときに膀胱破裂を起こしやすい．膀胱造影，CT などで診断できる．症状は下腹部痛が主で，腹膜内破裂の場合は開腹手術が必要になる．腹膜外破裂で損傷が小さければ，保存的に治癒できる．

🔵 尿道外傷

前部尿道（振子部，球部）外傷と後部尿道（膜様部）損傷に大別される．前者は会陰部の打撲損傷による．尿路造影で診断できる．後部尿道損傷で恥骨骨折による完全断裂は膀胱瘻造設と修復手術が必要となる．そのほか，尿道カテーテル挿入時の医原性損傷もよくみられる．球部尿道に多い．尿道カテーテル留置で保存的治療で治癒が期待できる．

🔵 尿道内異物

自慰行為，性行為によるものが圧倒的に多い．異物としては，鉛筆，針，ヘアピン，ろうそく，マッチ棒などがある．X 線，内視鏡で診断できる．内視鏡で摘出できることが多いが，不可能な場合には外科的治療が必要となる．

（河村好章）

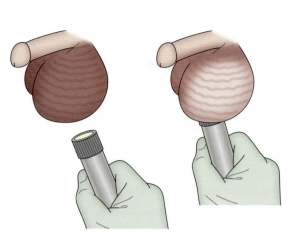

図 11-3　陰嚢水腫の透光性
陰嚢水腫ではペンライトをあてると光が透けてみえる.

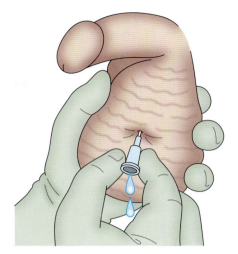

図 11-4　陰嚢水腫の穿刺

陰嚢水腫

　陰嚢内に液体が貯留し腫大した状態であり，先天的な鞘状突起の閉鎖不全で生じる**交通性陰嚢水腫**と，すでに腹腔内と交通がなく，後天的に鞘膜腔内に液体が貯留して生じる**非交通性陰嚢水腫**がある.

　本項では，後天性の非交通性陰嚢水腫について述べる.

症状・診断

　非交通性陰嚢水腫は，局所の外傷や急性精巣炎，急性精巣上体炎などの急性炎症に合併して痛みなどの症状を伴い，急速に発症する場合もあるが，多くは慢性的に数か月～数年を経て発生する. 何らかの原因で鞘膜腔内の液体の分泌と吸収の不均衡が生じた結果と考えられる. 慢性非特異的感染症や性感染症，性器結核，精巣腫瘍に合併していると診断できるものもあるが，多くは原因の特定が困難である. 40歳以降に多くみられ，通常は**無痛性の陰嚢腫大**を主訴として受診する. 液体が多量に貯留すると陰嚢の大きさや重さ，緊満感による苦痛を伴う. さらに貯留が高度な場合には，水腫の圧迫で精巣の血流障害を生じ精巣萎縮をきたすこともある.

　陰嚢内の液体貯留が確認できれば診断は容易である. 問診では過去の外傷，腫れや痛みの炎症症状の有無，水腫の大きさの日内変動や体位での変化があるかについても確認しておく. 触診で交通性陰嚢水腫か非交通性陰嚢水腫かを区別する. 鞘状突起が閉鎖せず水腫が腹腔内と通じている交通性陰嚢水腫の場合には，圧迫により貯留液が腹腔内に移動することから，水腫を圧迫して縮小がみられれば交通性，変化がなければ非交通性と診断できる. 多量の貯留液で陰嚢が硬く緊満している場合には，触診では充実性腫瘤との区別が困難な場合がある. 超音波検査が有用だが，陰嚢の**透光性**を観察すればこの確認は即座に可能である（**図11-3**）. 時にリンパ浮腫による陰部の浮腫状変化が陰嚢水腫と誤認されることがあるが，陰嚢水腫の場合には陰嚢の皮膚が正常である点で区別できる.

　初診時には尿検査と超音波検査を行う. 尿検査では尿路感染症の有無について，超音波検査では液体貯留の確認のみならず，精巣腫瘍や精巣上体炎の合併の有無にも留意して陰嚢内容を観察する.

初療・処置

1．陰嚢穿刺

　液体貯留が確認されたら陰嚢穿刺を行う. 陰嚢穿刺には，貯留液の検査と貯留液の排除の診断と初療の目的がある. 穿刺針は16～20Gの点滴用の留置針を用いる. 穿刺は利き手に穿刺針を持ち，対側の手で背面から陰嚢全体を持ち上げて陰嚢の前方から行う（**図11-4**）. 鞘膜腔は精巣の前方に広がっているので，背側の精巣，精巣上体などの陰嚢内容を針先で損傷しないように配慮する. 確信がもてなければ超音波下穿刺を行う. 吸引が進み水腫が縮小すると，針先が鞘膜壁や精巣に接して排液が止まったり痛みを訴えたりすることがある. このような場合には強引に吸引せず，陰嚢を後方から手で包み込むように持ち上げ，貯留液を針先に集めるようにするとよい.

2．貯留液の観察

　通常は**漿液性**で**黄色透明**である. 白色の場合には精子の混入（精液瘤），膿性で急性炎症所見を伴わない場

合には慢性精巣上体炎や性器結核が考えられる．外傷の場合には血性で，受傷後の時間経過により色調は赤色から黒色に変化する．

3．貯留液の検査

精巣腫瘍の合併を考慮して細胞診検査を行う．白色の場合には顕微鏡下に精子の有無を観察する．膿性の場合は一般細菌検査とともに性器結核にも考慮し，Ziehl-Neelsen 染色，分離培養法または PCR 法を行う．

4．手術

根治的手術として陰嚢水腫根治術を行う．鞘膜を切除し断端を縫合（Bergmann 法）するか翻転して縫合（Winkelmann 法）する．

コツとアドバイス

● 一般的には，小児の陰嚢水腫のほとんどが交通性陰嚢水腫であるのに対して，非交通性陰嚢水腫は成人に発症するものと考えてよいが，両者は発生機序と治療方針が異なるので明確に区別することが大切である．

● 非交通性陰嚢水腫は合併症がない場合には積極的な治療を要しないが，精巣腫瘍や性器結核に合併して発症する場合もあるので，初診時には合併症の有無を確認しておく．

● 合併症のない非交通性陰嚢水腫は徐々に進行する．無痛性で陰部という特殊性もあり，放置されついには充実性腫瘍と区別できないほど緊満した状況となり受診する場合が少なくない．陰嚢水腫の診断により患者は腫瘍の不安から解放され，陰嚢穿刺により長期間の苦痛から一瞬で解決される．しかし，拡張した鞘膜腔には数週～数か月で再び液体が貯留し再発することが多い．この場合，穿刺を繰り返しても根治は期待できず，頻回の穿刺による感染や精巣損傷のリスクを考慮し最終的には手術を行うこととなる．初療終了時にこの点を説明しておくことは大切である．

（星野英章）

精巣炎，精巣上体炎

I 精巣炎

ムンプスウイルス（流行性耳下腺炎），EB（Epstein-Barr）ウイルス，大腸菌や緑膿菌などの尿路感染症，淋菌や梅毒などの性感染症，結核菌，真菌，リケッチア，寄生虫感染症，さらに非感染性に外傷や自己免疫疾患などで起こる．割合はムンプスウイルスによるものが多い．

症状・診断

ムンプスウイルスによる精巣炎は，思春期以降の流行性耳下腺炎の約20%に合併する．流行性耳下腺炎に罹患した4〜10日後に全身の発熱を伴って急激な精巣の腫脹，疼痛が生じる．精巣捻転症との鑑別が難しいことがある．炎症が精巣上体にも波及するもの，反応性に陰嚢水腫を伴うものもある．ムンプスウイルス以外の精巣炎の場合には問診，随伴症状，尿検査所見が診断の手がかりになる．慢性に経過する精巣炎には結核性精巣炎，梅毒性精巣炎がある．

初療・処置

ムンプスウイルスの場合には保存的治療を行う．安静のうえで消炎鎮痛薬，γグロブリン製剤，副腎皮質ホルモンなどを投与する．

精巣炎で外科的治療を行うことはまれである．しかし，精巣捻転症との鑑別が困難な場合には試験的手術を，膿瘍が形成された場合には経皮的あるいは手術によるドレナージを，また慢性で難治性の精巣炎では，精巣摘出術が行われることがある．

コツとアドバイス

● ムンプスウイルスによる精巣炎は，軽快後に精巣萎縮をきたし，男性不妊の原因となることがある．治療に際して，この点は説明しておくべきである．

II 精巣上体炎

感染症，外傷，自己免疫疾患（Behçet 病）などで生じる精巣上体の炎症である．急性と慢性とに区別される．急性精巣上体炎は大腸菌などによる尿路感染症，淋菌やクラミジアによる性感染症が逆行性に精巣上体に達して発症する．尿道留置カテーテルや経尿道的内視鏡操作が誘因となることもある．慢性精巣上体炎は急性精巣上体炎の遷延化，結核菌，真菌，原虫などの特異的疾患が原因となる．

症状・診断

急性精巣上体炎は悪寒戦慄を伴い，精巣上体の激しい疼痛と腫脹を生じる．陰嚢皮膚は発赤し，精巣上体は硬く腫れ，圧痛は精索にも及ぶ．陰嚢を挙上すると疼痛が軽減する．慢性精巣上体炎は精巣上体の腫脹はあるが疼痛は軽度である．精巣上体炎は，膿瘍を形成し急速に進行する場合や遷延化した場合には，陰嚢皮膚に自潰することもある．

臨床検査では，急性精巣上体炎は全身の炎症所見があり，尿検査で膿尿，細菌尿を認めることが多い．慢性精巣上体炎では異常所見が乏しい．超音波検査で精巣上体の腫脹を確認し，精巣炎，精巣捻転症，精巣腫瘍などと鑑別する．

初療・処置

1．急性精巣上体炎

① 対症療法　消炎鎮痛薬を投与し，安静にさせて局所を挙上し冷罨を行う．

② 抗菌薬　尿路感染による場合は一般細菌に対する抗菌薬を，クラミジアの場合にはマクロライド系・テトラサイクリン系抗菌薬を投与する．

2．慢性精巣上体炎

① 保存的治療　結核菌などの特異的疾患の場合を除き消炎鎮痛薬で保存的治療を行う．難治性であることが多い．

② 手術　長期の保存的治療で緩和されない場合や病因が特定できない場合には，診断的意義も含めて精巣上体摘出術あるいは精巣摘出術を行う．

コツとアドバイス

- 急性精巣上体炎は尿路感染症と性感染症が主な要因である．初療ではこれをふまえて問診を行い，尿道炎などの随伴症状の有無に注意を払う．性感染症の場合にはパートナーの治療も行うべきである．

- 急性精巣上体炎は速やかに抗菌薬投与を開始し，少なくとも1週間程度は安静を保つべきである．

（星野英章）

嵌頓包茎

　嵌頓包茎は，包皮を翻転した際に，包皮口の口径が亀頭の外周と比較して狭い場合，特に翻転時間が長くなり亀頭がうっ血したときに起こりうる．したがって包皮を翻転した後，自然に戻らないまたは人為的に戻さないときに発症するリスクが高くなる．環状溝近辺において包皮口が絞扼した状態で長時間持続すると，包皮の循環障害が起こり，浮腫が生じる．包皮だけでなく亀頭部のうっ血が始まると最終的には亀頭腫大や痛みが出現し，医療機関を受診することになる．通常排尿障害を伴うことは少ないが，放置すると亀頭の潰瘍や壊死を起こすこともある．

症状・診断

　発症の契機としては，幼小児の包皮を親が翻転する，思春期に自ら包茎を矯正する，医療機関での尿道カテーテル操作後などが挙げられる．症状のみならず，発症時期を確認するための聴取が重要と考えられる．

初療・処置

　包皮と亀頭の浮腫を確認し，容易に包皮が戻らなければ，用手的整復が必要となる．特に絞扼部の包皮口

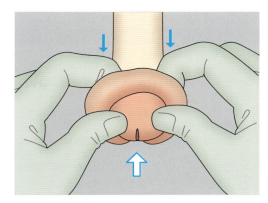

図 11-5　用手的整復の模式図

径が狭い場合と発症から時間が経過し亀頭部の腫脹が著明な場合には亀頭部の還納が難しくなり，背面切開が行われる（緊急時には基本的に環状切開は行わない）．

コツとアドバイス

- 単純に包皮を引っ張るだけでは還納はまずできない．整復は**図 11-5**で示したように，手袋をして両母指を亀頭部にあてがい，両示指と中指を包皮絞扼部より近位で固定し，亀頭を押し込みながら，同時に包皮を引き出す要領で行う．包皮の浮腫が強い場合には浮腫部を数分間圧迫してから整復を行い，それでも難しい場合には細い注射針を包皮浮腫部に数か所穿刺して減圧するなどの方法を考慮してもよい．

- 以上の処置でも整復が難しい場合には背面切開が必要となる．背面切開は局所麻酔下に陰茎背側（尿道と反対側）の絞扼部正中の皮膚を1 cm程度縦切開する手技であり，幼小児では全身麻酔が必要になることもある．担当医は用手的整復が不可能な時点で速やかに泌尿器科医にコンサルトすることが推奨される．

（古平喜一郎）

前立腺炎症候群

　前立腺炎は成人男性に発症する比較的頻度の高い泌尿器科疾患である．前立腺炎の分類は現在，米国国立衛生研究所（NIH）が提唱した病型分類（**表 11-1**）が活用されている．Category Ⅰは急性細菌性前立腺炎（細菌感染による急性炎症性疾患）であり，特徴的な臨床症状や局所所見を示す．

表 11-1　前立腺炎のための NIH 分類

病型分類	定義
Category Ⅰ（急性細菌性前立腺炎）	・急性細菌感染としての症状・所見
Category Ⅱ（慢性細菌性前立腺炎）	・慢性，再発性細菌感染症としての症状・所見
Category Ⅲ（慢性非細菌性前立腺炎/骨盤内疼痛症候群）	・明らかな細菌感染としての所見のないもの
Ⅲ A（炎症性）	・精液，前立腺圧出液ないしは前立腺マッサージ後尿中に白血球を有意に認めるもの
Ⅲ B（非炎症性）	・精液，前立腺圧出液ないしは前立腺マッサージ後尿中に白血球を認めないもの
Category Ⅳ（無症候性・炎症性前立腺炎）	・無症候性，前立腺生検による偶発的診断あるいは他疾患の精査中に採取した前立腺液中に白血球を有意に認めるもの

　治療は抗菌性化学療法の絶対的適応であり，適切な抗菌薬を選択すれば，その反応性は比較的良好である．慢性前立腺炎は Category Ⅱ および Ⅲ に分類される．このうち Category Ⅱ は前立腺局所の慢性ないし再発性細菌感染である慢性細菌性前立腺炎である．Category Ⅲ は前立腺局所に明らかな細菌感染症としての所見を認めないものと定義され，多彩な臨床症状から骨盤内疼痛症候群（chronic pelvic pain syndrome；CPPS）とも称され，しばしば治療に難渋する．基礎的にも臨床的にも未解決な点が多く，複数の病態が混在する症候群である．そのため治療方法も確立されていない．

　Category Ⅲ は精液，前立腺圧出液（expressed prostatic secretion；EPS）ないし前立腺マッサージ後尿（VB3）中の白血球の有無により，炎症性（Ⅲ A）と非炎症性（Ⅲ B）に細分されており，Ⅲ B が従来の前立腺痛に相当する．最近では前立腺の慢性炎症と前立腺の体積との関連が指摘されており，前立腺炎の診断を受けたことのある患者は，前立腺肥大症の発症リスクが高いとする報告もある．Category Ⅳ は臨床的に症状や所見を認めず，病理学的に炎症所見を示す前立腺炎で，その多くは治療対象とはならない．

症状・診断

1．急性細菌性前立腺炎（Category Ⅰ）

　臨床症状は，悪寒戦慄を伴う高熱，倦怠感，排尿痛などの膀胱刺激症状ならびに排尿困難である．局所所見として，前立腺の有痛性腫脹，圧痛，熱感を認める．通常，炎症は前立腺から尿道後部，膀胱頸部に波及しており，膿尿，細菌尿を認める．尿細菌培養検査で原因菌を同定できる．血液検査で，末梢白血球数の

増多，CRP 亢進を認める．

2．慢性細菌性前立腺炎（Category Ⅱ）

　慢性前立腺炎の症状は細菌性と非細菌性で大差はない．膀胱周囲の下腹部から会陰，陰嚢，尿道などの陰部を中心とした疼痛ないしは不快感，頻尿，排尿時不快感などの排尿症状，射精痛などの多彩な症状を呈する．ただし，細菌性では尿流動態の悪化を契機として急性増悪を示し，発熱や排尿痛などの急性症状が出現する．また，前立腺局所に細菌バイオフィルムを形成し，再発性尿路感染症の原因となる．慢性期は局所所見に乏しく，前立腺に明らかな異常を認めず，膿尿，細菌尿も認めない．

　前立腺マッサージで得られる EPS，VB3 で有意の白血球数（≥ 10/HPF）かつ細菌数（桿菌 $\geq 10^3$ CFU/mL，球菌 $\geq 10^4$ CFU/mL）を認める．急性増悪時以外では，血液検査で炎症反応を認めることは少ない．

3．慢性非細菌性前立腺炎・前立腺痛（Category Ⅲ）

　臨床症状および局所所見は，Category Ⅱ と大きな違いはない．EPS ないしは VB3 所見で有意な細菌を認めないことから Category Ⅲ と鑑別する．また，Category Ⅱ と異なり急性増悪や尿路感染症を繰り返すことはない．白血球所見から Ⅲ A（炎症性，≥ 10/HPF）と Ⅲ B（非炎症性，< 10/HPF）に分類されるが，治療学的には両者に差がないというのが最近の傾向である．

初療・処置

1．急性細菌性前立腺炎（Category Ⅰ）

　抗菌化学療法が基本となる．高熱を伴う場合は，入院のうえ注射用抗菌薬（β ラクタム系・ニューキノロン系・アミノ配糖体系抗菌薬）を投与し，解熱後は経口ニューキノロン系抗菌薬を追加する．投与期間は全体で 4 週間とする．全身状態が比較的良好で中等症以下の症例は，外来治療が可能であり，ニューキノロン系抗菌薬を 2〜4 週間経口投与する．

2．慢性細菌性前立腺炎（Category Ⅱ）

　前立腺液への移行性を考慮しニューキノロン系抗菌薬あるいは ST 合剤を選択する．この 2 系統の薬剤を 4 週間程度経口投与する．急性増悪時の治療は，Category Ⅰ の前立腺炎の治療に準じる．

3．慢性非細菌性前立腺炎・前立腺痛（Category Ⅲ）

　Category Ⅲ の前立腺炎の病因は，排尿機能障害，前立腺腺管への逆流，通常では検出されない微生物，自己免疫の関与，化学物質，交感神経反射の異常等さまざまな病因が報告されているが，いまだに十分解明されていない．これら推測される病因をもとに種々の治療方法が試みられている．具体的には，抗菌薬（ニューキノロン系），α_1 遮断薬，セルニチンポーレンエキス，消炎酵素薬，精神安定薬などの薬物療法

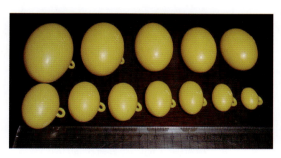

図 11-6　オーキドメータ
精巣模型それぞれに容積が記載されている.

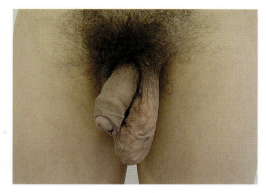

図 11-7　高度な左精索静脈瘤

や，前立腺マッサージ，前立腺温熱治療，骨盤低筋群に対するバイオフィードバック療法などの理学療法が選択されている.

コツとアドバイス

- 一般的に，尿道カテーテル留置は細菌性前立腺炎の誘因ならびに増悪因子である. しかし，急性前立腺炎の症例で排尿障害が高度で残尿を認める症例や，炎症に伴い不完全尿閉となっている症例では，抗菌薬の投与開始時にカテーテル留置が必要となる症例が少なくない.
- 急性前立腺炎が疑われるときは，前立腺マッサージは禁忌である. 原因細菌が血中へ移行し，菌血症を引き起こす可能性がある.
- 慢性前立腺炎に対して，抗菌薬の長期間投与はしない. 2〜4週間で臨床効果を評価して，それ以上の投与は避ける.

(門田晃一)

男性不妊症

「不妊症」とは，妊娠を望む健康な男女が，避妊なしで夫婦生活を営んでいるにもかかわらず，一定期間妊娠しないものをいう. 日本産科婦人科学会では，この一定期間について2年，WHO(世界保健機関)は1年としている. 不妊のカップルは約10組に1組といわれるが，近年の晩婚化によりこの割合はますます高くなっている. WHOによれば，不妊症の原因は，女性が約70％，男性が約50％を占める(20％は男女両者に原因あり). このうち，男性が原因の不妊症が「男性不妊症」である.

症状・診断

男性不妊の原因としては，① 造精機能障害，② 精路通過障害，③ 性機能障害に大別される. ①，② については，自覚症状はなく，精液検査，精巣や精路の診察，ホルモン値(採血)により診断される. ③ は本項では省略する.

実際の診療では，挙児を希望しているにもかかわらず妻が妊娠しないため，夫が検査のために受診する場合が多い. 問診では，妻の年齢，不妊期間，男性機能(勃起，射精，性欲)，夫婦生活は可能か，既往歴，薬歴を聴取する.

視・触診では，全身所見として身長，骨格，筋肉，声質，ヒゲの濃さを，外陰部所見として，陰毛・陰茎の成熟度を観察する. 陰毛・陰茎の成熟度の低下は，性腺機能低下症(テストステロン分泌低下)を示唆する. さらに陰囊内容を触診し，オーキドメータ(図11-6)を用いて精巣容積を測定する. 精巣容積と造精機能には正の相関があり，精巣容積が15 mL以上あると造精機能は正常に保持され，精巣容積が小さくなるにつれ造精機能は低下し，精巣容積6 mL以下では大半が無精子症を呈する. さらに，精巣上体から精管に至る精路を触診する. 精路が拡張していれば精路閉塞が疑われる.

次に精索を触診し，立位で腹圧をかけてもらい(Valsalva法)，精索静脈瘤(図11-7)の有無を観察する. 精索静脈瘤は，大半が左側に発症し，精巣から精巣静脈を経て下大静脈に還流すべき静脈血が逆流して，精巣近傍の蔓状静脈叢にうっ滞する病態であり，精巣温を上昇させ造精機能を障害する.

検査では，精液検査，血中ホルモン〔卵胞刺激ホルモン(FSH)，黄体形成ホルモン(LH)，総テストステロン〕検査を施行する. 精液検査は，2日以上1週間以内の禁欲期間をもってマスターベーションにより広口容器に精液を採取してもらう. 採取された精液は30

221

表11-2　精液所見基準値（WHO，2010）

精液量	1.5 mL 以上
精子濃度	1,500 万/mL 以上
精子運動率	前進運動精子 40%以上
総精子数	3,900 万以上
正常形態率	4%以上

表11-3　血中ホルモン基準値

FSH(mIU/mL)	1.5〜12.4
LH(mIU/mL)	1.7〜8.6
総テストステロン(ng/mL)	1.31〜8.71

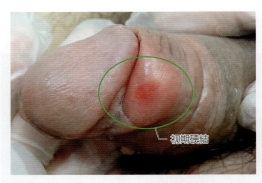

図11-8　梅毒（第1期）：陰茎冠状溝の初期硬結
感染機会はゆきずりの MSM(men who have sex with men).

分程度静置させて液化させてから検鏡する．基準値（WHO，2010）を**表11-2**に示す．精子濃度 1,500 万/mL 未満は「乏精子症」，精液中に精子を全く認めないものは「無精子症」である．血中ホルモンの基準値を**表11-3**に示す．FSH，LH は下垂体前葉より分泌され精巣に至り，FSH は造精を促し，LH は精巣からのテストステロン分泌を促進する．テストステロンはヒゲや筋肉を発育させ（男性化），造精にも必要である．FSH，LH の上昇は造精機能の低下を示唆する．

初療・処置

不妊症治療の最終目標は妻の妊娠である．最近では，妻への体外受精（*in vitro* fertilization；IVF），顕微授精（intracytoplasmic sperm injection；ICSI）といった産科での補助生殖医療（assisted reproductive technology；ART）が普及している．男性不妊症治療の目標は，精液所見を改善すること，良好精子を ART に供給することである．

1．乏精子症に対する治療

精索静脈瘤に対する精索静脈結紮術を行う．本手術により精液所見（精子濃度，精子運動率）が 50〜60% 改善し，精子 DNA 損傷率が低下して，約 35% の夫婦が妊娠に至ったという報告がある．

膿精液症を合併する場合は，抗菌薬（ニューキノロン系，マクロライド系）内服により，精路感染症が治療され，精液所見の改善が期待できる．

原因不明（特発性）の乏精子症に対して，漢方，亜鉛，ハーブ類，ビタミン剤，コエンザイムQ10といった内服薬が経験的に処方されているが，精液所見改善のエビデンスは得られていない．

2．無精子症に対する治療

① 精路吻合術　原因が明らかな閉塞性無精子症に対して，閉塞部を再吻合する手術により精液中に精子出現が期待できる．避妊目的のパイプカット手術による医原性精管閉塞に対する顕微鏡下精管吻合術では，術後の精子出現率は約 80% である．

② 精巣内精子採取術（testicular sperm extraction；TESE）　外科的に精巣組織を切除し，すり潰した懸濁液中の精子を回収し，産科での ICSI に供するものである．TESE には，手術用顕微鏡を用いる micro-TESE と用いない conventional-TESE がある．精子回収率は，造精は保持されるが精路が詰まっている閉塞性無精子症で 90%以上，造精機能が低下している非閉塞性無精子症では 30〜40% である．TESE 精子を用いた ICSI による受精率は約 60%，胚移植による妊娠率は約 30% である．

（大橋正和）

性感染症

主に外来で遭遇する性感染症（sexually transmitted infections；STI）には大きく6種がある．梅毒（*Treponema pallidum*），HIV 感染症・エイズ（human immunodeficiency virus），淋菌感染症（*Neisseria gonorrhoeae*），性器クラミジア感染症（*Chlamydia trachomatis*），性器ヘルペス（herpes simplex virus；HSV），尖圭コンジローマ（human papilloma virus；HPV）である（括弧内は原因微生物）．感染症法上で，前二者は全数把握，後四者は定点把握の届出対象である．

本項では，尖圭コンジローマ（⇒ 207 頁）を除く5種について述べる．

症状・診断

1．梅毒

① 第1期　感染後約3週間で，陰茎や陰唇に初期硬結が生じ，数日でその中心に潰瘍を形成し硬性下疳となる（**図11-8**）．痛みはない．梅毒血清反応で RPR（rapid plasma reagin）または TP 抗体陽性を確認して

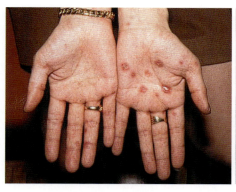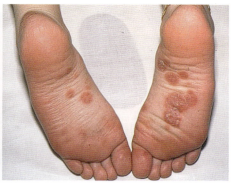

図 11-9　梅毒(第 2 期)，梅毒性乾癬，29 歳，女性
感染 3 か月後に手掌・足底に生じた梅毒性乾癬．梅毒性乾癬は数日～数週で消え，痒くないのが特徴．

淋菌	クラミジア
	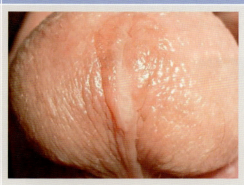
感染機会から約 2～7 日間の後に急に症状がでる．外尿道口より黄色の膿の排出，排尿初期痛がある．	感染機会から 1～3 週間の後に外尿道口より漿液性の分泌物を認めることが多いが，自覚症状の出現は必発ではない．

図 11-10　男性尿道炎

確定診断する(陽転には感染後 4 週間を要する)．無治療で放置しても自然に吸収されるが，治癒したわけではない．

② **第 2 期**　感染後約 12 週間で *T. pallidum* が全身に散布されて皮膚に丘疹性梅毒疹，梅毒性乾癬(手掌，足底が多い)・バラ疹をみる(**図 11-9**)．

2．HIV 感染症・エイズ

エイズを発症するまでの HIV 感染症は，血液検査(HIV 抗体スクリーニング)しなければ診断できない．陽性者には確認検査(ウエスタンブロット法および PCR 法)で確定診断する．エイズに至れば，指標日和見感染症 23 種のいずれかで本症を疑い，血液検査(スクリーニング→確認検査)で確定診断する．

3．淋菌感染症

男性淋菌性尿道炎では 2～7 日の潜伏期の後，排尿初期痛，膿性尿道分泌物(膿尿)をみる(**図 11-10**)．腟性交のみならず，咽頭・扁桃に保菌する性交相手との口腔性交によっても感染し発症することがある．膿のグラム染色で多核白血球内にグラム陰性双球菌を検出すれば即時診断となる．培養法，核酸増幅法も保険適用がある．女性淋菌性子宮頸管炎では，帯下増量，不正出血が一般的である(**図 11-11**)．

4．性器クラミジア感染症

男性クラミジア性尿道炎は，排尿痛，(漿液性)尿道分泌物(膿尿)(**図 11-10**)，女性クラミジア性子宮頸管炎は，帯下増量感，不正出血，下腹部痛，性交痛，内診痛がみられる場合もあるが，無症状の場合も少なくない(**図 11-11**)．

5．性器ヘルペス

単純ヘルペスウイルス 1 型(HSV-1)または 2 型(HSV-2)の感染によって，性器に有痛性の浅いびらん，潰瘍性または水疱性病変を形成する疾患である．診断には病巣滲出液を検体とするイムノクロマト法が簡便である．発症には，HSV に初めて感染したとき

淋菌	クラミジア
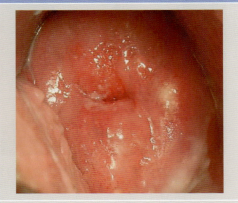	
腟鏡でみた子宮腟部．子宮頸管より膿性の帯下を認める．	腟鏡でみた子宮腟部．子宮頸管より漿液性の帯下を認める．

図 11-11　女性子宮頸管炎
女性では臨床症状が乏しいことが特徴．

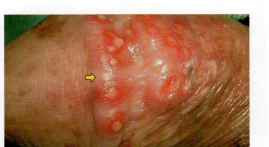

図 11-12　性器ヘルペス初感染，53 歳，男性
冠状溝，包皮内板に多数の左右対称性のびらんと潰瘍を認める．

（初感染）と，すでに腰仙髄神経節などに潜伏感染していた HSV の再活性化によるとき（再発）との 2 種類がある．一般に，前者は病巣が広範囲で症状が強く，発熱などの全身症状を伴うことが多いが（**図 11-12**），後者は症状が軽く，全身症状を伴うことは少ない．わが国では初感染例で HSV-1 が検出されることが半数であるが，再発例のほとんどでは HSV-2 が検出される．

初療・処置

1．梅毒

① 第 1 選択

・ペニシリン G カリウム（ベンジルペニシリンベンザチン）　経口 1 回 40 万単位，1 日 3 回

・アンピシリン（ビクシリン®）　経口 1 回 500 mg，1 日 3 回

・アモキシシリン（サワシリン®）　経口 1 回 500 mg，1 日 3 回

② 第 2 選択　ペニシリンアレルギーの場合

・ミノサイクリン（ミノマイシン®）　経口 1 回 100 mg，1 日 2 回

③ 妊婦でペニシリンアレルギーの場合

・スピラマイシン（アセチルスピラマイシン®）　経口 1 回 200 mg，1 日 6 回

※投与期間：上記薬剤を第 1 期 2〜4 週間，第 2 期 4〜8 週間

2．HIV 感染症/エイズ

エイズ発症前で末梢 CD4 陽性リンパ球が 500/μL を下回ったら，ART（anti-retroviral therapy）を開始しエイズへの進展を防ぐ．すでにエイズを発症している場合，原則として当該日和見感染症の治療を優先し，寛解後に ART を施す．

3．淋菌感染症

① 第 1 選択

・セフトリアキソン（ロセフィン®）　点滴静注 1 回 1 g，単回投与

② 第 2 選択

・セフォジジム（ケニセフ®）　点滴静注 1 回 1 g，単回投与

・スペクチノマイシン（トロビシン®）　筋注 1 回 2 g，単回投与

4．性器クラミジア感染症

① 第 1 選択

・アジスロマイシン（ジスロマック®）　経口 1 回 1 g，単回投与，徐放性製剤 2 g，単回投与（徐放性製剤は空腹時投与）

・ドキシサイクリン（ビブラマイシン®）　経口 1 回 100 mg，1 日 2 回，7 日間

② 第 2 選択

・クラリスロマイシン（クラリシッド®）　経口 1 回 200 mg，1 日 2 回，7 日間

・ミノサイクリン　経口 1 回 100 mg，1 日 2 回，7 日間

・レボフロキサシン（クラビット®）　経口 1 回 500 mg，1 日 1 回，7 日間

・トスフロキサシン（オゼックス®）　経口 1 回 150 mg，1 日 2 回，7 日間

・シタフロキサシン（グレースビット®）　経口 1 回 100 mg，1 日 2 回，7 日間

③ 妊婦に対する処方

・アジスロマイシン　経口 1 回 1 g，単回投与，徐放製剤 2 g，単回投与（徐放製剤は空腹時投与）

・クラリスロマイシン　経口 1 回 200 mg，1 日 2 回，7 日間

5．性器ヘルペス

① 初発

・アシクロビル（ゾビラックス®）　経口 1 回 200 mg，1 日 5 回，5〜10 日間

・バラシクロビル（バルトレックス®）　経口 1 回 500 mg，1 日 2 回，5〜10 日間

・ファムシクロビル（ファムビル®）　経口 1 回 250 mg，1 日 3 回，5〜10 日間

② 重症例

・アシクロビル　点滴静注 1 回 5 mg/kg，1 日 3 回 8 時間ごと，7 日間

③ 再発

・アシクロビル　経口 1 回 200 mg，1 日 5 回，5〜10 日間

・バラシクロビル　経口 1 回 500 mg，1 日 2 回，5〜10 日間

④ 再発抑制療法

・アシクロビル　経口　1 回 400 mg，1 日 2 回

・バラシクロビル　経口　1 回 500 mg，1 日 1 回

1 年間継続投与後に中断し，再投与するか検討する．

コツとアドバイス

● 性感染症は，その感染源となったセックスパートナーが存在するので，必ず，パートナーにも検査・治療を受けさせる．

● 治療中の性交渉は禁じる．

参考文献
1）性感染症診断・治療ガイドライン 2011．日本性感染症学会誌　22(Suppl)：2011
2）JAID/JSC 感染症治療ガイド・ガイドライン作成委員会（編）：JAID/JSC 感染症治療ガイド 2014．日本感染症学会・日本化学療法学会，ライフサイエンス出版，2014

（荒川創一，尾上泰彦）

月経困難症

月経困難症とは，月経期間中に月経に随伴して生じる病的症状で，排卵を伴う周期のほうが，無排卵周期のときよりも症状の程度が強いことが多い．

症状・診断

症状としては，下腹部痛，腰痛，腹部膨満感，嘔気・嘔吐，腰痛，下痢，発熱，疲労，脱力感，食欲不振，いらいら，抑うつ，憂うつ傾向などがある．症状の程度によっては，日常生活や社会生活にも支障をきたすこともあるが，その程度を客観的に評価することは困難である．

月経困難症は，器質的疾患のない機能性月経困難症と，器質的疾患を伴う器質性月経困難症に分類される．

器質性月経困難症は，子宮内膜症や子宮腺筋症，子宮筋腫などが主な原因で，子宮頸管の狭窄や子宮奇形に由来することもある．

機能性月経困難症の痛みは，痙攣性・周期性で，原因としては，月経時に子宮内膜で産生されるプロスタグランジン（prostaglandin；PG）の産生過剰により全身の平滑筋収縮が起こり痙攣・嘔吐・子宮の過剰収縮によると考えられている下腹部痛や腰痛を引き起こす．

余談ながら，月経時の激痛のため救急車要請となるほどの症例もある．

診断に必要な検査を以下に示す．

・詳細な問診
・内診あるいは直腸診で器質的疾患を除外
・経腟超音波検査
・血液検査（末梢血，CRP，CA125）
・細菌検査
・クラミジア抗原検査

初療・処置

原因が器質的疾患に由来するかどうかは，月経困難症が器質的疾患の治療により軽快した場合に初めて因果関係が証明される．

機能性月経困難症の場合，症状やその程度により治療法は異なる．医療施設の初診外来受診の機会が，月経周期のどの時期かによっても治療法は異なる．

月経期間中の場合，多くは下腹部痛が主訴で救急外来を受診する確率が高い．その際の初療は，疼痛緩和

目的の対症療法とする．疼痛には，分泌期内膜で産生されるPGの関与が大きいので，PG阻害薬である非ステロイド性抗炎症薬（NSAIDs：バファリン®，ロキソニン®，ポンタール®，ボルタレン®など）を処方する．平滑筋運動抑制および攣縮緩解目的でのブチルスコポラミン臭化物（ブスコパン®）の服用も奏効することがある．疼痛が激痛のときは，注射が即効である（筆者は，ソセゴン®やペンタジン®，ブスコパン®の使用経験がある）．

感染症由来の場合，抗菌薬を投与する．

精神的な症状（いらいら，抑うつ）に対しては，精神安定薬や抗不安薬を処方する．

初診受診が月経期間でない場合は，次の月経開始前から上記薬剤の服用を指導する．内服薬のみならず，消炎鎮痛薬坐薬の使用も選択肢の1つであり，筆者は鍼治療を併用することもある．

コツとアドバイス

- 月経困難症が頻繁に起こる場合は，婦人科において計画的に治療を継続するべきである．
- 器質的月経困難症の場合，その原疾患の治療方針を決定し，治療開始をする．
- 受診の際には，基礎体温の記録（できれば数か月の月経周期）の持参が理想的で，性教育で初経開始後基礎体温の測定を勧めてほしい．
- 初療後，本格的に治療を開始・継続する場合は，上記治療に加えて，低用量ピルや，漢方薬の薬物療法や鍼治療もある．さらには，骨盤腔内のうっ血改善のための適度な運動やバランスのとれた食生活も効果が期待される．

（堂園涼子）

Bartholin 腺囊腫

症状・診断

Bartholin腺囊腫は外来診療でしばしば遭遇する外陰疾患の1つで，通常は片側腟前庭部下方を中心とした軟らかい腫瘤を形成し，診断に迷うことは少ない．Bartholin腺囊腫には，慢性の炎症で腺導管の開口部が癒着・閉塞した結果，分泌液が徐々に貯留して生じる囊胞（cyst）と，細菌感染による急性炎症の結果生じる膿瘍（abscess）とがある．膿瘍の起炎菌として，ブドウ球菌，大腸菌，嫌気性菌などの多種多様な細菌が複合感染を起こしていることが多い．

Bartholin腺囊胞は一般に無痛性で，大きくなると外陰部違和感や性交障害を訴えることがある．

Bartholin腺膿瘍では外陰部の疼痛を伴い，時に膿瘍が自潰した状態で来院する場合もある．実際に外来を訪れる患者は，症状の強い後者が圧倒的に多い．

初療・処置

無症状の小囊胞は無治療でよく，膿瘍でも小さく疼痛も軽微な場合には，抗菌薬による保存的治療で済むこともある．しかし，それ以外の多くのケースでは外科的治療が適用される．

外科的治療としては，一般に穿刺あるいは切開術，造袋術（開窓術）および摘出術が挙げられる．穿刺・切開術は簡便なため，疼痛の強い膿瘍などの例で応急処置的に行われるが，再発を起こすことも多く，あくまで緊急避難的な治療といえる．造袋術は外科的治療が必要なほとんどの囊腫に適応となり，Bartholin腺の分泌機能も温存可能である．局所麻酔下で行えるため外来手術も可能で，また手術合併症もほとんどなく，再発率も比較的低い．一方，摘出術は根治性に優れているが，Bartholin腺の分泌機能が廃絶されるという欠点を有する．また，しばしば静脈叢からの出血や直腸損傷などの合併症がみられ注意を要する．

以上から，本項では一般的に本症で広く選択されている造袋術（marsupialization）について述べることにする．

1．適応

有症状で小指頭大以上の未破裂囊腫（囊胞および膿瘍）すべてが，造袋術の適応となる．

2．手技

1) 切開予定部位を中心とした粘膜下に，1%リドカイン（キシロカイン®）を広範囲に十分量投与し局所麻酔する（囊腫と粘膜下との剝離を容易にする）．
2) 処女膜輪外側で小陰唇内側の腟粘膜面に，メスで十分な幅（2cm以上）の縦切開を加える（図11-13）（治癒後の新設開口部が目立たなくなる）．
3) 切開線から左右方向に腟粘膜をCooper剪刀で十分に剝離し，囊腫壁を露出する．
4) 囊腫壁に大きく縦切開を加え内容液を排出した後，囊腫内をポビドンヨード（イソジン®）で十分に消毒する．
5) 先に剝離した余剰腟粘膜を切除する（腟粘膜の剝離が困難で，囊腫壁が先に破れてしまった場合は，囊腫壁ごと腟粘膜を切除する）．
6) 切除縁の全周を，囊腫壁が外翻するようにして2-0吸収糸で結節縫合する（図11-14）．

3．術後管理

ドレーン留置は不要で，広域スペクトラムの抗菌薬服用と排尿後の自己消毒を指導したうえで，術後3〜4日目に外来受診させ創状態をチェックする．異常がなければ術後3週目以降に再度診察し，新設された

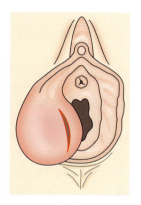

図11-13　粘膜面の切開部位

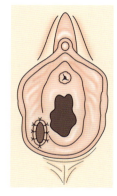

図11-14　縫合終了後に新設された開口部

開口部の状態を確認する．

コツとアドバイス

- 術前から抗菌薬を投与し消炎を図っておくと，手術操作が行いやすくなる．
- 多様な起炎菌を考慮し，抗菌薬にはニューキノロン系などの広域スペクトラムを有する薬剤を選択する．
- 新設開口部の閉鎖を予防し再発を防ぐため，腟粘膜は十分な広さを剥離・切除し，完成時の開口部を指尖が通じる程度の大きさにする．
- 造袋術を行っても10％程度に再発がみられることをあらかじめ説明しておく．

*

　Bartholin 腺囊腫の治療には，手技が簡便で再発や合併症が少ないという理由で造袋術が選択されることが多い．本術式の応用として，CO_2 レーザーを用いた開窓術などの工夫も報告されている．また欧米では，専用の市販セットを使ったカテーテル設置法が汎用されている．

（藤井亮太）

卵巣出血（黄体の破裂），卵巣囊腫茎捻転

　卵巣出血および卵巣囊腫茎捻転では，下腹部痛が突然発症し，緊急手術の実施を判断しなければならない．救急外来における産婦人科疾患による急性腹症患者の平均年齢は31歳であり，男性の急性腹症患者あるいは産婦人科疾患以外の女性の急性腹症患者の平均年齢が60歳前後であるのに比較して若い．

　若年女性の卵巣囊腫茎捻転では，異常妊娠と鑑別することとともに，将来，妊娠する可能性（妊孕性）を保持するために，卵巣が壊死する前に手術する必要がある．一方，高齢者では悪性腫瘍の可能性を考慮して診療する．また，卵巣出血の場合には，緊急手術を実施する際に，経過観察で軽快する可能性を念頭に置いて診療する．

症状・診断

　茎捻転では左側か右側に突然の下腹部痛を訴えることが多いが，出血では左右差は必ずしも明確ではない．出血が上方に進展すると，上腹部痛を訴える場合もある．一般的な腹膜刺激症状として，圧痛，筋性防御，反跳痛がみられる．疼痛の発生時には発熱はないが，茎捻転により組織が変性すると，発熱を認める場合もある．

1．卵巣出血

　通常黄体あるいは黄体囊胞の破裂により発症し，黄体期に起こりやすい．性交と関連することが多く，卵巣出血の約半分に性交が関連する．右側に比較的多く発生するが，これは左側ではS状結腸がクッションとして働くからと推定されている．

　組織学的には卵巣出血の90％が黄体出血である．黄体は大量のプロゲステロンを合成する血流に富む組織であり，損傷により出血をきたしやすい．まれに，高齢者で卵巣囊腫内の出血により疼痛が起こることがある．出血の結果，腹痛とともに貧血，低血圧，頻脈を認める．画像診断では，超音波にて Douglas 窩に液体貯留を認め，Douglas 窩穿刺で確認される．出血直後の凝血塊では血液を採取できないことがある．

2．卵巣囊腫茎捻転

　疼痛は急激に起こり，発症時刻を覚えていることが多い．しかし，茎捻転の自然軽快と反復を繰り返すと，発症時刻はあいまいになる．以前より卵巣囊腫を指摘されていることが多い．茎捻転を起こす卵巣囊腫は，通常，皮様囊腫，単純囊胞のような良性卵巣囊腫である．過排卵により腫大した卵巣が，妊娠中に茎捻

転を起こす場合もある．また，卵巣に隣接した副卵巣嚢腫が捻転することがある．副卵巣嚢腫は，通常良性で癒着が少なく，捻転を起こしやすい．卵巣嚢腫の茎捻転は 5〜7 cm の卵巣嚢腫に多く，これより小さいものや 10 cm を超える嚢腫では捻転の危険は下がる．

画像診断では，捻転初期には，静脈がうっ滞するが動脈血流は保たれる．その後，腫瘤は動脈からの血流流入によってうっ血状態となり，壁は浮腫性に肥厚して，静脈閉塞により出血性梗塞をきたす．さらに浮腫，うっ血が進行すると動脈からの血流も遮断されて造影効果の欠如を認める．超音波所見では，嚢腫基部で渦巻様に走行する血管が認められる．

○ 鑑別疾患

排卵，異所性妊娠，卵巣嚢腫破裂，子宮付属器炎，虫垂炎などがある．

1．排卵

出血は生理的な現象で，通常月経の中間の時期にみられるが，月経不順があると排卵時期は不明である．排卵期の出血は，200 mL 程度に達することもあるが，黄体の破裂と比べ腹痛は軽度で，貧血，炎症反応の検査所見は正常の場合が多い．生活の支障となることは少なく，通常鎮痛などの治療の必要はなく経過観察で軽快する．

2．異所性妊娠

妊娠反応が陽性となり，無月経あるいは不正性器出血などが認められる．妊娠反応が陽性であっても，子宮内妊娠に卵巣出血あるいは嚢腫茎捻転が合併する場合，あるいは妊娠黄体からの出血の可能性もある．異所性妊娠と妊娠黄体からの出血は，鑑別困難な場合がある．

3．卵巣嚢腫の破裂

破裂すると，流出した嚢腫内容液の刺激により腹痛が起こる．出血を伴うこともあるが，多くの場合には少量である．子宮内膜症嚢腫では月経時に破裂することが多い．高齢者あるいは画像所見で卵巣の形状が不整な場合には，悪性卵巣嚢腫の破綻を考慮する．

4．子宮付属器炎あるいは骨盤腹膜炎

腹痛とともに発熱を認めることが多い．腹痛は徐々に悪化し，明確な発症時刻は特定されない．性感染症（sexually transmitted disease；STD）の既往があることが多く，性交の既往は必須である．

5．虫垂炎，憩室炎

子宮付属器炎と同様に，腹膜刺激症状による腹痛を起こす．特に右下腹部痛では鑑別の必要がある．嘔気・嘔吐などの消化器症状を伴うが，頻度が多い疾患であり鑑別の必要がある．

初療・処置

経過観察と手術（開腹，腹腔鏡）が治療方針である．

長期予後の視点から，妊孕性および卵巣機能の温存，そして悪性腫瘍の危険を考慮する必要がある．

1．卵巣出血

卵巣出血と診断された場合には，診断が明確で，症状が安定している場合には保存的治療を原則とする．入院後およそ 24 時間あまり待機できれば，手術は回避可能となる．ただし，① 出血性ショック例，② 骨盤腔を越える大量出血あるいは出血が進行する例，③ 腹痛が重篤な例では手術が選択される．

卵巣出血のうち，開腹前に診断された例は 30% 未満に過ぎないと報告されている．卵巣出血，卵巣嚢腫茎捻転，あるいは卵巣嚢腫破裂の鑑別は困難な場合がある．若年者の卵巣嚢腫茎捻転では，卵巣を保存するために早期の手術が必要であり，鑑別困難な場合には診断と治療を目的として腹腔鏡が考慮される．

2．卵巣嚢腫茎捻転

緊急婦人科手術を必要とする疾患である．ほとんどの場合腹腔鏡により治療が可能である．妊孕性の温存あるいは卵巣機能温存を希望する女性では，子宮付属器の捻転を解除した後，嚢腫摘出術が好ましい．このような急性腹症では，捻転組織の絞扼による壊死を避けるため，速やかに診断して手術を実施する．しかし，すでに絞扼と壊死が認められれば，捻転した付属器を摘出する．茎捻転により暗赤色を呈する卵巣嚢腫では，悪性腫瘍との鑑別に注意する．

卵巣を温存できなかった症例の 90% に，超音波所見で卵巣嚢腫基部の血流が認められなかったという．また，卵巣実質に血流が検出されなかった症例では，卵巣温存が困難とされる．

（北井啓勝）

女性器出血

女性器出血をきたす病態は多様であるが，外傷，子宮頸部の癌やポリープ，子宮筋腫，子宮内膜の癌やポリープなどが主な原因である．まれに外陰・腟癌もみられる．それらの器質的疾患がすべて否定された場合は，ホルモンの異常による機能性子宮出血と判断する．

症状・診断

閉経前では月経期以外の出血と 8 日以上続く月経を不正性器出血といい，閉経後では時期に関係なく出血があれば不正性器出血という．まず外陰を視診し，Cusco 腟鏡（**図 11-15**）を用いて子宮腟部から腟内を観察し，出血部位や裂傷，子宮頸部の癌，ポリープの

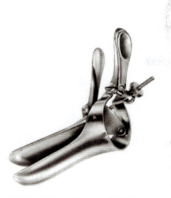

図 11-15　Cusco 腟鏡

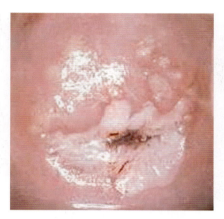

図 11-16　子宮頸癌（Ⅰb 期）の肉眼所見
外子宮口に浸潤が認められる.

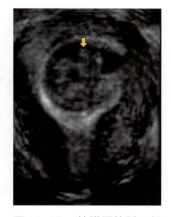

図 11-17　粘膜下筋腫の超音波像
子宮内膜を占拠する境界明瞭な低〜中輝度の腫瘤として観察される.

有無などを検索する. 続いて経腟超音波, もしなければ経腹超音波により, 子宮筋腫や子宮内膜肥厚の有無を検索する. それらの検索で明らかな悪性所見がみられない場合でも子宮頸部細胞診や内膜細胞診で悪性所見が認められることがあり, 超音波で異常がみられない場合も MRI で異常を指摘できることがある.

初療・処置

1. 外傷

打撲のよる裂傷や性交渉による腟裂傷は, 軽度であれば圧迫止血と消毒のみでよいが, 必要に応じて縫合により止血を図る. バイクリル®などの吸収糸が適しており, 局所麻酔を用いることが多いが, 静脈麻酔, 脊髄くも膜下麻酔, 全身麻酔などいずれでもよい.

2. 子宮頸部の癌やポリープ

専門医による手術などの治療を開始するまで出血量が多い場合は, 止血薬の投与や腟にガーゼを充填することによる圧迫で止血を図る. 図 11-16 は子宮頸癌の肉眼所見で, 外子宮口に浸潤が認められる.

3. 子宮筋腫

筋層内筋腫は主に過多月経の原因になり, 子宮腺筋症は境界不明瞭な筋層の肥大で過多月経と月経困難症の原因になる. 図 11-17 は粘膜下筋腫の超音波所見で, 子宮内膜を占拠する境界明瞭な低〜中輝度の腫瘤として観察される. 専門医による手術やホルモン療法などの治療が基本である. 粘膜下筋腫は不正性器出血の原因になり, 有茎性の粘膜下筋腫が子宮口を越えて腟内に下垂する筋腫分娩の場合などは, 腟にガーゼを充填することによる圧迫で止血効果を得られることがある.

4. 子宮内膜の癌やポリープ

子宮内膜癌では超音波で内膜の肥厚がみられること

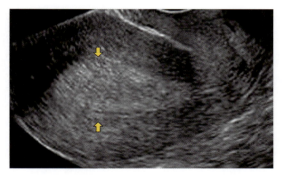

図 11-18　子宮内膜癌（Ⅰb 期）の経腟超音波所見
内膜の肥厚がみられ 17 mm を超える.

が多い. 内膜肥厚の明確な基準はないが, 閉経前で15 mm, 閉経後で 5 mm を超える場合, 内膜肥厚ありとすることが多い. 図 11-18 は閉経後の子宮内膜癌の経腟超音波所見で内膜の肥厚が認められる. 治療の基本は専門医による手術などであるが, 止血薬の投与により出血が軽減することがある.

5. 機能性子宮出血

閉経前や閉経期の婦人で器質的疾患がすべて否定された場合は, ホルモンの異常による機能性子宮出血と判断する. 卵胞ホルモンと黄体ホルモンの配合剤の経口投与が止血に有効で, プラノバール®1 日 1 錠またはソフィア®A 1 日 2 錠を 1 週間〜1 か月くらい続けることが多い. 内服終了後, 数日で消退出血が起こることを考慮して投与日数を決める.

コツとアドバイス

- Cusco 腟鏡がない場合は肛門鏡などを代用することにより腟内を観察できることがある. 出血量が多いときは, 長鑷子を使ってガーゼや綿球で血液や凝血

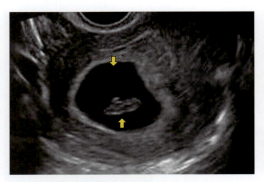

図 11-19　正常妊娠 7 週の経腟超音波像
子宮内に胎嚢(上矢印)と胎児(下矢印)がみられる.

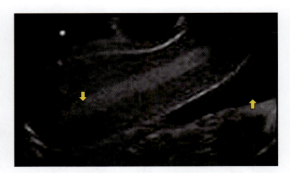

図 11-20　卵管妊娠の経腟超音波像
子宮内に胎嚢がみられず(左矢印)，Douglas 窩に無エコー域が認められる(右矢印).

塊を拭きとると観察しやすい.

● 腟鏡診で出血部位がみられガーゼを充填するとき，サージセル®，アビテン®，スポンゼル® などの外用止血薬を貼付してからガーゼを充填すると止血効果が高まることがある．腟にガーゼを充填するときは細菌感染防止の点からヨードホルムガーゼが有用で，30～100 cm ほど挿入し強く圧迫する.

● 腟裂傷を縫合するときは，直腸，尿道，膀胱の損傷に注意する．腟後壁を縫合した後は直腸診を行うことが望ましい．もし直腸粘膜面に縫合糸を触れたら，いったん抜糸し縫合し直す必要がある.

● 子宮出血が止血薬の投与やガーゼでの圧迫などの保存的治療でコントロールすることが困難な場合，血管撮影室で子宮動脈塞栓術を行うことにより止血効果が得られることが多い．今後の妊娠を望む症例では子宮動脈塞栓術はなるべく避けるが，塞栓術後の妊娠・分娩の報告もあり絶対禁忌ではない.

（小柴寿人，本山敏彦）

異所性妊娠，切迫流産，胞状奇胎

妊娠初期に性器出血や下腹部痛をきたす主な病態は，異所性妊娠，切迫流産，胞状奇胎などである．異所性妊娠は従来，子宮外妊娠という疾患名で取り扱われていたが，2010 年に日本産科婦人科学会により異所性妊娠という学術用語に変更された．異所性妊娠の大部分は卵管妊娠であるが，まれな腹膜妊娠，卵巣妊娠，子宮頸管妊娠，帝王切開瘢痕部妊娠なども含む．妊娠後期に性器出血や腹痛をきたす主な病態は，切迫早産，前置胎盤，常位胎盤早期剝離などである.

症状・診断

妊娠初期に性器出血や下腹部痛がみられる場合は，Cusco 腟鏡診と経腟超音波，もしなければ経腹超音波を行う．妊娠しているかどうかがはっきりしない場合は，尿 hCG テストを行う．**図 11-19** に正常妊娠 7 週の経腟超音波像を示すが，胎児心拍は妊娠 7 週以降で検出される.

初療・処置

1．異所性妊娠

受精卵が子宮体部内膜以外の場所に着床することをいい，発生部位別では卵管妊娠が最も多く 98％以上を占め，その主症状は性器出血と下腹部痛である．尿 hCG テストが陽性で，超音波で腹腔内出血を疑わせる無エコー域がみられ子宮内に胎嚢を検出しなければ，卵管妊娠の可能性が強く(**図 11-20**)，Douglas 窩穿刺または腹腔穿刺で腹腔内出血が証明されれば診断は確定的となる.

異所性妊娠で卵管が破裂すると激しい下腹部痛とともに腹腔内出血が進み，緊急手術を要するが，ショックに陥る危険性が高い．卵管妊娠は手術を要することが多いが，破裂する危険性が低いケースはメトトレキサート(MTX)をその副作用(骨髄抑制，嘔気，口内炎など)に注意しながら筋肉内投与することで病巣が死滅する例が少数ながらある.

子宮頸管妊娠と帝王切開瘢痕部妊娠は超音波で胎嚢が頸管内や子宮筋層内の帝王切開瘢痕部に観察される．大量出血の危険性があり，手術を要することがあるが，MTX による薬物療法や血管撮影室での子宮動脈塞栓術で軽快することもある.

2．切迫流産

妊娠 22 週未満で子宮収縮による下腹部痛や性器出血や子宮口の開大傾向がみられ，流産へ移行する危険性のある状態をいう．治療法は安静が基本で妊娠 16 週以降では子宮収縮抑制薬(β 刺激薬)のリトドリン

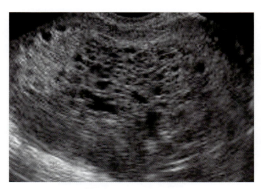

図11-21　全胞状奇胎の超音波像
子宮内に多数の囊胞像が認められる.

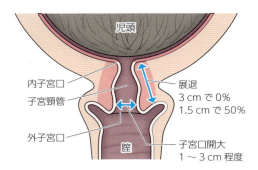

図11-22　分娩開始ごろの状態

（ウテメリン®）の経口投与や注射が有効である. ウテメリン®5 mg錠を1日3〜8錠, 分3〜4で内服させるか, ウテメリン®50 mgを5％ブドウ糖液または10％マルトース液500 mLに希釈して30 mL/時で点滴静脈内投与を開始し, 必要に応じて5〜10 mL/時ずつ最大120 mL/時まで増量できる. 流産に至ってしまった状態では, 子宮内容が完全に排出された場合を完全流産といい, 処置を要しないが, 一部残留した場合を不全流産といい, 子宮内容除去術を要する.

3. 胞状奇胎

　絨毛が水腫状腫大を呈する病変で, 性器出血が主症状で, 超音波で子宮内腔に多数の囊胞像が描出される. 全胞状奇胎（**図11-21**）は胎囊や胎児成分が存在しないが, 部分胞状奇胎は胎囊や胎児成分が存在することが多い.

　治療の基本は子宮内容除去術であるが, 奇胎が子宮筋層に侵入したり, 肺や脳に転移することがあり, 子宮内容除去術後に尿中または血中hCGが順調に低下しない場合は, MTXなどを用いた化学療法が必要となる.

コツとアドバイス

● 妊娠中に性器出血や下腹部痛をきたす病態では, 専門医による治療が必要であるが, 卵管妊娠の破裂などショックに陥る危険性が高い状態では, 輸液, 昇圧薬の投与, 必要に応じて輸血等を開始しておくと予後改善に役立つ.

● 妊娠16週以降の切迫流産, 切迫早産, 出血を伴う前置胎盤の患者を専門医に救急搬送するときは, ウテメリン®を持続点滴静脈内投与しながら搬送することが望ましい.

● 妊娠後期に多量子宮出血をきたす主な病態は前置胎盤と常位胎盤早期剝離で超音波などで診断する. 専門医による治療が必要であるが, 前置胎盤は子宮収縮抑制薬の投与で性器出血が軽減しない場合, 緊急帝王切開の適応であり, 多量出血によりショックに陥る危険性が高い場合は, 輸液, 昇圧薬（エフェドリンやドパミン）の投与, 輸血などをする.

● 常位胎盤早期剝離は重症妊娠高血圧症候群に合併することが多く強度の腹痛を伴い子宮が板状硬となり, 胎児心拍があれば緊急帝王切開を行い, 胎児が死亡している場合は帝王切開または経腟分娩をする. ショック, 播種性血管内凝固症候群（disseminated intravascular coagulation；DIC）に陥る危険性が高く, 上記の抗ショック療法のほか, 蛋白分解酵素阻害薬やアンチトロンビンⅢ, 新鮮凍結血漿の投与, 血小板輸血などを行う.

（小柴寿人, 本山敏彦）

正常分娩介助の概要

　自然の営みである分娩は, その約90％が自動的に進行して医療介入を要さないものである. 介助者は自身の不安感を決して表に出さず, 落ち着いた対応をすることが, 強い不安を抱く産婦には極めて重要である.

分娩の開始

　陣痛周期が10分以内または1時間に6回の頻度になった時点で, 子宮口開大に伴う血性分泌物を認める（**図11-22**）. 分娩監視装置を20分以上使用して胎児心拍数が110〜160回/分にあること, 一過性頻脈があり一過性徐脈（< 110回/分）がないことを確認するが, 超音波や聴診でも代用可能である. 高度の一過性徐脈（< 80回/分：母体音と鑑別を）, 発熱38℃以上, 血圧上昇, 破水時羊水混濁・血性羊水, 多量出血, 先進部が児頭以外, 急激な痛みの増強は周産期対応可能な施設への緊急搬送を可能な限り行う.

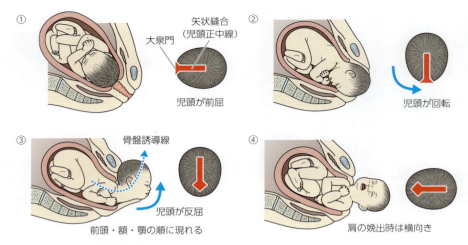

図 11-24　児頭の産道通過機転
①：第 1 回旋，②：第 2 回旋，③：第 3 回旋，④：第 4 回旋

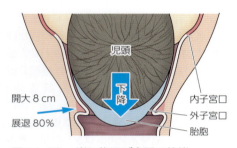

図 11-23　嵌入後ほぼ全開の状態

○分娩第 1 期：子宮口全開大（10 cm）まで

　所要時間は初産婦で 10〜12 時間（経産婦は 5〜6 時間）．陣痛周期は徐々に短縮し 2〜5 分程度，陣痛持続時間は約 30〜60 秒程度に収束する．前半の潜伏期（子宮口開大 4 cm まで）の児頭の高さは内診して指を全部入れたくらいで触れる位置（Sp-2）にある．この時期の遷延はさほど問題にならない．後半の活動期（4 cm 以降）の児頭の高さは内診指を入れきらないで触れる位置（Sp-1〜0）程度に下降し，内診指で児頭を押し上げることができない嵌入の状態となる（**図 11-23**）．痛みの訴えが激しく叫びを伴い，発汗著明で粘稠度の高い血性分泌物が多量に出る．陣痛の緩和として，温タオル湿布・足浴・マッサージ・握り拳での疼痛部位の圧迫などを行う．

　この時期は急速に分娩が進行するが，子宮口開大速度が 1 時間あたり 1 cm 未満の場合は，原因として分娩の 3 要素の不良（微弱陣痛，子宮頸管熟化不全・児頭骨盤不均衡，胎児の回旋下降異常）を検討する．具体的な対応は，内診指を頸管に深く挿入してグルグル回し子宮壁から卵膜を剝離，乳頭刺激，産婦の体位変換（坐位や対側の側臥位など），浣腸・排尿（導尿）などである．なお，この時期の努責（いきみ）は体力の消耗・低酸素状態・子宮頸管裂傷を惹起するため禁忌であり，呼吸を止めないでフーフーと逃がし過換気にならないよう呼気を長くする．なお多量出血に備えて早めに静脈確保を行う．

○分娩第 2 期：胎児娩出まで

　所要時間は初産婦で 1〜2 時間（経産婦は 30 分〜1 時間）．全開大となったら分娩台へ移動し砕石位で体位をとる．室温を 25〜27℃とし，外陰部の消毒と剃毛，適宜導尿を行う．全開大後は児頭の下降に伴い先進部卵膜（胎胞）に圧がかかりこの前後で自然破水することが多い．児頭回旋は以下の 4 段階である（**図 11-24**）．

1)顎が胸部に接近して屈曲し後頭が先進．
2)横〜斜めであった矢状縫合が骨盤縦径に一致，ここまでは全開大までに進む．
3)児頭が骨盤出口から娩出される際に項部が恥骨結合下縁を支点として伸展し大泉門が現れるが，これは排臨発露（児頭が陰裂より見えてくる状態）の際に起こり会陰保護が必要である（**図 11-25**）．会陰保護の要点は次の 4 点である．
　① 児頭の通過をできる限りゆっくり行わせる（努責の強さ・腹圧禁止の指示）
　② 児頭の後頭結節が恥骨弓を通過するまで後頭部を押し下げ屈位に保たせることで児頭を最小径で通過させる
　③ 第 3 回旋を助け，児頭の急激な娩出を防ぐ
　④ この際に会陰が狭い場合は**図 11-25**のように会陰切開を行う（縫合は 0 号合成吸収糸で行う）
4)児頭娩出後に自然に肩が回旋し，児頭を押し下げ

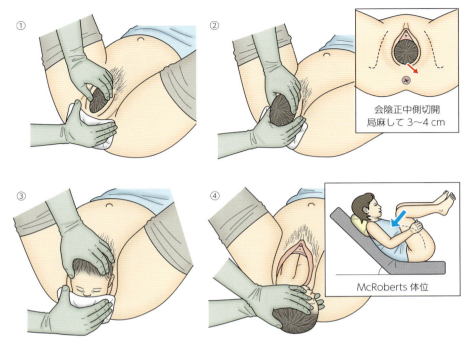

図 11-25　児の娩出と会陰保護
①：右手は厚いガーゼで便による汚染を防ぐ．陣痛発作時には肛門を軽く圧迫する．
②：左手で後頭を下に圧して反屈を防ぐ．右手指で会陰を後下方に広げる．
③：後頭結節が出た後，第3回旋の反屈が急激にならないよう，左手で児頭を圧する．
④：児頭を下に圧して前在肩甲を娩出．その後児頭を上に引いて後在肩甲娩出．

ると前在肩甲が娩出され，その後児頭を押し上げると後在肩甲が娩出される．児頭・肩甲娩出が困難な場合はMcRoberts体位（大腿部を脇腹に付くまで股関節を深く屈曲させる）や恥骨上圧迫を行う．臍帯巻絡がある場合は児頭をくぐらせて解除するが，きつい場合は2本のコッヘル鉗子で挟鉗し間を切断する．

臍帯クリップ（コッヘル鉗子，絹糸でも可）して新生児を傷つけないよう臍帯を切断，止血を確認．羊水混濁時は口腔内を吸引．低体温防止のため乾いたタオルで全身を拭き，自発呼吸がない場合は足底を平手で叩いたり背中をこすって刺激するが，反応が鈍くあえぎ呼吸・心拍数100回/分未満の場合はバッグマスク（または術者の口で児の口と鼻とを覆って吹き込む）で酸素ではなく空気での人工呼吸を開始する．心拍数60

回/分未満が回復しない場合は酸素投与下に胸骨圧迫3回：人工呼吸1回を2秒間1サイクルとして60回/分以上を保持できるまで続ける．右手掌に装着したパルスオキシメータの目標値を10分後でSpO$_2$ 90〜95％とする．

● 分娩第3期：胎盤娩出まで

剥離に要する時間は15〜30分程度である．子宮底を輪状にマッサージして収縮を促し，コッヘル鉗子を付けた臍帯が下降してきたら軽く牽引して卵膜が残らないようにゆっくりと引き出す．弛緩出血に警戒し，子宮底を輪状マッサージ・アイスノンで冷却する．胎盤が1時間経っても剥離娩出しない場合は癒着胎盤の可能性があるため，人手が確保されるまで無理せず待機する．

（田島博人）

第12章

下肢・膝・足関節・足・趾領域

- 下肢閉塞性動脈硬化症　　236
- 静脈血栓塞栓症(エコノミークラス症候群)　　237
- 下肢静脈瘤, 下腿潰瘍　　239
- 膝関節内血腫・靱帯損傷　　242
- 膝蓋骨骨折, 半月板損傷, ジャンパー膝　　243
- Baker 囊腫　　245
- アキレス腱損傷　　246
- 足関節部の捻挫・骨折　　247
- 第 5 中足骨骨折　　248
- 足部の疲労骨折　　249
- 痛風　　250
- 外反母趾　　251
- 胼胝, 鶏眼　　253
- 伏針　　254
- 凍瘡, 凍傷　　255
- 趾骨骨折　　257
- 陥入爪, 爪郭炎　　258

下肢閉塞性動脈硬化症

表 12-1　Fontaine 分類

Fontaine（頻度）	症状	ABI 値
Ⅰ度（5.4%）	無症状，冷感	0.9～1.0
Ⅱ度（72%）	間欠性跛行	0.4～0.9
Ⅲ度（10.6%）	安静時痛	0.4 以下
Ⅳ度（12%）	潰瘍，壊死	0.3～測定不能

下肢閉塞性動脈硬化症（peripheral arterial disease；PAD）は，食生活の欧米化，人口の高齢化に伴い近年急速に増加しつつある疾患である（65歳以上の4人に1人がPADもしくはPAD疑い）．また，全身動脈硬化症（アテローム血栓症）の終末像でもあることから，心脳血管疾患の合併率も極めて高く（心血管：53.6%，脳血管：23.7%の合併率），生命予後も極めて不良の疾患である（重症虚血肢の予後は乳癌より悪く大腸癌とほぼ同率）．さらには，喫煙など生活習慣や糖尿病，高血圧，脂質異常症などの他疾患の合併も多く，これらを含めた適確な診断と治療が非常に重要である．

症状・診断

症状は，Fontaine分類が最も簡便で有用である（表12-1）．

外来初療に際しては，まず疑いを持つこと，次に急性動脈閉塞を否定することが重要である〔5P：疼痛（pain），脈拍消失（pulseless），蒼白（pallor），知覚鈍麻（paresthesia），運動麻痺（paralysis）〕．急性動脈閉塞の場合，発症から治療開始までの時間が直接に生命予後にかかわり，いわゆるゴールデンタイム（発症から6時間）を超えた血行再建は，代謝性筋腎症候群（myonephropathic metabolic syndrome；MNMS）をきたし突然死に至る危険（死亡率80%）を有するからである．

既往歴の聴取に続き視・触診を行う．皮膚の色調の変化，皮膚温の左右差および左右の下肢動脈触知を行う．動脈の触診は，重症度のみならず病変の部位診断にも大変有用である．まず仰臥位で両側の足背動脈（図12-1），後脛骨動脈（図12-2）の触知を試み，続いて左右の膝窩動脈（図12-3），さらには鼠径部で総大腿動脈の触知を試みる．例えば左右どちらかの大腿動脈の拍動が微弱なり不明であれば，その側の総腸骨動脈から外腸骨動脈の病変が疑われるし，大腿動脈は触れても膝窩動脈が触れなければ，浅大腿動脈の狭窄か閉塞が疑われる．

PADが疑われた場合，外来で簡便にでき再現性も高い検査として足関節上肢血圧比（ankle brachial index；ABI-form）がある．ABIは，Fontaine分類や肢の予後ともよく相関する．ABIが0.9以下であればPADと考え，0.9～1.0や逆に1.4以上の高値であればPADもしくは全身アテローム血栓症を疑う．またABIが0.4以下であれば，いわゆる重症虚血肢

（critical limb ischemia；CLI）として早急に検査治療を進める必要がある．ほかに有用な無侵襲検査として，経皮酸素分圧やサーモグラフィ，近赤外線分光法などがある．

PADの画像診断法としては，デジタル・サブトラクション血管造影（DSA，IV or IA），CTA，MRAに加え，末梢動脈超音波検査法（カラードプラ，パルスドプラ），血管造影がある．現在では，著しい腎機能障害やヨードアレルギーを合併していないかぎり，CTAが最も簡便かつ詳細な病変部位診断が可能である．近年急速に発達してきた血管内治療に際しても，治療前検査はこれのみでよいといっても過言ではない．

初療・処置

PADの治療は，従来の運動療法，薬物療法，血行再建の三本柱から，血管内治療，血管新生療法などの出現により大きく様変わりしてきた．特に血管内治療の発展は著しく，病変の部位や程度，患者のリスクによっては，血行再建に変わり治療の第1選択となりつつある．

PADの治療に際しまず考慮すべきは，患者の全身リスクと緊急性の有無であり，全身動脈硬化症の終末像でもあるPADは心血管系の合併率も非常に高く，安易な侵襲的治療は危険を伴う．ただしFontaine Ⅲ度以上のいわゆるCLIについては，肢の予後のみならず切断後の生命予後が大きく低下することから，全身状態が許すかぎり積極的な治療が必要となる〔TASC（Trans Atlantic Inter-Society Consensus）-Ⅱでは，CLI症例の1年死亡率は25%に達し，25%が大切断を受けるとされている〕．

治療の実際は，Fontaine Ⅱ度の間欠性跛行からが適応となる．間欠性跛行に関しては，適切な治療を行えば肢の予後は良好であり，原則運動療法と薬物療法が適応である．運動療法は医師主導でのみ効果が証明されている．薬物療法では，シロスタゾール（プレタール®）が間欠性跛行症に，また心脳血管障害の予防も含めた抗血小板薬としてクロピドグレル硫酸塩（プラビックス®）が推奨されている．

CLIの治療は，PADの治療の根源をなす．すなわち，初療時の適確で速やかな診断と判断，早急な画像診断と全身リスクの検索，そして血管内治療を含めた血行再建の履行が，その後の患者の生命予後を決定付

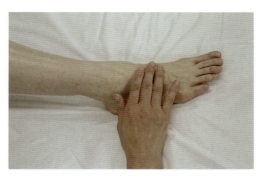

図12-1　足背動脈

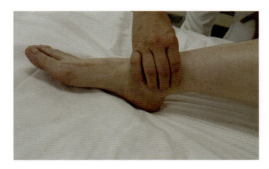

図12-2　後脛骨動脈

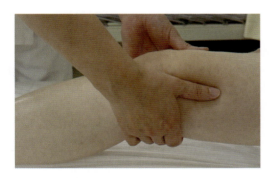

図12-3　膝窩動脈

けるからである．慢性に経過した重症虚血肢の場合には，初めに肢の重症度と閉塞部位診断を行うとともに，全身疾患の有無を評価する．PADの増悪因子は，喫煙，加齢，高血圧，脂質代謝異常，糖尿病である．特に糖尿病合併症例の場合は，病変進行の速さ，病変部位の特異性（膝下三分枝以下の病変が多い），腎不全や冠動脈疾患などの合併率の高さ，治療後の高率な全身合併症の発症など，非常に慎重な対応が必要である．

全身評価で治療可能と判断された場合，ただちに治療にかかる．治療の最大の目標は救肢であるが，最近

の傾向からまず血管内治療の適応を考慮する．この場合，TASC，TASC-Ⅱの分類をガイドラインとして治療法を決定して行うが，腎機能不全の患者に対しては超音波ガイド下でこれを行うこともある．血管内治療が無効な場合には，バイパス術などの血行再建術を考慮するが，これも困難な場合，血管新生治療やLDLアフェレーシスなどの保存的治療を試みることになる．

コツとアドバイス

- PADは，急速な増加が見込まれる疾患である．
- 本疾患の初療に際しては，まず急性動脈閉塞か否かの判断を早急に行う．
- 急性でなくてもCLIかどうかの判断を適確に行う．
- そのうえで全身リスクを十分考慮し，各科の医師が連携し治療にあたることが大切である．

（大澤浩一郎）

静脈血栓塞栓症（エコノミークラス症候群）

静脈血栓塞栓症（エコノミークラス症候群）とは，深部静脈血栓症と肺血栓塞栓症の2つの疾患を一連の疾患として考えられた名称である．肺血栓塞栓症のほとんどが，骨盤内や下肢に生じた深部静脈血栓が遊離して肺動脈に塞栓することにより発症する．肺血栓塞栓症の診断になれば，原因となる深部静脈血栓症の検索も必要であり，また深部静脈血栓症の診断に至れば，肺血栓塞栓症の合併がないか確認する必要がある．

血栓形成の発症機序として，Virchowの三徴（静脈血うっ滞，静脈壁損傷，凝固能亢進）が提唱されており，さまざまな因子が原因で静脈血栓を形成する．肺血栓塞栓症に関しては，発症後極めて早期に血行動態が破綻しやすく，死亡例のその大半は発症1〜2時間後に死亡する．そのため，原因となる深部静脈血栓症に関しても早期診断，早期治療が必要であり，日常診療において常に念頭に置かなければならない．

症状・診断

問診および症状は診断の手がかりになることが多い．

1．問診

以下を確認する．
1）最近の手術，骨折（下肢ギプス固定）の有無
2）安静（長時間のデスクワークや飛行機利用）の有無
3）エストロゲン製剤や副腎皮質ステロイド薬内服の有無

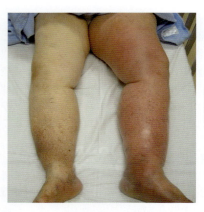

図12-4　深部静脈血栓症の下肢所見
患肢側の著明な腫脹，発赤を認める．

4）悪性疾患合併の有無
5）静脈血栓塞栓症の既往歴や家族歴の有無

2．症状

① **深部静脈血栓症**　片側性の下肢腫脹，疼痛，発赤などがある（**図12-4**）（まれに下大静脈まで静脈血栓を認める場合は両側の下肢症状を認めるときもある）．他覚的所見としては，下腿把握痛，Homans徴候（他動的に足首を背屈させることにより生じる下腿痛）などがある．

② **肺血栓塞栓症**　呼吸困難，胸痛，咳嗽，失神，および血痰などがあるが特異的症状ではなく，早期診断が困難な場合が多い．そのため，深部静脈血栓症の症状が手がかりとなる場合が多い．特に失神，頻呼吸，頻脈，低血圧およびSpO_2の低下は重症のサインであり，迅速な診断および治療が求められる．

3．診断

① **スクリーニング検査**　血液検査では血栓形成によるDダイマーの上昇は，特異度は低いものの感度は98％と高く，除外診断には有用である．血液ガス検査では低二酸化炭素血症を伴った低酸素血症を認めることがある．肺血栓塞栓症においては，右心負荷がある場合，心電図上ＳⅠＱⅢＴⅢパターン，右脚ブロック，右側前胸部誘導（V_1〜V_3）の陰性Ｔ波，肺性Ｐ波，右軸偏位などがある．胸部Ｘ線では，下行肺動脈のソーセージ様拡大，Westermark徴候（末梢肺血管陰影の消失），Knuckle徴候（肺門部肺動脈の膨隆）などがある．心電図と胸部Ｘ線に関しては，むしろ他疾患の除外（急性心筋梗塞，気胸，肺炎，心不全など）に有用である．経胸壁心エコーに関しても他疾患の鑑別（急性心筋梗塞，心タンポナーデ，弁膜症，心不全など）に有用であるが，肺血栓塞栓症の重症例では右心負荷（右心拡大，心室中隔扁平化）所見を認める．

② **確定診断**　肺血栓塞栓症および深部静脈血栓症の確定診断には，画像所見による血栓の同定が必要である．深部静脈血栓症の診断には下肢静脈エコーや造影CTなどが一般的に使用される．画像所見で下肢静脈エコー，および造影CTで血栓像を認めれば確定診断となる．肺血栓塞栓症の診断も同様に造影CTが標準的診断方法であるが，腎不全や造影剤使用困難な症例に関しては，肺血流シンチグラフィを代替検査として行う．

初療・処置

1．抗凝固療法

基本的な治療は抗凝固療法である．特に肺血栓塞栓症，近位側下肢（膝窩静脈より近位部）に深部静脈血栓症を認める場合は即座に抗凝固療法が必要になる．

① **初期療法**　未分画ヘパリン使用の場合は，5,000単位静注後基準のAPTT（活性化部分トロンボプラスチン時間）の1.5〜2.5倍になるように持続投与を行う．

皮下注製剤であるフォンダパリヌクス（アリクストラ®）に関しては，投与量は体重により投与量が決まっており，1日1回投与のみで可能である．抗凝固療法のモニタリングが不要である．体重50kg未満では5mg皮下注，50〜100kgまでは7.5mg皮下注，100kg超では10mg皮下注を行う．また，腎不全患者（クレアチニンクリアランス30mL/分以下）には使用禁忌である．

② **維持療法**　初期療法に引き続き維持療法へ移行する．2015年現在，わが国で静脈血栓塞栓症（エコノミークラス症候群）に対して使用可能な経口内服薬は，ワルファリン（ワーファリン®）とXa阻害薬であるエドキサバン（リクシアナ®）である．ワルファリンに関しては，2〜5mg/日より開始し効果発現（PT-INR 2.0〜2.5）まで数日要するため，未分画ヘパリンもしくはフォンダパリヌクスを効果発現まで併用する．エドキサバンに関しては，内服後すぐに効果発現するため併用の必要性はない．エドキサバンの内服体重60kg超では60mg/日，1日1回内服であり，体重60kg以下，P糖蛋白阻害作用を有する薬剤（キニジン，ベラパミル，クラリスロマイシンなど）内服患者もしくはクレアチニンクリアランス50mL/分以下の患者（15mL/分以下では使用禁忌）においては，30mg/日，1日1回内服に減量する．

2．血栓溶解療法

肺血栓塞栓症に対しての適応は，肺血栓塞栓症で低血圧（収縮期血圧90mmHg以下）を有するショック状態の患者に対してである．合併症として重篤な出血（脳出血，消化管出血など）を併発する可能性もあり，使用する際には十分注意をする．

3．下大静脈フィルター

下大静脈フィルターは，さらなる肺塞栓症の予防のため使用される二次予防の器具である．静脈血栓塞栓症における下大静脈フィルターの絶対適応は，抗凝固療法が禁忌な症例と十分な抗凝固療法下でも再発する症例である．永久留置した場合，慢性期深部静脈血栓症の増加が指摘されており，最近では，フィルターを留置しても急性期のみの非永久型下大静脈フィルターの使用頻度が増えている．

🍊 コツとアドバイス

● わが国において最近本疾患は増加傾向であるものの，依然まれな疾患である．そのため，いかに本疾患が頭に浮かぶかが，早期診断および早期治療のポイントになる．診断の手がかりとして問診，症状および身体所見のチェックが重要になってくる．

● 肺血栓塞栓症および深部静脈血栓症は早期治療が必要で確定診断を急ぐ．肺血栓塞栓症患者でショックや SpO_2 の低下を認める場合は，抗凝固療法開始後，ただちに専門医のいる病院に搬送する．

（辻　明宏，中西宣文）

下肢静脈瘤，下腿潰瘍

Ⅰ　下肢静脈瘤

下肢静脈瘤とは，静脈が拡張・屈曲蛇行した状態をさす．表在静脈の弁不全・逆流により静脈が拡張・屈曲蛇行した状態である一次性静脈瘤，深部静脈の還流障害により静脈が拡張・屈曲蛇行した状態である二次性静脈瘤に分類される．二次性静脈瘤は通常，深部静脈血栓症（深部静脈血栓後遺症を含む）に随伴する．一般的に「下肢静脈瘤」という場合には，一次性静脈瘤をさす．

一次性静脈瘤（以下，下肢静脈瘤）は頻度の高い疾患である．日本人全体の 43 ％が下肢静脈瘤という報告が 1998 年になされている．日本静脈学会サーベイ委員会による 2013 年の報告では，男女比は 1：2.6 で女性に多く，初診時の年齢は，50 ～ 60 歳代がピークである．10 歳代の患者も認められる．下肢静脈瘤の誘因としては，立ち仕事，妊娠・出産，遺伝（家族歴），肥満，年齢（高齢になるほど静脈瘤が増加する）などが挙げられる．下肢静脈瘤では，静脈弁が不全になる，静脈が拡張する，という事実はあるが，その機序は正確には明らかになっていない．腹圧により腸骨静脈からの back pressure が静脈弁不全をきたすとい

表 12-2　下肢静脈瘤の症状

C(clinical classification)	
C0	：病変なし
C1	：蜘蛛状型，網目状型
C2	：静脈瘤
C3	：浮腫
C4a	：湿疹・色素沈着
C4b	：脂肪皮膚硬化症
C5	：治癒潰瘍
C6	：活動性潰瘍

う表在静脈弁不全説，目に見えないような毛細血管の動静脈吻合が開大して静脈瘤になるという動静脈瘻説，静脈圧などから静脈壁が脆弱化するという静脈壁の脆弱化説などがある．

症状・診断

下肢静脈瘤の症状は，American Venous Forum により定められた慢性静脈不全の CEAP 分類が用いられる．C（臨床分類：clinical classification）が症状の分類である（表 12-2）．これら症状は，視診，触診により容易に得られる所見である（図 12-5）．

下肢静脈瘤診断のうえでの最重要ポイントは，「一次性静脈瘤＝通常の下肢静脈瘤」と「二次性静脈瘤＝深部静脈血栓症」の鑑別に尽きる．問診ポイントとしては，下肢静脈瘤（一次性）では，① いつごろからか（通常は慢性発症），② 痛みはあるか（静脈瘤だけで，ふくらはぎが腫れて痛くなることは少ない），③ 誘因はあるか〔立ち仕事・デスクワークに従事しているか，家族歴に静脈瘤はいるか，女性患者では妊娠・出産歴（妊娠・出産と静脈瘤出現は関連あるか）〕である．一方，深部静脈血栓症（二次性）では，① いつからか（多くは急性発症なので，症状出現の日時を覚えていることが多い），② 症状のほとんどは下腿の紫赤色の全体的腫脹，腫れと痛み，③ 誘因はあるか〔手術，外傷，骨折を含めてギプス固定，入院の既往（長期臥床を含む），悪性疾患の治療歴・併存，性ホルモン製剤などの静脈血栓塞栓症の有害事象をもつ薬剤の内服など〕，である．

なお，外来初診時に，超音波検査（duplex scan 検査であればなおのことよい）を行うと，静脈瘤の存在部位が同定できる．特に，大伏在静脈，小伏在静脈の拡張の有無，逆流の有無をチェックするとよい．duplex scan 検査により深部静脈をチェックできれば，深部静脈血栓症の確定診断，すなわち静脈瘤の一次性，二次性の鑑別も可能である．

初療・処置

一次性下肢静脈瘤と診断が付いた場合，治療法は 3 つである．それは，① 弾性ストッキングまたは弾性包帯による圧迫療法，② 静脈瘤硬化療法，③ 手術で

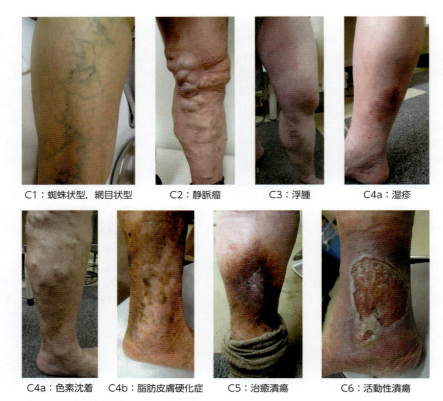

C1：蜘蛛状型，網目状型　　C2：静脈瘤　　C3：浮腫　　C4a：湿疹

C4a：色素沈着　　C4b：脂肪皮膚硬化症　　C5：治癒潰瘍　　C6：活動性潰瘍

図 12-5　　下肢静脈瘤の症状（臨床分類：C1〜C6）

ある．どの治療方法が最適かという判断には専門的知識が必要なので，患者に専門医受診を勧める．ちなみに，一次性下肢静脈瘤に対する手術は，① 再発のない伏在静脈選択的抜去術，② より低侵襲な血管内焼灼術，③ 高位結紮術などがあるが，いずれの方法でも多くの症例で局所麻酔下日帰り手術が可能である．

　初療としては，弾性ストッキング（中圧，27〜40 hPa）の着用を指導する．弾性ストッキング着用を指導する際には，足背動脈または内果の動脈（後脛骨動脈）の拍動を触知すること，坐骨神経痛がないことを確認する．一方，深部静脈血栓症を疑う症例では，D ダイマーの採血検査，深部静脈超音波検査（duplex scan 検査）または造影 CT 検査（3D-CT 静脈造影が望ましい）により診断する．深部静脈血栓症と診断された場合には専門医（血管外科）による診療が必要だが，D ダイマーが陽性の場合には抗凝固または抗血栓療法が必要な場合があるため，可及的早期に受診させる．

Ⅱ 下腿潰瘍

　本項では，下腿の静脈うっ滞性潰瘍について述べる．潰瘍は上皮組織の欠損であるから，下腿潰瘍は下腿にできた皮膚の欠損をさす．下腿潰瘍の主たる原因は，静脈性，動脈性，糖尿病性，膠原病によるものが

ある．そのなかでも，静脈うっ滞性潰瘍が最も頻度が高く，皮膚潰瘍のおよそ 70％を占めると考えられており，静脈うっ滞性潰瘍自体，欧米では成人の約 1％に認められると報告されている．静脈うっ滞性潰瘍は，「うっ血＝慢性的な静脈性高血圧」により生じた潰瘍である．症状分類（**表 12-2**）では C6 にあたり，下肢静脈瘤全体の 3.8％に認められる．静脈性潰瘍の原因疾患としては，一次性下肢静脈瘤，深部静脈血栓症（および深部静脈血栓後遺症），深部静脈不全（弁機能障害による逆流）が挙げられる．

　うっ血による潰瘍発生機序は不明で，それゆえに難治性，再発率は 54〜78％と報告されている．圧迫療法によるうっ血解除で潰瘍が治癒することから，静脈性高血圧が原因であることは間違いない．諸説あるが，静脈性高血圧によるシアストレスの上昇，内皮細胞刺激，低酸素状態などがトリガーとなり，白血球遊走・内皮への接着，単球・リンパ球や肥満細胞の浸潤，毛細血管透過性亢進，毛細血管周囲のフィブリンカフ形成，線維芽細胞増殖，これらが一体となった炎症反応が脂肪織皮膚硬化（C4b に相当する）そして潰瘍形成を導く，と推察されている．

症状・診断

　下腿潰瘍の存在診断は，身体所見から一目瞭然であ

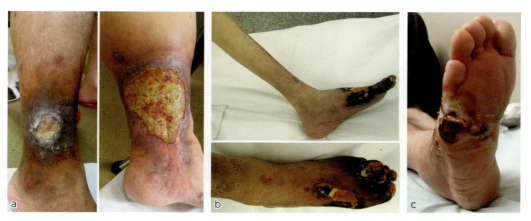

図 12-6　下腿潰瘍の鑑別
a：静脈うっ滞性潰瘍.
b：虚血性潰瘍（閉塞性動脈硬化症）.
c：糖尿病性潰瘍.
（虚血性潰瘍，糖尿病性潰瘍の写真は，さいたま市立病院血管外科 長﨑和仁氏提供）

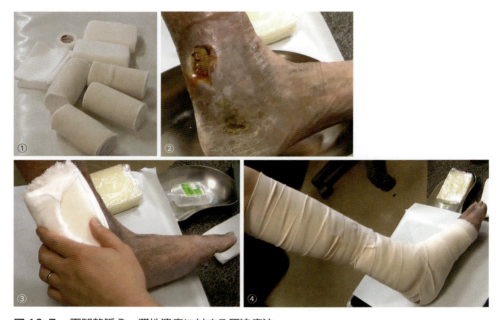

図 12-7　下腿静脈うっ滞性潰瘍に対する圧迫療法
①：必要物品〔上より，レストン™パッド（ガーゼでカバーして使用），潰瘍面にあてるガーゼ，弾性包帯〕.
②：左下腿潰瘍.　まず軟膏とガーゼをあてる.
③：潰瘍面にあてたガーゼの上にレストン™パッドをあてる.
④：レストン™パッドがずれないように，足部から膝下まで弾性包帯を巻く.

る.　静脈うっ滞性潰瘍の鑑別診断としては，主として，閉塞性動脈硬化症による虚血性潰瘍，糖尿病性潰瘍が重要である（**図 12-6**）.　通常（例外もあるが），静脈うっ滞性潰瘍は，gaiter area（内果，外果から下腿にかけて）に生じる真皮・皮下組織までの浅い潰瘍である.　潰瘍底肉芽は虚血がないので，赤色，湿潤していることが多い.　一方，閉塞性動脈硬化症に伴う虚血性潰瘍は，足部に多く辺縁明瞭，局所壊死であるので

潰瘍底は灰色で黒色痂皮を伴い，深部，筋層まで及ぶこともある.　足部での動脈拍動は消失していることがほとんどで，下肢全体は冷たく蒼白色である.　糖尿病性潰瘍は，虚血性因子によるものもあるが，神経障害・微小血管障害による潰瘍が特徴的である.　したがって，荷重部位〔第 1 中足趾節関節（MP 関節）内側，第 5 MP 関節外側，踵部，足底部〕に生じやすい.　足部動脈拍動は保たれており，潰瘍周囲は，神経障害に

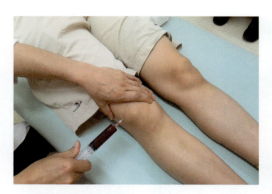

図 12-8　関節内血腫

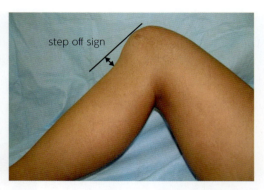

図 12-9　後十字靱帯損傷に伴う step off sign

よる皮膚動静脈シャントなどより温かく赤色を呈する．感染を伴っていることも多い．

　鑑別のためには，問診・身体所見・超音波検査において，静脈うっ滞をきたす生活習慣や原因疾患（下肢静脈瘤，深部静脈血栓症）をチェックすること，虚血性潰瘍または糖尿病性潰瘍についての危険因子・所見をチェックすること（動脈硬化性因子，糖尿病についての問診，足部動脈拍動のチェック，ankle brachial pressure index 測定，採血などによる糖尿病チェックなど）も必要である．

初療・処置

　静脈うっ滞性潰瘍の初療は，圧迫治療である．潰瘍存在下では，弾性ストッキングによる圧迫は患者にとって困難である．圧迫用のレストン™パッド，弾性包帯を用いる．潰瘍面にゲンタマイシン（ゲンタシン®）軟膏を塗布，やや厚めにガーゼをあて，潰瘍面よりも少し広いレストン™パッドをガーゼの上にあてて，足背から膝下まで全体を圧迫するように，弾性包帯 2 巻を用いて圧迫する（**図 12-7**）．潰瘍部は，潰瘍底の性状に応じた治療（軟膏の選択，被覆材を用いた閉鎖療法・持続閉鎖療法の可否など）が必要であるので，専門医受診を勧める．静脈うっ滞の原因疾患の加療が必要であるため，皮膚科などの専門医ではなく，静脈または血管外科の専門医の受診が望ましい．

（白杉　望）

膝関節内血腫・靱帯損傷

　膝関節は荷重関節であり，靱帯や半月などの関節内軟部組織がある．これら組織は，スポーツによる損傷や加齢による変性損傷を生じやすく，適切な治療が行われない場合，機能障害の残存，変形性膝関節症を発症するので，十分に留意して診断・治療するべきである．急性外傷による関節内組織の損傷によって，関節内血腫が生じることが多い．この場合，靱帯損傷，関節内骨折，膝蓋骨脱臼などが疑われる．膝関節靱帯には主に前十字靱帯（anterior cruciate ligament；ACL），内側側副靱帯（medial collateral ligament；MCL），後十字靱帯（posterior cruciate ligament；PCL），外側側副靱帯（lateral collateral ligament；LCL）の 4 つがある．これら靱帯を含め関節内組織の損傷の診断・治療について述べる．

症状・診断

　急性期では，膝関節の腫脹，疼痛部位・圧痛部位に注意する．患者が膝関節を捻ったとの訴えに伴い，膝関節の腫脹を認める場合には，膝関節内血腫や水腫を疑う．このとき感染に注意して 18 G 針で関節穿刺を試みる．30 mL 程度の比較的多くの新鮮血を穿刺した場合，ACL 損傷か膝蓋骨脱臼を疑う（**図 12-8**）．穿刺血に脂肪滴を認めると関節内骨折を考慮する．圧痛部位では，大腿骨内側顆部 MCL 付着部に圧痛があれば MCL 損傷を疑う．既往症で関節内血腫のある症例や不安定感を訴える症例では，陳旧性の靱帯損傷を疑い，精査を行う．

1.　前十字靱帯（ACL）損傷

　スポーツ中のジャンプ着地時などでの非接触型損傷が多く，膝関節外反によって生じる．急性期には関節内血腫を生じる．1 ～ 2 週で症状は軽快するが，膝くずれといわれる不安定性を生じ，二次的に半月板損傷を合併することが多い．徒手検査では，Lachman テスト，ピボットシフト試験が有用である．画像検査では MRI が有用で，新鮮例では大腿骨外側顆，脛骨外側後方に骨挫傷像を認め，ACL の断裂，膨化あるいは消失した所見がみられる．

2.　内側側副靱帯（MCL）損傷

　膝関節外反を強制されたときに生じることが多い．膝関節内側部に激痛を伴い，MCL に一致して圧痛や

腫脹を認める．徒手検査では，外反ストレスが有用で，疼痛を伴うが異常動揺性がなければⅠ度，膝関節軽度屈曲位で外反動揺性があればⅡ度，伸展位でも動揺性があればⅢ度である．MRIでは，損傷部位に一致して高信号領域として描出される．

3．後十字靱帯（PCL）損傷

PCL損傷は交通事故でのダッシュボード損傷などの比較的大きな外傷で生じることがほとんどであり，陳旧例では既往歴に注意する．身体所見では大腿骨に対して脛骨の後方への移動，step off signに注意する（**図12-9**）．そのほか診断には後方押し込み（引き出し）テスト（posterior drawer test）が有用で，陳旧例では大腿四頭筋アクティブテスト（active test）も有効である．画像診断では単純X線側面像で脛骨後方落ち込みが認められることがあり，gravity sag viewやストレスX線が有用である．MRIでは損傷部位での高信号化，断裂などが認められる．

4．外側側副靱帯（LCL）損傷および後外側支持機構損傷

LCLの単独損傷はまれであり，前後十字靱帯損傷との合併損傷として生じることが多い．特にPCL損傷と合併する外側支持機構損傷は，診断に留意する必要がある．診断にはダイアルテスト（dial test）が有用である．LCL損傷には内反ストレスX線像が有用である．

5．膝蓋骨外側脱臼〔内側膝蓋大腿靱帯（medial patellofemoral ligament；MPFL）損傷〕

関節血腫を認めた場合には，膝蓋骨外側脱臼もACL損傷と同様に疑う．受傷時には疼痛のため，診断が困難なことが多い．本症では反対側の膝蓋骨不安定性が認められるなど両側性に障害を生じていることが多いので，診断の補助となる．膝蓋骨apprehension signが陽性となることが診断の決め手となる．X線では軸射像で膝蓋大腿関節の適合性を観察する．MRIでは伸展位での膝蓋大腿関節の適合性，MPFLの断裂などに注意する．

初療・処置

関節内血腫や靱帯損傷の場合，受傷現場での応急処置は膝の腫脹や疼痛を軽減させる目的で，膝関節の適合性を得るように固定し，安静，冷却するなどRICE（rest, ice, compression, elevation）療法を行う．その後まずX線撮影を行い，骨傷の有無を確認する．関節の腫脹が強い場合には関節穿刺を行い，関節液の性状を把握する．その後MRIを撮影し，半月板損傷などの合併損傷の診断を行う．

診断後，骨傷がない場合にはできるだけ早期から適切な膝装具を装着し，関節可動域訓練を行う．新鮮損傷ではMCL損傷やPCL損傷では保存的治療で軽快することが多い．また手術療法を行ううえでも，術前に十分な関節可動域を獲得することは術後成績にも影響する．初療が適切でない場合には，関節拘縮を生じることがあるので注意を要する．

コツとアドバイス

- 関節内血腫や靱帯損傷は関節内骨折や膝蓋骨脱臼，半月板・軟骨損傷合併の有無により治療法が大きく異なる．初療や診断が十分でない場合，回復にも大きく影響する．
- 患者の年齢や活動レベルに応じて治療法が選択される場合もあり，専門医によく相談し，紹介するのがよいと思われる．

（出家正隆）

膝蓋骨骨折，半月板損傷，ジャンパー膝

Ⅰ　膝蓋骨骨折

膝蓋骨は，大腿四頭筋の力を脛骨に効率よく伝達するために存在する．転倒などで，膝を直接何かに打ちつけ，直達外力が伝わる，もしくは着地や跳躍などで，大腿四頭筋に急激な収縮が起こり介達外力が伝わることで骨折を起こす．転位を生じるような骨折（横骨折）は，骨片同士が離れやすく，手術が必要なことが多い．

症状・診断

まず外傷歴，受傷機転を聴取する．完全骨折では通常歩行は困難である．膝蓋骨周囲に腫脹と疼痛がある．転位のあるものは，膝蓋骨部に陥凹を触れることもある．転位の大きいものほど，膝蓋骨周囲の腫脹が強い．不全骨折を除き，仰臥位で患側の膝を伸展したまま，床から下肢全体を持ち上げることはできないことが多い．X線（正面・側面・スカイライン）で骨折線や骨片の転位がみられれば診断は容易である（**図12-10**）．

初療・処置

開放骨折でないかぎり緊急性はない．患者が望めば当日は帰宅可能である．膝関節は動かさないように外固定したほうがよく，使用可能ならニーブレース（簡易膝装具）を装着すると安静が得られやすく，着脱がしやすい．大腿～下腿のギプスシーネ固定でもよい．また松葉杖を必要に応じ処方する．膝関節固定下に荷重すること自体は問題ない．自宅ではアイシングと下肢の挙上を指導する．また，足関節以遠はよく動かすように指導する．

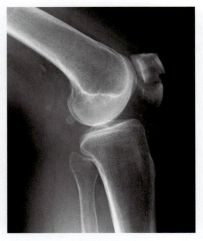

図 12-10　膝蓋骨骨折のX線

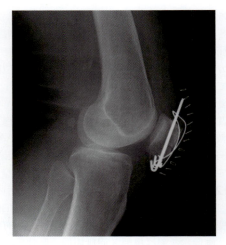

図 12-11　ワイヤーを用いた締結固定法

翌日以降の専門医への早期受診を指導する．転位がある場合は，手術が必要となる可能性を話す．大まかに分けると，骨折が横に走るものが転位を起こしやすく，ワイヤーを用いた締結固定法による手術が行われることが多い（**図12-11**）．

コツとアドバイス

- 膝蓋骨周囲に疼痛と腫脹があれば，疑うべきありふれた骨折である．正しく治療（手術含め）されれば，荷重歩行も早期に可能であり，比較的早期に社会復帰可能な骨折である．
- 帰宅する場合，患者には膝周囲の皮下出血（紫色に変化する）や腫脹の悪化が起こりうることを説明しておくとよい．

Ⅱ　半月板損傷

半月板は，主にコラーゲンからなる半環形の線維軟骨であり，内側半月と外側半月が存在し，大腿脛骨関節の軟骨間の不適合を補うように位置している．膝関節の荷重分散と関節安定性に寄与している．

一口に半月板損傷といっても，急な剪断力などが働き断裂する外傷性のもの〔膝関節靱帯損傷（⇒242頁）と合併することが多い〕もあれば，中年以降に加齢性の変化として出現する変性断裂もあり，また小児の円板状半月断裂（非外傷性が多い）といった病態も存在する．

ここではスポーツ外傷としての半月板損傷を念頭に置いて記述する．

症状・診断

典型的な症状には，当該関節裂隙の運動痛，引っかかり感が挙げられる．縦断裂した半月が顆間に乗り上げると，ロッキングを生じて膝の伸展制限が生じることもある．歩行時に膝くずれを生じることもある．

半月損傷単独であれば，通常腫脹はごく軽度であ

り，関節内に多量の血腫が貯留することは通常ない．当該関節裂隙の圧痛と，膝過伸展テストが他覚所見としては有用である．靱帯損傷と合併しやすいことを念頭に置いて診察する必要がある．

典型的なX線所見は特にない（円板状半月の場合は外側関節裂隙の開大がみられることもある）．MRIによる診断率は高く，有用である．

初療・処置

半月損傷のみであれば緊急性はなく，帰宅可能である．特に固定も荷重の制限も必要ない．ロッキングなどを生じ，歩行が大変ならば，適宜松葉杖などを処方する．急性発症で腫脹があるようであれば，アイシングや挙上を指導しておく．翌日以降早期の専門医受診を指示する．

コツとアドバイス

- 外来初療レベルでは，確定診断までは難しいことも多い．
- 膝に何らかの受傷機転があり，骨傷がなく，典型的な症状があれば念頭に置く．
- X線のみでは診断がつかない外傷が存在することを患者に説明し，翌日以降の専門医受診を指示する．

Ⅲ　ジャンパー膝

ジャンパー膝（jumper's knee）は，広義には膝伸展機構（大腿四頭筋・膝蓋靱帯とその両端の付着部骨）の障害であり，狭義には膝蓋靱帯炎とほぼ同義と考えてよい．ジャンプと着地を繰り返すようなスポーツ（バスケットボールやバレーボール）に起こる，オーバーユース（使いすぎ）症候群の一種である．中学生〜高校生に多い．一度の外傷によるものでなく，長期間のストレスにより発症するものと考えられる．

ここでは，膝蓋靱帯炎を念頭に置いて記述する．

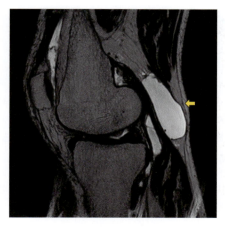

図 12-12　高信号域の囊腫陰影(MRI T2 矢状断像)

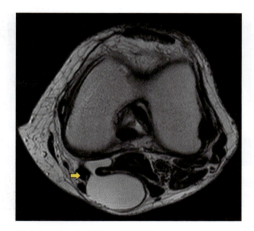

図 12-13　囊腫から関節包に向かう茎状陰影(MRI T2 横断像)

症状・診断

　スポーツ活動中～後に膝蓋靱帯に痛みを生じる．状態が悪化すればするほど，疼痛が起こるのが早く，残存時間が長くなる．ひどくなればスポーツに参加できなくなる．

　膝蓋骨の下極から膝蓋骨の中央に圧痛がある．腫脹がみられることもある．誘発テストとしては，スクワッティングテスト(スクワットの格好で膝を屈伸させると膝蓋靱帯に痛みが生じる)がある．

　X線では通常所見はないが，MRIでは膝蓋骨下極～膝蓋靱帯に炎症所見が認められることがある．

初療・処置

　オーバーユース症候群であり，固定や免荷といった制限は通常必要としない．専門医受診で最終的に診断を受け，治療は安静やストレッチといった保存的治療が主体となる．

 コツとアドバイス

● 病歴から，急性発症でなく，また疼痛が明らかに膝蓋靱帯周囲であれば，本疾患を念頭に置く．

● 急に増悪するようなものではなく，きちんと治療すればほとんどの症例がよい転帰をたどること，よって漫然と放置せず，専門医を受診するのがよいことを患者に説明する．

(分山秀敏)

Baker 囊腫

　Baker 囊腫(胞)は，膝関節の膝窩部(裏側)に腫瘤を形成する疾患である．好発年齢は 50 歳代以降で，女性に多く発症しやすい．

　滑液包は皮膚や筋肉，腱，靱帯，骨などとの間に存在し，関節の働きを潤滑に行えるよう摩擦を軽減する働きがある．形状としては扁平化した袋状となっており，少量の滑液が入っている．膝関節の周辺には多数の滑液包が存在し，なかでも膝窩部には内側腓腹筋滑液包，半腱様半膜様筋滑液包が代表的なものである．1877 年に Baker が結核患者の膝窩部の腫脹を報告したのがはじめで，Baker 囊腫の名前が付いた．現在結核患者は減少したため，結核患者の囊腫形成は少なくなったが，膝窩部の滑液包が腫脹したものを Baker 囊腫と呼ぶようになった．

　原因としては，変形性膝関節症の軟骨変性，前十字靱帯損傷，半月板損傷や関節リウマチなどによる滑膜炎から関節水腫が生じ，滑液包へ流れ込むことによって生じることが多い．また，滑液包に過度な外力が加わり炎症を生じたりしても起こる．囊腫は関節腔との交通があることが多い．

症状・診断

　主な自覚症状は，膝窩部の腫脹感，不快感，緊満感などである．膝窩部の内側よりに腫瘤として触知されることが多く，膝屈曲時の圧迫感や内圧が高まると疼痛の原因にもなりうる．内圧が高まり，時に破裂すると，漏れ出た関節液により周囲組織に炎症を生じ，血栓性静脈炎様の症状を呈することもある．関節リウマチなどでは囊胞は巨大化(calf cyst)し下腿腓腹部までみられ，破裂すると強い疼痛が生じる．

　まず大切なことは，膝窩部の膨隆を触知することである．わかりにくいときは健側と比較することも有用である．囊腫液が少ないときは波動を生じることもある．また触診では脂肪組織との鑑別が難しいこともあるので注意する．

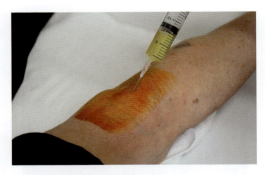

図 12-14　膝窩部の穿刺
神経血管束に注意し，止血を確認する．

画像診断としては MRI が最も有用であり，T2 強調画像により，膝窩部に囊腫状の陰影がみられる（**図 12-12**）．時に囊腫から膝関節腔に連続する茎状陰影もみられる（**図 12-13**）．また囊腫の原因となりうる膝関節の変形性変化や関節水腫，半月板損傷，靱帯損傷などの有無もみておくとよい．そのほか超音波も有用である．

初療・処置

治療としては症状がない場合は経過観察のみでよいが，関節可動域制限や疼痛，緊満感などがあれば囊腫穿刺を行うことがある．穿刺は細い針だと吸引しにくいため，18 G 程度の針で神経血管損傷に注意しながら穿刺を行う（**図 12-14**）．穿刺後は必ず止血されていることを確認する．一回の穿刺で治癒することもあるが，通常早ければ数日で再貯留する．再発を繰り返すようなら穿刺後，副腎皮質ステロイド薬〔トリアムシノロン（ケナコルト-A®）など〕の注入も効果がある．

囊腫切除も行われることがあるが，その際囊腫の茎部を可能なかぎり追って，関節包近傍で結紮切除する．膝窩部には神経血管束があり慎重に行われるべきである．また関節内病変を処置しないと再発率は高く，関節鏡による滑膜切除および関節内病変を処置することが肝要である．

コツとアドバイス

- Baker 囊腫はもともと症状に乏しく，経過観察だけでも十分対応できる疾患であり，患者にその特性を十分説明して治療にあたるべきである．
- 穿刺だけでは再発を繰り返すことが多く，原因となりうる関節水腫の治療が必要である．

（草山　毅）

アキレス腱損傷

アキレス腱の皮下断裂は，スポーツなどで瞬時に強大な筋収縮が作用することにより生じる．そのほかに，慢性炎症の結果として起こる病的断裂がある．

症状・診断

アキレス腱部に異常を感じる前駆症状や，特徴的な受傷状況と臨床所見より診断は比較的容易であるが，捻挫との鑑別診断が必須である．

1．受傷状況

アキレス腱部の断裂音や同部を蹴られた，ボールが当たったなどの訴え．

2．臨床所見

診察は，腹臥位で健側と比較するとわかりやすい．爪先立ち不能，断裂部の圧痛・陥凹（gap sign）を認める．スクイーズテスト（Simmonds Thompson test）が陽性となる（**図 12-15**）．

3．補助診断

CR（computed radiogram）像では，断裂部の細小化と底屈位で裂隙の消失を認める．アキレス腱付着部の踵骨裂離骨折の有無にも注意する．特に高齢者では X 線検査で裂離骨折に注意する．アキレス腱断裂部の所見に関し，超音波像ではアキレス腱の連続性の消失と断裂部に低エコー域を認める．MRI では，連続性の消失，近位および遠位に腱が収縮した状態である．超音波と MRI は，治癒過程の評価に有用である．

初療・処置

治療方針決定に関するインフォームド・デシジョンの前に必要な初療として，断裂による炎症の軽減〔RICE（rest, ice, compression, elevation）療法〕とギプスやシーネを用いて膝関節屈曲位・足関節底屈位を保持することにより，断裂部の増悪を防止する．

治療としては，ギプスや装具による保存的治療，経皮的縫合術，観血的縫合術があるが，それぞれ一長一短があり，その成績に明らかな差はない．

1．保存的治療

足関節最大底屈位でギプス固定を行い，2〜3 週後に装具固定とし，6 週で中間位とする．8 週前後で歩行用の足底挿板を用い荷重を開始する．片脚起立が可能となれば装具を除去する．

2．手術療法

直視下腱縫合術後は，膝下ギプスを施行し，3 週目から自動可動域訓練を開始し（3 週目：夜間はシーネ固定），中間位がとれれば，荷重歩行を開始する．

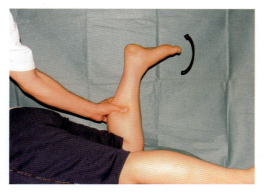

図12-15　スクイーズテスト
腹臥位で膝屈曲位で腓腹筋を手でつかむと正常では足関節が底屈するが，断裂があると底屈しない．

コツとアドバイス

- やるべきこととして以下が挙げられる．
  1）診断は腹臥位で実施．
  2）受傷直後は最大底屈位で固定．
  3）早期訓練の場合，管理下に実施（再断裂防止，特に3～12週）．
  4）固定除去後の可動域訓練（背屈制限防止）．
- やってはいけないこととして以下が挙げられる．
  1）足関節が自動的な底屈可能であるから断裂はないと診断しない．足底筋や趾屈筋と後脛骨筋は正常に働くため，足関節底屈は可能である．
  2）手術での腓腹神経損傷（特に経皮的縫合）．
- 治療におけるコツに以下がある．
  1）直視下腱縫合：断端部を結節縫合で補強し，パラテノン（腱傍組織）も縫合する．
  2）手術療法の場合，自然底屈位でギプスを巻く（早期可動域獲得）．

参考文献

1）　日本整形外科学会診療ガイドライン委員会，アキレス腱断裂ガイドライン策定委員会：アキレス腱断裂診療ガイドライン．南江堂，2007

（帖佐悦男）

足関節部の捻挫・骨折

　足関節は脛骨，腓骨，距骨とそれらを連結している前・後距腓靱帯，踵腓靱帯，三角靱帯，前・後脛腓靱帯から成り立っている．捻挫・骨折は日常よく遭遇する外傷であり，ややもすると安易に治療され，捻挫を繰り返したり変形を生じたりして，疼痛が残り，将来，変形性関節症に発展することがある．捻挫では，前・後距腓靱帯，踵腓靱帯などの外側靱帯の損傷がその解剖学的脆弱性のため生じやすく，足関節の捻挫の90％以上を占める．

　受傷機転は，段差を踏み外したり，スポーツ活動時に他人の足の上に着地したりして，足関節を内側に捻る―すなわち回外（内反・内転・尖足位）を強制されることである．外側靱帯のなかでまず前距腓靱帯が断裂し，外力が大きいと踵腓靱帯が断裂する．後距腓靱帯が断裂することは少ない．重症度は損傷の程度により，靱帯線維の小損傷（Ⅰ度），靱帯の部分断裂（Ⅱ度），靱帯の完全断裂（Ⅲ度）に分類される．臨床症状としては，腫脹，疼痛，圧痛，皮下出血，動揺性，立位障害，歩行障害などがあり，重症度に応じてその程度は強くなる．

　足関節部の骨折はLauge-Hansen分類，Danis-Weber分類，AO分類などによりX線学的に分類される．Lauge-Hansen分類は足の肢位と外力の作用方向から分類され，Danis-Weber分類は腓骨の骨折高位により3型に分けられ，骨折部位がtype Aでは遠位脛腓骨靱帯結合より遠位，type Bでは遠位脛腓骨靱帯結合，type Cでは遠位脛腓骨靱帯結合より近位である．AO分類ではDanis-Weber分類を内果骨折，内側部損傷，脛骨前・後縁骨折などによりさらに3つのサブタイプに分けて分類している．

症状・診断

　問診で受傷時に作用した外力，足の肢位を尋ねる．視診では腫脹，皮下出血，変形の有無を観察し，触診では圧痛，叩打痛の部位から損傷部位を同定する．単純X線により骨折の有無を判定し，骨折を認めない場合は，回外を強制するストレスや前方引き出しを強制するストレスを徒手で加えて，靱帯損傷により生じる動揺性の程度を調べる．

　さらに詳細に動揺性を検査する場合は，回外のストレスや前方引き出しのストレスを徒手あるいは器具により加えたストレスX線撮影を行い，回外ストレス時における距骨傾斜角と，前方引き出しストレス時における距骨の移動の程度を計測する．

初療・処置

　捻挫の場合は，初療として受傷後2～3日はRICE（rest, ice, compression, elevation）療法を行い，疼痛と腫脹の軽減を図る．

　その後はギプスや装具による固定療法や運動療法などの保存的治療や手術療法を行う．Ⅰ度およびⅡ度の損傷では保存的治療を行う．Ⅲ度の損傷でも保存的治療を行うことが多いが，手術療法を行う場合もある．裂離骨折や軟骨損傷を合併する場合は手術療法を行う．

固定療法では下腿から足先までプラスチックギプスによる固定を 3〜4 週間行う．固定角度は背屈 10〜0°である．ギプスにはヒールを付け，荷重を松葉杖使用のもとに治療直後より許可する．装具を固定のために使用する場合は，受傷後 4 週間は装具を終日装着する．腫脹や疼痛が軽快すると，患者が勝手に装具を外すことがあるので，装着開始時に治療について十分説明し，患者の理解を得なければならない．

固定を外した後の 2〜3 か月間は，回外の外力から修復しつつある損傷靱帯を保護する目的で，装具を装着して運動療法を行う．運動療法として，可動域の回復訓練，筋力強化訓練，神経–運動器の協調訓練がある．可動域で背屈制限が残存すると回外位をとりやすく，再受傷しやすいのでストレッチを行い十分な背屈可動域を獲得する．回内に作用する腓骨筋群の筋力の増強が回外の外力に抵抗するうえで大切で，砂囊やゴムチューブを利用した自動抵抗運動を行う．不安定板を使用した神経–運動器の協調訓練は機能的不安定性に対して有効である．固定の終了後に行う運動療法は再受傷を予防するために大変重要である．

手術療法では，断裂した靱帯を縫合したり，付着部から裂離した靱帯を付着部に縫着したりする．裂離骨折では骨片を整復固定する．術後はギプス固定を 4 週間行い，その後はテーピングや装具装着のもとに運動療法を行う．

骨折の場合は，初療として骨片が移動しないように足関節のシーネ固定を行うとともに RICE 療法を行い，入院させて手術（観血的整復固定術）を行う．

🍅 コツとアドバイス

● X 線撮影を行い捻挫と骨折とを鑑別して治療を行う．

● 捻挫では，受傷後ただちに RICE 療法を行い，出血，腫脹，疼痛を最小限にする．

● 捻挫における動揺性の検査で，ストレスを加えると疼痛が生じわかりにくい場合がある．その場合は出血や腫脹の程度も参考にして判断する．

● ギプスにヒールを付け荷重すると，日常生活を送るうえで便利であり，ギプス固定をしていれば荷重が断裂靱帯に与える悪影響はない．

● 固定の終了後は，可動域の回復，筋力強化，神経–運動器の協調訓練からなる運動療法を行う．これが捻挫の予後を決めるといっても過言ではない．

● 骨折では X 線学的分類を参考に，正確に整復して，適切な固定材料を使用した観血的整復固定術を行う．

（山本晴康）

第 5 中足骨骨折

本症の原因として，足部への重量物の落下による直達外力，足の内返し（内捻転）強制，アスリートにみられる疲労骨折，明らかな外傷もなく発症（骨腫瘍・骨粗鬆症）が挙げられる．

第 5 中足骨を基部・骨幹部・頭頸部と大別すると，足の内返しによる骨折は基部〜骨幹部に，疲労骨折は基部〜骨幹部の移行部周囲に多くみられる（図 12-16）．

関連語として以下が挙げられる．

・下駄ばき骨折（内返し骨折）
・Jones 骨折（第 5 中足骨遠位部骨折）
・ダンサー骨折（第 5 中足骨頸部骨折）
・行軍骨折（中足骨疲労骨折）

症状・診断

1）患側荷重の痛み，腫脹．
2）二方向 X 線（背→底，30°斜位）の異常部と圧痛部の一致．
3）疲労骨折は骨折部位の皮質骨の肥厚や骨棘形成が多くみられる．
4）小児や疲労骨折で，診断に迷うことがあれば，MRI を行うとよい（骨折では骨皮質，骨髄に輝度変化がみられる）．

初療・処置

1）ギプスシーネ固定（図 12-17a）．
2）非ステロイド性抗炎症薬（NSAIDs）投与．
3）松葉杖を使って患側の免荷．
4）数日腫れをみて特に異常がなければ靴型ギプス固定（図 12-17b）．
　＊ギプス包帯は厚めに巻く．痛みがない範囲での荷重を許可する．
5）約 4 週間でギプスシャーレ固定に変える．痛みなく X 線上も問題がなければ（骨折部の拡大や転位進行があまりない），ギプスシャーレを徐々に外しつつ，全荷，入浴も許可する．
6）スポーツをする患者にはある程度骨癒合がしっかりしてから（6〜8 週間），少しずつランニングを許可する．
7）基部遠位〜骨幹部近位での骨折（特に疲労骨折）は骨癒合がしにくい部位なので，慎重に経過をみる必要がある．

🔵 手術が必要な症例

・骨頭が大きく足底へ屈曲したり，転位した例
・斜骨折で短縮，転位のあるもの

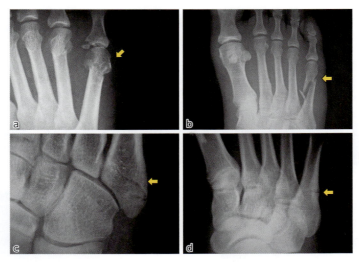

図 12-16　　X 線写真
a：頸部骨折，b：骨幹部骨折，c：基部骨折，d：基部疲労骨折.

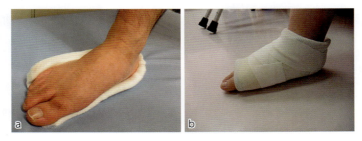

図 12-17　　ギプスシーネ固定（a）と靴型ギプス固定（b）

・基部〜骨幹部疲労骨折で，陳旧例や早期回復を希望するアスリート

コツとアドバイス

● 骨折診断には痛みや腫脹に加え，圧痛部位と X 線の異常部位が一致すること（迷ったら MRI 検査が有用）.

● 骨折診断に迷った場合は大丈夫と話さないで，シャーレなどにより痛みの軽減処置をして経過をみること（1 週間後 X 線を撮る）.

● ほとんどの症例は保存的治療でよくなるが，前述した手術が必要な症例は迷わず専門医へ紹介すること.

● 小児の場合，中足骨骨端部に normal variants（正常範囲変異）がみられる場合があるので，骨折と見誤らないために成書[1]を参考にされたい.

参考文献

1）Keats TE, et al：Atlas of normal roentgen variants that may simulate disease. Saunders, Philadelphia, 2012

（後藤英隆）

足部の疲労骨折

　疲労骨折は外傷性骨折とは全く別の概念で，通常では骨折に至らないような軽微な外力が連続して骨組織に加わることで骨の連続性が断たれる状況である．すなわち，骨の連続性が断たれるとは微小な骨構造が骨折を起こしている状態である．したがって，転倒や転落などの一回の大きな外力で骨が折れる外傷性の場合と違い，微小外力の連続負荷で発生する疲労骨折は特殊な骨折と考えられる.

　足部の疲労骨折は古くは兵士の歩きすぎによる発症から行軍骨折などと呼ばれ，オーバーユース（使いすぎ）症候群の代表的疾患であった．近年ではマラソンに代表されるスポーツ障害として扱われることが多く，労働環境においても反復動作を伴う過重労働で発生する.

　このように足部の疲労骨折が発生する環境は特別な

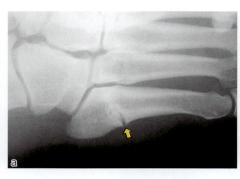
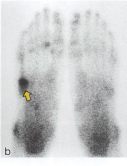

図 12-18　疲労骨折の X 線(a)，Jones 骨折の骨シンチグラフィ (b)

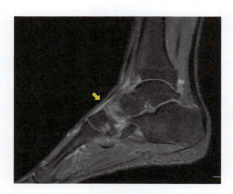

図 12-19　舟状骨疲労骨折の MRI

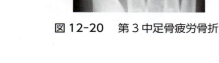

図 12-20　第 3 中足骨疲労骨折

状況であるが，同時にスポーツ活動や過重労働環境下では，疼痛の発症には常に疲労性骨障害の発生を念頭に置かなければならない．

症状・診断

疲労骨折の症状は運動痛と自発痛であり，診断は，過度の運動歴・作業歴，好発部位の認識，運動時痛，局所の圧痛の存在で決定される．

好発部位は前足部の中足骨の頻度が高く，第 5 中足骨の Jones 骨折は有名である．しかし，足のどの部位の骨(腓骨，舟状骨，踵骨など)にも起こりうることを念頭に置く必要がある．

問診は重要で，以下の要点を絞り聴取することが重要となる．

・痛みと関連する大きな外傷歴がない
・反復動作を伴うスポーツ歴(練習内容，練習量，練習時間)，労働環境の存在
・自覚的疼痛の発症機序：初期には安静時痛はなく，運動中や運動後に痛む

MRI，骨シンチグラフィなどの画像検査はより早期に疲労骨折の診断が可能となる(**図 12-18，19**)．

初療・処置

治療は原因となる負荷を取り除き，修復を促すこと

である．治療法は以下がある．
・負荷の軽減(場合により免荷)
・物理療法(超音波，電気療法)
・装具(足底挿板)
・手術

💡 コツとアドバイス

● 初期には X 線は無効であり，MRI などの画像診断を考慮すべきである．
● 進行期には X 線は有効で，骨折部分の骨膜反応，皮質肥厚などがみられ，部位診断が可能となる(**図 12-20**)．
● 足部の疼痛は常に疲労骨折を鑑別診断として念頭に置くことが重要となる．

(中村　豊)

痛風

痛風とは，関節内に析出した尿酸塩結晶が原因で生じる結晶誘発性関節炎である．男性に多く，女性は

1〜2%程度である．痛風の根底には長期持続する高尿酸血症がある．高尿酸血症が長期持続することによって，関節内に尿酸塩結晶が析出する．痛風患者は心血管疾患，脳血管疾患，糖尿病の発症リスクが高く，メタボリックシンドロームの合併が多い．関節炎を主訴に受診するので，適切に診断し，関節炎を治療した後で，合併症の予防や治療につなげる必要がある．

症状・診断

痛風の関節炎は急性単関節炎が多く，痛風発作とも称される．関節炎が生じる前に予兆と称される局所の違和感や軽度の痛みを訴えることがある．疼痛は，発症後数時間以内にピークに達し，14日以内に改善する．約半数で第1中足趾節関節（MTP関節）に初発し，膝から遠位の関節に多い．発赤を認めることが痛風の特徴である．痛風の発赤は関節の領域を越えて広がり，関節裂隙に一致した部位で特に圧痛が強い（図12-21）．メタボリックシンドロームがある中年男性で以前にも同様の症状があり，さらに過去に高尿酸血症が指摘されている場合には診断は比較的容易である．

化膿性関節炎や偽痛風との鑑別が困難な場合もある．化膿性関節炎の場合には，危険因子（関節リウマチ，変形性関節症，糖尿病，悪性腫瘍，HIV感染症，高齢）の有無に注意し，鑑別ができない場合は化膿性関節炎としての治療を優先する．偽痛風はやや女性に多く，膝や手，肘関節に初発することも多い．骨X線で関節軟骨の石灰化を認める．

初療・処置

痛風発作に対しては抗炎症薬を用いる．薬剤には非ステロイド性抗炎症薬（NSAIDs），糖質コルチコイド，コルヒチンがある．合併症がない場合にはNSAIDsを用いる．痛風の疼痛は発症初期が最も強いので通常量より多い量を用い〔ナプロキセン（ナイキサン®）であれば900 mg/日〕，翌日から通常量を疼痛がなくなるまで続ける．NSAIDsが禁忌の場合には糖質コルチコイドを用いる．プレドニゾロン20〜30 mg/日を3〜5日間投与して中止する．罹患関節が1〜2か所の場合は糖質コルチコイドの関節内投与も行ってよい．関節液を排液し，トリアムシノロン（ケナコルト-A®）10〜20 mgを関節内に注入する．コルヒチンは発症36時間以内（特に12時間以内）に用いると有効である．1.0 mg，次いで1時間後に必要であれば0.5 mgを追加投与する．痛みが続いている場合は翌日から1日0.5〜1.0 gを痛みがなくなるまで継続する．関節炎が消退したら，高尿酸血症の治療を行う必要があることを説明しておく．

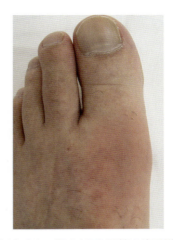

図12-21　第1 MTP関節の痛風発作

◉ コツとアドバイス

● 痛風では関節液を調べると尿酸塩結晶が認められ診断的価値が高い．偏光顕微鏡を用いると検出しやすいが，光学顕微鏡でも検出は可能である．診断に苦慮する場合は行ってみるとよい．関節液を穿刺し，スライドガラスに1滴載せ，カバーガラスを置いて鏡検する．なお，化膿性関節炎との共存がまれに報告されている．

● 血清尿酸値は痛風性関節炎の活動性が高いときには低下する．一方，高尿酸血症は成人男性の20〜30%に認められる点にも注意が必要である．痛風の診断に血清尿酸値を重視しすぎてはいけない．

（谷口敦夫）

外反母趾

母趾（第1趾）の中足趾節関節（MTP関節）部で外反・内旋することによりMTP関節周囲に疼痛が生じる疾患である．これと同時に第1中足骨が足根中足関節で内反し，MTP関節は亜脱臼位を呈するようになる．母趾は足の軸に対して内転していることになるが，体軸に対しては外反していることになる．この脱臼によって母趾外転筋は機能不全に陥り，母趾運動をつかさどるすべての筋は外反変形を増悪させるように作用するようになる．母趾種子骨は変形に伴って中足骨頭の下から外側に偏位し，第1趾間に存在することになる．結果として，第1中足骨頭は突き出し，有痛性腱膜瘤（bunion）をつくり，靴などによる機械的・慢性的圧迫のため炎症を起こし，疼痛をきたす．

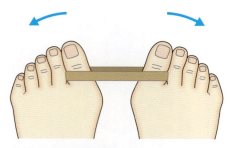

図12-22　外反母趾体操

発症要因としてハイヒールなどの幅の狭い靴による圧迫の影響が大きく，そのほかの外的要因として体重増加，筋力低下など，内的要因として遺伝（エジプト型の足趾：母趾が第2趾と比較して長い），扁平足などがある．女性に多く，関節弛緩性やハイヒールなどの履物との関連が示唆されている．また，関節リウマチや進行性骨化性筋炎の合併症としての本症もよく知られる．

症状・診断

母趾MTP関節の外反変形と関節内側の疼痛・腫脹を主とする．初期には突出した部分の圧痛や靴を履いたときのみ疼痛が出現し，変形が進行するにつれて疼痛が増強し，常時疼痛を生じる．進行例では第2趾が母趾の上に乗り第2・3中足骨骨頭底側に有痛性の胼胝が形成されるようになる．扁平足や開張足を合併することも多い．

診察は母趾MTP関節の発赤・腫脹を観察し，圧痛や運動時痛の有無のチェックを行う．重度の外反母趾では胼胝や内反小趾を合併している場合もあるので合わせて観察する．一方，若年者では外見上比較的軽度であっても，母趾背側皮神経の絞扼のため疼痛を強く訴える場合がある．Tinel徴候（母趾MTP関節付近を叩打することにより，その遠位に放散痛が出現する）の有無を確認する．

診断にはX線では荷重時の足部背底像が必須である．正面画像で外反母趾角（第1中足骨長軸と基節骨長軸のなす角）と第1・2中足骨間角（第1および第2中足骨長軸のなす角）により変形重症度を評価する．外反母趾角が20°以上30°未満を軽症，30°以上40°未満を中等症，40°以上を重症変形としている．母趾MTP関節の亜脱臼，母趾種子骨の偏位，関節症性変化についても評価を行う．

初療・処置

多少の変形があっても疼痛を伴わない場合は，治療の対象とはならない．症状出現後はすべての症例でまずは保存的治療が選択される．軽症の段階で受診するケースはあまり多くなく，整形外科を受診する段階で

は長年の経過を経て変形が完成し，種子骨の外側脱臼が著明となっている場合が多い．できるだけ早期からの保存的治療を徹底することで症状の緩和が期待できるが，保存的治療に抵抗し疼痛が残存する症例や，変形矯正を希望する症例では手術療法の適応となる．

1．予防的治療

環境因子の排除が重要である．toe-boxの広い靴や柔らかい素材でできた靴，ひものある靴，特に女性の場合にはヒールの高くない靴（3cm以下）を履くように勧める．ストレッチングと母趾を広げる体操やタオルギャザーなどで，母趾の機能再建を図る（図12-22）．体重の減少を心がけるなどの生活指導も行う．

2．保存的治療

① 薬物療法　非ステロイド性抗炎症薬（NSAIDs）入りの外用薬または経口薬を用いる．

② 装具療法　趾間装具や母趾を内側に牽引する矯正装具があるが，主として夜間のみの装着に限られるため変形矯正の効果は期待できない．アーチの低下している症例では足縦アーチと中足パッドがついた足底挿板を装着させる．疼痛の改善は期待できるが変形の矯正は期待しにくいことから，患者が疼痛のみならず変形の改善も期待している場合には，あらかじめこのことを説明しておく必要がある．

3．手術療法

術式は多岐にわたるが，現在主流となっている手術法の基本コンセプトはほぼ同様で，中足骨の骨切りによる中足骨頭の外側移動と屈筋腱複合体外側解離による種子骨外側脱臼の整復を主体としている．関節症性変化が強い場合には関節固定術や関節形成術を適応する．変形重症度が的確に評価され，術式の選択が適切であればおおむね良好な成績が得られ，患者の満足度も高い．

コツとアドバイス

- 一般に外反母趾の変形は加齢とともに進行し，自然矯正は期待できない．
- 変形重症度と疼痛の程度は相関しない．
- 中等症〜重症変形を伴う症例では保存的治療による疼痛の改善は期待できるが，変形の矯正は期待できない．
- 手術療法による効果は期待できるが，変形の再発，可動域制限，偽関節などの合併症の可能性について十分に理解してもらい，それらを回避するためには専門医による適切な治療と後療法が必要なことを知ってもらう．

（佐竹美彦，澤泉卓哉）

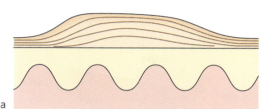

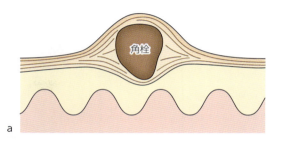

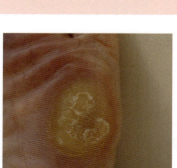

図 12-23　胼胝
a：模式図，b：外観.

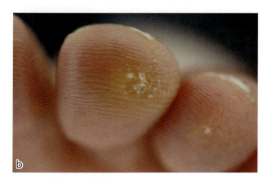

図 12-24　鶏眼
a：模式図，b：外観.

胼胝，鶏眼

　立位で歩行すると足には荷重負荷が加わる．地面との接点となる皮膚に繰り返し機械的刺激が加わると，防御反応として皮膚は肥厚，つまり角質の増殖をきたす．限局した角質増殖をきたす疾患として胼胝，鶏眼が挙げられる．

　胼胝，鶏眼は足底に発生することがほとんどであるが，履物や歩行姿勢，骨の変形の影響を受け，足側縁，足趾にも生じる．また足背には俗に「座りだこ」といわれる正坐での機械的刺激による角質増殖をきたす．「ペンだこ」「勉強だこ」は筆記具で長時間手指に力が加わることにより生じる角質増殖である．職業，趣味，習慣などによっては手掌，肘頭，膝蓋，口唇にも生じうる．

　胼胝，鶏眼は再発を繰り返し，完治が難しい疾患である．これは胼胝，鶏眼が発生する原因があることを患者自身が十分に認識していないことによる．胼胝，鶏眼の発生原因は患者によりさまざまであり（**表 12-3**），胼胝，鶏眼の治療では足の変形，不適合な履物や装具の着用などの問題点を指摘し，患者に問題点を認識させることが重要である．

表 12-3　胼胝，鶏眼の発生原因

1．足の変形
横のアーチの低下（開張足）
縦のアーチの低下（扁平足，垂下足，凹足）
二次的な変形，脚長差（リウマチ，骨折，熱傷，手術など）
2．不適合な履物の着用
ハイヒール
先細り
幅が狭い
大きすぎるサイズ
3．日常生活の問題点
長時間の立ち仕事
スポーツ
歩き方の癖

〔倉片長門，他：靴と皮膚ケア．臨床皮膚科 54（増刊）：157-159，2000 より引用〕

症状・診断

　胼胝は表面平滑，黄色調の板状円形ないし楕円形の角質増殖性病変である．正常皮膚との境界は不鮮明である（**図 12-23**）．一般的には感覚が鈍麻し，疼痛は少ない．

　鶏眼の発生機序は胼胝と同様であるが，機械的刺激範囲がより小さく，下床の骨からの力が点状に強いため，垂直方向に楔状に角質増殖が生じる（**図 12-24**）．下床に骨頭や変形した骨の隆起部が存在する部位に発生しやすい．強い痛みを伴うことが多い．

　胼胝，鶏眼は時に二次感染を起こし，増殖した角質

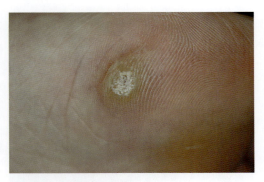

図 12-25　　尋常性疣贅

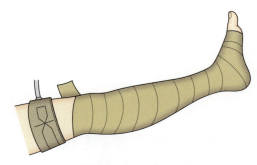

図 12-26　　四肢の止血

患肢を挙上し，ゴムバンドを巻き上げて血液を追い出した後，空気止血帯で止血する.

の下に膿が貯留し，激しい疼痛を伴うことがある．また，蜂窩織炎，リンパ管炎へと発展していくこともあるので注意が必要である.

　鑑別疾患として尋常性疣贅（**図 12-25**），ミルメシアが挙げられるが，これらの疾患はヒト乳頭腫ウイルス感染症であり，治療法が異なる．尋常性疣贅では水平方向に角質層を削ると点状出血を認め，診断の手がかりとなる.

初療・処置

　胼胝，鶏眼ともに治療の原則は慢性機械的刺激となる原因の除去である．胼胝は角質の肥厚のみであるので，周囲の角質と同じ程度の厚さになるまで削る．鶏眼を切削する場合，楔状に刺入している角栓（芯，core）を除去しなければならない．鶏眼周囲の組織を左手の母指と示指で圧迫し，盛り上げるようにしながらカミソリあるいはメスで切削すると芯を除去しやすこい．胼胝を切削した後や鶏眼の芯を除去した後は再発を防ぐために原因を認識し，原因の除去に努め，再発を防ぐためにスポンジ製のパッドをあてるなど，機械的刺激の除去を指導する.

　外科的切除，電気凝固は再発を繰り返すことが多いため一般的ではない．外科的切除を行った場合，術後創部への機械的刺激を十分に除去しないと術前より大きな角化病変となりかねないので注意を要する.

（白井滋子）

伏針

　伏針（retained needles）とは縫い針などの鋭利な物が体表から皮下組織，筋肉，関節内などに迷入した状態をいう.

症状・診断

1）問診により針の種類，受診時の状況を把握する.
2）針の刺入部を観察し，圧痛部位から伏針の有無をチェックする.
3）X 線検査は少なくとも二方向で行う．針の存在，位置，方向性を確認する.

初療・処置

1．治療に必要な物品

　切開縫合が可能なセットと外科ブジー（ゾンデ），直モスキート鉗子，透視下での伏針の位置決めに使う 23 G の Cathelin 針が必要である.

2．麻酔と止血

　針が直視下に見える場合を除き，浸潤麻酔あるいは伝達麻酔を行う．アドレナリン添加の局所麻酔薬が出血制御によい．ただし，手指，足趾など終末動脈部位でのアドレナリン添加の局所麻酔薬は壊死を生じることがあるので禁忌である．四肢深部や局所麻酔薬の量が増える場合は腕神経叢ブロックや脊椎麻酔を考慮する．幼小児では全身麻酔を用いる.

　止血帯は必ず使用する（止血帯を使わない場合，術野は血液で染まり，伏針の発見は困難である）．四肢の場合は空気止血帯を用いる（**図 12-26**）．指の場合は指基部での Nélaton チューブを利用した止血帯を利用する（**図 12-27**）.

3．手術手技

　原則として X 線透視下で処置を行う．① 刺入部に針が見えている場合，刺入部をメスで切開し，鉗子で取り出す．② 刺入部に針が見えない場合，伏針に対して直角に交わる皮膚切開を行うが（**図 12-28**），神経，血管，腱の走行を考慮する．深く入り込んでいるときは V 字型皮膚弁を形成すると視野が広く得られる（**図 12-29**）．③ 関節付近で皮膚に皺のある部位では皺に直交する皮膚切開を用いると，後に皮膚性拘縮を生じるので，ジグザグに切開する（**図 12-30**）.

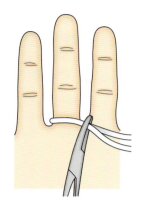

図 12-27　指の止血
Nélaton チューブを用いて止血する．

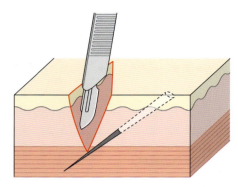

図 12-28　伏針に対して直角に交わる皮膚切開
伏針を見つけやすい．

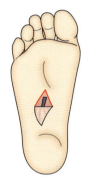

図 12-29　刺入点を頂点とした
　　　　V 字皮膚切開
皮膚弁を翻転して伏針を検索する．

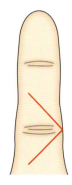

図 12-30　ジグザグ切開
関節付近では皮膚性拘縮を避けるためにジグザグに切開する．

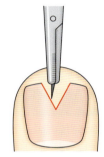

図 12-31　爪甲下の状針の抜き方
爪を V 字状に眼科用剪刀で切り取ってから引き抜く．

④ 伏針が見つからない場合は X 線透視を行い，注射針を指標にして伏針の位置を確認する．⑤ 釣り針は戻りがあるので，釣り針をさらに押し込み，戻りが皮膚を突き抜けたところでカッターで切り，残りの部分を逆に引き抜く（⇒ 143 頁，「トゲ，釣り針の刺入，異物の迷入」項を参照）．⑥ 爪甲下に針，とげなどが刺さったときは爪を V 字状に眼科用剪刀で切り取ってから引っ張れば簡単に取れる（**図 12-31**）．⑦ 異物除去後には必ず遺残がないことを透視下に確認し，撮影もしておく．その後一期的に縫合する．陳旧性症例などで創汚染が広範な場合は十分洗浄し，ドレーンを挿入する．汚染が強い場合は開放創にする．

4．後処置

　2〜3 日経口抗菌薬を投与する．汚染されている針の場合は破傷風予防のため，破傷風トキソイド 0.5 mL を投与したほうがよい．包帯交換は初めの数日間は連日行い，創状態を観察する．抜糸は 7〜10 日目に行う．

🔵 コツとアドバイス

- 手指，足趾などでは必ずアドレナリン無添加の局所麻酔薬を用いること．
- 必ず摘出前後に X 線撮影を行うこと．
- X 線透視可能なところで行うこと．
- 錆，破片を遺残させないこと．
- 腱，関節，血管，神経に関係がありそうな症例は専門医に委ねること．

（吉川達也）

凍瘡，凍傷

🔵 Ⅰ　凍瘡

　慢性的な寒冷刺激に繰り返し曝露することによって発症する．体質的要因もある．耳介，手足，鼻尖が好

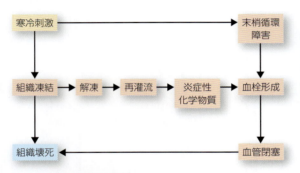

図 12-32　凍傷の機序

表 12-4　凍傷の重症度分類

分類	深達度	臨床像	治療
表在性	Ⅰ度（表皮）	発赤，腫脹，痒み	保存的治療
	Ⅱ度（真皮）	発赤，腫脹，水疱形成	保存的治療
深在性	Ⅲ度（皮下）	暗紫色〜黒色壊死，潰瘍	壊死組織除去，皮膚移植
	Ⅳ度（筋肉・骨）	壊死，ミイラ化	切断術

発部位で，発赤，腫脹や滲出性紅斑を呈し，痒みを伴うことが多い．時に水疱，びらん，潰瘍を形成する．

初療・処置

合併症のない凍瘡には特別な応急処置は必要ないが，保温とマッサージは有効である．局所には副腎皮質ステロイド薬，ヘパリン類似物質，ビタミンEなどの外用療法を行う．経口プロスタグランジンやビタミンEを内服させることもある．

Ⅱ　凍傷

寒冷刺激に曝露することによって発生する組織障害である．冬山登山，超低温環境での労働，超低温物質の取り扱い，泥酔者や路上生活者の野外寒冷環境での睡眠などによって生じる．最も障害を受けやすいのは四肢の先端で，手より足のほうが損傷を受けやすい．それ以外では耳介，鼻尖の損傷が多い．組織障害の発生機序は以下の3つが挙げられる（**図 12-32**）．

1．組織凍結による直接障害

寒冷環境でゆっくり凍結することにより，結晶が増大し細胞が破壊される．

2．寒冷刺激による末梢循環障害

末梢血管が収縮しさらに局所温度が低下し，血管透過性の亢進，血液の濃縮が生じ，血栓が形成され組織破壊が起こる．

3．加温後に生じる再灌流障害

再灌流後の障害を受けた組織から炎症性化学物質が放出され，血小板凝集，血栓形成，血管収縮などを生じ，組織破壊が起こる．

症状・診断

病歴と局所所見より容易に診断できるが，重症度診断は初期診療時には困難である．皮膚は蒼白に変色し，ワックスを塗ったかのように見える．末梢部分，四肢末端の触覚，痛覚，温度覚などの知覚消失を伴う．重症度は，組織損傷の深さでⅠ〜Ⅳ度の4段階に分類されている（**表 12-4**）．Ⅰ度とⅡ度は表在性凍傷で組織欠損をほとんどきたさないと予想される．Ⅲ

度とⅣ度は深在性凍傷で組織欠損をきたす．

初療・処置

低体温症を合併している場合は低体温の処置を優先する．深部体温が33℃以下では上室性不整脈，30℃以下では心室性不整脈を発生しやすいので，深部体温を34℃以上に復温させてから局所治療を行う．凍傷の応急処置の目的は，凍結した組織の損傷を最小限に食い止めることにある．解凍時間が長いと細胞傷害がより大きくなる．また，再凍結すると損傷の程度は増大してしまう．解凍は治療施設搬送後に開始するのが望ましい．解凍は急速加温（rapid rewarming）が推奨される．40〜42℃の温水に15〜30分程度浸し，患者に自動運動をさせる．マッサージは組織の新たな損傷を生じる可能性があるので避ける．解凍時には強い痛みを伴うので鎮痛薬を投与する．

解凍後の局所処置は早期には皮膚の保護を主眼に抗菌薬配合の油性軟膏（ゲンタシン®軟膏，バラマイシン®軟膏など）を外用する．また感染を伴う場合は抗菌薬を投与する．時に破傷風トキソイド投与が必要となることがある．そのほか，微小循環改善のために抗凝固薬（ヘパリン）や末梢血管拡張薬〔レセルピン（アポプロン®），プロスタグランジン製剤など〕が投与される．壊死部の境界の判断は早期には困難であり，外科的デブリードマンや患部の切断術は，原則として数週〜1か月以上保存的治療を継続し，壊死区域を確認した後に行う．

コツとアドバイス

- 低体温症の合併に注意．十分な問診と全身状態の観察を行う．
- 凍傷部位の見落としがないように手足，耳，鼻などの観察を慎重に行う．
- 急速加温が推奨される．
- 皮膚の摩擦，マッサージ，再凍結，ストーブや火にかざすことによる不均一な解凍などは厳禁．
- コンパートメント症候群を疑うときは，至急専門医へ搬送する．　　　　　　　　　（武智晶彦）

趾骨骨折

趾骨骨折は，爪先を強くぶつける，重い物を足に落とす，また運動中の過度の足の曲げ伸ばしや捻りなどが原因となり発生する．前足部（爪先）の痛みを訴えて受診し，ほとんどが外傷性骨折であるが，まれに小さな外力が繰り返されて起こる疲労骨折や骨粗鬆症，骨腫瘍により生じる病的骨折もあり，小児から高齢者まであらゆる年齢層に発生する．素足になる習慣が多い日本人には受傷する機会が多く，打撲だと思っていてもなかなか痛みが引かず，後になって骨折だったとわかることも少なくない．

症状・診断

足（爪先）の痛み，腫脹，皮下出血があり，隣接する関節の可動域の低下や骨折部に一致して圧痛点を認める．足の指の形が変形している場合は転位骨折や脱臼があることが多く，患者はかなり強い痛みを訴える．爪先に荷重すると痛いため，やや歩行困難となるが，踵部（かかと）での荷重で何とか歩行できることが多い．

診断は単純X線で判定する．一般的には正面と側面の二方向を撮るが，骨折線が疑わしい場合は斜位を含めた四方向を撮影する．小児の骨折では，骨端線や骨端軟骨があるため，骨折線がはっきりせず診断が難しいときは，反対側（健側）も撮影し両側を比較することで診断する．

初療・処置

一般的に趾骨骨折は保存的治療により4週間前後で治癒するが，骨折の部位や転位の有無，また年齢により6〜8週間かかることもある．① 徒手整復しても転位がひどく変形したままの骨折，② 関節面の転位の大きな裂離（剝離）骨折，③ 脱臼骨折，④ 開放骨折（骨片が皮膚を突き破って露出）などは手術が必要となることが多く，専門医が近くにいればすぐに紹介するが，いない場合はテーピング二本固定（buddy taping）を，開放骨折では創部のデブリードマンやドレッシングなどの応急処置だけして翌日専門医に紹介する．

1. 保存的治療

痛みが強い場合は鎮痛薬，裂創があればドレッシングを行い，抗菌薬を処方し，安静を保つよう指示する．

転位のない骨折であまり痛みが強くない場合は固定は必要ない．爪先に強く荷重しないこと，なるべく安静にすることを説明する．転位のない骨折でも痛みが強い場合は，骨折部にアルフェンスシーネなどを添え，隣接する足趾との間にガーゼまたは綿などのパッドを挟み，隣接する足趾とともに buddy taping を行う．転位がある場合は足趾ブロック麻酔をして徒手整復（直線的に牽引して矯正）する．この場合，手を離しても正常な位置になるように整復することが重要である．X線検査で整復されたことを確認し，ギプス包帯やギプスシーネ（オルソグラス®など）で固定する．オルソグラス®は軟らかく自由に形がつくれる．使う前に水で濡らして骨折部にあて数分で固まるので，その上から包帯を巻いて固定すれば足にフィットしたシーネになる．いずれも踵部荷重ができない患者には松葉杖を使用させる．

末節骨骨折には爪下血腫を併発することがあり，18Gの太い針で爪に小孔を開け血腫を除去する．この際麻酔は不要で，爪下に死腔をつくらないように軽く3日間は圧迫固定する．それにより爪は爪床と再癒着する．ただし早期にしないと血腫は凝固してしまい除去できない．

2. 手術療法

ピンやボルトで固定する．開放骨折は細菌感染（骨髄炎）を起こす可能性があるため，十分に創部の洗浄とデブリードマンを行い，感染の消退を待って骨片を整復し，ピン（Kirschner 鋼線）やボルトを刺入して固定する．転位がひどく整復できない骨折や関節面の転位の大きな裂離（剝離）骨折も手術で骨折を整復し，ピンやボルトで固定する．

🕐 コツとアドバイス

● 初診時骨折を認めなくても後から骨折線が明らかになることがあることを説明し，1週間後も痛みが変わらない場合は必ず再診させ，再度X線検査をする．

● 治癒を妨げる原因となる足趾の血行障害や知覚低下（末梢神経の障害を示す）の有無を確認する．

● 腫脹や皮下出血，圧痛点がなく単なる打撲と思っても，X線検査をしておけば患者に安心感を与えられる．

● 小趾（第5趾）は時々末節骨と中節骨が癒合し一体化しており，この部位（末節骨−中節骨移行部）で圧痛点や可動時の痛みがある場合は，骨折線がなくても後に骨折が明らかとなることがあるので，あらかじめ患者に説明しておく．転位のない母趾（第1趾）以外の骨折は buddy taping でよいが，これにより痛みが強くなる場合は，楽な履物を履かせればよくテーピングは無用である．また骨折が趾骨ではなく中足骨の場合は，隣接趾とのテーピングは効果がない．

母趾（第1趾）骨折は体重負荷，バランスをとるなどの歩行における影響が他趾骨より大きく，変

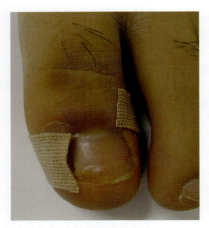

図 12-33　テープ法
肉芽組織の上にテープを貼り，引きながら皮膚に固定する．

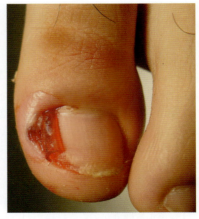

図 12-34　Gutter 法
点滴用チューブを爪外側縁に挿入する．

形，可動域の減少などの機能障害が生じやすいため注意を要する．まれに軽度の外傷の数時間後に急性の痛風性関節炎〔母趾中足趾節関節（MTP 関節）の激痛〕が生じることを頭に入れておく．

● 摩擦や湿気で趾間の皮膚がふやけてしまうため，足趾の間にパッドを挟まずにテーピングしてはならない．パッドを使用した場合も最低でも週に一度はパッドを交換し，足趾がふやけるのを防ぐ．

● 腫脹がひどくても氷を直接皮膚にあてるなどの過度の氷冷は避ける．ただし患者の痛みが減る場合のみ間接的なら冷やしてもよい．

● 最後に，足趾の骨折は手指の骨折に比べ甘くみられやすいが，変形や偽関節（骨折が癒合せずに結合組織性瘢痕で修復）を残すと，後に歩行時痛や歩行障害が残るため，初療が大切である．足は体の支持やバランスをとり，前足部は歩行時に体を前に移動し地面を後方に蹴り出す働きをしており，歩行に重要な役目を担っている．したがって，治療の目的はこれらの働きが痛みなくスムーズに行われるようにすることにある．

（小口光昭）

陥入爪，爪郭炎

陥入爪（ingrown nail）とは，爪甲縁が軟部組織である側爪郭に食い込んだ状態で，爪郭に炎症を引き起こすと（爪郭炎，paronychia）臨床的に問題となる．一方，巻き爪は遺伝的素因や生活習慣などにより爪甲が

過度に横方向に弯曲した状態で，陥入爪とは異なる疾患概念である．巻き爪は陥入爪の原因の1つになりうるが，爪郭炎を伴わない巻き爪は多数存在する．

症状・診断

陥入爪は母趾の内・外側に好発するが，爪郭炎を起こすと疼痛，発赤，腫脹を伴い膿瘍や異常肉芽を併発することもある．歩行障害などを主訴として受診することが多い．原因は深爪や窮屈な靴などの外的要因による圧迫などが多い．

初療・処置

1．爪部分切除

軟部組織に刺入している爪棘を除去すると，疼痛は著明に軽減する．創部に抗菌薬含有軟膏を塗布し，アクリノール湿布などを貼付し，消炎鎮痛薬や抗菌薬を投与する．

窮屈な靴は避け，下肢高挙，安静などを指示し，外来通院で炎症が消失したことを確認する．しかし，爪の伸長により炎症が再発することが多い．

2．テープ法

爪甲が陥入した部位の爪郭をテープで牽引し，テープの張力で皮膚を爪から離すことで，陥入爪を治療する方法である．発赤，腫脹した爪郭に弾性テープの端を貼付し，テープを少し引っ張りながら，母趾に沿って螺旋状に巻き，反対側の端を皮膚に付着させて固定する（図 12-33）．爪を切りすぎて生じたような一過性の陥入爪であれば，このテーピングで十分改善が期待できる．

3．Gutter 法

爪甲の辺縁に塩化ビニール製のチューブ（翼状針のキャップや点滴チューブなど）を1.5 cm 長程度に切断し，その先端を斜めに切り，短いほうの長軸方向に

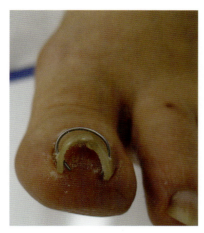

図12-35　形状記憶超合金ワイヤー法
爪に2か所の穴をあけ，超合金ワイヤーを通す．

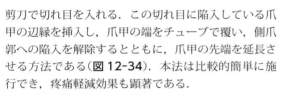

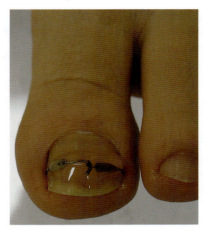

図12-36　corectio法
爪の両端にワイヤーをひっかけて巻き上げることにより矯正する．

剪刀で切れ目を入れる．この切れ目に陥入している爪甲の辺縁を挿入し，爪甲の端をチューブで覆い，側爪郭への陥入を解除するとともに，爪甲の先端を延長させる方法である（**図12-34**）．本法は比較的簡単に施行でき，疼痛軽減効果も顕著である．

4．形状記憶超合金ワイヤー法

爪甲の過度の弯曲に対し，形状記憶装置付きの超合金ワイヤーを爪甲に装着することで弯曲を改善させる方法である．筆者の施設ではマチワイヤMD®を用いている．このワイヤーはニッケルとチタンの合金で，強い弾性力を持つ．この弾性力を利用して爪甲の弯曲を矯正する．爪が全幅で伸びている場合（皮膚縁より3mm以上），形状記憶装置付きの超合金ワイヤーを装着することが可能で，装着後速やかに疼痛などの症状は消失し，運動制限なども不要なことから，患者の満足度も高い．具体的な装着方法は，爪甲の先端から2mmくらいの遊離部に注射針で2か所，孔をあける．使用する針は，挿入するワイヤーの太さで異なるが，通常は21G針を使用している．爪が肥厚・硬化している場合には，精密ハンドドリルを使用すると容易に穿孔できる．ワイヤーをその穴に通し，瞬間接着剤（医療用アロンアルファ®A）で固定する（**図12-35**）．爪が伸びてワイヤーの位置が不都合になれば，近位に再装着する．爪の成長は，1日あたりおよそ0.1mmである．

5．corectio法，VHO法

爪が伸びていない場合には，爪縁に弾性ワイヤーを装着する方法がある（**図12-36**）．超合金ワイヤー法と同様に，爪甲の過度の弯曲に対し，弾性の強いワイヤーを爪甲に装着させることで弯曲を改善させる方法である．超合金ワイヤー法は，爪甲に穴をあけ，そこ

にワイヤーを通すが，本法は爪甲の側縁にワイヤーをひっかけ，そのワイヤーをフックで締め上げることで弯曲を矯正する．本法の利点は，超合金ワイヤーと異なり爪甲の先端にワイヤーを装着する必要がないので，爪甲が短い患者にも施行可能なことである．また，爪甲の先端ではなく中間が強く弯曲し疼痛を訴える症例には，超合金ワイヤー法より有効である．

6．フェノール法

部分抜爪後にフェノールで爪母を破壊し，爪甲の幅を狭くすることで，陥入爪を治療する方法である．保存的治療に抵抗する重症例や再発例などに施行する．

具体的な方法は，1％リドカイン（キシロカイン®，アドレナリン含有薬は禁忌）で指ブロックを行った後，形成剪刀で爪甲を2～3mm幅で爪母付近まで切開する．爪甲の切除幅が広くならないように注意する．爪甲切開後，小児用Kelly鉗子などで切除する爪甲が自然に脱落するまで，前面，側面，裏面を丁寧に剝離する．切開後，強引に爪甲を引き抜くと，爪母が残存し再発の原因になる．

脱落後，フェノールで爪母を破壊する．フェノールを浸した綿棒などで約30秒ずつ数回行い，フェノールの総圧抵時間は2～3分程度とする．その後，無水エタノールでフェノールを中和し，抗菌薬含有軟膏を外用する．早ければ1週間，遅くとも2～3週間で創部は治癒する．

本法は比較的容易であり，陥入爪はもとより，巻き爪にも行われることが多い．しかし，本法を施行後，爪甲が肥厚したり，爪甲鉤弯症を引き起こしたりすることがあるので，注意が必要である．これらの合併症を防ぐには爪甲の片側のみに行うようにすることと，切除する爪甲の幅を広くしないことである．

コツとアドバイス

- 可能な限り保存的治療を選択し，観血的治療法は避けることが望ましい．
- 局所麻酔を要する場合，キシロカイン®E といったアドレナリンを加えた局所麻酔薬を使用してはならない．血管攣縮や虚血，最悪の場合には壊死に陥る可能性がある．
- 糖尿病や動脈硬化症などで末梢の血流が悪い症例，

すなわち末梢動脈疾患患者にフェノール法を施行すると皮膚の壊死を引き起こす可能性がある．
- 陥入爪の一番の原因は深爪であるため，適正な爪の切り方が大変重要である．三角や丸く切ったり，短すぎる爪は陥入爪の原因になる．足の清潔，正しい爪の切り方，履物の指導を行うことが最も重要である．また足に合わない靴や靴下の着用も避ける．

（山本　裕）

乳幼児・小児疾患

● 熱性痙攣　　262
● 麻疹，水痘，風疹，突発性発疹，伝染性紅斑（リンゴ病）　　263
● 手足口病，伝染性単核球症，溶連菌感染症（猩紅熱を中心に）　　265
● 伝染性軟属腫　　267
● 鼻腔内異物　　268
● 気道内異物・誤嚥　　269
● 鎖骨骨折　　270
● 上肢の骨折　　272
● 肘内障　　274
● 消化管異物　　275
● 肥厚性幽門狭窄症　　276
● 腸重積症，Hirschsprung 病　　278
● 臍炎，臍ヘルニア　　281
● 鼠径ヘルニア，精巣水瘤（陰嚢水腫）　　284
● 停留精巣，精巣捻転　　285
● 肛門周囲膿瘍・痔瘻，裂肛　　287
● Perthes 病，Osgood-Schlatter 病　　288

熱性痙攣

熱性痙攣は，通常は生後6か月～5歳の乳幼児において発熱に伴って起こる発作で，頭蓋内感染症や明らかな発作の原因がみられないものとされる．欧米では人口の2～4%に熱性痙攣がみられるが，わが国では8%前後と頻度が高い．発症機序には脳の未熟性，誘因となる発熱，遺伝的素因がかかわっていると考えられる．複雑型熱性痙攣は，① 焦点性発作（部分発作）の要素，② 15分以上持続，③ 一度の発熱性疾患の間に複数回の発作，の3つの項目のうち1つ以上があるものであり，単純型はそれらのいずれにも該当しないものである．

初発の患者において，熱性痙攣が再発するリスクは30～40%である．再発する危険因子には，若年発症（生後12～18か月以下），熱性痙攣の家族歴（第一度近親），発熱が低いこと，発熱から発作までの時間が短いことがある．てんかんに移行する危険因子には複雑型熱性痙攣，発達遅滞，神経学的異常所見，てんかんの家族歴の存在が挙げられる．

症状・診断

発熱性疾患に伴う痙攣発作がみられた場合に，本疾患を疑う．髄膜炎，急性脳炎・脳症を鑑別することは重要だが，発熱時の発作がみられた患者のうち細菌性髄膜炎の頻度は1%未満と低く，意識障害の遷延，髄膜刺激症状，神経症状などの有無を考慮して髄液検査の適応を決定する．発熱時の痙攣発作で腰椎穿刺を行う際は，頭蓋内病変の検索として頭部CTなどの画像検査も考慮される．意識障害が遷延したり痙攣発作が重積，頻発する場合には急性脳症を疑い，頭部MRIや脳波検査を行うことも有用である．

初療・処置

1. 痙攣発作に対する処置

熱性痙攣を含めて多くの痙攣発作は5～10分以内に自然に治まるため薬物治療を必要としない．発作が始まって5分以内の場合は，気道確保，バイタルサインの確認，酸素投与や口腔内吸引の準備を行いながら経過をみる．痙攣発作が5分以上続いている場合には抗痙攣薬の投与を行う必要がある．静脈ラインが確保できれば，ジアゼパム（セルシン®，ホリゾン®）0.2～0.4 mg/kg（体重），またはミダゾラム（ミダフレッサ®，ドルミカム®）0.1～0.3 mg/kg（体重）の静注を行う．呼吸抑制の副作用には注意をする．またベンゾジアゼピン系の薬剤は分泌物増加の副作用があるため，気道分泌物増加による呼吸障害には注意する．

ジアゼパムやミダゾラムの静注で効果がみられない場合は，ミダゾラム持続静注やフェノバルビタール（ノーベルバール®），ホスフェニトイン（ホストイン®）の静注などを試みる．

てんかん重積状態に対する抗痙攣薬の投与で問題になるのは静脈ラインの確保である．痙攣発作が持続している小児で静脈ラインを確保するのは困難な場合があり，静脈以外の経路からの薬物投与が検討される．

残念ながらわが国においてはジアゼパムの注腸用液薬，ミダゾラムの鼻腔投与・口腔投与薬は市販されておらず，ミダゾラムの筋注も麻酔前投薬としての承認のみである．海外におけるランダム化比較試験では，ミダゾラム鼻腔投与とジアゼパム静注では同等の効果があり，ミダゾラム鼻腔投与のほうが発作停止までの時間は短かったとの報告もある．ミダゾラムの鼻腔投与・口腔投与・筋注，ジアゼパムの注腸は静脈ラインが確保できていない小児における発作の治療として有効と考えられる．ただし，わが国でてんかん重積状態に適応の承認されたミダゾラム静注薬は10 mg/10 mLと希釈倍率が高く，投与総量が多くなるため鼻腔投与，口腔投与がしにくくなる可能性がある．

ジアゼパムの固形の坐薬は有効血中濃度に達するのが投与後約30分と報告されており，早急に発作を止める目的には向かないが，施設の体制や安全上から静注薬の使用が困難な場合は，ジアゼパム坐薬を使用しておくことで，二次医療機関へ搬送する間に効果がみられる可能性がある．

2. 来院時に発作が止まっている場合の薬剤投与

熱性痙攣を起こして受診した患者が1日以内に再度の発作を起こして再診するのではないか，との心配は多くの医師がもつのではないだろうか？ 一方，ジアゼパム坐薬の投与が意識レベルの評価を困難にしたり髄膜炎や急性脳症の診断を遅らせたりするのではないか，という危惧も存在する．

Hirabayashiらは熱性痙攣を起こして病院を受診した203例において，外来でジアゼパム坐薬を使用していた時期と使用しなかった時期に分けて，両群で同一発熱期間内での発作の再発率を後方視的に比較した．その結果，ジアゼパム坐薬を使用した95例では2例（2.1%）に再発があったのに対して，ジアゼパム坐薬を使用しなかった108例では16例（14.8%）に再発がみられ，ジアゼパム坐薬には有意な予防効果がみられた．

この結果から，熱性痙攣を起こして来院した患者において外来でジアゼパム坐薬を使用することは発作の再発予防に一定の効果があると考えられる．ただし坐薬を入れなくても再発のみられない患者も多く，ジアゼパム坐薬によるふらつきでの転倒，ジアゼパム坐薬

による眠気で髄膜炎や急性脳症の症状がマスクされる危険性などから，熱性痙攣全例においてルーチンにジアゼパム坐薬を使用する必要はないであろう．救急外来でのジアゼパム坐薬の適応は，各医療機関の体制や自宅と医療機関の距離などの地域性，家族の心配などを考慮して決めるのがよい．

3．解熱薬

発熱時の解熱薬投与による熱性痙攣の再発予防効果については多くのランダム化比較試験があるが，いずれも解熱薬使用群と未使用群で熱性痙攣再発率に有意差はみられていない．それらの結果から，解熱薬の使用による熱性痙攣の予防効果は期待できず，一方で解熱薬使用後の再発熱による熱性痙攣の誘発を心配して解熱薬を控える必要もないと考えられる．ただし，熱性痙攣の既往のない患者と同様に，発熱による患者の苦痛や不快感を軽減し，家族の不安を緩和するために解熱薬を使用することは構わない．

💡 コツとアドバイス

- 熱性痙攣の診療において重要なことは，熱性痙攣の多くは経過良好であり，特別な治療を必要としないことである．このことを家族にも説明し，不安を取り除くのがよい．一方で，細菌性髄膜炎や急性脳症など重症疾患の鑑別には注意が必要である．

（夏目　淳）

麻疹，水痘，風疹，突発性発疹，伝染性紅斑（リンゴ病）

麻疹，水痘，風疹，突発性発疹，伝染性紅斑はいずれも小児に多い，発熱と皮疹を伴う急性ウイルス感染症である．症状と経過から臨床的に診断する．ウイルス分離，ウイルスDNA検出あるいは抗体価上昇により確定する．通常予後はよいが，一部では重症化，後遺症の可能性があるため注意する．

Ⅰ　麻疹（はしか）

麻疹ウイルスの飛沫感染で起こり，乳幼児〜学童に好発する．最近では20歳代，30歳代でも発症する．ウイルスは皮疹出現後6日間，血液，気道分泌物から検出される．まれではあるが，麻疹罹患の5〜15年後に亜急性硬化性全脳炎（subacute sclerosing panencephalitis；SSPE）を発症することがある．麻疹の予防には予防接種が有用である．

症状・診断

10〜14日間の潜伏期の後に，高熱，顔面の浮腫を生じ，上気道炎，結膜炎，消化器症状を伴う．この時

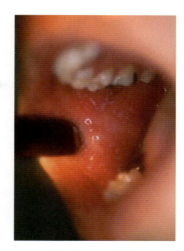

図 13-1　麻疹患者，頬粘膜の Koplik 斑

期をカタル期と呼び，2〜3日続く．いったん解熱し，再び高熱を生じる．2回目の発熱の前後に，頬粘膜に約1 mmの白色斑，すなわちKoplik斑がみられる（**図13-1**）．皮疹は顔面，耳前，頸部に始まり，次第に体幹，四肢に拡大する．2〜3 mmの紅斑で，融合傾向を示す．4〜5日で解熱し，紅斑も消失する．

検査は白血球数減少，異型リンパ球出現，血小板数減少，肝機能異常を示す．合併症として中耳炎，肺炎，脳炎，一過性心筋炎に注意する．

初療・処置

治療は対症療法が主体で，飲水不能な場合には補液を行う．中耳炎や肺炎などの細菌感染の合併が疑われる症例では抗菌薬を投与する．解熱後3日を経過するまで学校の出席を停止する．

Ⅱ　水痘（水疱瘡）

水痘・帯状疱疹ウイルスの飛沫による初感染で起こる．発症後神経節内にウイルスが潜伏感染し，再活性化した場合は帯状疱疹を発症する．予防にはワクチン接種を行う．妊娠初期の感染では先天性水痘症候群，分娩期では新生児水痘を発症することがあるため，妊娠中の感染には注意する．

症状・診断

10〜20日の潜伏期後，口腔粘膜（**図13-2**）も含め全身に6 mmまでの紅暈を伴う小水疱が多発する（**図13-3**）．個疹は3〜4日で痂皮を形成し，新旧の皮疹が混在する．結膜，角膜炎，脳炎，間質性肺炎の合併に注意する．

初療・処置

バラシクロビル（バルトレックス®）などの抗ヘルペスウイルス薬の全身投与を行う．外用はカチリ（フェノール・亜鉛華リニメント）を使用することが多い．すべ

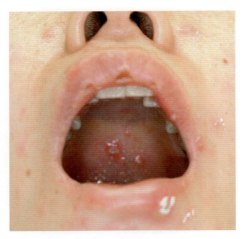

図 13-2　水痘患者，硬口蓋と顔面の紅暈を
　　　　　伴う小水疱

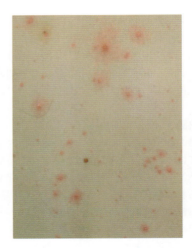

図 13-3　水痘患者，体幹の紅暈
　　　　　を伴う小水疱

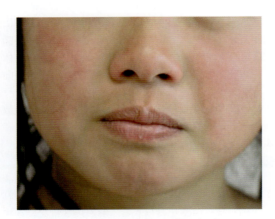

図 13-4　伝染性紅斑患者，両頬の紅斑

ての水疱が痂皮化するまで，学校の出席は停止する．

コツとアドバイス

- アスピリンは Reye 症候群のリスクがあるため小児
  には使用しない．

Ⅲ　風疹（三日ばしか）

　風疹ウイルスの飛沫感染により発症する．予防には
ワクチン接種を行う．妊娠初期の妊婦が感染すると胎
児に白内障，心奇形，難聴などの障害を起こす（先天
性風疹症候群）．

症状・診断

　感染約 1 週間後にウイルスは鼻粘膜，咽頭，尿，
便などに排出される．さらに 1 週間後に発熱ととも
に全身に皮疹を生じる．1～2 mm の細かな紅色丘疹
が多発し融合しない．軟口蓋に点状の出血斑
（Forschheimer 斑）が出現し，耳後などの表在リンパ

節が腫大する．全身症状は軽く，3～4 日で消失する．
しかし，血小板減少性紫斑病，関節炎，脳炎を伴う例
がある．
　検査では急性期に白血球減少，異型リンパ球出現，
血小板減少，肝機能異常を示す．

初療・処置

　治療は対症療法である．皮疹が消失するまで学校の
出席を停止する．

Ⅳ　突発性発疹

　ヒトヘルペスウイルス 6（human herpes virus-6；
HHV-6）あるいは 7（HHV-7）の経口的あるいは経気道
的感染により起こる．生後 6～18 か月の小児に多く，
流行はない．学校感染症の規定も，予防接種もない．

症状・診断

　38℃以上の発熱が 3～4 日続いた後，いったん解
熱し，その後体幹，顔面，四肢に 5～6 mm の淡い紅
斑が出現し，2～3 日で消失する．粘膜疹としては永
山斑が有名で，発熱 1～2 日目に軟口蓋に粟粒大の淡
い紅斑が出現する．

初療・処置

　全身状態もよく，予後良好な疾患であるため経過観
察のみ．まれに熱性痙攣，脳炎，肝炎を合併する．

Ⅴ　伝染性紅斑（リンゴ病）

　ヒトパルボウイルス B19（以下，B19）の飛沫感染で
起こり，幼児や小学生に好発する．妊婦感染では胎児
水腫を起こすことがある．

症状・診断

　感染 1 週間後に感冒様症状があり，さらに 7～10
日後に皮疹が出現する．両頬に熱感を伴う，平手打ち

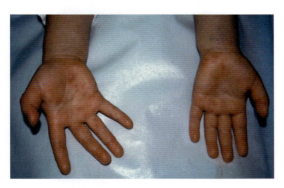

図 13-5　手足口病の皮膚所見（手）

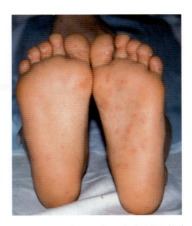

図 13-6　手足口病の皮膚所見（足）

様紅斑（**図 13-4**），上腕伸側，前腕，手背，大腿伸側に網状，レース状紅斑が出現し，5〜7 日で消失する．小児では全身症状に乏しく，通常微熱程度である．一部では，四肢の紫斑，点状出血，関節痛，手足の腫脹を伴うことがある．

　検査は急性期に白血球減少，血小板減少，肝機能異常，補体価低下を示す．溶血性貧血患者では，B19 感染により造血能が一時的に低下し，骨髄無形成発作を生じる．

初療・処置

　治療は対症療法のみで，予防接種もない．全身状態がよければ学校の出席を停止する必要はない．

（清島真理子）

手足口病，伝染性単核球症，溶連菌感染症（猩紅熱を中心に）

I　手足口病

　病原体は主としてコクサッキーウイルス A16 とエンテロウイルス 71 である．夏季に流行することが多く，通常は軽症であるが，エンテロウイルス 71 の流行によっては中枢神経合併症を伴い重症化するので注意が必要である．

　感染経路は飛沫感染，糞口感染である．乳幼児に好発する疾患だが，学童や成人にもみられる．1 つのウイルスの型には終生免疫だが，病原ウイルスの違いにより 2〜3 回罹患することがある．

症状・診断

　2〜7 日の潜伏期の後，60％程度に軽度の発熱がみられ，同時に口内痛を伴う口内疹が頬粘膜，舌の前方

の面，歯肉，口唇粘膜，口蓋部，口峡部などの口内すべてに現れる．口内疹の痛みのため，哺乳量や食欲が低下することで気がつくことが多い．紅量を伴う直径 2〜5 mm くらいの大小の小水疱ができ，すぐに破れ，赤色の浅いびらんになり，黄色の表面平滑な膿苔で覆われた潰瘍となる．

　口内疹と同時もしくは 1 日遅れて，手，足に楕円形の 1〜5 mm の紅量を伴う灰白色の水疱疹ないし紅色斑丘疹が多数みられる（**図 13-5，6**）．発疹は孤立して出現し，痒みも痛みもないが，年長児は若干の痛みを訴えることもある．肘や膝や殿部の摩擦部位にも発疹が出現する．時に全身に発疹が出現するため，いわゆるウイルス性発疹症の病像をとる．約 7〜10 日のうちに軽快治癒し，発疹も消退し色素沈着や瘢痕は残さない．

　診断法としては，ウイルス分離，ウイルス遺伝子検出法，血清診断などがあるが，中枢神経合併症などの重症型の場合にのみ行うことが多い．通常は，手足口病の病名の由来である独特の臨床症状から診断する．

初療・処置

　治療は対症療法である．口内疹の痛みに伴い哺乳量が低下するため，脱水にならないよう注意する．薄味の飲料や軟らかい食べ物を冷たくして与える．また，2〜4 週間は糞便中にウイルスの排泄があるため，糞口感染に十分注意する．

II　伝染性単核球症

　伝染性単核球症とは，発熱と扁桃炎と頸部リンパ節腫脹を三主徴とする急性感染症である．原因は約 90％が EB（Epstein-Barr）ウイルスによるものである．飛沫感染あるいは直接唾液を介して感染することから kissing disease とも呼ばれる．

表 13-1 伝染性単核球症の診断基準

臨床所見	以下のうち3項目以上 ① 発熱 ② 扁桃・咽頭炎 ③ 頸部リンパ節腫脹 ④ 肝腫大・または脾腫
血液所見	1) 末梢血リンパ球 ≥ 50% 　あるいは 5,000/μL 以上　かつ 2) 異型リンパ球 ≥ 10% 　あるいは 1,000/μL 以上
血清学的所見	急性期 EBNA 抗体陽性で以下のうち1項目以上 ① 急性期 VCA-IgM 抗体陽性 ② ペア血清で VCA-IgG 抗体が4倍以上の上昇 ③ 急性期〜早期回復期に EA-IgG 抗体が一過性に陽性 ④ VCA-IgG 抗体陽性で EBNA 抗体が後に陽性

(Sumaya CV, et al：Epstein-Barr virus infectious mononucleosis in children. I. Clinical and general laboratory findings. Pediatrics 75：1003-1010, 1985 より改変)

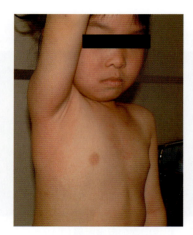

図 13-8　溶連菌感染症（猩紅熱）の皮膚所見

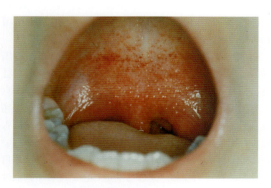

図 13-7　溶連菌感染症の口内所見

症状・診断

感染から発症までの潜伏期間は 30〜50 日と長い. EB ウイルスの初感染は, 乳幼児の場合に軽症だが, 思春期以降は顕性感染となり三主徴の症状を呈する.

発熱は 1〜2 週間以上, 数週間続くこともある. 扁桃炎は白苔が付着した滲出性変化を伴い, イチゴ舌や軟口蓋の出血性粘膜疹もみられる. 頸部リンパ節腫大は両側性の場合も片側性の場合もあり, 圧痛があっても軽度で無痛性であることが多い. アデノイド肥大や扁桃腫大が急速に進行した場合, 夜間の呼吸困難には十分注意する. 発疹は, 斑丘疹型で四肢伸側に出現する. 肝脾腫はほぼ全例にみられ, 脾腫の程度は軽度なものから脾破裂の危険を伴う高度なものまである.

診断は, 臨床所見と血液検査と抗体検査をもとに行う（表 13-1）. 血液検査では, 急性期に一過性の血小板減少を伴うことがあるが, 汎血球減少や凝固異常を認める場合は, EB ウイルス関連血球貪食性リンパ球組織球症の合併を疑う.

初療・処置

経過観察のみで自然回復する疾患であり, 対症療法のみで 1〜2 週間で解熱し全身状態も軽快する. 解熱後, 頸部リンパ節腫脹は数か月持続することが多く, 肝脾腫や肝機能異常は 1〜2 か月持続することが多い. ペニシリン系抗菌薬によって発疹の増悪を認める傾向があり, 十分に注意が必要である.

Ⅲ 溶連菌感染症（猩紅熱を中心に）

溶連菌感染症は, 日常診療で遭遇する一般的な感染症であり, 劇症型の感染症や腎炎, リウマチ熱などの合併症を伴わなければ抗菌薬が奏効し, 良性の疾患である.

咽頭扁桃炎の症状に加えて発疹を伴う場合には, 猩紅熱と呼ぶこともある.

症状・診断

好発年齢は 4 歳以上で冬季に流行する. 咽頭痛と 38℃以上の発熱, 倦怠感と頭痛を急激に発症する. 咽頭所見は特徴的で, 軟口蓋は著明に発赤し出血斑を認め, 扁桃は赤く充血腫大して 50〜90％で滲出物を伴う（図 13-7）. 腹痛, 嘔気・嘔吐などの腹部症状を伴うこともあるが, 下痢を認めないことが特徴である. 30〜60％にリンパ節腫脹もみられる. また, 3 歳以下では上記のような典型的な症状に乏しく鼻汁を伴う感冒症状を呈するのに対して, 4 歳以上では鼻汁や咳, 嗄声などの感冒症状はほとんどない.

上記症状に加え典型的な発疹を伴う場合に猩紅熱と呼ぶことがある（図 13-8）. 発疹は発熱や咽頭症状の翌日にみられ, 胸腹部や摩擦部位の毛囊に一致した淡

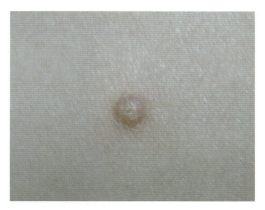

図13-9 中心臍窩を伴う伝染性軟属腫

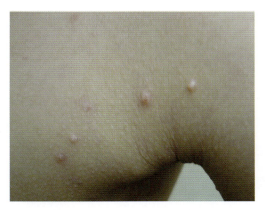

図13-10 2mm程度の小丘疹が散在

紅色の痒みの伴うザラザラとした点状発疹で始まった後，びまん性の紅斑となって頸部や四肢に広がる．顔面に発疹は出現しないが，紅潮するため口囲蒼白に見える．急性期を過ぎるころに膜様落屑を認めることがある．

診断は，咽頭培養が基本であるが時間を要するため，迅速抗原検査がよく用いられている．菌数が少ないと陰性になるが，感度と特異度は90％以上である．血清抗体価の抗ストレプトリジンO抗体（ASO）や抗ストレプトキナーゼ抗体（ASK）の変動の確認も有用である．

治療

治療の第1選択薬はペニシリンである．急性糸球体腎炎やリウマチ熱の予防も考慮し，投与量や投与期間を守り治療することが重要である．

（藤田彩乃）

伝染性軟属腫

一般に「みずいぼ」と呼ばれ，乳幼児〜小学生低学年までの小児によく認められるウイルス感染症である．

症状・診断

ポックスウイルスに属する伝染性軟属腫ウイルスに感染することにより，皮膚に小丘疹が出現する．大きさは1〜数mm大で常色からややピンクがかった色を呈し，表面は光沢を伴う．数mm以上の大きさのものは，中心がやや凹む中央臍窩を伴っていることで診断が付きやすい（図13-9）．小丘疹の内部には白粥状の内容物を有する．自覚症状は乏しいか，あるいは軽度の痒みを伴う．痒みを伴う場合，病変部およびその周辺をかくことで，小丘疹の内容物が周囲の皮膚に付着して自家感染が起こり，次々に小丘疹が増加する．

接触により感染するため，乳幼児同士が触れ合う集団保育や水泳などで感染が拡大する．露出部が多くなる夏に感染が拡大しやすいが，乳幼児の保育施設やスイミングスクールでは季節を問わず感染がみられる．皮膚と皮膚が接触し，擦れやすい間擦部位（腋窩，鼠径部，大腿内側）では自家感染を起こしやすく，乾燥した皮膚やアトピー性皮膚炎をもつ小児では多発しやすい（図13-10）．典型的な小丘疹が多発する小児の場合は比較的容易に診断できるが，成人の場合は診断に苦慮することも多い．成人の場合では性感染症（sexually transmitted infection；STI）としての発症が多く，後天性免疫不全症候群（エイズ）といった免疫不全の状態で認められるため，免疫低下をきたす基礎疾患の有無を精査する必要がある．

初療・処置

治療は基本的にトラコーマ鑷子と呼ばれるピンセットを用いて小丘疹の白粥状の内容物をすべて取り除く〔これを摘除という（図13-11）〕．摘除が十分でないと再び小丘疹が形成されるため，摘除の際は内容物を残さないことが大切である．摘除には出血と痛みを伴うため，多発している場合はあらかじめ1時間ほど前に局所麻酔薬貼付剤（ペンレス®テープ）を貼付し，疼痛軽減を図ってから摘除することも多い．摘除した部位は，その後に二次感染を起こさないように抗菌薬含有の外用剤を数日使用するとよい．周囲に湿疹病変を伴う場合，アトピー性皮膚炎が合併している場合では，保湿剤や非ステロイド外用薬，また必要に応じて副腎皮質ステロイド外用薬を用いて湿疹をコントロールすることが重要である．夏季においては，特に間擦部において伝染性膿痂疹の合併が起こりやすいため，注意を要する．このほか液体窒素を利用した凍結療法や，硝酸銀ペーストの塗布に効果があると報告されて

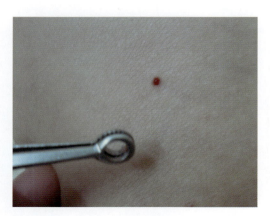

図 13-11　トラコーマ鑷子を用いて内容物を除去された状態

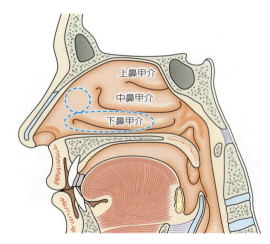

図 13-12　異物の好発部位
異物の存在しやすい部位は中鼻甲介の手前と総鼻道の中央付近まで（青破線内）.

いる．また保存的治療としてサリチル酸含有の軟膏（スピール膏®など）を使用することがあるが，効果出現までに数か月の時間を要する．

　積極的な治療を行わなくても，数か月〜数年の経過で抗体ができると皮膚症状は自然に消退する．自覚症状が乏しい場合や自家感染の拡大が認められない場合は経過観察することもある．しかしながら，保育施設やスイミングスクールでは，周囲への感染防止のための社会的事由により治療を求められる場合が多い．

（八木葉子）

鼻腔内異物

　鼻腔内異物の 95％は小児に発症し，そのなかでも 3〜4 歳児が多い．原因は本人や兄弟などがいたずらで異物を鼻に押し込むことによる．そのまま取れなくなり，親に知らせるか，叱られるのが嫌で親に黙っていて悪臭で気づかれることもある．成人では精神遅滞や認知症のある例でみられる．異物の種類は紙片，豆類，植物の種，ボタン類，石，ゴム片，ビーズ玉，ボタン型電池などがある．

症状・診断
　片側性の鼻閉，鼻漏，鼻出血などの症状がある．紙片や豆類では時間が経つと膨化し，感染を起こすため悪臭鼻漏で気づかれる．小さなプラスチックやゴムでは長期間気づかれない場合もある．ボタン型電池では組織傷害を起こし，疼痛を訴える．

　診断は前鼻鏡検査で鼻内を観察する．通常は鼻腔前

半部にあるため，容易に見つかる（**図 13-12**）．しかし感染が起こると，周辺組織の浮腫や出血，膿汁などで異物が見つけにくくなる．このようなときにはアドレナリン（ボスミン®）とリドカイン（キシロカイン®）を浸したガーゼを鼻腔内に挿入し，15 分くらいしてから，鼻内の清掃をすると見やすい．それでも見つからなければ，内視鏡検査や X 線撮影を行う．異物の存在しやすい部位は，中鼻甲介の手前か総鼻道の中央付近までである（**図 13-12**）．中鼻道や下鼻道，嗅裂は狭く，通常はそこまで入らない．

初療・処置
　処置に際し，患者や保護者には事前に次のことを説明する．処置で出血する可能性があること，処置中に異物がのどに落ちる可能性があること，そしてそれが食道異物や気管支異物になればさらに取りにくくなること，そうなると全身麻酔が必要で気管支異物になると生命の危険もあることを説明し同意を得る．

　通常は外来で局所麻酔下に異物を摘出するが，次のような場合には全身麻酔を考慮する．すなわち，小児や精神遅滞のある患者で協力が得られない場合，処置に際し痛みが強い場合，つかみにくい球状の硬い物が鼻腔深部に入り込み，気道異物になる可能性がある場合，出血がある場合などである．

1. 摘出の実際
　摘出に使う器具は吸引管，異物鉤，鼻用鑷子，鋭匙鉗子，麦粒鉗子，耳垢鉗子などを異物の種類により，適宜使用する（**図 13-13**）．まず患者の健側の鼻をふさいで鼻かみをさせる．浅いところにあればこれで排出される．小さな物やふやけた物は吸引管で取れる．球状で硬い物は耳垢鉗子が有用である（**図 13-13b，c**）．紙やスポンジ類は麦粒鉗子や膝状鑷子を用いる

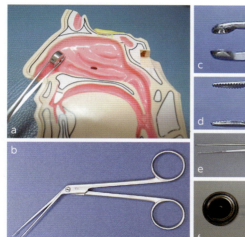

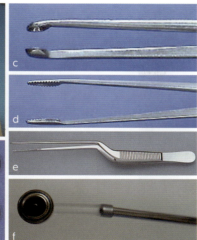

図 13-13　摘出に使う器具の例
a：耳垢鉗子によるボタン型電池の摘出イメージ.
b：耳垢鉗子.
c：耳垢鉗子の先端：硬く丸い物をつかみやすい.
d：麦粒鉗子の先端：平たく軟らかい物をつかみやすい.
e：膝状鑷子.
f：吸引管にチューブをつなぎ異物を接着させている.

（図13-13d, e）. 硬くてつかみにくい物は吸引管に気管支吸引チューブを切ってつなぎ, 先に瞬間接着剤（アロンアルファ®など）を付けて接着させて取り除く方法もある（図13-13f）.

🟢 コツとアドバイス

● 小児は病院そのものに恐怖心があるので, 通常より優しく接する.

● 患児をしっかり固定する. 場合によっては暴れないように毛布で体全体を包む.

● 摘出後にもう一度鼻内を観察し, 異物の取り残し, 傷の有無を確認する.

● 異物を鼻の奥に押し込んで咽頭に落下させてはならない.

● ボタン型電池はできるだけ早く摘出する.

（柳　清）

気道内異物・誤嚥

　気道内異物・誤嚥は, 嚥下時や誤って気道に液体や固形物を吸い込むことによって生じる. 正常な嚥下時, 咽頭から食道にものが飲み込まれると喉頭がもち上がって気道は閉じられる. それと同時に, 反射により無呼吸となり, 気道に嚥下物が吸い込まれることはない. しかし, 無呼吸反射に遅れがあると誤嚥が生じ, 話したり笑ったりして呼吸が抑制されていないときには, 口腔・咽頭内のものが気道に吸い込まれる可能性がある. 胃食道逆流と誤嚥の関連については, 睡眠時には生理的に誤嚥があることから, 胃食道逆流が

あるから誤嚥が起こるというわけではない.

　気道内異物は, ピーナッツなどの食物が多い. 多くは気管支に嵌頓するが, 大きなものや尖ったもの, 不規則な形のものは喉頭に嵌頓しやすく, 嵌頓すると窒息状態となる. 気管支異物の急性期には化学性・細菌性炎症をきたすが, 長期になると慢性炎症をきたし, 放置すると気管支拡張症や肺化膿症に進行する.

　誤嚥はさまざまな解剖学的機能的異常によって生じるが, 鼻咽頭, 口腔咽頭, 喉頭, 食道の異常と, 中枢神経障害や発達障害による神経および神経筋障害によって生じるものに大別される. 痙攣や一時的な意識障害, 薬剤による鎮静, 気管支炎（特にRSウイルスによる）や呼吸不全などでも誤嚥の危険性がある.

症状・診断

1. 気道内異物

　元気だった子が急にむせ込んだり, 息が詰まったりするエピソードが特徴的で, 治まると無症状になることもある. 気管支異物では, むせや息詰まりのエピソードの後, 咳, 喘鳴, 呼吸困難といった症状で来院するが, 無症状期間があることも多い. 胸部X線呼気時像での部分的透亮性亢進（図13-14）や無気肺は診断の手がかりとなり, CTでX線非透過性物質が気管支内に描出されたり, 肺野の透亮性亢進が鮮明となる. 脂肪成分の多いピーナッツはMRIで同定されやすい.

2. 誤嚥

　嚥下障害による誤嚥はさまざまな症状を呈する. 乳児では, 吸啜が弱い, 哺乳時のむせ, 咳, 無呼吸, チアノーゼといった症状をきたす. 年齢にかかわらず, いつもゼコゼコ, ゴロゴロしているのは誤嚥の徴候であり, 誤嚥が続けば喘鳴, 嗄声, 繰り返す肺炎を呈し

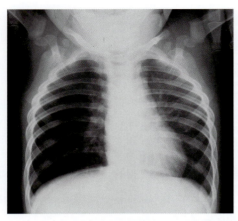

図 13-14　気管支異物のある児の胸部 X 線呼気時像
右肺の透亮性亢進がみられる.

体重も増加しない. 食事中の咳は食物誤嚥の症状であるが, 誤嚥を繰り返すと咳の反射が鈍り, 不顕性誤嚥となり, 胸部 X 線などで誤嚥の評価が必要になる. 特に中枢神経系の障害児に起こりやすい.

初療・処置

1. 気道内異物の救命救急法

急性の呼吸困難, チアノーゼ, 意識障害をきたした児では, 救命処置を要する. 喉頭異物のある 1 歳未満の児では, まず背部を叩き, 閉塞が解消されなければ胸部圧迫を行い, 異物が見えれば指で取る. 1 歳以上の児では, 背側から手掌を児の上腹部にあて, もう一方の手を重ねて内上方に圧迫する(小児の Heimlich 法). 年長児では, 成人の Heimlich 法(⇒ 109 頁)を行う. 声門下以下の異物では, 坐位で体を持ち上げ, 殿部をテーブルや床にぶつけ, 左右のいずれかの気管支に落とす. 呼吸が再開しない場合は気道を確保し人工呼吸を行う. 以上の処置を呼吸再開まで繰り返す.

物品があれば, ただちに喉頭鏡で展開し, 異物が見えれば鉗子で摘出する. 摘出できない場合は, 甲状軟骨の下, 輪状甲状膜または第 2・3 気管軟骨間に太い注射針を刺入して気道を確保する. 気管切開できる医師がいればただちに行う. 声門下以下の異物で気管切開もできないときは, 気管チューブを挿管して異物を気管支まで押し込み, そのうえで換気して専門施設へ搬送する.

2. 気道内異物の専門医療

喉頭異物・声門下異物は全身麻酔下に直接喉頭鏡や気管支鏡を用いて鉗子で摘出する. 損傷程度により抗菌薬・副腎皮質ステロイド薬の継続投与, 短期間の気管挿管, 長期にわたれば気管切開する.

気管・気管支異物も全身麻酔下に硬性気管支鏡下に鉗子で摘出するのが原則である. 摘出までは上体挙上してできるだけ安静を保ち, 理学療法は異物が移動するため禁忌である. まず気管チューブを挿管し, 軟性気管支鏡で観察して異物の位置を確認, 硬性鏡に変更して摘出する. 時間が経過した異物では気管支狭窄や気管支拡張症を残すことがあり, 摘出後は, 胸部理学療法が不可欠である.

3. 誤嚥児の治療

誤嚥はさまざまな病態で生じるため, 病態に応じた治療が必要となる. 誤嚥が疑われる児では, バリウム造影や内視鏡検査により誤嚥の有無と原因を評価する. 一方で, 胸部 X 線で肺炎の有無を評価し, 異常があれば胸部 CT により気管支拡張症や肺障害の程度を評価する.

先天性異常に対する外科的治療が可能であれば, 経管栄養や静脈栄養管理下に当該治療を行う. 中枢神経障害を有する誤嚥患児の治療目標は, 安全で効果的な栄養摂取と, 介護者の負担の軽減である.

経口摂取は常に望ましいが, 障害の著しい児ではリスクも高い. 児の発達に応じて食事の形態や性状, 量, 回数などを工夫しながらの経口摂取を進める. 経口摂取が困難な児では胃瘻からの注入が勧められるが, 児の発達を促すための経口訓練は続けて, 不要になったら胃瘻は抜去するのが望ましい. 胃食道逆流が夜間の誤嚥を惹起し, 症状を悪化させる場合には噴門形成術の適応となる.

🟢 コツとアドバイス

- 喉頭異物を盲目的に指で取ろうとするのは, 押し込んで窒息させる危険性があるが, 窒息状態で時間的余裕がない場合は最終手段として行わざるをえない. 摘出できなくても後方の食道へ押し込む.

- 気道内異物の検査, 治療には経験医が必要であり, 搬送前に経験医の有無を確認し, 事故発生の状況や緊急度を伝える. 異物と同じものがあれば検査, 摘出の参考となる. 窒息状態でなくても, 突然呼吸状態が悪化する可能性があり, 搬送時は禁飲食として上体を挙上し, できるだけ安静を保たせる.

- 慢性呼吸器疾患の原因として気管支異物の可能性があり, 過去のエピソードの有無を問診する.

(上野　滋)

鎖骨骨折

鎖骨骨折(clavicular fractures)は小児救急外来で最も多くみかける long bones fracture であり, 18 歳以

下の小児骨折の約 10～15％の割合を占めている．10,000 人の小児に対して 13～19 件の発生率とされている．しかも鎖骨骨折は成人に比して小児に頻発することが特徴である．

　受傷機転はさまざまであるが，その外力の加わり方は大きく 2 つに分けられる．① 直達外力：鎖骨に直接の衝撃が及んで骨折が生じるもの，② 介達外力：転倒，転落時に肩や手をついた際に鎖骨に強い外力が作用し骨折を生じるもの，である．小児にみられる鎖骨骨折の多くはこのような介達外力によるものである．その多くは保存的治療で治癒していくが，偽関節の形成，変形性関節症，変形治癒，肩関節拘縮など，継続する可動範囲の障害や痛み，変形などの後遺症を残すこともあるので，その初診時の治療方針の判断には慎重でなくてはならない．

鎖骨骨折の分類と発生頻度

　鎖骨骨折は大きく分けて，**図 13-15** に示すように 3 つの骨折部位に分類される（Robinson 分類）．① 鎖骨近位端骨折（type 1）：第 1 肋骨の中心より内側に骨折が存在するもの，② 鎖骨骨幹部骨折（type 2）：第 1 肋骨の中心より外側，烏口突起基部の中心より内側に骨折が存在するもの，③ 鎖骨遠位端骨折（type 3）：烏口突起基部の中心より外側に骨折が存在するもの，である．また，外力の加わり方によって骨折の生じる場所や形態に違いが現れる．

　国内外多くの小児鎖骨骨折集計の文献でも最も発生頻度の高い骨折は鎖骨骨幹部骨折（type 2）であり，全体の 85～90％を占めている．その受傷時年齢は二峰性であり，若年児でのピークは 1 歳および 3 歳，年長児では 13 歳にそのピークを認める．その受傷機転は若年児では歩き始めによる転落，転倒が多く，年長児では自転車からの転落，スポーツ時の受傷などが多いようである．

症状・診断

　小児，特に年少児では，臨床症状として鎖骨部の痛みを訴えることをしない場合があり注意を要する．症状を聴取する際に注意すべきポイントは，「手を痛がっている」「胸に手をあてて抱くと痛がる」「シャツの脱着で痛がる」などである．このような症状がある場合は鎖骨骨折を疑う．理学的所見としては骨折部の腫脹と圧痛が著明にみられ，転位がある場合には骨折部を触知することができる．骨折部に轢音なども認められる．鎖骨骨折が疑われたら X 線撮影が必須であることは言うまでもない．鎖骨の前後像，尾側方向からの撮影によって骨折の確認，転位の有無を判断する．

　骨折のパターンは Robinson 分類の鎖骨骨幹部骨折（type 2）が 90～95％を占め，そのなかで type 2A1

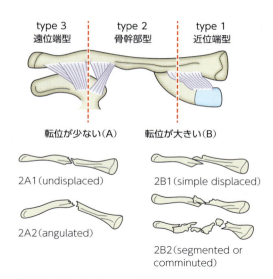

図 13-15　　Robinson 分類

に分類される転位のない型（undisplaced）あるいは屈曲転位（angulated）のある type 2A2 が最も多く，小児鎖骨骨幹部骨折の 60～70％を占める．

　小児では少ないとされているが，注意すべき合併損傷として肩鎖関節脱臼，胸鎖関節脱臼，肋骨骨折，鎖骨下動静脈あるいは腕神経叢損傷，肺・胸膜損傷による血胸・気胸などが起こりうる．したがって単純な骨折であっても，手指の知覚，運動，血行障害，呼吸症状などを詳細に診察することは重要である．

初療・処置

　小児おける本症の治療は鎖骨骨幹部骨折（type 2）の骨折が多く，転位の少ない type 2A1 が多いため，そのほとんど（98％以上）が保存的治療で問題なく治癒しており，外科的治療となるものは極めて少ない．保存的治療によるその成績も極めて良好であり，その予後調査による文献でも excellent 90％，good 4％，poor 5％と満足すべき成果を得ている．また骨癒合の障害例も 0.5％以下の頻度でしか発生しておらず，小児の鎖骨骨折は保存的治療が第 1 選択の骨折といってよいであろう．外科的治療の適応となる可能性がある場合は，極めて転位が強い症例や骨片が皮膚から脱出しているような症例に限られる．

　保存的治療の際はまず，短縮転位を整復するために坐位で患児の両肩関節を把持し，術者の膝蓋部を背中の中央にあて胸を張るように反らせる（**図 13-16**）．この方法により鎖骨が長軸方向に牽引され，短縮転位が整復される．固定法としては鎖骨骨折固定帯（鎖骨バンド）によって固定する（**図 13-17**）．固定期間は 3～6 週間であり，骨折部の仮骨形成が認められ，安定すれば固定を除去する．

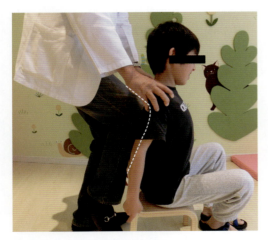

図 13-16　鎖骨骨折の整復法
椅子に座った状態で患児の両側の肩関節を把持して，医師の膝を患児の背中にあて，胸を張るように反らせる.

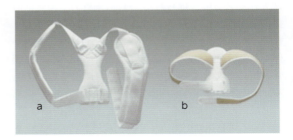

図 13-17　鎖骨骨折に用いる鎖骨バンド
a：胸囲が 60 cm 以上の学童期〜成人用.
b：胸囲が 55〜60 cm までの小児用.

🔶 コツとアドバイス

● 年長児の早期スポーツ復帰については再骨折に十分注意することが重要である.

● 本書は救急の現場で初療にあたる研修医や整形外科医以外の医師に読まれることが多いと考える. 小児の鎖骨骨折に遭遇した場合は，頻度は少ないものの骨折部の癒合不全や短縮など晩期合併症もあり，初療を行ったうえで整形外科専門医のコンサルトを受けることが必須であることは言うまでもない.

（藤本隆夫）

上肢の骨折

　乳幼児・小児の骨折の特徴は，骨端線または骨端核があり，X 線診断のみでは正確な骨折型の診断が難しいことである. 骨端核のうち最も早期に出現するのが上腕骨小頭核で，生後 4〜5 か月，橈骨頭核は 3〜7 歳，内上顆核は 5〜7 歳，滑車核は 9〜10 歳である.

　本項では，乳幼児・小児骨折のなかでも特に頻度の高い肘関節周辺骨折および前腕骨の骨折について述べる. 好発年齢は 2〜16 歳で，ピークは 6〜10 歳である. 肘関節周辺の骨折では上腕骨顆上骨折の頻度が最も高く，次いで上腕骨外顆骨折で，両者で約 3/4 を占める[1]. そのほか，尺骨近位部骨折，橈骨頭骨折，橈骨頸部骨折，上腕骨内上顆骨折，上腕骨遠位骨端離開，肘関節脱臼・脱臼骨折などがある（図 13-18）. 前腕では橈骨・尺骨骨幹部骨折，橈骨遠位骨端線損傷，Monteggia 脱臼骨折などがある. また，骨幹部骨折ではしばしば若木骨折を認めるのも小児骨折の特徴である.

症状・診断

　X 線による所見としては，橈骨頸部の長軸が上腕骨外顆核を通過するのが正常で（図 13-19），この位置関係の乱れは上腕骨外顆骨折，上腕骨遠位骨端離開，肘関節脱臼を疑わせるが，上腕骨遠位骨端離開と肘関節脱臼は X 線のみでは困難である. 肘関節脱臼は 6〜7 歳以後に多く，5 歳未満場合，上腕骨遠位骨端離開を強く疑う. また，関節造影や MRI が有用であるが，小児の場合，施設によってはすぐに検査が困難なことが多い.

1．上腕骨顆上骨折

　転倒・転落によって受傷する. 肘関節の伸展位での骨折では前方凸変形を，屈曲位での骨折では後方凸変形を生じる. 転位の強いものは受傷時または整復時に血管損傷や神経損傷を生じやすい. 牽引療法でも手術療法でも整復不良例は内反変形をきたしやすく，経年的な自家矯正が起こらないため，できるだけ正確な整復が重要である.

2．上腕骨外顆骨折

　肘関節を伸展位でついて受傷し，肘関節の腫脹，疼痛を認める. Wadsworth の分類では，転位のほとんどないものを type I，転位のあるものを type II，回転しているものを type III，小頭が圧潰されたものを type IV としている. 転位が 2 mm 以下の場合，保存的治療が選択されるが，X 線の正・側面画像では診断がつきにくく，斜位撮影や前腕 20° 挙上位正面像によって正確に診断する[2]. また，骨片に長・短橈側手根伸筋が付着するため，経過中徐々に転位が増大し，骨癒合が遅延する場合があり，保存的治療の選択には

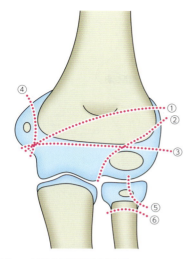

図 13-18　小児の肘周辺の骨折
① 上腕骨顆上骨折，② 上腕骨外顆骨折，③ 上腕骨遠位骨端離開，④ 上腕骨内上顆骨折，⑤ 橈骨頭骨折，⑥ 橈骨頸部骨折．

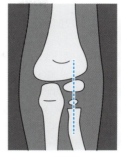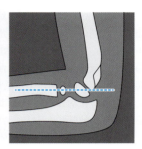

正面像　　　　　　　　側面像

図 13-19　正常な肘の単純 X 線
正常では正面・側面像ともに橈骨頸部の長軸が上腕骨小頭核を通る．

注意を要する．偽関節になると成長とともに外反肘変形が生じ，成人期に遅発性尺骨神経麻痺生じて来院する患者も少なくない．

3．橈骨頭・橈骨頸部骨折

　肘関節に軸圧と外反力が作用して生じる．幼小児の肘関節周辺骨折のなかで 5〜6％ と比較的まれである．幼小児の場合，橈骨頸部骨折がほとんどであり，骨頭骨折はまれである．整復不良例では肘関節の屈曲障害だけでなく，回内外の障害も生じる．また，橈骨頭のすぐ前方を後骨間神経が通っているため，受傷時や整復時に後骨間神経麻痺を生じることがあり，注意を要する．

4．前腕骨骨幹部骨折

　橈骨または尺骨の単独骨折はまれで，橈・尺骨両方の骨折を生じることが多い．手関節伸展位で手をつくと前方凸の変形を生じ，手関節屈曲位では後方凸の変形を生じる．若木骨折では徒手整復は容易であるが，完全骨折で短縮しているような場合は徒手整復は困難で，観血的整復術を必要とする．また，尺骨近位 1/3 の骨折では，橈骨頭の脱臼を伴う Monteggia 脱臼骨折の発生がみられ，しばしば見逃されることがある．陳旧例になると尺骨の矯正骨切りと橈骨頭の脱臼整復を行う必要があるため，初診時に骨幹部 X 線だけでなく，肘関節の正・側面二方向の X 線撮影を行うことが望ましい．

5．橈骨遠位骨端線損傷

　Salter-Harris 分類の type I か type II の骨端線損傷である．徒手整復は比較的容易であるが再転位をきたすものも多く，経皮的鋼線固定の追加が有効である．

初療・処置

　初療としては，ギプスシャーレ固定か牽引治療が選択されるが，上腕骨顆上骨折で腫脹が強い場合は，後日手術を行うとしても肘頭より直卓牽引を行うことが安全である．上腕骨顆上骨折の肘頭牽引は，仰臥位にて肩関節 90° 屈曲外旋位，肘関節 90° 屈曲位，前腕 90° 回外位にて上方に牽引する．Volkmann 拘縮を疑うときはただちに観血的整復術を行い神経血管束を確認すべきである．意思疎通がとれない乳幼児・小児の橈骨神経や正中神経の損傷は，母指の指節間関節（IP関節）の屈曲・伸展が可能かどうかで判断している．血行障害の診断は，ドプラ超音波を用いれば容易に診断可能である．

🔵 コツとアドバイス

- まず，骨折型の正しい診断が重要であるため，正面・側面・斜位像など，こまめに X 線撮影を行い，撮影条件や肢位が悪い場合は再度撮影を行う．場合によっては健側の X 線撮影も行い患側と比較する．

- 肘関節周囲骨折で転位が強く腫脹の強い場合は，ギプスシャーレ固定などは避け，直達牽引を行い，Volkmann 拘縮を絶対に起こさないよう注意する．

- 受傷時に神経障害があるかどうか必ず確認する．受傷時に神経障害がある場合は，整復前に両親に説明しておく．

参考文献

1）笹重善朗，他：小児の肘周辺骨折．臨床外科 59：284-286，2004
2）今田英明，他：小児上腕骨外顆骨折の 3 次元的形態および上腕骨 20° 挙上位撮影の有用性に関する検討．骨折 32：5-11，2010

（益田泰次，笹重善朗）

肘内障

肘内障（pulled elbow）とは，近位橈尺関節内の橈骨頭の亜脱臼のことである．発症年齢は 1〜4 歳までの小児に多く，5 歳を超えて初発する症例はまれで，その多くは反復例であることが多い．橈骨頭（橈骨近位端）は輪状靱帯によって尺骨近位の橈骨切痕に固定されている．乳幼児の橈骨頭は年長児ほど大きく膨らんでおらず，前腕が回内し，かつ肘関節が伸展した状態で手を長軸方向へ強く引っ張ると，**図 13-20** に示したように橈骨頭が輪状靱帯からすり抜け，亜脱臼状態となる．このような状態になると輪状靱帯は上腕骨小頭と橈骨頭の間に挟み込まれ，肘を曲げることができなくなり，また痛みで上肢全体を動かせなくなる．

受傷機転で最も多いのが「手をつないでいて引っ張った」「倒れたので引っ張り起こした」「腕を吊り上げ，持ち上げて遊んだ」などの，「大人が子どもの手を引っ張り，その直後から動かさなくなった」というような牽引に伴うエピソードがほとんどである．しかしながら，必ずしも保護者から「手を引っ張った」という情報が得られるとは限らず，問診や理学的所見による診断が困難な場合もある．以下に解説するその受傷状況や患児の状態から本症の可能性を疑うことが重要である．

症状・診断

まずは詳細な保護者への問診が重要であることは言うまでもない．前記したように患肢を牽引したエピソードがあれば，本症を疑うことは簡単である．しかしながら，本症では牽引したとの受傷機転を正確に伝えた例は 51％に過ぎなかったとの報告もあり，むしろ，「突然動かさなくなった」は重要なキーワードの 1 つかもしれない．

受傷機転は不明確なことも多いので，来院した患児の肢位を注意深く観察することが極めて重要となる．来院時の典型的な肢位として，前腕を回内位で肘を軽く屈曲した状態をとるが，本症に対する認識がなければその独特の肢位には気づくことはできない．また，多くの場合，保護者に抱きかかえられて来院し，肢位の判断がしにくいことも多い．診察の方法は，まず患児に触れる前に患児を保護者に対面位で抱きかかえてもらい，患側の腕を保護者の首に回すことをしなければ極めて疑わしいサインである．聞き分けのよい患児であれば，バンザイの格好が可能かどうか，また，患児の興味を引きそうな玩具や書籍を患肢側から示しても患側の手を伸ばさなかったりした場合は，本症を

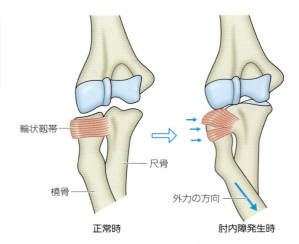

図 13-20　肘内障発生時の解剖学的位置関係
上腕骨遠位と橈骨との関節内部に輪状靱帯が嵌入し（輪状靱帯の偏位），亜脱臼が起こる．

疑ってもよい所見である．

本症に X 線撮影をするかどうかは議論の多いところである．しかしながら，橈骨頭脱臼，上腕骨顆上骨折，上腕骨外顆骨折などとの鑑別は重要であり，これら病態の治療には整形外科専門医へのコンサルトも必要となるため，筆者らは初療にあたる救急医あるいは小児科医には X 線撮影を勧めている．確かに放射線技師は正面像の撮影の際には，本症の独特の肢位である回内している前腕を回外して，良好なアングルで撮影しようと努める．その際に整復されることがある場合も否定はしない．しかしながら，肘内障以外の疾患の鑑別診断のために X 線撮影は必要であると考えている．撮影の際は必ず両側を正・側面の二方向撮影を行う．肘関節のみでなく前腕全体を撮影する．肘内障の場合は X 線撮影で異常所見を認めない．橈骨頭が偏位していれば橈骨頭脱臼である．近年，超音波検査の有用性を示す論文が散見される．7.5〜14 MHz のプローブを使用して輪状靱帯の腕橈関節内への嵌入，回外筋の変化，橈骨頭の位置などから肘内障を診断する試みがなされている．

初療・処置

肘内障が疑われた場合，処置として整復を試みる．整復法には前腕を回外させる「回外法」と回内させる「回内法」の 2 種類がある（**図 13-21**）．多くの教科書には古くから「回外法」が記載されているが，最近では「回内法」のほうが整復率が高く，痛みも少ないとの報告がある．

1. 回内法

術者は患者と正対して座り，母指を肘の外側にある橈骨頭を軽く押さえながら，一方の手で患者の前腕の遠位端を持ち，肘を 90°曲げた位置から，前腕を回内

（掌を下へ向ける動き）させながら，肘関節を屈曲させていき，橈骨頭を押さえている母指を押し込み整復する．整復されると橈骨頭にあてている母指にクリッとした感触がある．その後は前腕を回外し，肘を伸展させる．

2．回外法

回外法も同様な位置で患者と正対して座る．回内法と同様に母指で橈骨頭を押し込みながら，前腕を手のひらが外を向くまで回外させながら，肘を屈曲させていく．

💡コツとアドバイス

● 整復された後は三角巾などの固定は不要．多くの教科書では，整復されるとすぐに泣き止み，患側肢をすぐに動かすようになり，保護者からの見た目にも状態回復は明らかであるとされているが，必ずしも整復後の患児の挙動は一定ではないので，しばらく外来で様子を観察することは重要である．

● 肘内障は好発年齢を過ぎるまで靱帯が転位しやすく，再発の可能性があることを十分に保護者に説明しておくことが重要である．

（藤本隆夫）

消化管異物

消化管異物とは食物ではないものを飲み込みそれが消化管内に存在している状態で，小児医療の現場では頻繁に遭遇する．好発年齢は生後6か月〜4歳前後で多くは誤飲を主訴として来院するが，腸閉塞や消化管穿孔によって発見されることもある．

ほとんどの消化管異物は自然排泄されるが，異物が存在する部位や誤飲したものによっては早期の対応を必要とすることもあり，注意が必要である．

症状・診断

1．問診

母親などの目撃者からいつ・何を飲んだのかを詳しく聞く．飲んだものと同じものを持って来院してもらうとよい．異物の大きさや形態，発症からの時間などの情報を評価し治療方針を決定するが，誤飲の事実に気づかれないまま縦隔炎や急性腹症を呈して来院することがある．

2．症状

消化管異物は無症状であることが多いが，食道異物の場合，食欲低下，嚥下困難，胸痛や呼吸困難を訴えることがある．呼吸器症状は長時間の停滞で生じることが多く，合併症を示唆するので要注意である．また

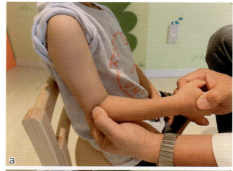
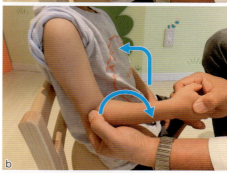
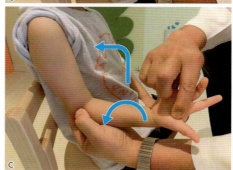

図 13-21　肘内障の整復法
a：肘を90°屈曲させた位置でリラックスさせ，橈骨頭を術者の母指で触れる．
b：回内法；前腕遠位端を保持して回内させ，術者の母指で橈骨頭を押し込みながら屈曲させる．
c：回外法；前腕遠位端を保持して回外させ，術者の母指で橈骨頭を押し込みながら屈曲させる．

発熱や胸痛，縦隔気腫などは食道穿孔や縦隔炎を疑う．

3．検査

消化管異物が疑われる場合には頸部・胸部二方向と腹部の単純X線を撮る．これは重複異物を見落とさないため，あるいは気管異物との鑑別のために必要である．X線透過性の異物に対しては造影検査が有用である．

初療・処置

1．食道異物

食道異物は生理的狭窄部に停滞しやすく，食道入口部が全体の60〜80％を占める（図 13-22）．異物の

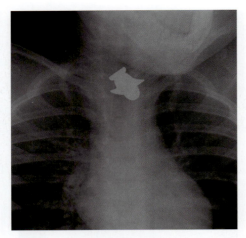

図 13-22　食道入口部に嵌頓した不整形異物
おもちゃのペンギン人形が食道入口部に嵌頓していた.
処置として内視鏡的に摘出した.

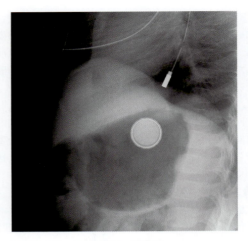

図 13-23　胃内ボタン型電池
患者を側臥位として電池を胃底部に動かすとマグネットカテーテルで吸着しやすい.

種類では硬貨が最も多い. 食道異物は長時間食道に停滞することによって潰瘍を起こし穿孔に至ることがあるため, 原則として摘出する. 特にボタン型リチウム電池は放電により短時間で組織傷害を惹起するので, 早急な摘出を要する.

鈍的異物に対する簡単かつ安全な摘出法としてバルーンカテーテル法があるが, これは無麻酔・透視下に尿道用バルーンカテーテルを食道内へ挿入し膨らませたバルーンで異物を摘出するものである.

鋭的異物や長時間停滞していたもの, 縦隔に炎症が及ぶ場合には内視鏡下に摘出するほうが安全である. 食道穿孔や縦隔炎, 瘻孔形成をきたしたものは手術適応となる.

2. 胃内異物

胃に達した異物は 2 週間以内に 90% が自然排出される. 幽門を通過するのは大きさ 20〜25 mm 以下のものが多いが, それ以上でも通過することがある. 特に胃内に長期間とどまっているものや 5 cm 以上の長さの異物については合併症の原因となりうるため, 内視鏡下に摘出したほうがよい.

ボタン型電池は主にリチウム電池とアルカリ電池があり, リチウム電池は放電により, アルカリ電池は胃液による腐蝕によって組織傷害を惹起する. したがって, 可及的速やかに摘出するべきである. マグネットカテーテルを用いるとほとんどの電池を安全に摘出できるので, まずこれを試みるべきである. マグネットカテーテルはバイトブロックの補助のもと, 透視下で経口的に挿入し, 電池に吸着させる (**図 13-23**). 摘出の際に食道の生理的狭窄部や児の嚥下運動により吸着が外れてなかなか摘出できないこともある. その場合, 食道内でバルーンカテーテルと挟み撃ちにして摘

出する方法も有効である.

胃内の異物が動かないようであれば, 組織傷害が進行していることを考えて内視鏡的摘出に切り替える.

3. 下部消化管異物

十二指腸以下の消化管に達した異物については経過観察とする. しかし, 複数個の磁石誤飲や鋭利なピンによって穿孔などの合併症を生じることがあるため, このような場合には厳重観察が必要である.

💡コツとアドバイス

- 小児救急医療においては消化管異物を常に念頭に置いて診療にあたる.
- 食道異物は原則摘出する. ボタン型電池では早期の対応を要するが, 食道穿孔や縦隔炎を疑う場合にはまず全身状態の改善を優先させる.
- 異物摘出には安全かつ低侵襲な方法を優先させるが, 1 つの方法に固執することなく臨機応変な対応を心がける.

（東間未来）

肥厚性幽門狭窄症

乳児肥厚性幽門狭窄症は, 胃幽門筋が肥厚して起こる幽門部通過障害である. 幽門筋肥厚の原因は不明であるが, 弱い家族性が認められ, 男児に多い. 頻度は比較的高い (出生 1,000 人に 2〜4 人).

症状・診断

生後数週目ごろから始まる無胆汁性の噴水様嘔吐を呈する. 発症からの経過が短く, 脱水などがなければ

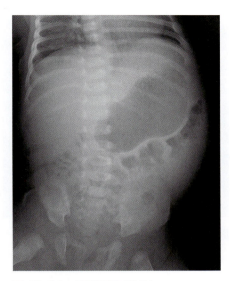

図 13-24　腹部写真(臥位)
拡張した胃泡と蠕動輪を認める. 小腸ガス像はほとんど認めない.

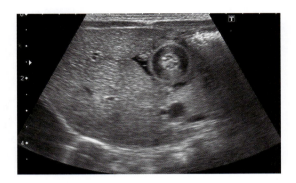

図 13-25　腹部超音波像
肥厚した幽門の短軸像. 中央の粘膜像(高エコー)の周囲を肥厚した筋層(低エコー)が囲んでいる. 筋層の厚さは 5 mm であった.

全身状態は比較的良好で, 嘔吐後もミルクをほしがることが多い. 特徴的な身体所見として, 触診により右上腹部に肥厚した幽門を(オリーブ様)腫瘤として触れる. 視診にて胃の蠕動波を腹壁に透見する場合がある. 生後 2 週未満の新生児および生後 12 週以降の乳児に本症はまれであることに留意する.

腹部 X 線は初診時の検査として有用である. 内容の貯留により拡張した胃泡像を認め, しばしば蠕動輪を伴う(図 13-24). 小腸以下の消化管ガスは減少する. 胃泡の拡張がなく, 小腸以下のガス像が正常であれば, 本症はほぼ否定できる.

腹部超音波検査により, 肝下面に筋層が肥厚した幽門部を認める. 幽門の長軸方向では縦走する 2 本の線状低エコー (double-track sign), 短軸方向ではドーナッツ様(owl's eye) (図 13-25)などの所見が認められる. 幽門部筋層の厚さを測定し, 4 mm 以上あれば本症と診断する. 現在, 超音波検査は本症の最も有力な診断法で, 上部消化管造影を本症の診断のために用いる必要はない.

嘔吐が長期, 大量となるため, 脱水・電解質異常をきたすことが多い. 胃液の嘔吐により低クロール性代謝性アルカローシスとなる. 代謝性アルカローシスの程度(塩基過剰, base excess；BE)は本症の重症度を示す指標となる.

鑑別すべき疾患は, 生理的嘔吐, 胃軸捻転症, 胃食道逆流症などである.

初療・処置

静脈路を確保し, 輸液を開始する. 血液電解質, 血液ガス分析を行い. BE, 重炭酸濃度などにより, 電解質異常, 酸塩基平衡異常の程度を測定する.

経鼻胃管を挿入し, 持続的に胃内容を吸引する. 吸引量に応じて胃液補正を行う. 胃管挿入は嘔吐の予防と正確な胃液排出量の測定のためであるが, 本症の幽門は完全閉塞ではないので, 禁乳により嘔吐は消失し, 胃管を必ずしも必要としないとする意見もある.

脱水, 代謝性アルカローシスを重症度に応じて補正する. なお, 市販の輸液に多く含まれる乳酸は代謝されてアルカローシスをきたすので, 使用しない. BE, 血清クロール値の正常化, 尿中クロール排泄を補正の目安とする.

治療は幽門筋切開術が標準であるので, 初期輸液療法開始後に速やかに小児外科に転科(院)させる. 治療法は保存的治療と手術療法とがある.

保存的治療は, 硫酸アトロピンを静注, あるいは経口投与して, 嘔吐を減少させ, 少量の哺乳を続ける. 輸液治療を併用して脱水を予防しながら, 幽門筋肥厚の軽快を待つ治療法である. 無効と判断された場合は速やかに手術療法に切り替える. 手術(Ramstedt 手術：粘膜外幽門筋切開術)は全身麻酔下に幽門筋を切開し, 狭窄を解除する. 開腹法と腹腔鏡による方法とがある.

患児家族への説明

生後間もない子どもに手術が必要かもしれないと聞かされた家族の動揺は相当なものがある. この点を常に考慮して対応する. 全身麻酔は乳児においても安全に行えること, 臍周囲弧状切開法や腹腔鏡手術などの

選択肢があり，手術創の整容性も十分保たれることなどを説明する.

コツとアドバイス

● 肥厚した幽門(オリーブ)を触知することが，診断の基本である. 触診のコツは患児を泣かせないこと. 哺乳用乳首などで機嫌をとりながらすばやく行う. 指先を肝下面に沿って挿入し，頭側から尾側に滑らせると，腫瘤を指先に触れる. 触れにくい場合は，左手を背部において，右手と挟むようにすると触れる場合がある. 比較的よく動く腫瘤なので，正中部に触れる場合もある. 手術開始前に全身麻酔下で一度触知を経験しておくと日常臨床でも触知が容易となる.

● 触診による診断が難しい場合は，腹部X線と超音波により診断する. 超音波は胃内のガスにより幽門を観察できないときがあるので，胃管を挿入して胃内容を空虚にして行うと観察が容易となる.

(羽金和彦)

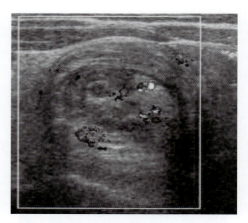

図13-26　腹部超音波所見

腸重積症, Hirschsprung病

I　腸重積症

腸重積症は乳児期に緊急処置を要する頻度の高い代表的疾患である. タイムリーに診断治療を行えば問題なく経過するが，診断が遅れると敗血症から致死的となることもあり，決して見逃してはいけない. 発生頻度は1,000人に2〜4人，男女比は男：女＝3：2，生後5〜10か月の離乳期前後に発症することが多いが，1歳〜小学生に発症することもある. かぜ症状に引き続いて発症することが多い. 回盲部のリンパ組織であるPeyer板が肥厚して先進部となり，結腸内に重積することにより循環障害を呈するのが病態である. 約5%はその他の器質的疾患(Meckel憩室，ポリープ，腸管重複症，悪性リンパ腫など)が先進部となることがある. 通常の整復法では困難な症例，3歳以上の腸重積ではこれらの器質的疾患を考慮する必要がある.

症状・診断

腹痛，嘔吐，粘血便が三大症状である. 初期は腹痛・嘔吐が主な症状なのでウイルス性胃腸炎と紛らわしい. 下記の臨床症状・理学的所見から腸重積症を疑うことが極めて重要で，詳細な病歴聴取が欠かせない. 少しでも腸重積症の疑いがあれば超音波検査でチェックする. さらに疑われれば単純X線・注腸ま

で行うことが望ましい. 腸重積症を見逃さないためには検査をしすぎるぐらいでも構わない.

1. 腹痛

元気でいた児が急に不機嫌になったり泣き叫び，5〜30分の間隔で間欠的に腹痛が生じるのが腸重積症に特徴的な症状である. 母親は何か重大なことが起こったと感じるほどで，そのうち疲れと脱水によりぐったりするため，中枢神経系の疾患が疑われることもある.

2. 嘔吐

初期の嘔吐は特徴的ではなく胃内容を吐き，腸閉塞症状が進むと胆汁性嘔吐となる. 胆汁性嘔吐がみられたら要注意である.

3. 粘血便

イチゴジャム状が特徴的な所見であるが，初発症状になることは少ない. 直腸指診や浣腸で血便がないか確認することが重要である.

4. 腹部所見

初期には腹部平坦で，右季肋部から心窩部にかけて注意して触診するとソーセージ様の腫瘤を触知できる. また，右下腹部は空虚な感じがする(Dance徴候). しかし，実際には患児が泣いたり腹部が少し膨満して，はっきりわからないことも多い. 進行して腸閉塞になると腹部膨満が著明となる.

5. 超音波検査

重積した腸管を描出できる. 輪切り方向では標的のようにみえるのでtarget sign，長軸方向では腎臓のようにみえるのでpseudokidney signと呼ばれる(図13-26).

6. 単純X線

初期は腸管ガスが少ないのが特徴である(図13-27). 進行すると立位で鏡面像を呈する腸閉塞像となる(図13-28).

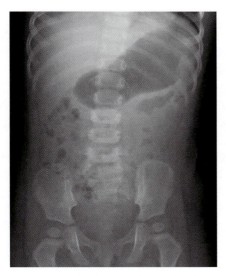

図 13-27　腹部単純 X 線所見（初期）

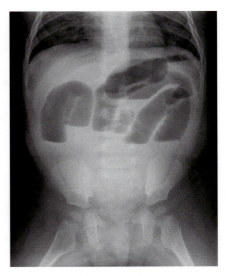

図 13-28　腹部単純 X 線所見

7．注腸

　造影剤が腸管嵌入部で止まるため，特徴的な蟹爪様所見を呈する（**図 13-29**）．

初療・処置

　まず，問診で発症から 24 時間経過しているか否か確認する．次に患児が比較的元気であるかぐったりしているかをチェックする．点滴ラインの確保（細胞外液の輸液）とともに採血（末梢血，生化学）を行い，臨床症状・血液検査所見から脱水・電解質異常の有無をチェックする．また，腹部所見，単純 X 線から腹膜刺激症状，腸閉塞の有無を判断する．

　24 時間以上経過し患児がぐったりして著明な脱水がある場合，腹膜刺激症状もしくは腸閉塞所見がある場合には，手術が必要となる可能性が高いので，小児外科のある専門施設へ紹介する．小児外科のある施設ではすぐに小児外科医にコンサルトする．手術では嵌入している回腸を結腸から押し出すことにより整復するが（Hutchinson 手技），腸管が壊死に陥っている場合には回盲部切除が必要となることもある．

　患児の状態が比較的安定しており腸閉塞がない場合は注腸整復を試みるが，小児外科のある施設では小児外科医とともに行うのが望ましい．この際，原則として胃管挿入，抗菌薬予防投与は必要ない．

1．非観血的整復処置（注腸整復），必要物品の用意

　① 24 Fr のバルーンカテーテル（太いほうがよい），② リドカイン（キシロカイン®）ゼリー（潤滑目的なので何のゼリーでも可），③ 粘着力のあるテープ，④ 太めの弾性包帯，⑤ ブチルスコポラミン臭化物（ブスコパン®），⑥ 鉗子，⑦ イルリガートル，⑧ 温めた造影剤（3 倍以上に希釈したバリウムまたは 6 倍以上に希

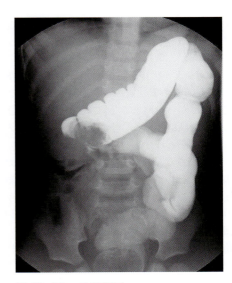

図 13-29　注腸所見

釈したガストログラフイン® 1,000 mL，またはイオメロン® 100 mL）と生理食塩水 1,000 mL，⑨ 点滴台（造影剤による注腸整復が一般的であるので空気整復と超音波下整復は省略する）．

2．処置の実際

　腹膜刺激症状がある場合や症状が 24 時間以上継続し，イレウス所見が著明であり全身状態が悪い場合は外科的治療が原則である．ただし，24 時間以上経過しイレウス症状がみられても，患児が比較的元気で超音波にて重積腸管の血流を確認できたら注意深く非観血的整復を試みてもよい．

　鎮静は必ずしも必要ないが，ペンタゾシン（ソセゴ

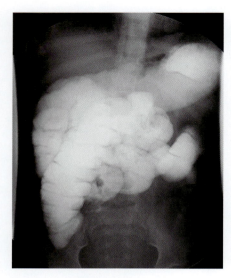

図13-30　注腸整復後

ン®）やジアゼパム（セルシン®）を用いて鎮静してもよい．ブチルスコポラミン臭化物を5～10 mg ゆっくり静脈注射するが，これも必ずしも必要はない．

　バルーンカテーテルを挿入しバルーンを蒸留水で20～30 mL で膨らませる．殿部を粘着テープで寄せて固定し，膝から骨盤までを弾性包帯で巻き，患児を抑制しやすい状態とする．整復を成功させるコツは肛門から造影剤を漏らさないことである．

　1.2 m の高さから造影剤を注入する．最初は鉗子を使って on and off で注入して先進部の蟹爪様所見と穿孔がないことを確認する．造影剤の水位は落ちてくるので水位を一定に保つようにイルリガートルの位置を微調整する．超音波またはX線透視下で先進部の移動を確認し，造影剤が回腸に勢いよく流入するのを確認する．この状態は肛門からの漏れがなければ，イルリガートル内の水位が急に落ちていくことでも確認できるので，手技に慣れれば造影剤が勢いよく流れるのを確認した後，透視を止めて水位を確認することで透視時間を短くすることが可能である．

　造影剤の流入が止まった場合（多くは回盲部でいったん止まる），3分加圧したらイルリガートルを下ろし，造影剤を回収して3分休む．この加圧と休憩を3回繰り返しても整復されない場合は外科的治療に移行する．用手圧迫や静水圧を上げる（イルリガートルの位置を上げる）ことは禁忌であるが，すぐに緊急手術ができる状況であれば行ってもよい．

　回腸が造影されても回腸回腸型の重積が残っていることがあり，造影剤が勢いよく小腸に流入することを確認することが重要である．造影剤の流入がわかりにくい場合もしばしばあるが，そのような場合は整復前

に空気が入っていた腸管に造影剤が逆流したら，整復できたと考えてよい．最後に上行結腸，横行結腸，下行結腸で囲まれた範囲の小腸全体が造影されていることを確認する（図13-30）．

　整復が確認できたら造影剤を回収したうえで，回盲部を圧迫してX線二重造影を撮る．ポリープや腸管重複症など，先進部の器質的疾患を診断できることもある．

　後処置として，整復終了後に状態が安定していても1日は入院させて経過を観察する．これは整復時に見落とされていた回腸回腸型の腸重積がないことを再チェックするのが目的である．経口摂取が問題なく小腸に流入した造影剤の排泄を確認できたら退院とする．

　腸重積症の原因となった Peyer 板の肥厚した回腸は肥厚した状態がしばらく続くので，再発するリスクが少なからずある．帰宅後にもし同様の症状がみられたら，すぐに連絡するよう，家族に伝えておく．

🔍 コツとアドバイス

- 腸重積症を疑うためには**病歴の詳細な聴取**が重要．
- 病歴，身体所見，超音波所見から腸重積症が疑われたら**注腸検査を積極的に行う**．腸重積症の診断に関して過剰検査は許されるが，**診断の遅れは許されない**．
- 腹膜刺激症状があり，全身状態が不良な状態では注腸整復は試みず，**早急に小児外科のある専門施設に送る**．
- 注腸整復のコツは**肛門からの漏れをなくすこと**．
- 注腸整復の際，小腸が造影されただけでは整復が完了したと考えてはいけない．重要なポイントは**造影剤が勢いよく流入すること，小腸全体が造影されること**．
- 緊急手術をできる態勢がない限り，**用手圧迫や静水圧の上昇は禁忌**である．
- 透視時間をできるだけ短くすることも重要で，超音波併用もその一法．
- 再発のリスクを家族に説明する．

Ⅱ　Hirschsprung 病

　典型的には新生児期に腸閉塞症状で発症し，胎便排泄遅延を伴った腹部膨満と胆汁性嘔吐がみられる疾患である．診断が遅れると敗血症から致死的になることもある．一方，約10%は軽い便秘で見すごされ1歳以降に診断されることもある．発生頻度は5,000人に1人で，男女比は3～3.5：1と男児に多い．90%以上が体重2,500 g 以上の成熟児で，心疾患などの合併奇形の頻度は10～15%である．

　病因は腸管壁の Auerbach 神経叢と Meissner 神経

叢における神経節細胞の欠如で，その無神経節腸管は蠕動がなく収縮した状態であるため，腸閉塞や便秘の原因となる．胎生期における腸管の神経節細胞の発生は食道から直腸へ下降するため，その発生段階が何らかの原因により途中で停止すると，停止部位から肛門までの腸管の神経節細胞が欠如する．多くはS状結腸から直腸までが無神経節腸管となるが，無神経節腸管の範囲は小腸に至るまでの長い症例や肛門管周囲のみの短い症例もある．

症状・診断

1．胎便排泄遅延

本疾患の約90％に出生後24時間以上の胎便排泄遅延がみられる．

2．腹部膨満

特に新生児ではガスの貯留が顕著である．

3．胆汁性嘔吐

新生児期発症例では腸閉塞となり胆汁性嘔吐をみる．

4．便秘・排便障害

新生児期に浣腸やブジーなどで排便をみることもあるが，通常自然排便をみることはまれで排便障害を認める．乳児期以降の症例では頑固な便秘が主な症状である．

5．下痢・腸炎

便の貯留が著しいと結腸炎を起こし，下痢や発熱がみられ，放置されると敗血症からエンドトキシンショックとなり致死的になる可能性がある．

6．単純X線

結腸の著しい拡張と側面像で直腸ガスのないことが特徴である．

7．注腸

無神経節腸管は細く，その口側の腸管は著明に拡張して造影され，典型的な症例では巨大結腸症（megacolon）を呈する．また，無神経節腸管と巨大結腸との口径差が顕著にみられる（caliber change）．

以上の症状，検査所見から本症が疑われた場合，早急に小児外科のある専門施設に送る．

コツとアドバイス

● 新生児症例では**胎便排泄遅延，腹部膨満，胆汁性嘔吐**が主な症状である．

● 乳児期以降の症例では，**頑固な便秘**を呈する患者には本症を疑う必要がある．

● Hirschsprung病を放置すると**敗血症からエンドトキシンショックとなり，致死的になる可能性がある**ため，本疾患が疑われた場合，**早急に小児外科のある施設に搬送**する必要がある．

（森川信行）

臍炎，臍ヘルニア

I 臍炎

● 臍帯の処置

臍帯は出生後約1週間で乾燥脱落し，その断端は生後2週までには上皮で覆われる．まず，臍帯の処置について述べる．出生時に血液などの付着物をアルコールでぬぐいさり，臍皮膚から数cmの部位にプラスチッククランプをかけ，臍帯を切断する．多くの施設では12時間後に残存臍帯のさらに皮膚寄りの部位を絹糸で結紮している．付着した臍帯はアルコールなどを塗布して清潔を保ち乾燥脱落させる．聖路加国際病院では退院後も70％アルコールによる消毒を臍帯が乾燥脱落するまで続けるように指導している．出生後の処置が徹底されてからは入院中の臍炎の発症率は1％以下まで激減した．

● 新生児臍炎

新生児期の臍炎は自宅分娩，低出生体重児，臍カテーテルの挿入，産道感染などに伴いやすく，蜂窩織炎に移行しやすいので適切な治療が必要である．臍部は発赤，腫脹，湿潤し，膿性分泌を伴う．感染が慢性化すると病的肉芽を生じて臍肉芽腫となる．抗菌薬の投与にもかかわらず全身状態の悪化，頻脈，腹部膨満，低体温，出血斑，水疱形成などがみられた場合は壊死性筋膜炎や腹壁膿瘍，腹膜炎，臍静脈炎を併発している可能性がある．その致死率は高く，救命のためには広範囲なデブリードマンが必要である．

● 臍肉芽腫

臍に肉芽が形成され外来を受診する生後1か月ごろまでの患児は少なくない．肉芽は1〜2mmのものから1cmの大きさに達することもある（図13-31）．胃腸管粘膜遺残による臍ポリープとの鑑別が必要である．

新生児の難治性臍肉芽腫や年長時に発症した臍炎は，尿膜管や卵黄腸管の遺残が原因であることが多い．

● 尿膜管遺残

Allantois管は胎児期に閉鎖し，中央臍ヒダを形成するが，その一部または全部が残存すると尿膜管洞，尿膜管嚢腫，膀胱憩室，膀胱臍瘻などを形成する（図13-32）．このため臍下の腹壁正中部に圧痛や硬結を認めた場合は尿膜管遺残による臍炎を疑う．超音波，CTは腹壁中央部の炎症性腫瘤，膿瘍形成，膀胱憩室などの描出に有効である．保存的治療や膿瘍切開排膿

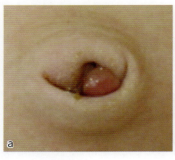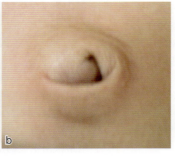

図 13-31　臍肉芽腫
新生児臍肉芽腫(a)，2回の硝酸銀腐蝕にて治癒した(b)．

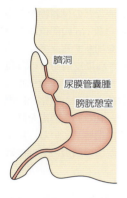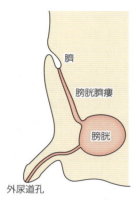

図 13-32　尿膜管遺残

後の遺残尿膜管切除術の適応については議論の余地が残るが，感染を繰り返す場合は切除したほうがよい．遺残尿膜管からの発癌の報告もある．

卵黄腸管遺残

　卵黄腸管の遺残のため，臍部異所性粘膜（臍ポリープ），臍腸管瘻や臍洞などがみられる（**図 13-33**）．このため臍炎ばかりでなく，粘液分泌，腸管内容の分泌等がみられることがある．外科的に切除する．

診断

　新生児では炎症が臍部に限局しているのか，炎症が広範囲に広がり，全身状態に影響を及ぼしていないかの把握が重要である．炎症が臍を越えて波及している場合は，入院のうえ抗菌薬を投与し，必要であれば外科的な処置を行う．難治性臍炎や年長児の臍炎では尿膜管遺残や卵黄腸管遺残による臍炎を疑う必要がある．

初療・処置

　鑷子，ガーゼ，綿棒などで膿性付着物やかさぶたを取り除き，臍部を清潔にすると同時に臍底部の観察をしやすくする．膿性分泌物があれば MRSA を含む黄色ブドウ球菌，溶血性連鎖球菌，大腸菌などを念頭に細菌培養検査を行う．神経鈎などで低部を観察し，臍洞や瘻孔の有無を診察する．ポビドンヨード（イソジン®）皮膚消毒液で消毒した後，ベタメタゾン（リンデ

ロン®）軟膏などを塗布する．密閉ドレッシングは行っていない．新生児では MRSA などの耐性菌が原因菌のことが多く，臍に限局した感染では安易に抗菌薬の投与は行わない．

　多くの臍肉芽は硝酸銀で腐蝕させるだけで根治可能である．硝酸銀を肉芽組織のみに接触させ，腐蝕させた後に生理食塩水をかけて中和する．肉芽が完全に腐蝕し，上皮化するまで数回の処置を要することもある．リンデロン®軟膏を塗布する．週1～2回の頻度で上記の外来処置を数回行うとほとんどの肉芽腫は治癒する．大きなものは局所麻酔下に電気メスで焼灼切除したり結紮切除したりすることもある．

コツとアドバイス

● 新生児では臍炎が進展すると全身状態に影響を及ぼし，重篤な合併症をきたす可能性があることを念頭に診療する．
● 新生児臍炎は臍帯を適切に処置し，発症を予防することが重要である．
● 難治性臍炎や年長児では尿膜管遺残や卵黄腸管遺残を疑う．

Ⅱ　臍ヘルニア

　臍ヘルニア（umbilical hernia）は小児の外来でよく遭遇する疾患である．発生頻度は出生児中 10％程度といわれている．出生直後には認められないが，臍帯脱落後間もなくより発症する．月齢3～6か月にかけて増大し，徐々に小さくなって1歳までに 80％，2歳までに 90％が自然治癒する．まれではあるが，嵌頓して絞扼や穿孔が生じることがある．

　出生後に臍帯の構成組織である臍静脈，臍動脈，尿膜管の血流が途絶し退縮線維化が起こり，その瘢痕拘縮と腹直筋の発育に伴い白線が狭くなって，互いに交差する筋膜線維が臍輪を取り囲むように発達し臍輪は縮小する．臍輪の閉鎖が阻害される，もしくはヘルニア囊である腹膜内に内臓が脱出すると臍ヘルニアとなる（**図 13-34**）．

症状・診断

　臍帯が脱落した後，間もなくより臍部が膨隆するこ

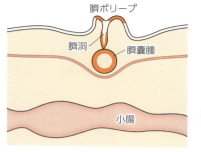
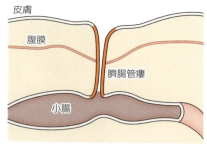

図 13-33　卵黄腸管遺残

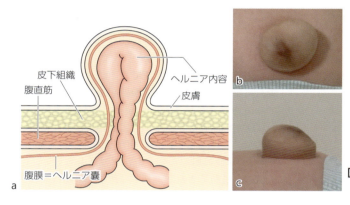

図 13-34　臍ヘルニアの模式図（a）と外観
（b：正面像，c：側面像）

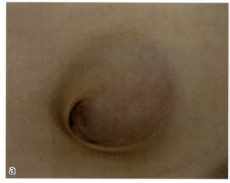
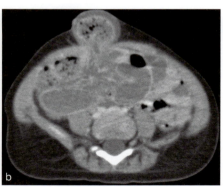

図 13-35　臍ヘルニア嵌頓
a：嵌頓時の外観，b：嵌頓時の造影 CT.

とで見つかる．ヘルニア内容は腸管であることが多く，グル音を聴取する．啼泣時は膨隆がさらに増大し，鶏卵大に達することもある．緊満すると皮膚が光沢を帯びる．還納は容易で，還納後は指先でヘルニア門を触知できる．嵌頓すると臍部に硬い腫瘤を触知し，皮膚を介して暗色の腸管が確認できる（**図 13-35**）．

初療・処置

嵌頓症例以外は経過観察を基本とする．2歳ごろまで経過観察する．自然治癒傾向が認められない一部の症例や，自然治癒しても整容面で問題がある場合には手術を考慮する．

近年，綿球やスポンジなどの圧迫素材と皮膚保護テープを併用した圧迫療法（**図 13-36**）が自宅でも実施可能なため注目されている．ヘルニア門の閉鎖に関しての有効性は示されていないが，早期に開始すると，余剰皮膚の形成を抑制することで整容面の改善が得られるという報告もある．

コツとアドバイス

● 圧迫療法は皮膚かぶれが生じた場合は無理に継続し

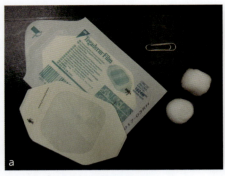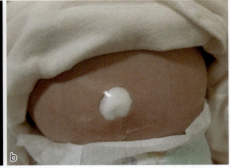

図 13-36　圧迫療法の実際
a：綿球と皮膚保護防水テープ，b：圧迫後の写真.

ないよう伝える.

● 嵌頓の場合，経過時間が短ければ用手還納を試みてもよいが，絞扼が疑われる場合は緊急手術が必要なため外科へコンサルトする.

参考文献

1) 平野敬八郎：臍炎. 臨床外科 52(増)：306-317, 1997
2) Cilley RE, et a：Disorders of the Umbilicus. Pediatric Surgery. Mosby, pp1029-1044, 1988

（迫田晃子，松藤　凡）

鼠径ヘルニア，精巣水瘤 （陰嚢水腫）

　鼠径ヘルニア，精巣水瘤は小児の外科的疾患のなかで最も多く，やや男児に多い. 病因は鼠径部腹膜鞘状突起の開存で，開存した嚢状部分（ヘルニア嚢）に腹腔内容が出ていれば鼠径ヘルニア，腹水だけが貯留していれば男児で精巣水瘤，女児では Nuck 水腫と呼ばれる. 脱出する臓器には腸管や大網，卵巣がある. 精索に沿って水瘤があれば精索水瘤と呼ばれる.

　病因は発生異常と説明される. すなわち，精巣が後腹膜から鼠径管を通って陰嚢へ下降する際に，一時的に腹膜鞘状突起が形成され，通常は出生前後に自然閉鎖するが，閉鎖が起こらないとヘルニア嚢となる. 女児でも同様の発生機序が考えられる. 精巣（精索）水瘤・Nuck 水腫は腹膜鞘状突起の一部が嚢腫状に拡張して腹水が貯留した状態である. 圧迫で腹水が戻るものを交通性水瘤と呼ぶ.

症状・診断

1．鼠径ヘルニア，精巣水瘤の診断

　鼠径部や陰嚢部の膨隆を主訴に来院する. 「啼泣や排便などのときに膨隆する」「膨らみを押すと消失する」「夕方に膨らみ，朝には消失している」などの訴え

は，鼠径ヘルニアを強く疑わせる. 診察時に膨隆があり（**図 13-37**），圧迫によって「ぐじゅぐじゅ」感をもって消失すれば確定診断できるが，診察時に膨隆がみられないことも多い. 下腹部を圧迫したり，立たせて腹圧をかけさせる pumping test で鼠径部が膨隆すれば確定診断となる. 示指を鼠径靱帯と平行に鼠径部にあて，こするように指を動かし，ヘルニア嚢を「絹ずれ」のように触れるのをシルクサインといい，診断的徴候とされてきたが，判定は難しい. 超音波検査による嚢の検索も有用であるが，膨隆したときの外観の写真により確定するのがよい.

　膨らみを押しても消失せず，可動性があるときは，精巣（精索）水瘤・Nuck 水腫が疑われる. 光をあてると透光性があり，鼠径ヘルニアや精巣腫瘍との鑑別に役立つ. 超音波検査で低エコー性腫瘤を描出することで確定できる.

2．非還納性鼠径ヘルニア，鼠径ヘルニア嵌頓の診断

　鼠径ヘルニアで脱出した腸管が腹腔内に戻らない状態を非還納性鼠径ヘルニアといい，痛みを伴い，腸管の血流障害が疑われる病態を特に嵌頓という. 嵌頓状態が長時間に及ぶと，腸管壊死や精巣萎縮が起こりうる. 硬い腫瘤で痛みがあり，不機嫌であれば嵌頓を強く疑う. イレウス状態となれば，腹部膨満，胆汁性嘔吐をきたす.

3．卵巣滑脱型鼠径ヘルニアの診断

　女児鼠径ヘルニアでは卵巣・卵管が嚢内に入り込み，鼠径部に卵巣を触知することがある. これは卵巣滑脱型鼠径ヘルニアと呼ばれ，乳児期によくみられる. 小指頭大の硬い腫瘤（卵巣）はよく動き，非還納性ヘルニアとの鑑別は容易であるが，Nuck 水腫やリンパ節炎との鑑別には超音波検査が有用である. 卵巣を還納させる必要はない.

初療・処置

1．鼠径ヘルニア

　診断されれば手術適応となる. 初療後は手術可能な

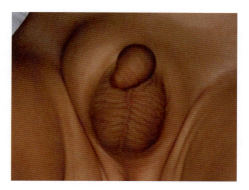

図 13-37　男児鼠径ヘルニア（右）

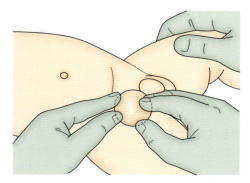

図 13-38　鼠径ヘルニア嵌頓の徒手整復

施設での診療が望ましい．初診時に確定診断に至らないときは，膨隆時の証拠写真を撮るように指示し，確定診断の補助とする．日や時間によって腫瘤が消失する場合や卵巣滑脱型鼠径ヘルニアの場合は，処置は必要ない．

　最も重大な問題は嵌頓による合併症で，確定診断後手術が勧められるが，自然治癒例があることも知られている．手術合併症のリスクと自然治癒例の存在を考慮して，待機しての手術を勧める外科医もある．日帰り手術を行っている施設も多い．手術は，鼠径管を開き，ヘルニア嚢を高位結紮する Potts 法などが従来施行されてきたが，近年，腹腔鏡を用いた手術も行われるようになった．術後再発は 0〜1％，対側の発症率はおよそ 5〜10％とされている．長期合併症として男児の精管閉塞が知られ，専門医による手術が求められる．

2．嵌頓への対応，徒手整復

　発症から時間が経過し，全身状態が不良であれば，緊急手術ができる施設に救急搬送する．全身状態が保たれていれば，徒手整復を試みる．徒手整復とは，術者の指で脱出した腹腔内容をヘルニア門（鼠径輪）から腹腔内に圧入する（還納する）ことである．平坦なベッドで仰臥位として，両下肢を軽く開いて両膝を固定してもらい，片手の母指，示指，中指などで腫瘤状になったヘルニア内容を尾側からつまみ，もう一方の手の母指と示指などを腫瘤の頭側，すなわち鼠径輪の直上に置いて腫瘤を押さえ，両手指でヘルニア内容を鼠径輪内に押し込むように持続的に強い圧をかけると還納できる（**図 13-38**）．還納に成功すると腫瘤は消失し，患児は泣き止む．整復が不成功に終われば緊急手術となる．

3．精巣（精索）水瘤・Nuck 水腫

　精巣水瘤は乳児で多く認められるが，自然消退傾向があり，2〜3 歳までは自然治癒する可能性がある．3 歳以降で治癒しない症例，自然治癒が期待できない

交通性水瘤は手術が根治的治療である．水瘤の穿刺吸引は行うべきではない．手術法は鼠径ヘルニアと同様である．

💡 コツとアドバイス

- 初診時に膨隆がみられず，pumping test でも膨らんでこないときは，家庭での「証拠写真」による診断が最も確実である．
- 嵌頓の危険性は発症年齢が低いほど高く，乳児では，腸管が脱出して膨隆したままのときも多い．帰宅後の対応として，膨隆があっても機嫌がよい場合は経過をみてよいが，嵌頓の徴候，すなわち不機嫌・痛みを伴った膨隆がみられたときは，急いで医療機関を受診するよう指導する．
- 嵌頓の徒手整復成功のコツは，① 児を平坦なところに寝かせて，しっかり下肢を固定すること，② 鼠径輪に向かって「まんじゅうをつぶすように」圧を加えること，③ 児の啼泣による腹圧に負けない強い力で圧を加えること，④ 持続的に圧をかけ続けること（3 分までが目安）である．
- 精巣（精索）水瘤と鼠径ヘルニア嵌頓は，前者は超音波検査で無エコーであるが，後者は腸管壁と内容が描出されることで鑑別できる．

（上野　滋）

停留精巣，精巣捻転

I 停留精巣

　精巣が陰嚢内に下降していない状態をいう．胎生期の精巣下降は，さまざまな機械的因子とホルモン因子との相互作用によると考えられ，社会的因子も関連するともいわれ，詳細なメカニズムはまだ明らかにされ

ていない.

出生時の頻度は約4〜7%だが，低出生体重児・早期産児では20〜30%と高頻度である．自然下降を60〜70%で認め，1歳時にはその頻度は1.0〜1.7%程度に減る．実際に精巣下降がみられるのはほとんどが生後3〜4か月ごろまでで，早期産児では生後6か月までと報告されている．

1. 停留精巣での妊孕能

停留精巣と男性不妊との関連は古くから指摘されているが，その厳密な評価は困難で，現在も議論がある．生検精巣組織の病理学的検討では，生後6か月までは正常域だが，それ以降は精細胞減少例がみられ，1歳6か月を過ぎるとさまざまな変化が明らかとなり，年齢が高く，位置が高位ほどこの変化は強い．手術時期の遅れで精子数減少，挙児率低下の報告がある．片側では変わらないとの報告もあるが，多少の障害はあるともされる．片側停留精巣を放置すると，2歳以降に対側の陰嚢内精巣にも組織学的変化をきたすとされている．

2. 悪性化について

精巣腫瘍の約2.9%が停留精巣からとされ，固定術後精巣，対側精巣での発生率も正常精巣よりは高い．悪性化のメカニズムには，さまざまな要因が提案されているが，温度環境の点から早期手術が勧められ，10歳未満での固定術後では腫瘍発生リスクは通常人と変わらないとの報告がある．現在行われている1歳前後の手術成績については，まだ結果が得られていない．

症状・診断

精巣を触知しない，精巣位置が高いことで，診断は容易である．

精巣を触知する場合には，真の停留精巣の低い位置のもの（鼠径管内低位ないし鼠径部），移動性精巣，異所性精巣がある．非触知精巣は全体の約2%で，高位の停留精巣（鼠径管内高位ないし腹腔内精巣）と消失精巣があり，精巣無形成はまれである．

異所性精巣（精巣転位）は精巣下降経路からはずれた位置（鼠径部〜会陰部，大腿部，対側陰嚢など）にあるもので，停留精巣と同様に治療を要する．

移動性精巣は精巣が陰嚢内まで下降しているが，精巣挙筋反射が敏感に起こることと，精巣導帯の固定不良により，精巣が陰嚢内上部から鼠径部に挙上しやすいものである．入浴時などには陰嚢内にあり，用手牽引で陰嚢底部まで無理なく引き降ろせる．多くは治療を要しないが，程度の強い場合は，いったん陰嚢内に下降した精巣が，幼児期以降に挙上する例があり（挙上精巣），定期的に観察する必要がある．

診察では，患側精巣の位置，大きさ，移動の程度，陰嚢の大きさ，左右差をみる．移動性との鑑別には，精巣挙筋反射を抑えるため，大腿を外転位とし（年長児では立位の大腿交差位），暖かい環境で触診する．移動性と低位停留精巣との鑑別は困難なときもあり，時期を変え反復して診察する．

片側非触知で，対側の精巣が通常より大きい場合は，消失精巣による代償性肥大が疑われる．

尿道下裂などの外性器異常があり，特に両側性なら，性分化異常なども疑う必要がある．

精巣位置の確認には，超音波検査が容易で有効である．サイズ測定，精巣遺残物の同定にも有効で，術後フォローにも用いる．しかし腹腔内精巣は診断困難で，その診断にはMRIが考慮されるが，存在診断の感度は低く（特異度はほぼ100%），あまり勧められない．最近は腹腔鏡下観察兼手術で確定診断が可能となった．

停留精巣には，前記の不妊，悪性化の危険のほかに，顕在化していないものも含め鼠径ヘルニアが高率に合併する．また，精索捻転が起こりやすい．鼠径部精巣は，鈍的外傷の際に損傷されやすい．

初療・処置

ホルモン療法は一般的ではないが，わが国ではhCG（ヒト絨毛性性腺刺激ホルモン）が認められていて，年長児で移動性精巣，外鼠径輪よりも低位の精巣には有効とされている．

精巣固定手術が最も有効で一般的な治療法である．手術時期は，合併症予防，特に妊孕性の確保ないし向上と悪性化リスクの軽減の観点から，最近では，1歳前後，遅くとも2歳までの早期手術が勧められている．しかし，その長期成績はまだ蓄積されていない．

標準手術は鼠径部切開による精巣固定術であるが，特に非触知精巣の場合は，診断を兼ねた腹腔鏡手術が導入されている．

🔍 コツとアドバイス

● 停留精巣の妊孕性，悪性化のリスクは，保護者を不安にさせるが，これらの評価は，現時点では困難であること，今よりも悪化させない治療を選択するべきであることを，丁寧に説明することがよいと思われる．

Ⅱ　精巣捻転

精巣捻転は，急激な陰嚢の疼痛・腫脹をきたす病態（急性陰嚢症）の1つで，緊急手術を要する疾患である．

症状・診断

思春期に好発し，新生児期と幼児期にもみられる．捻転後の経過時間を知るため，発症の時期を確認する．疼痛の出現は通常突然で，就寝中が多い．強い痛

みだが, 初期は下腹部痛や鼠径部痛を訴えることがあり, 時に嘔吐もみられるが, 発熱はないか軽度である.

触診では, 精巣位置の挙上, 横位がみられるが, 進行すると陰嚢全体の腫脹が増強する.

診断にはカラードプラ超音波検査が有用で, 精巣の血流低下, 消失, 内部エコー不均一の所見が得られる. しかし, 初期では, 必ずしも上記所見が得られない.

1. 鑑別診断

精巣垂・精巣上体垂捻転は, 突然の疼痛だが, 10歳前後, 運動中に起こることが多く, 腫脹・疼痛ともやや軽い. 捻転した垂が blue dot spot として見えることがあり, 同部に圧痛が強い. 通常は鎮痛薬で対処する. 精巣上体炎は, 各年齢にみられ, 徐々に痛みが出現し, 発熱, 尿路症状, 膿尿をみることが多い. 超音波検査で精巣上体の腫脹, 精巣血流正常〜増加がみられる. 抗菌薬, 鎮痛薬で対処する.

初療・処置

精巣機能の温存のためには, 発症より6時間以内に捻転を解除することが勧められ, 迅速な診断が重要で, 診断に時間を要する, あるいは捻転を否定できない場合は, 手術を選択する. 手術では, 精巣が壊死していれば切除し, 血流が再開すれば固定術を行う. また対側の精巣固定も行う.

徒手整復は, 緩い捻転では可能なことがあり, 内旋回転が多いため, 外側に回転させる(open book)ように試みる. 実際には外旋回転もあり, この場合疼痛が強いため施行は困難である.

💡 コツとアドバイス

- 精巣捻転は緊急疾患であり, 診断, 整復に時間を費やして手術時期を遅らせることがないように, 迅速に対処することが肝要である.

(中野美和子)

肛門周囲膿瘍・痔瘻, 裂肛

I 肛門周囲膿瘍・痔瘻

肛門周囲膿瘍は, 肛門周囲に発赤・腫脹を伴い, 膿瘍を形成する病態である.

生後1か月前後〜1歳の乳児に多く, 初診で遭遇する可能性は高い. 原因として1つはおむつによる皮膚炎で膿瘍を呈するもの, もう1つは, 直腸と瘻孔(痔瘻)を形成し膿瘍を呈するものに分けられる.

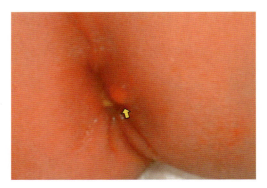

図13-39 肛門周囲膿瘍(生後23日)
3時方向に発赤・腫脹が認められる.

痔瘻に関しては, 小児のなかでも乳児に多く発症する. 男児に多く発症し, 側方単管状, 浅在性, 直線性に肛門小窩に開いている. 乳児の免疫学的機能が成熟する1歳2か月ごろには, ほぼ治癒することが多い. しかし, 再発を繰り返し, 治療期間が長期になることがある. その場合, 患児だけでなく, 家族にも精神的および身体的苦痛が生じることに留意したほうがよい.

症状・診断

乳児に発症することが多いため, 自覚症状を訴えることが少ない. そのため患児の機嫌などを観察することが重要である. また最近の排便状態や肛門周囲の状況などを家族に細かく問診することも診断につながるので重要である. 仰臥位で両下肢を開脚・挙上し, 会陰部を指で展開して診察する. 活動性の膿瘍を形成している場合は, 視診にて肛門周囲の発赤腫脹および熱感を確認する(図13-39). 自潰して排膿していることもある. 痔瘻では, 小指で直腸診を行い, 二次口部分を母指と小指で触診し, 硬結が触知される. 発生部位は, 肛門後方に少なく左右両側に多く認め, 瘻管は浅く, 直線的であることが多い.

初療・処置

活動性の膿瘍を形成している場合は, 切開排膿を行う. 切開は腫脹を伴っている部分をメスで5mm程度の小切開を加え排膿させる. 成長とともに繰り返す肛門周囲膿瘍は自然治癒していくため, 経過観察でよい. しかし, 原発口が確認でき排膿を繰り返す痔瘻は, 成人同様の痔瘻根治術が必要であるため, 大腸肛門病専門医に相談したほうがよい.

💡 コツとアドバイス

- 肛門周囲膿瘍の切開排膿時, 切開は極力小切開で行うこと. 膿瘍は浅い皮下膿瘍が多いため, 深く切り込み, 括約筋損傷を起こさないことが重要である.

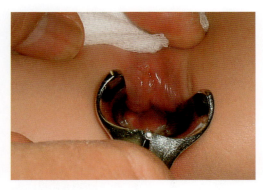

図13-40　裂肛
12時方向に裂傷を認めている.

Ⅱ　裂肛

　肛門上皮に亀裂，びらん，潰瘍を呈した病態である．食事内容が変化する乳児期～幼児期の女児に多い．硬便排泄による肛門上皮の機械的損傷が原因と考えられている．便秘が増悪すると，排便時の肛門上皮の損傷が繰り返され，裂肛も悪化していく．裂肛が遷延すると，裂肛部分は線維化し，肛門ポリープや見張り疣を形成する．予後は良好であり，ほぼ便秘の治療を主体とした保存的治療で治癒し，外科的治療を要することはまれである．新生児の発症や病状が遷延している場合は，炎症性腸疾患や先天性肛門疾患，または乳幼児虐待なども鑑別する必要がある．

症状・診断

　排便時痛および肛門出血が主たる症状である．見張り疣や肛門ポリープによる肛門部違和感を主訴に受診する患児もいる．診察時に，患児に恐怖心をもたせないように注意する．仰臥位で両下肢を開脚・挙上し，会陰部を指で展開して診察する．また肛門鏡（Strange型）を使用し，愛護的に挿入し診察する．0・6時方向に発症することが多く，縦軸方向に裂傷，びらん，潰瘍が認められる（**図13-40**）．その周囲には見張り疣や肛門ポリープを認めることもある．

初療・処置

　便秘が原因であることがほとんどであり，便秘に対する治療を行う．ピコスルファートナトリウム（ラキソベロン®液を数滴，ジュースなどに混ぜて服用するよう保護者に説明する．肛門痛が強い場合は，局所麻酔薬入りで副腎皮質ステロイド薬非含有の痔疾用の軟膏（ボラザ®G軟膏など）を用いると疼痛が緩和される．裂肛を何回も繰り返している患児は，外科的治療も考慮しなければならないため，大腸肛門病専門医に相談したほうがよい．

💡 コツとアドバイス

- 二次感染や裂肛の増悪を防止するためには，上記の治療以外に肛門部周囲を清潔に保つことが重要である．
- 肛門痛を伴っている患児は，紙で局所を拭くことを拒むため，その場合はシャワーなどで局所を洗浄するよう指導する．

（田島雄介）

Perthes病，Osgood-Schlatter病

Ⅰ　Perthes病

　小児大腿骨頭への血行障害により大腿骨近位部に壊死が起こる疾患である．骨頭が圧潰・変形をきたす（**図13-41**）ため，関節面の適合性が変化することが将来的な問題となる．わが国での発生率は10万人に0.9人程度で，4～8歳，男児に好発する．

症状・診断

　初期症状としては，跛行と運動後の軽い痛みが主で，痛む部位は必ずしも股関節ではなく，大腿や膝周囲であることも多い．診察上，大腿や膝関節には所見がなく，股関節に可動域制限と圧痛を認める．

　診断は，単純X線で大腿骨頭の圧潰を認めることでなされるが，早期には骨頭の高さのわずかな減少のみが有意な所見であることもある．MRIが早期診断に役立つ．

初療・処置

　治療としては，壊死した骨頭を臼蓋内に収め，臼蓋形状を鋳型として骨頭を球形に近い形に誘導し，臼蓋骨頭間の良好な関係を維持するcontainment（包み込み）療法を行うのが一般的である．治療期間が数年に及び，専門的な知識や経験も必要であるため，早急に小児整形外科を行っている施設へ紹介することが望ましい．紹介先を受診するまでの間に，不用意な荷重負荷で骨頭の圧潰が進行しないように，患肢の免荷を指示する．

💡 コツとアドバイス

- 初期には，跛行のみで痛みを伴わないことが多く，骨頭変形をほとんど認めない場合もあるため，必ずしも診断は容易ではない.
- 単純X線では，側面像が早期診断に有用で，少なくとも二方向から骨頭を撮影し，左右の形状差をよく確認する必要がある.

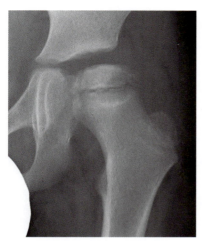

図 13-41　Perthes 病の大腿骨頭
大腿骨頭は，その高さが減少し，自然な弯曲を消失．骨幹端を含めて骨陰影の濃淡不整像が存在する．

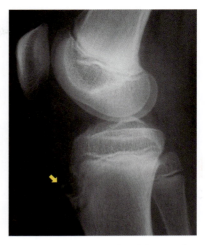

図 13-42　Osgood-Schlatter 病
脛骨結節の不整な欠損と遊離骨片（矢印）．

Ⅱ　Osgood-Schlatter 病

　成長期に，脛骨結節が繰り返す強い牽引刺激で膨隆し，痛みを発する疾患である．脛骨結節は，大腿四頭筋が膝蓋骨を経由して最終的に停止している部位で，膝の伸展に際して強い牽引力がかかる．力学的に弱い骨端成長軟骨がこの部分にまだ残っている成長期に，跳躍やボールを蹴るスポーツなどを行っていると発症しやすい．10〜15 歳の男児に好発する．

症状・診断

　症状としては，運動時の脛骨結節の痛みが主たるもので，同部に腫脹や骨の膨隆を認め，圧痛が存在する．単純 X 線で脛骨結節骨端核の骨化異常を認めるが，その程度はさまざまで，症状と必ずしも一致しない．脛骨結節に膨隆が存在し，同部に圧痛があれば，本疾患を考える．単純 X 線検査で脛骨結節の不整像や遊離骨片（**図 13-42**）を認めれば診断は確実である

が，発症初期の場合には，必ずしも変形を認めない．

初療・処置

　疼痛が強いときには，膝に負担がかかるような運動を一時中止させ，大腿四頭筋のストレッチと脛骨結節部のアイス・マッサージを指導する．単純 X 線で遊離骨片をまだ認めない時期であれば，2 か月程度運動を中止すると，損傷部の修復が得られる可能性がある．すでに遊離骨片を認める場合には，同部の修復には時間がかかり，スポーツ時の痛みが持続することが多いため，消炎鎮痛薬の内服や外用を併用して，無理のない範囲で運動を許可することもある．

コツとアドバイス

● 運動の復帰は，膝屈伸での疼痛の消失を基準とする．
● 症状が軽快しても，脛骨結節部の膨隆は将来的にも残ることを説明しておく．

（下村哲史）

289

索引

欧文索引

A

A 型肝炎ウイルス　28
A1 腱鞘　138
ABCDE ルール，悪性黒色腫鑑別の
　ための　68
abdominal aortic aneurysm（AAA）
　　175
accidental hypothermia　42
acute coronary syndrome（ACS）
　　150
acute purulent mastitis　168
Adams-Stokes 症候群　23
Adson 試験　164
advanced life support（ALS）　13
adynamic ileus　179
air hunger　153
all in one piece　121
anatomical snuff box　134
Atasoy 法　137
atheroma　112
atrioventricular nodal reentrant
　tachycardia（AVNRT）　37
atrioventricular reentrant
　tachycardia（AVRT）　37
automated external defibrillator
　（AED）　12

B

Baker 嚢腫　245
Bankart lesion　131
Barré-Liéou 症候群　121
Bartholin 腺嚢腫　226
Basedow 病　115
basic life support（BLS）　12
Battle's sign　85
Beck の三徴　157
Bell 麻痺　82
Boerhaave 症候群　35, 152, 165
bone mineral density（BMD）　56
Borchers 法　102

Bowen 病　68
boxer's fracture　134
branchial cyst　112
breathlessness　152
Brugada 症候群　37

C

cardiorespiratory embarrassment
　　156
carotid body tumor　113
chair test　133
chest tightness　153
chronic pelvic pain syndrome
　（CPPS）　220
clavicular fractures　270
coffee bean sign　175, 182
Colles 骨折　133
colon-cut-off sign　175
composite graft　137
corectio 法，陥入爪治療の　259
costovertebral angle（CVA）叩打痛
　　175, 214
Courvoisier 徴候　183
Crigler-Najjar 症候群　184
critical limb ischemia（CLI）　236
cross finger　134
Cusco 腟鏡　228
cystic hygroma　112

D

Dance 徴候　278
de Quervain 病　139
décollement　61
degloving injury　61
dermoid cyst　112
DESIGN-R　208
diabetic ketoacidosis（DKA）　50
dog's ear sign　185
drug-induced hypersensitivity
　syndrome（DIHS）　76
drug lymphocyte stimulation test
　（DLST）　76
Dubin-Johnson 症候群　184
dyspnea　152

E

Eden 試験　164
endoscopic nasobiliary drainage
　（ENBD）　184
endoscopic retrograde biliary
　drainage（ERBD）　184
entrapment neuropathy　141
epidermal cyst　112

F

fecal impaction　201
Finkelstein test　139
flail segment　161
Fletcher-Hugh-Jones 分類　153
focused assessment with
　sonography for trauma（FAST）
　　157
Fontaine 分類　236
Fournier 症候群　208
fresh frozen plasma（FFP）　51
functional dyspepsia（FD）　176
functional gastrointestinal
　disorders（FGID）　176

G

gastroesophageal reflux disease
　（GERD）　176
gastrointestinal stromal tumor
　（GIST）　187
GerdQ 問診票　176
Gilbert 症候群　184
Glasgow Coma Scale（GCS）　22
Grynfelt hernia　210
Gutter 法，陥入爪治療の　258

H

haustra　179
Hawkins 法　132
heated paper clip　145
Heberden 結節　140
Heimlich 法　109, 163
Helicobacter pylori 感染胃炎　176

hemolytic uremic syndrome（HUS）　27
hepatic angle sign　185
Hess の赤緑試験　89
hidradenitis suppurativa　205
Hippocrates 法　102
Hirschsprung 病　280
His-Purkinje 系機能不全　37
HIV 感染症　223
human papilloma virus　207
Hutchinson 手技　279
hypothermia　41
hypoxic drive　153

I

i-gel　15
IgA 腎症　215
ingrown nail　258
initial cry　23
irritable bowel syndrome（IBS）　176

J

Japan Coma Scale（JCS，3-3-9 度方式）　22
Jones 骨折　248, 250
JRC 蘇生ガイドライン　12

K

Kerckring 襞　179
kissing disease　265
Koplik 斑　263
Kussmaul 徴候　157
Kutler 法　137

L

large bowel obstructive（LBO）　179
laryngocele　113
lateral cervical cyst　112
lateral sphincterotomy（LST）　204
Light の基準　156
lipoma　186
lymphangioleiomyomatosis（LAM）　156

M

malignant fibrous histiocytoma（MFH）　187
Mallory-Weiss 症候群　35, 152, 180
marsupialization　207, 226
McRoberts 体位　232
median cervical cyst　112
megacolon　281
Milch 法　131

mild hypothermia　42
mMRC 質問票　153
Mobitz II 型房室ブロック　37
moderate hypothermia　42
Mondor 病　152
Morley 試験　164
Murphy 徴候　184
muscle guarding　177
muscle rigidity　177
myonephropathic metabolic syndrome（MNMS）　236

N

neurilemmoma　113
neurofibroma　113
Nuck 水腫　285

O

O157　27
Osgood-Schlatter 病　289

P

Paget 現象　198
Paget 病　197
Pain の式　116
paradoxical breathing　161
paronychia　258
percussion tenderness　177
percutaneous transhepatic biliary drainage（PTBD）　184
percutaneous transhepatic gallbladder drainage（PTGBD）　184
peripheral arterial desease（PAD）　236
peritoneal sign　177
Perthes 病　288
Peterson's defect　191
Petit hernia　210
pharyngeal pouch　113
pilonidal sinus　206
post-herpetic neuralgia（PHN）　74
primary headache　80
profound hypothermia　42
PTP（press through package）シート　190
pulled elbow　274
pyriform sinus fistula　112

Q

QT 延長症候群　37
QT 短縮症候群　37

R

Ramsay Hunt 症候群　74, 82

rebound tenderness　177
referred pain　174
respiratory effort　153
retained needles　254
return of spontaneous circulation（ROSC）　13
reversible cerebral vasoconstriction syndrome（RCVS）　81
Reye 症候群　264
rib fracture　160
RICE（rest, ice, compression, elevation）　133, 134
Robinson 分類　271
Rockwood 分類　128
Ross 試験　164
rotation flap　206
Rotor 症候群　184

S

S 状結腸軸捻転症　182
sacral sparing　120
Schloffer's tumor　185
Schwannoma　113
sebaceous gland cyst　112
secondary headache　80
segmental thumbprinting　182
Seldinger 法　19
sepsis　45
septic shock　45
severe sepsis　45
sexually transmitted infection（STI）　222, 267
shifting dullness　185
shock index　180
shortness of breath（SOB）　152
Simmonds Thompson test　246
Sister Mary Joseph's nodule　192
Sjögren 症候群　105
slipping sign　113
small bowel obstructive（SBO）　178
Smith 骨折　133
somatic pain　174
speed test　132
Spigel ヘルニア　191
spigelian hernia belt　191
Spurling 徴候　122
stagnation mastitis　168
Stanford A 型急性大動脈解離　157
steering wheel injury　159, 161
Stevens-Johnson 症候群　76
Stimson 法　131
superior mesenteric arterial occlusion（SMAO）　175
swimmer's position　120

syndrome of inappropriate secretion of antidiuretic hormone（SIADH） 26
systemic inflammatory response syndrome（SIRS） 45

T

testicular sperm extraction（TESE） 222
thunderclap headache 81
thyroglossal duct cyst 112
Tietze 症候群 152
Tinel 徴候 252
trap door 変形 62
traumatic pneumatocele 159

U

ulcerative colitis（UC） 182
umbilical hernia 282

V

Valsalva 手技 113
varicella zoster virus（VZV） 74
VHO 法，陥入爪治療の 259
Virchow の三徴 237
visceral pain 174
Volkmann 拘縮 273

W・Z

Wright 試験 164
Z-plasty 法（Z 形成術） 73, 206

和文索引

あ

アキレス腱損傷 246
アデノイド肥大 266
アナフィラキシーショック 76
アルカリ眼外傷 90
アルコール性肝炎 183, 184
アレルギー性結膜炎 91
亜急性甲状腺炎 115
亜脱臼，歯の 105
赤鬼 159
悪性黒色腫 68
悪性線維性組織球腫 187
悪性リンパ腫 114
圧挫症候群 46
圧迫療法
　──，下腿静脈うっ滞性潰瘍の 241
　──，臍ヘルニアの 283
鞍鼻 95

い

いぼ 70
医師法21条 4
医療事故調査制度 6
胃管 180
胃・十二指腸潰瘍 176
胃食道逆流症 176
胃洗浄 34
胃内異物 190, 276
移動性精巣 286
異所性精巣 286
異所性妊娠 228, 230
異状死 4
異常酩酊 35
異物
　──，胃内の 190, 276
　──，外傷性の 80
　──，下咽頭の 109
　──，下部消化管の 190, 276
　──，気道内の 163, 269
　──，消化管の 190, 275
　──，食道の 190, 275
　──，直腸内の 199
　──，尿道内の 216
　──，鼻腔内の 268
異物鉤 99
異物誤嚥 109
異物症 109
意識障害 21
遺伝性不整脈症候群 37
一次救命処置 12
一次性頭痛 80

う

ウイルス性結膜炎 91, 92
ウイルス性疣贅 70
ウェルシュ菌 28
ウルシ 73
うっ滞性乳腺炎 168
魚の目 71, 253
内返し骨折 248

え

エアウェイスコープ 15
エイズ 223
エコノミークラス症候群 237
エピペン注射薬 76
えくぼ徴候 166
会陰保護 232
壊死性筋膜炎 47
壊死性軟部組織感染症 47
鋭的胸部外傷 159
液面形成 179
腋窩リンパ節腫大 169
腋窩リンパ節の触診法 169
炎症性腫瘤，腹部の 185
炎症性腸疾患 182
炎症性表皮囊腫 70

お

オーキドメータ 221
オーバーユース症候群 132, 244, 249
おたふくかぜ 105
黄色ブドウ球菌 28
黄疸 182
嘔吐反射法 109

か

カテコラミン誘発多形性心室頻拍症 37
カニューレ外筒型穿刺法 18
カビ毒 28
カリエス 209
カンピロバクター 28
ガーゼドレーン 65
ガス壊疽 47
ガングリオン 140
かぶれ 73

一酸化炭素中毒 43, 44
糸ドレーン 65
犬咬傷 64
咽頭炎 107
咽頭痛 107
咽頭囊 113
陰囊水腫 217
　──，小児の 284
陰囊穿刺 217

下咽頭異物　109
下顎骨骨折　103
下肢静脈瘤　239
下肢閉塞性動脈硬化症　236
下腿潰瘍　240
下大静脈フィルター　238
下部消化管異物　190, 276
下部消化管出血　181
下腰ヘルニア　210
化学性肺臓炎　30
化学損傷
　── の局所療法　63
　── の原因物質　64
化学兵器　44
化膿性関節炎　251
化膿性汗腺炎　205
化膿性脊椎炎　209
可逆性脳血管攣縮症候群　81
仮性クループ　38
過換気症候群　40
過敏性腸症候群　176
回外法　275
回転皮弁法　206
回内法　274
開口障害　92
開窓術　226
開放性陥没骨折　84
潰瘍性大腸炎　182
外陰 Paget 病　197
外頸静脈穿刺, 中心静脈カテーテル
　挿入での　17
外耳道異物　97
外耳道炎　97
外耳道真珠腫　97
外耳道損傷　97
外傷性異物　86
外傷性肩関節脱臼　130
外傷性気胸　156
外傷性頸部症候群　121
外傷性窒息　159
外傷性肺囊胞　159
外側側副靱帯損傷　243
外鼠径ヘルニア　197
外転挙上法　131
外反母趾　251
外反母趾体操　252
覚醒剤　33
顎関節前方脱臼整復術　103
顎関節脱臼　102
肩関節周囲炎　126
喀血　154
蟹爪様所見　279
完全脱臼, 歯の　104
完全直腸脱　198
完全房室ブロック　37
肝硬変　184

肝側縁徴候　185
肝不全　184
陥入爪　258
患者説明　8
嵌頓痔核　203
嵌頓ヘルニア　196
嵌頓包茎　219
間接ヘルニア　197
間代性痙攣　23
関節内遊離体　132
関連痛　174
眼外傷　86
眼窩骨折　88
眼球運動障害　92
眼球損傷　86
眼瞼損傷　86
眼痛　90
　──, 純的外傷による　91
眼内異物　88
顔面外傷　85
顔面骨骨折　86
顔面神経損傷　85
顔面神経麻痺　82

き

ギンナン　73
危険ドラッグ　33
気管・気管支損傷　160
気管支異物, 小児の　269
気管支炎　154
気管支拡張症　154
気管支喘息　38
気管穿刺法　110
気管挿管　14
気胸　156
気道確保　14
気道内異物　163, 269
気道熱傷　43
奇異呼吸　161
奇脈　157
基底細胞癌　68
機械的腸閉塞　178
機能性子宮出血　229
機能性消化管障害　176
機能性頭痛　80
機能性ディスペプシア　176
機能的腸閉塞　178
偽性高カリウム血症　25
偽痛風　251
傷　60
吸引法　109
吸収不良症候群　27
急性アルコール中毒　35
急性陰囊症　286
急性化膿性炎　106
急性化膿性唾液腺炎　105

急性化膿性乳腺炎　168
急性冠症候群　150
急性喉頭蓋炎　38
急性細菌性前立腺炎　220
急性膵炎　27
急性精巣炎　217
急性精巣上体炎　217, 219
急性大腸偽閉塞　179
急性大動脈解離　150, 158
急性胆囊炎　184
急性中耳炎　97
急性腸炎　182
急性乳腺炎　167
急性乳様突起炎　97
急性脳炎　262
急性脳症　262
急性肺動脈血栓塞栓症　151
急性腹症　177
急性副腎不全　24
急性閉塞隅角緑内障　90
巨大結腸症　281
巨大肺囊胞　157
挙上整復法　131
虚血性心疾患, 初療時の留意点
　　　　　　　　　　　　　53
虚血性大腸炎　181
魚貝毒　28
魚骨異物　109, 190
狂犬病　65
狭心症　150
胸郭出口症候群　164
胸腔穿刺法　155
胸骨骨折　159-161
胸水　154
胸背部痛　150
胸部外傷　158
胸部絞扼感　153
胸部大動脈瘤破裂　151
胸・腰椎圧迫骨折　161
強角膜裂傷　87
強直性間代性痙攣　23
強直性痙攣　23
頰骨骨折　92
局所有茎皮弁　137
筋強直　177
筋区画症候群　47, 133
筋性防御　177
緊張型頭痛　81
緊張性気胸　20, 152, 156

く

クラッシュ症候群　46
クループ症候群　38
グリホサート中毒　30
くも膜下出血　81
空気飢餓感　153

偶発性低体温 42
群発頭痛 81

け

ケナコルト-A 138, 139
ケロイド 72
　——, ピアストラブルでの 101
毛染め 73
下血 180, 181
下駄ばき骨折 248
形状記憶超合金ワイヤー法, 陥入爪
　治療の 259
経皮経肝胆道ドレナージ 184
経皮経肝胆囊ドレナージ 184
軽度低体温 42
痙攣 23
憩室炎 228
頸肩腕症候群 126
頸静脈損傷 119
頸椎骨折 119
頸椎損傷 119
頸椎脱臼 119
頸動脈球腫瘍 113
頸動脈損傷 119
頸部気管損傷 118
頸部刺創 118
頸部腫瘍 112
頸部切創 118
頸部囊胞 112
頸部リンパ節炎 114
頸部リンパ節腫脹 113
頸部瘻 112
鶏眼 71, 253
劇症型感染症 45
劇症肝炎 184
血液剤 44
血気胸 156
血胸 156, 159
血小板濃厚液 51
血栓溶解療法, 静脈血栓塞栓症の
　238
血痰 154
血糖コントロール 50
血尿 215
血友病 51
結核性脊椎炎 209
結核性リンパ節炎 114
結膜炎 91
月経困難症 225
肩甲骨骨折 159
肩鎖関節脱臼 128
肩峰下インピンジメント症候群
　132
腱板損傷 132
腱板断裂 126
原発性副腎不全 24

こ

コレラ 28
コンパートメント症候群 46, 133
ゴム輪結紮術 203
呼吸困難 152
呼吸努力感 153
固定薬疹 75
鼓膜裂孔 97
五十肩 126
誤嚥 269
口咽頭エアウェイ 14
口腔内の挫創 107
口唇の挫創 107
口内疹 265
広範囲剥皮創 61
甲状舌管囊胞 112
甲状腺機能低下症 115
甲状腺クリーゼ 115
甲状腺乳頭癌 115
甲状腺病変 115
交通性陰囊水腫 217
行軍骨折 248
抗凝固薬 50
抗凝固療法, 静脈血栓塞栓症の
　238
抗血小板薬 50
抗血栓薬 50
抗利尿ホルモン不適合分泌症候群
　26
肛門指診 202
肛門周囲膿瘍 201, 287
肛門ポリープ 204
咬合不全 92
後外側支持機構損傷 243
後十字靱帯損傷 243
高カリウム血症 25
高カルシウム血症 27, 116
高血圧 36
高血圧緊急症 36
高血圧切迫症 36
高度低体温 42
高ナトリウム血症 26
高尿酸血症 251
高齢者の急性腰背部痛 162
喉頭蓋炎 107
喉頭気管損傷 118
喉頭ジフテリア 38
喉頭囊胞 113
硬化療法, 痔核の 203
絞扼性腸閉塞 178
黒色便 180
骨棘 140
骨折
　——, 下顎骨 103
　——, 眼窩 88

　——, 顔面骨 86
　——, 胸骨 159-161
　——, 頬骨 92
　——, 頸椎 119
　——, 肩甲骨 159
　——, 鎖骨 126, 159, 270
　——, 指骨 135
　——, 趾骨 257
　——, 膝蓋骨 243
　——, 舟状骨 134
　——, 上肢の 272
　——, 足関節部の 247
　——, 中手骨 134
　——, 頭蓋骨 83
　——, 鼻骨 95
骨粗鬆症 56, 133
骨粗鬆症性椎体骨折 161
骨盤内疼痛症候群 220
骨盤部ヘルニア 191
骨盤腹膜炎 228
骨密度 56

さ

サクラソウ 73
サルコイドーシス 27
サルモネラ 28
鎖骨遠位端用ロッキングプレート固
　定 128
鎖骨下静脈穿刺, 中心静脈カテーテ
　ル挿入での 18
鎖骨骨折 126, 159, 270
　——の整復法 272
鎖骨バンド 127, 272
坐骨神経痛 209
挫創 60
　——, 口腔内の 107
　——, 口唇の 107
　——の縫合 60
再膨張性肺水腫 157
細菌性赤痢 28
臍炎 281
臍腫瘍 192
臍帯の処置 281
臍肉芽腫 281
臍ヘルニア 191, 282
鰓性囊胞 112
三叉神経痛 83
三大症状, 腸重積症の 278
霰粒腫 91

し

シャンデリアサイン 178
ショック 19
　——の五徴 20, 180
　——の診断基準 20
ジャンパー膝 244

子宮外妊娠　230
子宮筋腫　229
子宮頸癌　229
子宮腺筋症　229
子宮内膜症嚢腫　228
子宮付属器炎　228
指交差現象　134
指骨骨節　135
指尖部形成術　137
指尖部切断　137
指腹部化膿性炎　146
脂肪腫　66, 113, 186
視神経管骨折　84
趾骨骨折　257
歯牙損傷　104
歯牙破折　105
耳介血腫　97, 100
耳介軟骨膜炎　97
耳下腺管損傷　86
耳垢鉗子　99
耳性帯状疱疹　97
耳痛　96
耳漏　97
自己心拍再開　13
痔核　181, 203
痔瘻　201
　――, 小児の　287
膝蓋骨 apprehension sign　243
膝蓋骨外側脱臼　243
膝蓋骨骨折　243
膝関節内血腫　242
斜鼻　95
手関節捻挫　134
手指腱損傷　136
手指性鼻出血　94
手術
　――, 虚血性心疾患・不整脈のある
　　患者の　53
　――, 透析患者の　54
　――, 糖尿病患者の　50
　――, 副腎皮質ステロイド薬服用中
　　の患者の　55
手術遺残異物　185
舟状骨骨折　134
重症虚血肢　236
重症敗血症　45
重積発作　23
術後眼内炎　91
循環血液量減少性ショック　20
初回還納　204
女性化乳房症　170
女性器出血　228
女性乳腺腫瘤　166
徐脈性疾患　37
徐脈頻脈症候群　37
小腸閉塞　178

消化管異物　190, 275
消化管間葉系腫瘍　187
消化管閉塞　178
症候性頭痛　80
掌側前進皮弁　138
猩紅熱　266
上室性頻脈　37
上腸間膜動脈閉塞症　175
上腹壁ヘルニア　191
上部消化管出血　179
上腰ヘルニア　210
上腕骨外顆骨折　272
上腕骨外上顆炎　132
上腕骨顆上骨折　272
上腕骨近位骨端線離解　132
上腕骨小頭離断性骨軟骨炎　132
上腕二頭筋長頭腱炎　132
常位胎盤早期剥離　231
静脈うっ滞性潰瘍，下腿の　240
静脈血栓塞栓症　237
食中毒　27
食道異物　190, 275
触診法，腋窩リンパ節の　169
褥瘡　208
心外閉塞・拘束性ショック　20
心窩部不快感　175
心筋梗塞　150
心原性ショック　20
心室細動　42
心室性不整脈　37
心臓弁膜症　154
心大血管損傷　160
心タンポナーデ　157
心肺蘇生法　12
心不全　156
心房細動　37
心房粗動　37
伸筋腱第一区画　139
神経原性腫瘍　113
神経剤　44
神経鞘腫　113
神経線維腫　113
浸水　44
浸漬　44
真性クループ　38
深部加温　42
深部静脈血栓症　237
深部痛　90
診断書作成時の留意点　7
新生児臍炎　281
新鮮凍結血漿　51
新鮮熱傷の局所療法　63
滲出性胸水　156
尋常性疣贅　70, 254
靱帯損傷　242
腎外傷　215, 216

腎結石　215
腎後性腎不全　214
腎動静脈瘻　215
腎不全　25, 214
蕁麻疹　76

す
スクイーズテスト　246
スズメバチ　65
ステロイドカバー　55
ストーマ異状　192
ストーマ脱出　193
ストーマ傍ヘルニア　192
ストレートネック　122
スピール膏　71
頭痛　80
　―― 診療のアルゴリズム　80
水痘　263
水痘・帯状疱疹ウイルス　74
睡眠薬　32
髄膜炎　262

せ
セレウス菌　28
ゼロポジション整復法　131
正常分娩　231
正中頸嚢胞　112
性感染症　222, 267
性器クラミジア感染症　223
性器ヘルペス　223
性腺機能低下症　221
精索静脈瘤　221
精巣炎　218
精巣上体炎　218
　――, 小児の　287
精巣水瘤，小児の　284
精巣内精子採取術　222
精巣捻転　286
整復法
　――, 鎖骨骨折の　272
　――, 肘内障の　275
脊髄損傷　119
切開方法，癤疱の　146
切迫早産　231
切迫流産　230
石灰沈着性腱板炎　126
接触皮膚炎　73
　――, ピアストラブルでの　101
　―― の原因物質　73
舌の挫創　107
尖圭コンジローマ　207
穿孔性眼外傷　91
穿刺吸引法，ガングリオンの
　　　　　　　　　　　　141
穿通性胸部外傷　159
腺腫様甲状腺腫　115

全身性炎症反応症候群　45
前十字靱帯損傷　242
前置胎盤　231
前立腺炎　215
前立腺炎症候群　219
前立腺痛　220
前腕骨下端骨折　133
前腕骨骨幹部骨折　273

そ

鼠径部ヘルニア　196
鼠径ヘルニア　196
　　──, 小児の　284
鼠径ヘルニア嵌頓　284
鼠径リンパ節腫脹　196
爪郭炎　258
爪下血腫　145
爪甲周囲炎　146
爪剝離症　146
爪剝離創　145
爪抜去　145
創　60
僧帽弁狭窄症　154
造袋術　207, 226
側頸囊胞　112
側腹線条徴候　185
続発性気胸　156

た

タール便　180
ダンサー骨折　248
たこ　71
打診痛　177
唾液腺炎　105
唾石症　105
唾石の摘出, 口内法による　106
代謝性アルカローシス　277
代謝性筋腎症候群　236
体位変換現象　185
体外的ドレナージ術　184
体性痛　174
胎児水腫　264
帯状疱疹　74, 210
帯状疱疹後神経痛　74
大腿骨近位部骨折　56
大腿静脈穿刺, 中心静脈カテーテル
　　挿入での　18
大腿ヘルニア　196
大腸癌　181
大腸憩室出血　181
大腸閉塞　179
大動脈瘤　209
第5中足骨骨折　248
脱肛　198
胆汁性嘔吐　278, 280
男性乳癌　170

男性不妊症　218, 221
断端形成術　137

ち

遅発性椎体圧潰　210
窒息剤　44
中咽頭癌　97
中手骨骨折　134
中心静脈カテーテル　17
中枢性麻痺　82
中等度低体温　42
虫刺傷　64
虫垂炎　228
肘内障　274
　　── の整復法　275
超音波ガイド下穿刺, 中心静脈カ
　　テーテル挿入での　18
腸炎ビブリオ　28
腸管出血性大腸菌感染症　27
腸重積症　278
腸チフス　28
腸閉塞　178
直接ヘルニア　197
直腸脱　198
直腸内異物　199
直腸膿瘍　201

つ

突き指　135
釣り針　144
椎間板ヘルニア　210
椎体骨折　58
槌指（ついし, つちゆび）　135
痛風　250
使いすぎ症候群　244, 249

て

テープによる抜去術, 指輪の
　　　　　　　　　　143
テープ法, 陥入爪治療の　258
テタニー　23, 116
テニス肘　132
デグロービング損傷　61
デコルマン　61
デスモイド腫瘍　186
デブリードマン　62
デング出血熱　66
デング熱　66
てんかん　23
てんかん重積　262
手足口病　265
低カリウム血症　25
低カルシウム血症　23, 27
低血糖　22
低酸素血症　153
低体温　41, 256

低蛋白血症　156
低ナトリウム血症　26
低マグネシウム血症　25
停留精巣　285
摘除, 伝染性軟属腫の　267
摘便　201
溺水　44
鉄錆症　88
転位性脊椎腫瘍　210
伝染性紅斑　264
伝染性単核球症　265
伝染性軟属腫　267
電解質異常　25
電気凝固法　71

と

トゲ　144
トライエージ　32
ドレナージ, 爪下血腫の　145
吐血　179, 180
徒手整復, 鎖骨骨折の　127
凍結療法　71
凍傷　256
凍瘡　255
透光性, 陰嚢水腫の　217
透析　54
糖尿病　50
糖尿病性ケトアシドーシス　50
頭蓋骨骨折　83
頭蓋底骨折　84
頭部外傷　23
橈骨遠位骨端線損傷　273
橈骨遠位端骨折　133
橈骨頸部骨折　273
橈骨頭骨折　273
洞機能不全　37
動物咬傷　64
特発性食道破裂　35, 152, 165
特発性心室頻拍　37
毒ガス　44
毒キノコ　28
毒草　28
毒蛇咬傷　65
突発性発疹　264
届出義務　4

な

内括約筋側方切開術　204
内頸静脈穿刺, 中心静脈カテーテル
　　挿入での　18
内痔核　198
内視鏡的逆行性胆管ドレナージ
　　　　　　　　　　184
内視鏡的経鼻胆管ドレナージ　184
内視鏡的ドレナージ術　184
内臓痛　174

内鼠径ヘルニア　197
内側膝蓋大腿靱帯損傷　243
内側側副靱帯損傷　132, 242
内ヘルニア　191

に

ニボー　179
二次救命処置　13
二次性頭痛　80
日光角化症　68
乳癌　166
乳管内乳頭腫　166
乳酸値　20
乳児肥厚性幽門狭窄症　276
乳房外 Paget 病　197
乳房腫瘤　166
乳輪下膿瘍　168
尿管結石　215
尿管損傷　216
尿道外傷　216
尿道カテーテル　214
尿道内異物　216
尿閉　214
尿崩症　26
尿膜管遺残　281
尿路外傷　216
尿路結石　215
尿路上皮癌　215

ね

ネコ咬傷　64
ネコひっかき病　170
ネッタイシマカ　66
熱射病　41
熱傷　42
熱傷瘢痕　68
熱性痙攣　23, 262
熱中症　23, 41
熱疲労　41
捻挫，足関節部の　247
粘液嚢腫　140

の

ノロウイルス　28
脳炎　23
脳血管障害　23
脳腫瘍　23
農薬服用　29
嚢胞腎　215
嚢胞性ヒグローム　112

は

ハウストラ　179
ハチ刺傷　65
ハブ　65
ハンドル損傷　159, 161

バッグマスク換気　14
パニック障害　40
パラコート・ジクワット中毒　31
パラチフス　28
はしか　263
はやり目　92
ばね指　138
把持摘出法　109
破傷風　23
跛行　288
背部強打法　109
肺アスペルギルス症　154
肺癌　154
肺結核　154
肺血管炎症候群　154
肺血栓塞栓症　237
肺梗塞　154
肺挫傷　159
肺挫創　159
肺水腫　154
肺損傷　159
排卵　228
敗血症　27, 45
敗血症性ショック　45
梅毒　222
麦粒腫　91
橋本病　115
反跳痛　177
反復性肩関節脱臼　131
反復性耳下腺炎　106
半月板損傷　244
汎発性帯状疱疹　74

ひ

ヒトスジシマカ　66
ヒト乳頭腫ウイルス　207
ヒューマンケア　9
ビタミン D 中毒　27
ピアストラブル　100
びらん剤　44
皮下気腫　159
皮脂腺腫　112
皮膚線維腫　67
皮膚瘙痒感　182
皮弁　62
皮様嚢腫　70
肥厚性瘢痕　72
肥厚性幽門狭窄症　276
非還納性鼠径ヘルニア　284
非結核性抗酸菌症　154
非交通性陰嚢水腫　217
非椎体骨折　56
疲労骨折
　──，足部の　249
　──，中足骨の　248
鼻咽頭エアウェイ　14

鼻腔内異物　268
鼻骨骨折　95
鼻骨整復術　96
鼻出血　93
表皮嚢腫　69
表皮嚢胞　112
表面痛　90
瘭疽　146
　──の切開方法　146
頻脈　157
頻脈性疾患　37

ふ

フェノール法，陥入爪治療の
　　　　　　　　　　　　　259
フォーク背側変形　133
フグ毒　28
フレイルセグメント　161
フレイルチェスト　161
ブラ　156
ブレブ　156
プレート固定，鎖骨骨折の　127
不整脈　37
　──，初療時の留意点　53
不整脈原性右室心筋症　37
不全流産　231
不妊症　221
普通酪酊　35
腐敗臭　47
風疹　264
伏針　254
副甲状腺機能亢進症　27
副腎クリーゼ　24
副腎クリーゼカード　25
副腎皮質ステロイド薬　55
腹腔内出血　177
腹水　185
腹痛　174
腹部鋭的外傷　188
腹部腫瘤　187
腹部穿通性損傷　188
腹部大動脈瘤　175
腹部鈍性外傷　187
腹壁悪性腫瘍　186
腹壁腫瘤　185
腹壁瘢痕ヘルニア　190
腹壁ヘルニア　190
腹壁良性腫瘍　186
腹膜窩ヘルニア　191
腹膜刺激徴候　177
複発性帯状疱疹　74
粉瘤　69
　──，頸部の　112
噴水様嘔吐　276
糞便充塞　201

へ

ヘルニア嚢　284
ペーパー・クリップ　145
ペーパーバッグ再呼吸法　40
ペンローズドレーン　65
閉鎖孔ヘルニア　191
閉鎖性陥没骨折　84
閉鎖性線状骨折　84
閉塞性黄疸　183
閉塞性化膿性胆管炎　183
閉塞性動脈硬化症　240
片頭痛　80
扁桃炎　107
扁桃腫大　266
弁状変形　62
便秘，小児の　288
胼胝　71, 253

ほ

ボタン型電池　190, 268, 276
ボツリヌス菌　28
ボツリヌス食中毒　27
母指圧痕像　182
放射線白内障　87
胞状奇胎　230
蜂窩織炎　47, 72
乏精子症　222
房室回帰性頻脈　37
房室結節機能不全　37
房室結節リエントリー性頻脈　37
膀胱外傷　216
膀胱穿刺　214
膀胱尿道炎　215
暴言・暴力，急性アルコール中毒に
　おける　35

ま

マムシ　65
マレット装具　135
マンゴー　73
マンモグラフィ　167
巻き爪　258
麻疹　263
麻痺性腸閉塞　179
埋入，歯の　105
末梢性麻痺　82
慢性細菌性前立腺炎　220
慢性腎不全　27

慢性頭痛　80
慢性精巣上体炎　219
慢性乳腺炎　168
慢性非細菌性前立腺炎　220
慢性放射線皮膚炎　68

み

ミルメシア　254
みずいぼ　267
見張り疣　202, 204
水疱瘡　263
三日ばしか　264

む・め

ムンプスウイルス　218
むち打ち損傷　121
無精子症　222
無尿　214
胸やけ　175
メタボリックシンドローム　251

も

もち異物　109
毛細血管拡張性肉芽腫　66
毛巣洞　206
問診，腹痛での　174

や

ヤマカガシ　65
野球肩　132
野球肘　132
薬剤過敏性症候群　76
薬剤性光線過敏症　75
薬剤リンパ球刺激試験　76
薬疹の原因薬剤　75
薬物性肝障害　183, 184

ゆ

癒着性腸閉塞　178
有棘細胞癌　68
有機リン系殺虫剤中毒　29
疣贅　70
指輪の除去　142

よ

幼児虐待　288
用指摘出法，異物摘出における
　　　　　　　　　　　　　　109

用手的気道確保　14
用手的肛門拡張術　204
用手的整復，嵌頓包茎の　219
腰痛　209
腰ヘルニア　210
溶血性尿毒症症候群　27
溶連菌感染症　266

ら

ラウンドアップ中毒　30
ラリンジアルマスク　16
雷鳴頭痛　81
卵黄腸管遺残　282
卵巣滑脱型鼠径ヘルニア　284
卵巣出血　227
卵巣嚢腫茎捻転　227
卵巣嚢腫破裂　228

り

リステリア属菌　28
リチウム中毒　27
リトルリーグ肩　132
リンゴ病　264
リンパ節腫張，溶連菌感染症での
　　　　　　　　　　　　　　266
リンパ脈管筋腫症　156
梨状窩瘻　112
流行性耳下腺炎　105, 218
隆起性皮膚線維肉腫　67
硫化水素中毒　44
緑内障発作　90
淋菌感染症　223
輪状甲状靱帯切開　16
輪状甲状靱帯穿刺　16

る

涙道損傷　86
類皮嚢胞　112

れ

裂肛　181, 204
　──，小児の　288

ろ

ロタウイルス　28
漏出性胸水　156
肋骨骨折　159, 160
肋骨脊柱角叩打痛　175, 214